燕麦营养与技术
Oats Nutrition and Technology

原　著　YiFang Chu

主　译　杨月欣

译　者（按姓名汉语拼音排序）

陈月晓　冯妹元　何　梅　李　东

刘逸群　马姗婕　王　鑫　王学敏

魏九玲　向雪松　杨月欣　朱　婧

U0197212

北京大学医学出版社

YANMAI YINGYANG YU JISHU

图书在版编目（CIP）数据

燕麦营养与技术 /（美）朱一帆原著；杨月欣主译
. —北京：北京大学医学出版社，2018.5
书名原文：Oat Nutrition and Technology
ISBN 978-7-5659-1791-2

Ⅰ．①燕… Ⅱ．①朱… ②杨… Ⅲ．①燕麦－食品营
养 Ⅳ．① R151.3

中国版本图书馆 CIP 数据核字（2018）第 070782 号

北京市版权局著作权合同登记号：图字：01-2018-0214

Oats nutrition and technology
YiFang Chu
ISBN 978-1-118-35411-7
This edition first published 2014 © 2014 by John Wiley & Sons，Ltd.

All rights reserved. Authorised translation from the English language edition published by John Wiley
& Sons Limited. Responsibility for the accuracy of the translation rests solely with Peking University
Medical Press and is not the responsibility of John Wiley & Sons Limited. No part of this book may be
reproduced in any form without the written permission of the original copyright holder, John Wiley &
Sons Limited.
本书简体中文版专有翻译出版权由 John Wiley & Sons, Ltd. 公司授予北京大学医学出版社。未经
许可，不得以任何手段和形式复制或抄袭本书内容。
Simplified Chinese translation copyright © 2018 by Peking University Medical Press.
All rights reserved.

燕麦营养与技术

主　　译：杨月欣
出版发行：北京大学医学出版社
地　　址：（100191）北京市海淀区学院路 38 号　北京大学医学部院内
电　　话：发行部 010-82802230；图书邮购 010-82802495
网　　址：http://www.pumpress.com.cn
E - m a i l：booksale@bjmu.edu.cn
印　　刷：北京瑞达方舟印务有限公司
经　　销：新华书店
责任编辑：董采萱　　责任校对：金彤文　　责任印制：李　啸
开　　本：710mm×1000mm　1/16　印张：23.75　字数：478 千字
版　　次：2018 年 5 月第 1 版　2018 年 5 月第 1 次印刷
书　　号：ISBN 978-7-5659-1791-2
定　　价：110.00 元

版权所有，违者必究
（凡属质量问题请与本社发行部联系退换）

原著者名单

Nancy Ames, PhD Research Scientist, Agriculture and Agri-Food Canada, Winnipeg, MB, Canada

Jenna A. Bell, PhD, RD Chair-Elect (2012–2013), The Sports, Cardiovascular and Wellness Nutrition Dietetic Practice Group, Academy for Nutrition and Dietetics, Chicago, IL, USA

Nicolas Bordenave, PhD Associate Principal Scientist, Global R&D Technical Insights – Analytical Department, PepsiCo Inc., Barrington, IL, USA

Robert C. Brown, R&D Nutrition Senior Director, Global R&D Nutrition, PepsiCo Inc., Barrington, IL, USA

YiFang Chu, PhD Senior Manager, Quaker Oats Center of Excellence, PepsiCo R&D Nutrition, Barrington, IL, USA

Chad M. Cook, PhD Senior Scientist/Medical Writer, Biofortis Clinical Research, Addison, IL, USA

Shaowei Cui, MPS Technician, Department of Food Science, Cornell University, Ithaca, NY, USA

Jennifer Mitchell Fetch, Research Scientist (oat breeding), Cereal Research Centre, Agriculture and Agri-Food Canada, Winnipeg, MB, Canada

Robert Fitzsimmons, Harvard College, Cambridge, MA, USA

Judith Frégeau-Reid, PhD Research Scientist (grain quality), Eastern Cereal and Oilseed Research Center, Agriculture and Agri-Food Canada, Ottawa, ON, Canada

Adam Friedman, MD, FAAD Assistant Professor of Medicine (Dermatology)/Physiology and Biophysics, Director of Dermatologic Research, Associate Residency Program Director, Division of Dermatology, Department of Medicine, Montefiore Medical Center, Bronx, New York, USA, Department of Physiology and Biophysics, Albert Einstein College of Medicine, Bronx, New York, USA

Apeksha A. Gulvady, R&D Nutrition Senior Scientist, Global R&D Nutrition, PepsiCo Inc., Barrington, IL, USA

Bruce Hamaker, Whistler Center for Carbohydrate Research, Purdue University, West Lafayette, IN, USA

Stephanie Jew, RD Sector Specialist – Regulation, Agriculture and Agri-Food Canada, Ottawa, ON, Canada

Madhuvanti Kale, Whistler Center for Carbohydrate Research, Purdue University, West Lafayette, IN, USA

Prabhakar Kasturi, Global R&D Technical Insights – Analytical Department, PepsiCo Inc., Barrington, IL, USA

Chor San Khoo, PhD Nutritionist, Mt. Laurel, NJ, USA

Renee Korczak, MS Department of Food Science and Nutrition, University of Minnesota, St. Paul, MN, USA

Penny Kris-Etherton, PhD RD Distinguished Professor, Department of Nutritional Sciences, The Pennsylvania State University, University Park, PA, USA

Allison Kutner, MS IV Research Fellow, Division of Dermatology, Department of Medicine, Montefiore Medical Center, Bronx, New York, USA

Rui Hai Liu, MD, PhD Professor, Department of Food Science, Cornell University, Ithaca, NY, USA

Joy Makdisi, Research Fellow, Division of Dermatology, Department of Medicine, Montefiore Medical Center, Bronx, New York, USA

Kevin C. Maki, PhD Chief Science Officer, Biofortis Clinical Research, Addison, IL, USA

Mohsen Meydani, DVM, PhD, FAAA, FASN Professor of Nutrition, Friedman School of Nutrition Science and Policy, Tufts University Senior Scientist and Director of Vascular Biology Laboratory, Jean Mayer USDA Human Nutrition Research Center on Aging at Tufts University, Boston, MA, USA

Tia M. Rains, PhD Principal Scientist, Biofortis Clinical Research, Addison, IL, USA

Camille Rhymer, MSc Research Assistant, Agriculture and Agri-Food Canada, Winnipeg, MB, Canada

Joanne Slavin, PhD, RD Department of Food Science and Nutrition, University of Minnesota, St. Paul, MN, USA

Joanne Storsley, MSc Cereal Research Biologist, Agriculture and Agri-Food Canada, Winnipeg, MB, Canada

Susan M. Tosh, PhD Research Scientist, Guelph Food Research Centre, Agriculture and Agri-Food Canada, Guelph, ON, Canada

Mitchell L. Wise, PhD Research Chemist, United States Department of Agriculture, Agricultural Research Service, Cereal Crops Research, Madison, WI, USA

Weikai Yan, PhD Research Scientist (oat breeding), Eastern Cereal and Oilseed Research Center, Agriculture and Agri-Food Canada, Ottawa, ON, Canada

译者前言

作为谷物的一种，燕麦从研究到应用是一个极好的现代化、营养化、数据化的例子。我们翻译了这本书，试图从燕麦的种植、生产加工、消费引导、健康研究及政策中学习其工作脉络，为我国其他农作物生产研究提供帮助，并从营养、健康的角度去剖析每一种古老作物。

目前，燕麦的用途与加工产品的种类在不断扩大，在燕麦与健康关系的研究上也积累了大量的证据，客观上推动了燕麦产业的快速发展。我国从事燕麦生产、加工的队伍不断壮大，然而与产业的快速发展不相适应的是，有关燕麦种植、加工、营养及政策的综合性著作还较少。本书为从事燕麦或谷物研究的相关科研工作者提供了目前研究的综合信息，相关原作者均为行业的知名研究者和技术专家。

本书涉及燕麦的种植生产、加工工艺、营养研究及国外健康声称等内容。全书分为六部分，概述了燕麦生产与科研发展史以及燕麦育种、加工和产品生产现状，重点介绍了燕麦营养成分和生物活性成分的营养价值及相关健康效应，同时还介绍了燕麦相关公共卫生政策，并展望了燕麦与健康研究的未来。本书可作为从事燕麦研究与产业开发的科研技术人员的参考用书。

需要说明的是，由于译者较多或水平有限，译文难免有一定的出入或错误。另外，由于新的研究报告发布，某些观点可能会得到加强，或与书中的看法存在冲突，我们愿意与读者交流。请把您的看法和意见递交给我们（邮箱地址：13581836884@163.com），让我们共同努力，为健康中国出力。

译者　杨月欣
2018 年 4 月于北京

原著前言

为什么要写一本关于燕麦生命周期的书呢？

据我们所知，还没有一本关于燕麦从农场生产到成品再到健康和政策的完整生命周期的书籍。因此，我们认为这样一个多学科交叉的文章汇编将是有趣而且具有教育意义的。

《燕麦营养与技术》为植物科学家、食品科学家、营养学家、政策制定者和私营部门认识燕麦、开发健康燕麦产品方面的研究工作进行了综合全面的综述。将许多领域的专业知识整合在一起，必然创造出我们所熟知的当代食品体系（即从"农场到餐桌"）的连续体。读者将会对最佳农业生产和加工实践的重要性有一个很好的理解，这对燕麦食品以及当今食品体系的其他方面都是非常重要的。本书综述了燕麦产品的农业种植实践、涉及燕麦加工的食品科学、燕麦的健康效应以及它们对营养政策的影响。各章节总结了燕麦育种和加工、燕麦含有的多种生物活性化合物及其健康益处。关于后者，我们综述了燕麦对健康的益处，以及燕麦中与慢性病、肠道健康和皮肤健康相关的成分。本书对食品标签实践，特别是燕麦相关的食品标签实践进行了全面的总结。

本书从多学科角度出发：植物育种和加工、燕麦（即营养和生物活性成分）的营养价值及相关的健康效应，以及与食品标签和健康声称有关的营养政策。虽然我们对燕麦食品体系已经有了很多认识，但现实情况是，所有这些领域还有待进一步研究，从而使农民和加工企业开发出最好且最具成本效益，并且尽可能有利于消费者健康的燕麦产品。此外，燕麦及其产品必须满足消费者的品质需求，比如相关的感官偏好和营养期望。同时，燕麦在外观、质地、口味和香味方面应能够被消费者接受。

本书是为了让读者熟悉燕麦产品生命周期的各个阶段而编排的，并且强调了它建立在每个学科贡献的科学发现和知识的基础上，以及这一过程对未来燕麦产品发展的重要性。

本书共17章，分为6个部分，包括介绍燕麦营养研究和生产的章节（第1章）。其余5个部分分别为：第Ⅱ部分"燕麦育种、加工以及产品生产"，第Ⅲ部分"燕麦营养及化学"，第Ⅳ部分"燕麦营养与健康研究前沿"，第Ⅴ部分"燕麦相关公共卫生政策和消费者反应", 以及第Ⅵ部分"对未来的建议"。每一部分都为读者提供了对当前研究、问题和机遇的深入见解。

第Ⅱ部分"燕麦育种、加工以及产品生产": 本部分包括两章(第2章和第3章), 重点介绍燕麦育种的重要性以及当前养殖业和农业面临的挑战。读者将对燕麦食品体系中重要的农业生产和加工实践的重要性有一个很好的认识, 同时也将了解到当今食品生产、农业挑战和产品开发的复杂性。

第Ⅲ部分"燕麦营养及化学": 本部分包括五章(第4—8章), 内容涵盖所有燕麦化学和营养成分。讨论还包括最近在燕麦中发现的具有强抗氧化特性和潜在健康效应的生物活性化合物/植物化学物, 如燕麦生物碱; 还讨论了生物活性化合物的生物合成。

第Ⅳ部分"燕麦营养与健康研究前沿": 本部分包括7章(第9—15章), 涵盖了有关脂质和脂蛋白代谢、血压、体重和饱腹感、糖尿病和碳水化合物代谢、肠道健康和皮肤健康的新兴研究, 介绍了有关燕麦和全谷物对疾病和健康效应的研究现状。

第Ⅴ部分"燕麦相关公共卫生政策和消费者反应": 本部分包括一章(第16章), 提供了美国、加拿大和欧盟在监管要求、实证要求和卫生政策方面的全球见解。这章还讨论了健康声称对政府公共教育计划(食品标签和广告)的影响、燕麦产品和销售中的食品工业创新, 以及消费者和专业人员对燕麦产品的反应。

第Ⅵ部分"对未来的建议": 本部分对前面16章的内容进行了总结, 并讨论了未来的研究需求和建议。有很多机会可以扩展我们对燕麦及其发展的认识, 以优化其营养、生产和可持续性。

本书旨在为这一领域的科学家和健康从业者提供有关燕麦整体的信息, 旨在引发人们的思考, 并激发读者解决与燕麦生命周期和食品体系相关的众多研究问题。

原著　Yi Fang Chu

原著致谢

在营养学领域，有机会参与燕麦的研究工作并编辑一本有关它们的书是一件真正的幸事。我非常感谢 Marianne O'Shea 和 Richard Black 赋予我这个特权。我也感谢我的同事和导师，他们让这个过程变得有趣并富有价值：Yuhui Shi，Alan Koechner，Yongsoo Chung，Sarah Murphy，Debbie Garcia 和 Maria Velissariou。特别感谢 Chor San Khoo，有了他的激励和点拨，这本书才得以更加完善。

我衷心感谢此书的贡献者们，他们花时间提供了对当前科学的优秀评论，并帮助我们进一步认识燕麦研究所面临的挑战。每一章的精彩都离不开你们的勤奋和努力。

我还要感谢那些在各方面帮助编辑本书的同事、朋友和合作者：Andrea Bruce，John St. Peter，Prabhakar Kasturi，Jan-Willem van Klinken，Debra Kent，Gary Carder，Laura Harkness，Mike Morello，John Yen，John Schuette，Nancy Moriarity，Jeanette Ramos，Ellen Moreland，Michelle Slimko，Bonnie Johnson，Steve Bridges，Tia Bradley，Tiffany Richardson，Chris Visconti，Lori Romano，Renuka Menon，Boxin Ou 和 David McDade。

我深深地感激我的父母 Pi-Chi 和 Li-Chiu，他们坚定不移的爱已成为我生命中永恒的支点。最后，感谢 April，Winston 和 Isis——你们让我的生活充满了简单、朴实的欢乐，每一天都让我成为世上最幸福的人。

目　录

第Ⅰ部分
绪　论

第 1 章

绪论：燕麦营养、健康和产量下降对消费的潜在影响

Penny Kris-Etherton[1], Chor San Khoo[2] 和 YiFang Chu[3]
[1]*Department of Nutritional Sciences, The Pennsylvania State University, University Park, PA, USA*
[2]*Nutritionist, Mt. Laurel, NJ, USA*
[3]*Quaker Oats Center of Excellence, PepsiCo R&D Nutrition, Barrington, IL, USA*

1.1   一个里程碑式的健康声称

1997 年，美国食品药品监督管理局（FDA）批准了一项有关燕麦的里程碑式的健康声称，这也是第一项特别针对食品的健康声称。FDA 得出以下结论，即作为低饱和脂肪膳食的一部分，摄入至少 3g 来源于燕麦的 β- 葡聚糖将有助于降低罹患心脏病的风险。具有重要意义的是，该燕麦健康声称意味着公共卫生机构首次认识到膳食干预对于疾病的预防可能是有益的，并且将一些特定的食物或者食物成分作为健康膳食的一部分食用时，可能会减少某些疾病发生的风险。因此，这项首个与食物有关的、降低心血管疾病（CVD）风险的健康声称能获得 FDA 的批准就不足为奇了。需要说明的是，CVD 是美国及加拿大等众多西方国家居民死亡的主要原因（Health Canada，2010）。另外，CVD 作为美国女性死亡的主要原因（Roger 等，2012），引起人们的广泛关注。FDA 对健康声称的批准，提升了膳食在整体健康中的重要性，除了治疗疾病外，还重点强调了食物的疾病预防作用。例如，多种与 CVD 有关的危险因素，包括高血压、高血清总胆固醇、低密度脂蛋白胆固醇（LDL-C）以及极低密度脂蛋白胆固醇、与 2 型糖尿病有关的高血糖以及肥胖，均可通过膳食干预进行预防。

1.2   对燕麦和健康的关注持续增加

在 FDA 的审批过程中，燕麦健康声称经过了广泛的科学评议，引起了科学界的极大关注。健康从业人员（营养师、营养学家以及医生）第一次拥有了膳食建

议的权利，即推荐一种特殊的食物，将其融入患者的膳食中，作为疾病管理及预防的一种辅助干预措施。

燕麦独特的化学及营养成分提示，燕麦的益处可能不仅限于降低胆固醇，还可能具有其他的健康益处。到 2010 年为止，缺血性心脏病（排名第一）和脑卒中（排名第三）仍位列全球前十二项健康问题中，而食用燕麦则可以对它们产生有利的影响（Cohen，2012；Lim 等，2012）。最新全球疾病负担研究结果显示，食用燕麦对重要的健康危险因素，如高血压、高体质指数和高空腹血糖水平具有明显的健康效应（Cohen，2012；Lim 等，2012）。另外，美国心脏协会提出，燕麦对LDL-C 水平升高也会产性健康效应（Roger 等，2012）。

燕麦健康声称的发布激发了人们进一步了解燕麦的兴趣，包括从最佳燕麦品种的育种，到燕麦加工、燕麦和健康的营养学研究，以及公共健康教育和政策等。人们清楚地认识到，燕麦品质改善的挑战不仅仅在于产量，还在于三种独立特性的组合——产量、裸粒率以及 β- 葡聚糖水平（第 2 章）。

近期的研究进展集中在燕麦化学及营养方面，旨在阐明燕麦对脂肪和葡萄糖代谢的作用方式。值得关注的是，燕麦中 β- 葡聚糖的形式有别于其他全谷物中的可溶性纤维。在燕麦中，大部分可溶性纤维是 β- 葡聚糖，占全粒重量的3%～6%。尽管 β- 葡聚糖也存在于大麦及小麦中，但是燕麦中的 β- 葡聚糖在物理化学特性方面和大麦及小麦存在许多差异，例如可溶性、凝胶性以及分子量。这些特性均可以影响胃肠道的生理学功能，例如和胆汁酸的结合、结肠内黏稠度的累积以及发酵。β- 葡聚糖这些结构方面的独特性质可能可以解释食用燕麦所引起的胆固醇以及餐后血糖水平下降（第 5 章）。

燕麦的健康效应大部分可以归因于它们独特的化学及营养学特征。最近的研究集中在对燕麦所特有的生物活性成分的分离、鉴定及特征描述上。与其他全谷物（例如玉米、小麦和大米）相比，燕麦的多种营养成分，从营养素到植物化学物以及生物活性物质，其营养谱具有无与伦比的"完整性"。从营养学方面看，燕麦可以提供多种必需营养素。以 100g 为单位，燕麦是膳食纤维、可溶性纤维（大部分以 β- 葡聚糖形式存在）、硫胺素、叶酸、铁、镁、铜及锌的重要来源。另外，燕麦还是钾的优质来源，并且钠的含量低，其 Na：K 比值小于 1（第 4 章）。

燕麦蒽酰胺是燕麦中所含有的一类具有抗炎症及抗氧化活性的植物营养素，并可能参与了燕麦所特有的一些健康效应。燕麦蒽酰胺可能对皮肤疾病包括特应性皮炎、接触性皮炎、瘙痒性皮肤病、晒伤、药疹以及其他疾病的治疗都有一定健康益处，逐渐成为一类值得重点关注的化学物质。胶态燕麦片也已经被用于缓解皮肤刺激及瘙痒症状，以及用于清洁及湿润皮肤。燕麦中的黄酮类化合物也可以用于抵御长波紫外线辐射。

近年来，对燕麦的研究已经从可降低脂肪效应延展到其他健康结局上，例如血压、体质指数和体重、葡萄糖代谢以及 2 型糖尿病，还有热量调节以及饱腹感。然而，这些研究正在进行中，所得出的数据仍然是初步的。但是，一个一致的发现是燕麦 β- 葡聚糖可以降低血清胆固醇，尽管胆固醇降低的幅度有所差异，但是与所摄取的 β- 葡聚糖的数量明显相关。

1.3 产量下降对燕麦摄取量增长造成威胁

尽管有关燕麦和健康的研究已经有了长足的发展，但是关于燕麦的全球性生产及消费研究却呈现出截然不同的局面。自从 1997 年燕麦健康声称获批以来，人们对热早餐麦片的需求出现了急剧的增长，燕麦的销售量也出现了飙升。除北美洲外，同一时期的东欧及西欧地区也呈现了这种积极的变化趋势。然而，燕麦的全球产量却出现了下降，并跌至创纪录的最低水平。2011 年，全球燕麦的产量落后于小麦、玉米和大麦，创 1960 年以来的最低水平，从占世界作物产量的 6.8%下降到了 0.8%。在美国，燕麦正在从一种商品衰退成为一种特种作物。世界范围内燕麦产量的下降可能是多种原因引起的，包括更多的土地被用于种植利润更高的食物、饲料、生物燃料以及植物油作物；用于燕麦研究的资金较少，燕麦生产技术创新较少；以及燕麦作为一种饲料来源的需求较弱（Strychar，2011）。目前，燕麦被认为是一种"孤儿"作物，从政府或产业接收到的研究投入均很少。

如果燕麦产量持续减少，燕麦将会变得非常昂贵，对于公众来说，廉价且广泛供应的燕麦产品将会变少。扭转这种趋势将需要设立一些公共及私立机构共同参与的项目，以确保充分的研究投入，推进对这种重要作物的了解。

参考文献

Cohen, J. (2012) A controversial close-up of humanity's health. *Science* **338**, 1414–1416.

Health Canada (2010) Cardiovascular Disease Morbidity, Mortality and Risk Factors Surveillance Information. Public Health Agency of Canada (www.publichealth.gc.ca; last accessed 14 May 2013).

Lim, S., *et al.* (2012) A comparative risk assessment of burden of disease and injury attributable to 67 risk factors and risk factor clusters in 21 regions, 1990–2010: A systematic analysis for the Global Burden of Disease Study 2010. *Lancet* **330**, 2224–2260.

Roger, V.L., *et al.* (2012) Executive summary: Heart disease and stroke statistics – 2012 update: A report from the American Heart Association. *Circulation* **125**, 188–197.

Strychar, R. (2011) The Future of Oats. Presentation at the Nordic Oat Days conference, 10 October 2011, Helsinki, Finland.

第Ⅱ部分
燕麦育种、加工以及产品生产

第 2 章

理想磨粉燕麦的育种：挑战及策略

Weikai Yan[1], Judith Frégeau-Reid[1] 和 Jennifer Mitchell Fetch[2]
[1]*Eastern Cereal and Oilseed Research Center, Agriculture and Agri-Food Canada, Ottawa, ON, Canada*
[2]*Cereal Research Centre, Agriculture and Agri-Food Canada, Winnipeg, MB, Canada*

2.1 引言

自 20 世纪 60 年代开始，随着劳作马匹被现代化农场机器所取代，全世界范围内燕麦的种植面积以及产量均出现了急剧下滑。近十年以来，美国北部以及加拿大南部引入了种植周期更短且更易获利的玉米和大豆品种，这是燕麦产量下滑的另一个重要原因。然而，近些年加拿大的燕麦种植面积已被稳定在大约 150 万公顷 [1]（Agriculture and Agri-Food Canada，2010）。这是由于需要将燕麦作为一种轮作作物种植，而且燕麦可作为一种草料使用，燕麦籽粒可用作饲料，燕麦秆可用作动物的垫料。更重要的是，磨粉业对于燕麦籽粒的购买及加工增加，以及人们对燕麦产品是一种健康食品的知晓度上升，并且对燕麦的消费增加。

与其他谷类作物及油籽作物相比，燕麦是一类次要作物。另外，它还是一种自花授粉的作物，可省去每年购买杂交种子的需要。因其利润率低，针对燕麦所展开的育种及研究工作相对较少。有限的燕麦育种及研究工作主要通过政府的资助支持，这些资助得到燕麦磨粉业以及燕麦种子及籽粒种植者的支持。因此，选育出优质的磨粉燕麦成为燕麦育种及相关研究的主要驱动力量。尽管用作饲料或牧草的燕麦性状要求存在一些差异，但是磨粉性能卓越的燕麦通常也适合作为草料及饲料使用。本章内容中，我们首先对理想磨粉燕麦的品种进行定义，然后讨论选育出一种优质燕麦品种的挑战及策略。

2.1.1 什么是理想的磨粉燕麦？

理想的磨粉燕麦品种必须从燕麦价值链的角度来定义，这个价值链以燕麦种植方开始，以燕麦产品消费者结束，而燕麦加工方则作为二者之间的关键纽带。

---

[1]译者注：1 公顷 =10 000m^2。

一种理想的燕麦品种必须使这些风险共同承担者均获得益处。当燕麦种植方选择作物品种时，首先考虑的是相对较高的产量以及良好的农艺性状（对重大疾病和虫害的良好抵抗能力、抗倒伏性以及适当的成熟度）。考虑的第二个因素是燕麦籽粒质量能否满足潜在购买者（即磨粉方）的要求，因为出售给磨粉方常常比将燕麦用作饲料或者将燕麦作为饲料出售更具利润。燕麦磨粉方的要求包括较高的裸粒率（所购买的每单位重量燕麦籽粒可以生产出更多燕麦产品）、燕麦籽粒大小均匀并且易去壳（减少加工过程的能源成本）以及更优的成分质量（燕麦产品可以满足消费者的预期）。消费者认为燕麦产品是营养丰富且特别健康的产品，这是因为燕麦裸粒中含有膳食纤维（特别是 β- 葡聚糖）。燕麦产品中的 β- 葡聚糖以及总膳食纤维含量必须达到最低标准限量值，才能获得健康食品的标签（第 6 章）。表2.1 列出了理想磨粉燕麦品种的性状。

尽管燕麦育种方付出了巨大的努力，全世界在燕麦品种的改进方面也已经取得了很大的进展，但是拥有理想性状的品种仍未被开发出来。为什么会出现这种情况？甚至有没有可能达到这样一种目标？开发理想燕麦品种的挑战是什么？在以改良品种为目的的育种工作中，应该采用什么策略？这将是本章内容试图要回答的问题。

表2.1   理想磨粉燕麦品种的性状组成

对于种植方	对于磨粉方	对于消费方
目标环境下高且稳定的籽粒产量	高裸粒率（磨粉产量）	β- 葡聚糖及膳食纤维含量高
良好的抗倒伏性能	易去壳	蛋白质含量高
适当的成熟度	谷粒均匀	必需氨基酸含量高
对相关疾病及虫害抵抗力强	去壳过程中燕麦裸粒破碎率低	油含量低
对相关非生物威胁的耐受性好	燕麦裸粒的颜色为白色	抗氧化剂含量高
高容重		含有其他期望的成分
籽粒大		
高秸秆产量		

为了便于本章内容的讨论，对 2011 年"全国燕麦试验"的真实数据库进行了检查。在整个加拿大 7 个试验地点的育种品系包括位于安大略省渥太华市的加拿大农业部（AAFC 或 AAC）谷物与油料研究中心（ECORC）燕麦育种项目开发的 45 种新覆盖燕麦育种品系，以及来自位于曼尼托巴省温尼伯市 AAFC 谷类研究中心（CRC）的 45 种品系，加上草原三省、安大略省及魁北克省的 6 种官方查验品种。这 7 个试验地点为：拉科姆市（阿尔伯塔省）、萨斯卡通市（萨斯卡通省）、

波蒂奇市（曼尼托巴省）、渥太华市（安大略省）、新利斯卡德市（安大略省）、诺曼丁市（魁北克省）以及哈林顿市（爱德华王子岛省）。实验设计为随机不完全分组，其中每个试验地点安排三个复测。测定每个试验地点的籽粒产量以及一些重要的品质特征（例如容重、粒重、裸粒率，以及 β- 葡聚糖、油脂及蛋白质的含量）。

　　本章内容所使用的数据分析方法为 GGE 双标图分析（Yan 等，2000；Yan 和 Kang，2003）。GGE 双标图可以汇总基因型 - 环境双因素数据集中的基因型主效应（G）信息以及基因型 - 环境（在本例中为试验地点）交互效应（GE）信息。G 和 GE 是与栽培品种及试验环境评价相关的两方面信息。双标图由 Gabriel（1971）首次创造，通过图形显示双因素数据集的主成分分析结果，例如一组环境中其中一组基因型的产量数据。它被命名为双标图，是因为它可以在同一张图形中显示基因型名称及试验地点名称。GGE 双标图的独特性使得对数据进行目测检查成为可能，以回答作物种植方所提出的重要问题。

2.2　单种性状的育种：基因型与环境交互作用

　　单种性状的育种受到了两种因素的限制：遗传变异的可获性（即带有所需水平该性状种质的可获性）及其遗传性。种质收集、保存、评价及使用一直以来都是确定作物改良极限的作物育种的关键内容。然而，在本节讨论中，假定接受试验的育种品系中的每个性状均存在充足的遗传变异，那么讨论就应该集中在第二个因素即性状遗传性上。在忽略个体试验地点的实验误差下，多个试验地点中一种性状的遗传性是遗传变异与基因型 - 试验地点交互作用变异的相对幅度 [即 G/（G+GE）比值]，它也可以表达为试验地点之间的遗传相关性。跨不同环境的高遗传性 [高 G/（G+GE）比值] 或者试验环境之间紧密的遗传相关性意味着试验环境（或者试验地点）具有相对一致性；因此，根据跨所有环境的平均产量选择整个地区的普遍调适法是可行且有效的。否则，必须将目标环境分为一些亚区或环境片区，且必须寻找适合每个亚区的特定调适法（Yan 等，2007 a）。

2.2.1　籽粒产量

　　2011 年"全国燕麦试验"7 个试验点每个点的 96 种基因型（90 种育种品系加 6 种查验品种）中各种基因型的产量数据以 GGE 双标图的形式汇总（图 2.1）[1]。

---

　　[1] 在所有的图示中，试验地点均以大写字母表示：LACO，阿尔伯塔省拉科姆市；NL，安大略省新利斯卡德市；NORM，魁北克省诺曼丁市；OTT，安大略省渥太华市；PEI，爱德华王子岛省哈林顿市；PORT，曼尼托巴省波蒂奇市；SASK，萨斯喀彻温省萨斯卡通市。来自 CRC 燕麦育种项目的育种品系以"c"标记，来自 ECORC 项目的育种品系以"e"标记。6 种查验品种以及少量育种品系的名称以全拼显示。

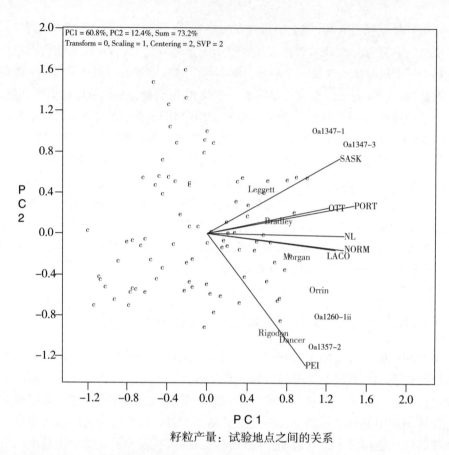

籽粒产量：试验地点之间的关系

图 2.1　籽粒产量 GGE 双标图的"环境相关性"视图［基于试验地点标准化数据以及以试验地点为焦点的奇异值分区（SVP）的双标图］

　　GGE 双标图可以通过在双标图上添加辅助线以探索双因素数据的特定内容，可采用许多不同的方式观察 GGE 双标图。图 2.1 中显示的双标图为"环境关系"视图，这种视图对观察试验地点之间的遗传相关性有帮助。该双标图解释 73% 的 G+GE 产量数据，并足以显示数据的主要模式。任意两个试验地点之间角度的余弦值近似等于它们之间的遗传相关性。试验地点相互之间存在正相关的关系，因为除了 PEI（爱德华王子岛省哈林顿市）和 SASK（萨斯卡通省萨斯卡通市）之间的角度接近 90° 之外，其他试验地点之间的角度均小于 90°。这种双标图展示的试验地点之间的遗传相关性可使用试验地点数字相关矩阵图来验证（表 2.2）。相关矩阵图显示所有的试验地点除 PEI 之外均互相呈正相关，PEI 和 SASK 之间没有相关性，且和其他试验地点的相关性也较弱。双标图还是容易理解的。

表2.2　试验地点之间的籽粒产量遗传相关性

地点	LACO	NL	NORM	OTT	PEI	PORT	SASK	平均值
LACO（拉科姆市）		0.56	0.62	0.39	0.44	0.62	0.57	0.60
NL（新利斯卡德市）	0.56		0.58	0.62	0.47	0.69	0.56	0.64
NORM（诺曼丁市）	0.62	0.58		0.45	0.52	0.61	0.68	0.64
OTT（渥太华市）	0.39	0.62	0.45		0.36	0.66	0.51	0.57
PEI（哈林顿市）	0.44	0.47	0.52	0.36		0.43	0.17	0.48
PORT（波蒂奇市）	0.62	0.69	0.61	0.66	0.43		0.74	0.68
SASK（萨斯卡通市）	0.57	0.56	0.68	0.51	0.17	0.74		0.61

$P < 0.05$ 的相关性阈值为 0.206，$P < 0.01$ 的相关性阈值为 0.265。

　　任意两个试验点之间均缺乏正向的遗传相关性是因为存在巨大的 GE；相对于 G 的巨大 GE 可以造成显著的交叉 GE（即不同试验地点基因型明显的排序变化），反过来又可以导致亚区或者环境片区的分化。事实上，同一双标图的"哪一个 - 胜出 - 什么地点"（"which-won-where"）视图（图 2.2）揭示，尽管育种品系 OA1347-3 在大多数试验地点似乎均是产量最高的品系，但是 PEI 处的产量最高品系却是 OA1357-2。GGE 双标图的"哪一个 - 胜出 - 什么地点"视图含有一个不规则的多边形，这个多边形是通过与以不同方向起源的双标图距离最远的基因型连接起来形成的，从而使所有的基因型要么位于多边形的边上，要么被包括在多边形之内。这个双标图视图还包括一系列直线，这些直线起源于双标图的起点，并垂直于多边形的各条边，将双标图分隔成许多图区。每个环境均不可避免地落在了这些图区之中。例如，试验地点 PEI 落在了一个图区，而所有其他试验地点则落在了另外一个图区。"哪一个 - 胜出 - 什么地点"视图的一个值得关注的特点是，位于一个图区多边形顶点的基因型，名义上是对于落在相应图区的所有环境来说数值均最大的基因型。因此，PEI 的最高产量基因型为 OA1357-2，而其他 6 个试验地点的最高产量基因型则为 OA1347-3。

　　图 2.2 显示，7 个试验地点可以分成两个亚区或者环境片区。然而，这不能被认为是结论性的，因为双标图仅以一年的数据为基础，而且提示的结果与以前的报告相矛盾，即 PEI 属于新利斯卡德市及诺曼丁市的同一环境片区（Yan 等，2010）。鉴于大多数试验地点均是正相关的，所以试验地点在产量响应方面可能具有相对一致性。事实上，这个数据集中 G/（G+GE）的比值为 57.5%，而跨试验地点的遗传性则为 0.887，支持这个观点。接受所有试验地点属于同一环境片区的观点可以简化对栽培品种的评价。这意味着基因型可以根据它们跨试验地点的平均产量来评价。"平均值 - 对比 - 稳定性"（"mean-versus-stability"）视图（图 2.3）就是为这个目的设计的。带有单箭头的线指向跨所有环境的更高平均产量，称为

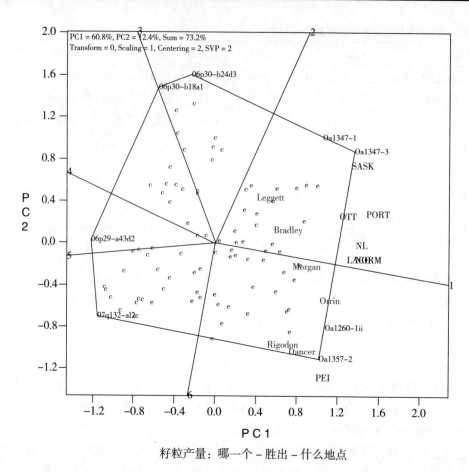

籽粒产量：哪一个 - 胜出 - 什么地点

图 2.2 籽粒产量 GGE 双标图的"哪一个 - 胜出 - 什么地点"视图 [基于试验地点标准化数据以及以试验地点为焦点的奇异值分区（SVP）的双标图]

平均环境轴。其绘制方法为通过双标图的原点以及代表平均环境的小圆圈画线。因此，将基因型按它们跨双标图上 7 个试验地点的平均产量排序：OA1347-3 ＞ OA1260-1 Ⅱ ＞ OA1357-2 ≈ Orrin ＞ OA1347-1 ＞……指向外侧的带有双箭头的线代表基因型的不稳定性。基因型所处位置距离带单箭头的线越近，其产量表现越稳定。该双标图显示查验品种摩根（Morgan）具有高度的稳定性，而查验品种奥林（Orrin）则比平均产量更高的新育种品系更加稳定。

总之，根据它们跨不同环境的平均产量，可以选择出高产量的基因型。基因型和试验地点之间的交互作用在高产量基因型的选择过程中似乎并没有构成一种主要的挑战。

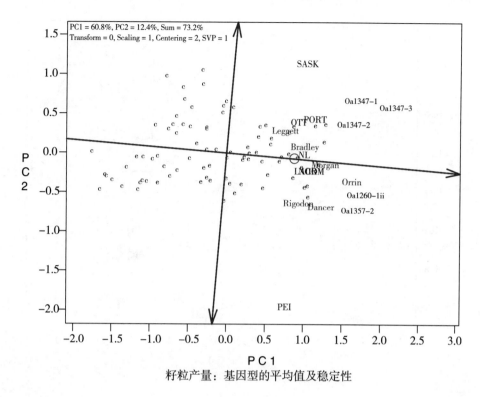

籽粒产量：基因型的平均值及稳定性

图 2.3　籽粒产量 GGE 双标图的"平均值 - 对比 - 稳定性"视图［基于试验地点标准化数据以及以试验地点为焦点的奇异值分区（SVP）的双标图］

2.2.2　容重

与产量数据一样，容重数据的 GGE 双标图（图 2.4）也显示出了跨试验地点的显著的正向遗传相关性，虽然渥太华试验地点（OTT）和拉科姆市及诺曼丁市试验地点的相关性较小。渥太华在 7 个试验点中方位最南，对冠锈病的抵抗性常常是性状（例如产量及容重）的一种重要遗传因子。跨试验地点的遗传性为 0.846，G/（G+GE）比值为 52%，被认为相对较高。因此，易于选择出具有高容重的基因型［例如丹瑟（Dancer）、OA1356-1 以及 OA1342-2］。

2.2.3　粒重

粒重的遗传性（0.956）及 G/（G+GE）比值（79%）甚至比籽粒产量及容重更高。这反映在试验地点之间紧密的遗传相关性上（图 2.5）。因此，从任意单一试验地点均可以容易地选择出具有高粒重的基因型（例如 OA1339-1 以及 OA1343-1）。

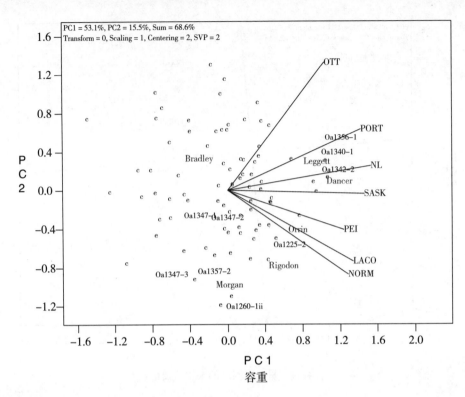

图 2.4　容重 GGE 双标图的"环境相关性"视图［基于试验地点标准化数据以及以试验地点为焦点的奇异值分区（SVP）的双标图］

2.2.4　裸粒率

裸粒率在试验地点之间的遗传相关性（图 2.6）不如粒重高，但是高于产量或容重。尽管程度不同，所有的试验地点均呈正相关关系。其跨试验地点的遗传性为 0.926，G/（G+GE）比值为 69%。因此，任意单一试验地点均可以容易地识别出带有高裸粒率的基因型［例如丹瑟（Dancer）及 OA1342-2］。

2.2.5　β- 葡聚糖含量

β- 葡聚糖具有非常高的遗传性（0.957），仅受基因型 - 试验地点交互作用的轻微影响，其 G/（G+GE）比值为 87%，图 2.7 显示了试验地点之间较窄的角度。任意两个试验地点之间的遗传相关性均高于 0.88。因此，任意试验地点均易于选择出带有高 β- 葡聚糖水平的基因型（例如，来自 06p30 家族的多种 CRC 品系）。β- 葡聚糖的高遗传性在其他的研究中也报道过（Holthaus 等，1996；Cervantes-Martinez 等，2001；Yan 等，2011）。

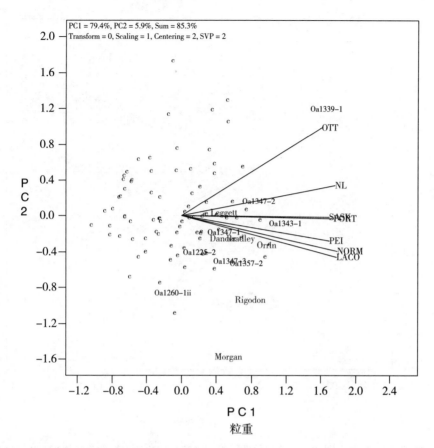

图 2.5 千粒重 GGE 双标图的"环境相关性"视图［基于试验地点标准化数据以及以试验地点为焦点的奇异值分区（SVP）的双标图］

2.2.6 含油量

含油量在燕麦的大多数可定量性状中具有最高的遗传性。跨试验地点的遗传性为 0.989，G/（G+GE）比值为 93%，图 2.8 显示了试验地点之间锐角度数很小。因此，任意试验地点均易于识别出高含油量（例如 OA1361-1）或者低含油浓度（例如 OA1362-1）的基因型。早在 20 世纪 70 年代就报道了燕麦含油量的高遗传性（Baker 和 McKenzie，1972；Frey 和 Hammond，1975）。

2.2.7 蛋白质含量

蛋白质含量的遗传性（0.943）及 G/（G+GE）比值（75%）与裸粒率和容重的遗传性及 G/（G+GE）比值相似。所有的试验地点均呈正相关关系（图 2.9），从而易于识别出高蛋白质含量基因型（例如 OA1362-1 和 07q132-al2c）。

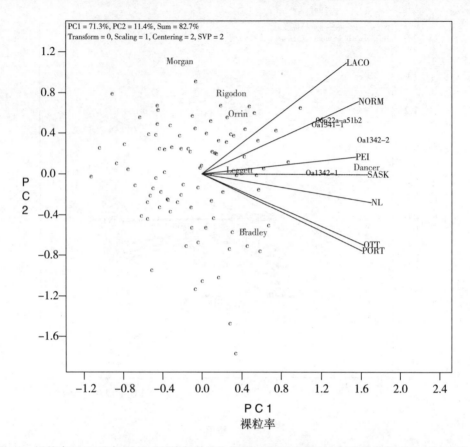

图 2.6 裸粒率 GGE 双标图的"环境相关性"视图 [基于试验地点标准化数据以及以试验地点为焦点的奇异值分区（SVP）的双标图]

综上所述，β- 葡聚糖含量及含油量具有高度的遗传性，这些性状的基因型排序在试验地点之间是相似的。因此，这些性状的选择在少数的试验地点就可以完成。籽粒产量、容重、裸粒率以及蛋白质含量在一定程度上受到了基因型和试验地点交互作用的影响。但大多数试验地点均呈正相关关系，在试验地点之间未发现负相关关系。这意味着根据来自多个代表性试验地点的数据，对于这些性状中的每种性状，均可相对容易地进行改进。燕麦任何单一性状的改进一般并不会对培育理想的磨粉燕麦品种构成重大挑战。

2.3　针对多种性状进行育种：非必需性状的相关性

2.3.1　配对相关性

成功地将两种所需水平的性状结合到单一的基因型中，这取决于两种性状之

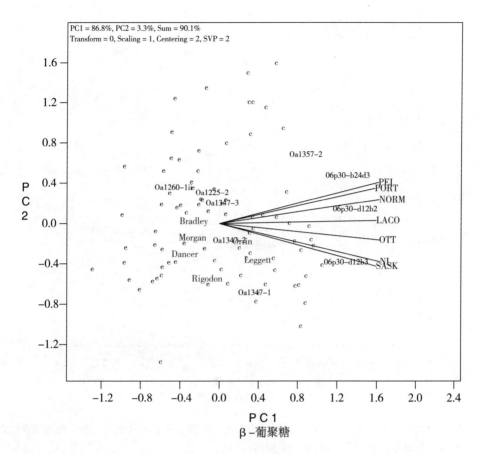

图 2.7 裸粒中 β- 葡聚糖浓度 GGE 双标图的"环境相关性"视图［基于试验地点标准化数据以及以试验地点为焦点的奇异值分区（SVP）的双标图］

间遗传相关性的本质。正相关或者缺乏相关性意味着它们可以容易地结合在一起，而负相关则意味着它们无法被轻易结合在一起。2011 年"全国燕麦试验"所测定的性状之间的相互关系以图示的形式汇总在图 2.10 中，以数字的形式汇总在表 2.3 中。双标图显示，在裸粒率、千粒重和容重之间存在着正相关关系（锐角），在含油量和 β- 葡聚糖含量之间存在着正相关关系。然而，这两组性状却呈负相关关系（钝角）。双标图还显示，在籽粒产量和蛋白质含量之间存在着负相关关系。

图 2.10 及表 2.3 中，β- 葡聚糖含量在性状之间以及在理想磨粉燕麦的育种中扮演着像"麻烦制造者"一样的角色。它与裸粒率、籽粒产量、容重及千粒重呈负相关，但是与含油量呈正相关。所有这些相关关系均是非必需的。从图 2.10 中删除容重及粒重可以得出图 2.11 中的双标图。这个双标图很好地总结了磨粉燕麦育种中关键的非必要相关性：① β- 葡聚糖含量和裸粒率之间的负相关关系（钝角）；

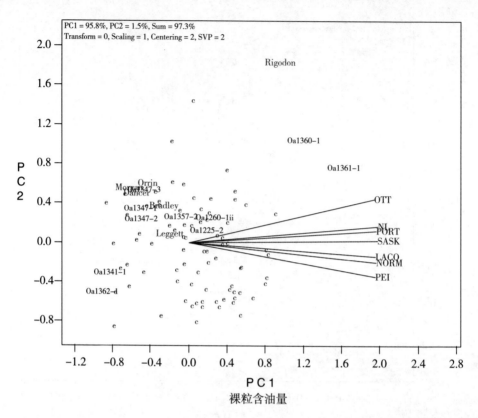

图 2.8　裸粒中含油量 GGE 双标图的"环境相关性"视图 [基于试验地点标准化数据以及以试验地点为焦点的奇异值分区（SVP）的双标图]

② β- 葡聚糖含量和籽粒产量之间的负相关关系（钝角）；③ β- 葡聚糖含量和含油量之间的正相关关系（锐角）；④蛋白质含量和籽粒产量之间的负相关关系（钝角）。

这些相关关系与以前的观察结果一致。例如，Yan 及其团队报道，从 1996—2003 年加拿大及美国的 7 ～ 9 个试验地点获得的桂格统一燕麦种植数据显示，蛋白质含量和籽粒产量之间存在着相对恒定的负相关关系，而在 β- 葡聚糖含量和含油量之间则存在着正相关关系（Yan 等，2007b）。Yan 和 Frégeau-Reid(2008) 报告，在一个燕麦育种种群中，β- 葡聚糖含量和裸粒率之间存在着负相关关系，含油量和 β- 葡聚糖含量之间存在着正相关关系。然而，其他一些研究却报告出了相反的结果。Kibite 和 Edney（1998）报告，含油量和 β- 葡聚糖含量之间存在着负相关关系，而 Peterson 及其团队则报告，美国燕麦种植场中 β- 葡聚糖含量和裸粒率之间存在着正相关关系（Peterson 等，1995）。

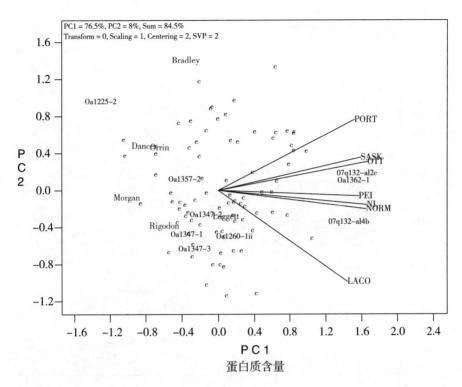

图 2.9　裸粒中蛋白质含量 GGE 双标图的"环境相关性"视图〔基于试验地点标准化数据以及以试验地点为焦点的奇异值分区（SVP）的双标图〕

表2.3　燕麦籽粒性状之间的遗传相关性

性状	BGL	GROAT	PROTEIN	TWT	TKW	YIELD	OIL
BGL		−0.408	0.112	−0.268	−0.454	−0.387	0.561
GROAT	−0.408		−0.185	0.546	0.352	0.086	−0.241
PROTEIN	0.112	−0.185		−0.001	−0.026	−0.651	0.058
TWT	−0.268	0.546	−0.001		0.461	0.100	−0.123
TKW	−0.454	0.352	−0.026	0.461		0.357	−0.483
YIELD	−0.387	0.086	−0.651	0.100	0.357		−0.365
OIL	0.561	−0.241	0.058	−0.123	−0.483	−0.365	

$P < 0.05$ 的相关性值阈值为 0.206，$P < 0.01$ 的相关性值阈值为 0.265。
BGL，裸粒 β- 葡聚糖含量；GROAT，裸粒率；PROTEIN，裸粒蛋白质含量；TWT，容重；TKW，千粒重；YIELD，籽粒产量；OIL，裸粒含油量。

在本示例数据集中所观察到的非必需性状相关性中，前两种相关性最具挑战性，因为它们涉及理想磨粉燕麦的三种最重要的性状。籽粒产量是燕麦种植方最

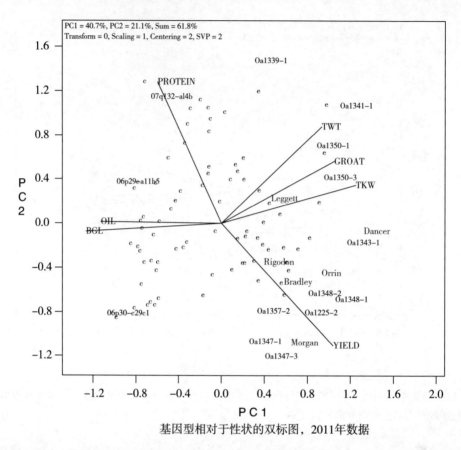

基因型相对于性状的双标图，2011年数据

图 2.10　涉及 7 种性状的基因型相对于性状的双标图：籽粒产量（YIELD）、裸粒率（GROAT）、β- 葡聚糖浓度（BGL）、含油浓度（OIL）、蛋白质含量（PROTEIN）、容重（TWT）以及千粒重（TKW）[基于性状标准化数据以及以性状为焦点的奇异值分区（SVP）的双标图]

关心的性状，裸粒率是燕麦磨粉方最关心的性状，而 β- 葡聚糖含量则是燕麦消费者最关心的性状。因此，以下的讨论将集中在这三种性状之间的相关性上。

2.3.2　三因素相关性

图 2.12 显示仅包括籽粒产量、裸粒率以及 β- 葡聚糖含量三种性状的双标图。如图 2.10 和图 2.11 所示，β- 葡聚糖含量和籽粒产量之间存在着适中的负相关关系，β- 葡聚糖含量和裸粒率之间存在着适中的负相关关系，但是籽粒产量和裸粒率之间的相关性则接近于零。任意两种性状之间的 r 平方值不超过 16%，说明这三种性状的任意两种性状之间进行合理的结合并不是一项无法完成的任务。真正的挑战是所有这三种性状的高水平结合。

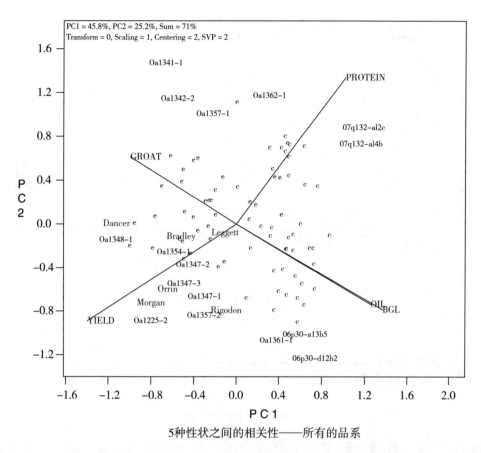

5种性状之间的相关性——所有的品系

图 2.11　涉及 5 种性状的基因型相对于性状的双标图：籽粒产量（YIELD）、裸粒率（GROAT）、β- 葡聚糖含量（BGL）、含油量（OIL）以及蛋白质含量（PROTEIN）［基于性状标准化数据以及以性状为焦点的奇异值分区（SVP）的双标图］

　　在查验品种中，丹瑟（Dancer）裸粒率极高，但是 β- 葡聚糖含量低。摩根（Morgan）产量潜力佳，但是裸粒率及 β- 葡聚糖含量低于平均水平。莱格特（Leggett）是一种各方面均尚可的品种；它位于双标图的起点附近，意味着它的三种性状均处于平均水平。在育种品系中，OA1225-2、OA1343-1 和 OA1348-1 同时表现出了高籽粒产量及高裸粒率。不幸的是，正如所预期的那样，它们还表现出较低水平的 β- 葡聚糖含量。相反，伴有高水平 β- 葡聚糖含量的基因型（例如06p30-a13a4 以及许多其"姐妹"基因型）则只有低籽粒产量、低裸粒率，或二者同时出现。有些基因型具有适中的裸粒率及 β- 葡聚糖含量（例如 06p29-a26b5 和06p29-a26e4），但是在试验中只显示出最低的籽粒产量。有些基因型同时具有适中的 β- 葡聚糖含量及籽粒产量（例如 06p30-a13b4），但是仍只有接近最低水平的裸粒率。有些基因型显示出非常高的裸粒率（OA1341-1 和 OA1342-2），但其籽粒产

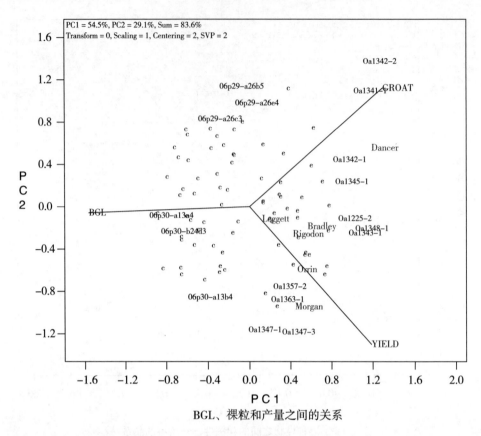

BGL、裸粒和产量之间的关系

图 2.12 涉及三种性状的基因型 - 性状双标图：籽粒产量（YIELD）、裸粒率（GROAT）、β- 葡聚糖含量（BGL）[基于性状标准化数据以及以性状为焦点的奇异值分区（SVP）的双标图]

量仅为平均水平，β- 葡聚糖含量接近最低水平。没有哪一种基因型显示出所有三种性状均达优良水平。

　　因此，理想磨粉燕麦育种的实际挑战并不在于任何单一性状遗传变异的缺乏，也不在于任意两种性状之间的非必需相关性，而在于如图 2.12 所示的籽粒产量、裸粒率和 β- 葡聚糖含量之间的三因素相关性。这种三因素相关性于加拿大草原三省试验中被反复观察到（Yan 等，2011）。这三种性状以这样一种方式互相联系在一起，即任何一种性状水平的改进均会导致另外两种性状之一发生下降，或者另外两种性状同时下降。因此，在较高的水平上将任何两种性状结合在一起，几乎肯定会导致第三种性状水平的降低。可以肯定的是，裸粒率和籽粒产量之间没有负相关关系；然而，它们的同时改进却伴随着更低水平的 β- 葡聚糖含量。在这种情况下若增强其他性状，例如含油量、蛋白质含量以及表 2.1 中列出的其他性状，将会为育种任务增添更多的复杂性。

2.4　理想磨粉燕麦的育种策略

鉴于籽粒产量、裸粒率和 β- 葡聚糖含量之间存在的三因素相关性（图 2.12），建议采用一种两步选择的策略来进行理想磨粉燕麦的育种。这个策略的第一步先进行独立淘汰，然后再以综合指数为基础进行综合选择。

2.4.1　第一步：独立淘汰步骤，以选择出有前景的基因型

独立淘汰步骤以查验品种作为参考物，为每种关键性状设置一种标准（最低需要水平）。尽管查验品种在多个方面存在着差异，但是它们均被认为是磨粉燕麦，并可以满足每种关键性状的最低要求。对于每种性状，均使用显示该种性状最低水平的查验品种作为拒绝育种品系的标准。任意单种性状的性能表现低于这种标准的所有育种品系均被弃除，无论其他性状的性能表现有多优良。因此，仅这三种性状均超过所设置标准的品系，才得以保留进入第二步选择。

在这里所讨论的数据集中，有 6 种查验品种 [布雷德利（Bradley）、丹瑟（Dancer）、莱格特（Leggett）、摩根（Morgan）、奥林（Orrin）以及瑞格顿（Rigodon）]。对于 β- 葡聚糖含量、裸粒率以及籽粒产量，表现最差的查验品种分别为丹瑟（Dancer）、摩根（Morgan）以及莱格特（Leggett），因此，它们被用于设置相应性状的标准（图 2.13）。使用这些标准，在 90 种新育种品系中，仅 13 种品系被暂时选中（表 2.4）。图 2.13 为本项工作所使用的 GGE 双标图软件包（www.ggebiplot.com）中"根据查验品种进行多性状选择"工具的截图，使用这种工具还易于选择每种性状的合适查验品种，以及设置每种性状相对于查验品种的标准。然而，独立淘汰操作也可以使用具有同样功能的其他软件包进行；即使只使用电子表格，也可以完成这项操作。

表2.4　独立淘汰后留存基因型的性状值

基因型	β- 葡聚糖含量（%）	裸粒率	籽粒产量（kg/ha）
06p30-a13b3	5.0	70.6	4720
布雷德利（Bradley）（查验品种）	4.3	73.2	4870
丹瑟（Dancer）（查验品种）	4.2	77.4	4991
莱格特（Leggett）（查验品种）	4.8	72.8	4700
摩根（Morgan）（查验品种）	4.3	71.0	5203
OA1225-2	4.4	75.0	5191

表2.4　（续）

基因型	β-葡聚糖含量（%）	裸粒率	籽粒产量（kg/ha）
OA1342-1	4.3	75.6	4730
OA1344-1	4.7	72.7	4708
OA1346-1	4.3	71.8	4952
OA1347-2	4.6	70.9	5174
OA1347-3	4.5	70.5	5345
OA1352-1	4.2	72.3	4968
OA1352-2	4.4	72.9	4926
OA1354-1	4.3	73.9	5066
OA1357-2	5.2	72.9	5387
OA1361-1	4.5	70.5	4956
OA1363-1	4.5	70.6	5042
奥林（Orrin）（查验品种）	4.7	73.0	5256
瑞格顿（Rigodon）（查验品种）	4.4	72.7	4838

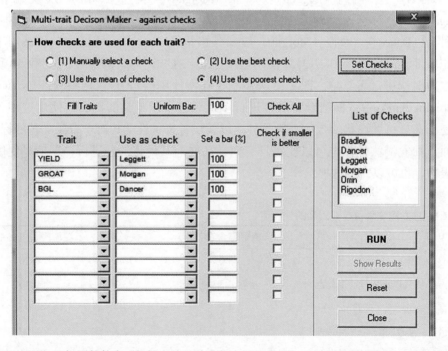

图 2.13　GGE 双标图软件中"根据查验品种进行多性状选择"工具的截图。这项工具可以为以下筛选过程提供选项，包括所使用的性状筛选方法、筛选作为每种性状参考物的查验品种以及拒绝某种基因型时所使用的截断值（标准）

2.4.2　第二步：指数筛选，以识别出有前景的基因型

独立淘汰步骤留存下来的育种品系可能不比当前的查验品种更优。鉴于性状之间存在的负相关关系，开发一种综合指数就显得非常重要，以便对基因型进行整体优越性的比较。这包括按照性状对数据进行标准化，并为每种性状分配一个权重，然后应用这些权重计算出每个基因型的优越性指数。这些权重是主观性的，反映的是研究者对每种性状相对重要性的理解。例如，根据独立淘汰步骤的结果，可以按照下述方法给三种性状赋予权重，即籽粒产量（1.0）、裸粒率（0.8）以及 β- 葡聚糖含量（0.6）（图 2.14）。然后计算出优越性指数，并相应地对基因型进行排序（表 2.5）。

尽管有 13 种育种品系被筛选为潜在的品种，但是仅有一种品系（OA1357-2）的排序优于排序最前的查验品种 [奥林（Orrin）]，仅有 4 种品系（OA1357-2、OA1225-2、OA1347-2 和 OA1347-3）的排序优于排序第二的查验品种 [丹瑟（Dancer）]。这些品系值得在将来的试验中给予更多的关注。表 2.5 是 GGE 双标图软件包的"多性状决定形成工具"产生的（图 2.14），具有相似功能的任何其他软件也可完成这项任务。

另外一种将筛选出的品系与查验品种进行比较的方法是将表 2.4 中的数据显示在双标图中（图 2.15）。与图 2.10、图 2.11 以及图 2.12 中所显示的双标图相似，这个双标图也显示，19 种基因型（6 种查验品种、13 种育种品系）的裸粒率和 β- 葡聚糖含量之间存在着一种负相关关系。籽粒产量和这两种性状中的任一种

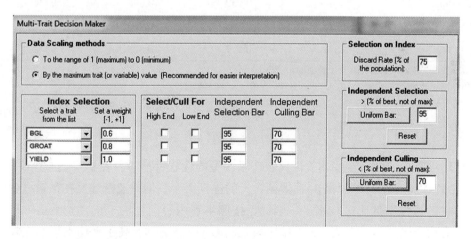

图 2.14　GGE 双标图软件中"多性状决定形成工具"的截图。这项工具将三种选择策略结合在一起：以任意性状为基础的独立选择策略，筛选出有用的亲本；以关键性状为基础的独立淘汰策略，将处于劣势的基因型排除；以及以综合指数为基础的指数选择策略，对基因型进行排序。指数选择成分用于生成表 2.5

表2.5　独立淘汰步骤后基因型的排序

性状	BGL	GROAT	YIELD	优越性指数
权重	0.6	0.8	1.0	
OA1357-2	1.000	0.942	1.000	0.981
Orrin	0.911	0.944	0.976	0.949
OA1225-2	0.851	0.969	0.964	0.937
OA1347-3	0.868	0.911	0.992	0.934
OA1347-2	0.880	0.917	0.960	0.926
Dancer	0.812	1.000	0.926	0.922
OA1354-1	0.824	0.955	0.940	0.916
Morgan	0.826	0.918	0.966	0.915
Leggett	0.930	0.942	0.872	0.910
OA1352-2	0.859	0.943	0.914	0.910
06p30-a13b3	0.963	0.912	0.876	0.910
OA1363-1	0.863	0.912	0.936	0.910
OA1361-1	0.868	0.911	0.920	0.904
OA1344-1	0.899	0.940	0.874	0.902
OA1346-1	0.834	0.928	0.919	0.901
OA1352-1	0.818	0.934	0.922	0.900
Rigodon	0.847	0.939	0.898	0.899
Bradley	0.826	0.946	0.904	0.898
OA1342-1	0.822	0.977	0.878	0.897

注意：数值为相对于每种性状最大数值的相对值。

BGL，裸粒 β- 葡聚糖浓度；GROUT，裸粒率；YIELD，籽粒产量。

性状均没有相关性。这些相关性反映在基因型的性状特征中。表 2.5 中排序第一的 OA1357-2 具有籽粒产量和 β- 葡聚糖含量的优良组合。但很遗憾却又在预料之中的是，它的裸粒率低于平均水平，因此，按照本章内容前面的定义，它不是一种理想的磨粉燕麦品种。在表 2.5 中排序第三的 OA1225-2 具有高于平均水平的裸粒率和籽粒产量的组合，但是 β- 葡聚糖含量却低于平均水平。因此，它也不是一种理想的磨粉燕麦品种。真正理想的磨粉燕麦应当将 OA1357-2 和丹瑟（Dancer）的特点结合在一起。这样的品种是否具有可获得性？

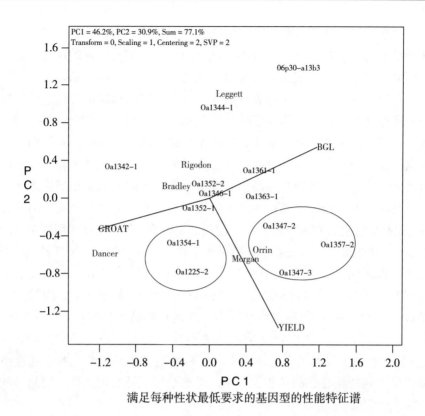

满足每种性状最低要求的基因型的性能特征谱

图 2.15 涉及 3 种性状及 19 种被选中基因型的基因型 - 性状双标图，6 种查验品种以及 13 种有前景的基因型在籽粒产量（YIELD）、裸粒率（GROAT）及 β- 葡聚糖含量（BGL）方面的平均性状水平接近［基于性状标准化数据以及以性状为焦点的奇异值分区（SVP）的双标图］

2.5 讨论

2.5.1 识别主要挑战

对于任何作物育种项目，仅存在三种类型的挑战：①构成理想型品种的各种关键性状的遗传变异性不足；②每种关键性状的任何基因型 - 环境交互作用；以及③关键性状之间的非必需相关性。尽管种质可获性是对任何作物类型进行改进的最终限制，但是育种方必须假设当前的种质库存在充足的遗传变异性，以取得进一步的进展（即便第二种及第三种挑战可能源于第一种挑战，并且仅能通过引进新种质加以解决）。

2011 年"全国燕麦试验"中每种关键性状所观察到的基因型和试验地点的交互作用均为轻微至中等，因此，并不构成重大的挑战。当然，这个结论是仅以一年的数据为基础的，且基因型和年份之间的交互作用也可能构成一个较大的挑战。得出这个结果的另一种重要原因可能是试验地点属于相对一致的环境片区。根据定义，环境片区是生产指定作物的亚区，在这个亚区内，同一基因型（一种或多种）在所有代表性地点的跨年份表现最佳。纳入更广范围的试验地点可以导致基因型和试验地点之间非常强的交互作用。然而，一旦环境片区得到了良好的定义，且将选择限制在单一的环境片区中，基因型和试验地点之间的交互作用对于育种进程来说就变为一种非常小的挑战。有必要以来自多个代表性试验地点的数据为基础做出决定。在一个环境片区内，可以出现非常大的基因型和年份之间的交互作用。研究者除了将选择建立在多个年份数据的基础上之外，所能采用的手段有限，但是这种做法会使育种进程变慢。较强的基因型 - 年份交互作用所带来的问题仅能通过开发出更高产量及更加稳定的基因型解决，这可能取决于新种质的引进。

关键性状之间的非必需相关性是本章所讨论的最大挑战。本章展示了四种非必需配对相关性，但是籽粒产量、裸粒率以及 β- 葡聚糖含量之间的三因素相关性是最重要的。在 90 种新育种品系中，发现有些品系具有籽粒产量和 β- 葡聚糖含量的优良组合（例如 OA1357-2）或者籽粒产量和裸粒率的优良组合（例如 OA1225-2）。然而，没有品系表现出所有三种性状的优良组合。鉴于裸粒率和 β- 葡聚糖含量之间持续存在的负相关关系，考虑是否能开发出这样一种品种的问题是合理的。

2.5.2　开发一种真正理想的磨粉燕麦品种的可能性

为了解决这个问题，有必要探讨裸粒率和 β- 葡聚糖含量是如何定义的。裸粒率的计算方法为：

$$裸粒率 = \frac{裸粒产量}{籽粒产量}$$

这个公式预先确定了裸粒率和籽粒产量之间存在的负相关关系。事实上，有必要考虑以下问题，即为什么相关是正向的，尽管这种相关性并不显著（0.086），而不是预期的 −1（表 2.3）。对这个问题的解释为，基因型之间裸粒产量方面的较大遗传变异性克服了这两种成分（籽粒产量和裸粒率）之间的负相关关系。

相似地，β- 葡聚糖含量（BGL）的计算方法为：

$$BGL\% = \frac{BGL\ 产量}{裸粒产量}$$

这个公式可以表达为：

$$BGL\% = \frac{BGL\ 产量}{籽粒产量 \times 裸粒率}$$

从这个公式可以看到，β- 葡聚糖含量和籽粒产量以及裸粒率均呈负相关的关系是不奇怪的。相反，奇怪的是这些相关性强度并不是很大（表 2.3）。理由是不同基因型之间在单位面积土地的 β- 葡聚糖产量方面存在着较大的遗传变异性。因此，将这三种性状结合在一种单一基因型中的唯一方法是，增加燕麦在单位面积土地的 β- 葡聚糖产量方面的遗传潜力。这与 Cervantes-Martinez 等（2002）的想法相似，即改进 β- 葡聚糖产量将会同时改进 β- 葡聚糖含量以及籽粒产量。尽管达到这个目标是富有挑战性的任务，但是没有确凿的证据表明燕麦中 β- 葡聚糖产量的遗传潜力已达顶峰且无法进行进一步的提高。换句话说，开发出所有三种性状水平均较高的理想磨粉燕麦品种是可能的。然而，这种可能性也许会再次取决于新种质的引进。

2.5.3　长期目标及当前策略

目前的实际情况为将这三种性状均以较高的水平结合在一起是困难的，但是将三种性状中的两种以相对较高的水平结合起来则是相对容易的。因此，定义更具可实现性的次理想育种目标可能是有意义的。三种可能的次理想燕麦品种类型：

类型Ⅰ：高籽粒产量 + 高裸粒率
类型Ⅱ：高籽粒产量 + 高 β- 葡聚糖水平
类型Ⅲ：高裸粒率 + 高 β- 葡聚糖水平

目前，存在类型Ⅰ（例如 OA1225-2）以及类型Ⅱ（例如 OA1357-2）的示例品种，但是类型Ⅲ的示例品种仍然缺乏。所有已知的高 β- 葡聚糖品种或者育种品系最多表现出中等的裸粒率。类型Ⅲ尚不存在，但它却是开发出一种真正理想的磨粉燕麦的重要步骤。

对于生产方 - 磨粉方 - 消费方燕麦价值链来说，可否接受次理想的类型Ⅰ及类型Ⅱ基因型？这个答案是肯定的，但是有一个条件。类型Ⅰ基因型必须具有可接受的 β- 葡聚糖水平，以使用它们的籽粒生产的燕麦产品能够获得健康食品的标签。类型Ⅱ基因型必须具有可接受的裸粒水平，使燕麦磨粉方可以获取一定的利润。这可通过前文描述的将可接受的品种用作参考品种的独立淘汰操作来实现。独立淘汰操作留存下来的育种品系将会超过现有的品种。如前文所述，相对于查验品种，具有优势的育种品系可以根据一种单一的优越性指数选出。这些品系将不可避免地落在类型Ⅰ或者类型Ⅱ次理想类别中，或者两种类型中间的某个位置。

将有前景的基因型归类到合适的次理想类别对于育种方、生产方以及燕麦加工方是有益的。它可以帮助育种方选择亲本品种，构建新的杂交，并在子代中间做出选择。它有助于生产方按照预期的最终用途选择品种。最后，它还有助于加工方选择品种，从所选择的品种中购买燕麦籽粒。燕麦价值链中的所有风险共担者在育种项目的立项中均扮演重要的角色。他们可以帮助育种方选择在独立淘汰操作中作为查验品的品种，并为每种关键性状确定权重，以得出优越性指数。

最后需要注意的是：本章所讨论的数据集仅适用于说明概念及方法。尽管有关查验品种的评论和长期的观察结果相一致，但是对于新育种品系的评论应当给予谨慎的态度，因为它们仅以单一一年的数据为基础。

致谢

向为 2011 年"全国燕麦试验"数据做出贡献的以下人员表示感谢：Richard Martin、Allan Cummiskey、Denis Pageau、Isabelle Morasse、John Roswell、John Kobler、Dorothy Sibbitt、Brad DeHaan、Steve Thomas、Aaron Beattie、Tom Zatorski、Kim Stadnyk 和 Wes Dyck。"全国燕麦试验"项目由加拿大农业部（AAFC）以及草原三省燕麦种植者协会（POGA）资助。

参考文献

Agriculture and Agri-Food Canada. (2010) *Oats: Situation and Outlook. Market Outlook Report* [Online]. Available: http://www.agr.gc.ca/pol/mad-dam/pubs/rmar/pdf/rmar_02_03_2010-08-03_eng.pdf (last accessed 18 April 2013).

Baker, R.J. and McKenzie, R.I.H. (1972) Heritability of oil content in oats *Avena sativa L. Crop Science* **2**, 201–202.

Cervantes-Martinez, C.T., *et al.* (2001) Selection for greater β-glucan content in oat grain. *Crop Science* **41**, 1085–1091.

Cervantes-Martinez, C.T., *et al.* (2002) Correlated responses to selection for greater β-glucan content in two oat populations. *Crop Science* **42**, 730–738.

Gabriel, K.R. (1971) The biplot graphic display of matrices with application to principal component analysis. *Biometrika* **58**, 453–467.

Holthaus, J.F., *et al.* (1996) Inheritance of β-glucan content of oat grain. *Crop Science* **36**, 567–572.

Frey, K.J. and Hammond, E.G. (1975) Genetics, characteristics, and utilization of oil in caryopses of oat species. *Journal of the American Oil Chemists' Society* **52**, 358–362.

Kibite, S. and Edney, M.J. (1998) The inheritance of β-glucan concentration in three oat (*Avena sativa* L.) crosses. *Canadian Journal of Plant Science* **78**, 245–250.

Peterson, D.M., *et al.* (1995) β-Glucan content and its relationship to agronomic characteristics in elite oat germplasm. *Crop Science* **35**, 965–970.

Yan, W. and Frégeau-Reid, J.A. (2008) Breeding line selection based on multiple traits. *Crop Science* **48**, 417–423.

Yan, W. and Kang, M.S. (2003) *GGE Biplot Analysis: A Graphical Tool for Breeders, Geneticists, and Agronomists.* CRC Press, Boca Raton, FL.

Yan, W., *et al.* (2000) Cultivar evaluation and mega-environment investigation based on the GGE biplot. *Crop Science* **40**, 597–605.

Yan, W., *et al.* (2007a) GGE Biplot vs. AMMI analysis of genotype-by-environment data. *Crop Science* **47**, 641–653.

Yan, W., *et al.* (2007b) Associations among oat traits and their responses to the environment in North America. *Journal of Crop Improvement* **20**, 1–30.

Yan, W., *et al.* (2010) Identifying essential test locations for oat breeding in eastern Canada. *Crop Science* **50**, 504–551.

Yan, W., *et al.* (2011) Genotype × location interaction patterns and testing strategies for oat in the Canadian prairies. *Crop Science* **51**, 1903–1914.

第 3 章

整个价值链中食用燕麦的品质

Nancy Ames, Camille Rhymer 和 **Joanne Storsley**
Agriculture and Agri-Food Canada, Winnipeg, MB, Canada

3.1　引言：价值链背景下的燕麦质量

　　燕麦（*Avena sativa* L.）品质是衡量食用燕麦价值链成功的关键，并最终满足终端用户对燕麦产品的需求。了解消费趋势与食用燕麦市场是优质燕麦产品加工及上市的重要方面。例如，燕麦健康声称在美国（USFDA，1997）和加拿大（Health Canada，2010）相继获批，并且每日摄取全谷物的健康效应也获得证实，引发了北美洲对燕麦及燕麦产品消费需求的增长。随着这种需求的加强，人们对燕麦产品的营养及感官品质均提出了较高的期待。面向消费者层面的终端产品的质量因素将最终决定燕麦的价值及可上市性，但考虑到整个价值链，必须保障可以满足这些要求的燕麦的稳定来源。价值链中的每一个成员（包括作物育种、种植、谷物公司、出口、加工以及食品公司）均在保证燕麦品质的不同方面发挥独特的作用和应对不同的挑战（图 3.1）。尽管品质对价值链中的不同环节可能具有不同的含义，但是价值链中的所有成员均必须积极致力于开发高品质的燕麦产品，以达到消费者的预期。

　　对于生产方（或者燕麦种植方）来说，谷粒品质是影响产量或销售时谷粒价值的因素。谷粒的品质特征，特别是和谷粒重量及谷仁大小相关的特征，是核心的关注事项，因为它可直接影响产量及可盈利性。其他因素（例如谷仁风干、病害或者霜害等）也非常重要，因为它们会损害整体品质并降低销量。对于针对不同的市场行情种植及销售燕麦的生产方来说，谷粒的品质特征将由购买方来决定。燕麦市场可以分为食用燕麦磨粉市场以及饲料市场，饲料市场又可以分为家畜饲料市场以及质量性能饲料（马）市场（Agriculture and Agri-Food Canada，2010）。尽管以上三种市场均可以对同样的质量特征进行测量，但是每种市场对这些特征均具有其自身的可接受范围，这将决定分级标准及潜在的市场机遇。例如，加拿大谷物委员会检验司分级标准根据燕麦的容重（kg/hl）、完好度、有壳或去壳百分

	育种 →	生产 →	谷粒处理 →	磨粉 →	食品加工 →	消费者
所涉及的质量因素	市场机会	加工优选品种	营养素含量（高纤维、低脂肪）	营养标签及营养声称	健康益处
	谷粒颜色，不发芽，无霜害	谷仁颜色及完好性	裸粒无脱色，颗粒化，功能特性，低酶活性	功能特性，感官性状，货架稳定性	终端产品的颜色、风味/香气、质地及外观
	谷粒产量及级别	谷粒供应，谷粒物理性质	磨粉产量，谷仁均匀性	配料供应，终端产品价格	价格，便利性
	无病害，少杂质	谷粒外观，无污染物	谷粒清洁，无微生物及真菌毒素	无微生物及真菌毒素	食品安全

图 3.1　对于食用燕麦价值链中的关键参与者来说重要的质量因素

比以及由于霜冻引起的损害百分比，将燕麦的等级划分为加拿大西部（CW）第 1 号、CW 第 2 号、CW 第 3 号以及 CW 第 4 号（Canadian Grain Commission，2012a）。只根据分级标准来看，适用于磨粉行业的优质食用燕麦应当具备高容重、高纯度（没有损害及异物，包括泥土及石头）、谷仁丰满且大小均匀、颜色好、湿润且结实，并可以满足 CW 第 1 号级别的其余标准。特殊食用燕麦市场的附加标准将由加工方规定，他们促使谷粒处理方以合约为基础，采购具备一些特定特征的燕麦（例如无壳或者高 β- 葡聚糖含量）。加工方常常采用"首选品种"清单的方法加速具备终端使用品质燕麦的采购（Manitoba Co-operator，2013）。

　　食用燕麦一般被加工成一些轧制产品，即薄片、面粉、钢切裸粒以及麸皮。燕麦的加工需要特定的质量标准，以便以合理的成本获得品质最优的终端产品。对于磨粉方来说，重要的燕麦品质包括可以影响高价值燕麦成分产量的物理特性，例如裸粒率以及丰粒和瘦粒率。这些燕麦在加工过程中还必须表现出易于脱壳，以及裸粒破碎的低易感性。磨粉方将他们的燕麦产品销售给食品制造商，或者直接进入零售市场；因此，这些燕麦还必须满足终端用户对质量的需求。包括满足食品安全的要求，以及相关产品标签的管理规定（例如低微生物含量、膳食纤维含量达到营养及健康声称的标准）。某些特殊质量要求可以由磨粉方及食品制造商为优化终端产品加工过程而开发的内部规范定义。例如，设置目标 β- 葡聚糖含量、烘焙香味程度、颗粒性或者糊化行为，这些可以影响特殊食品用途所需的质量及稠度。

　　最后，由食用燕麦加工而成的终端产品被人们消费，因此，终端产品的品质需求还同时取决于消费者的感官喜好以及营养需求。某些质量特征可能对于所有终端产品均是重要的，并构成是否允许燕麦进入食品加工市场的基础。消费者很容易将燕麦产品和燕麦谷粒的完整性与健康联系起来，因此必须保持这种天然、安全及营养性全谷物燕麦的印象。影响这些印象的原始燕麦特征包括：籽粒干净，无病害、昆虫及泥土；燕麦籽粒及裸粒（除壳后的籽粒）颜色光亮、均匀，无污点或标记；无杀虫剂残留、天然毒素或者真菌 / 细菌污染；提供国家膳食指南（例如《加拿大膳食指南》《美国餐盘》）中全谷物的推荐摄入量；以及特定营养功能成分（例如可溶性纤维素或者脂肪）的含量适宜，产品标签必须满足当地健康声称的要求。"优良终端产品品质"的定义常常进一步受到个人喜好的影响。例如，针对牛奶早餐燕麦片进行的喜好研究显示，消费者年龄及口腔状况可以影响对燕麦片风味及质感特征的感知，这在样品愉悦性的评价中被认为是最重要的因素，表明产品品质可以根据不同的消费者群体订制（Kälviäinen 等，2002）。

　　燕麦质量评价起于育种培育阶段。作物育种方必须关注种质筛选中对于经济及可持续生产来说重要的标准。作物育种方应与食用燕麦价值链中的所有环节进行沟通，且在消费者对品质需求方面保持信息通畅，并在开发新栽培品系 / 品种时，除了对育种标准进行考虑之外，还考虑加工及营养质量的性状。适用于改进食用燕麦质量的筛选标准取决于性状的可遗传性以及易测量性。在整个品种开发过程中，有几项试验程序被常规应用于燕麦种质的筛选。在育种的早期，实验育种品系样本量小，限制了可以进行的质量试验的数目。在早期世代育种材料中，受到重点关注的食品质量标准包括营养成分的含量，例如蛋白质、脂肪以及 β- 葡聚糖含量；针对全谷物使用的近红外线测定技术便于进行快速分析，同时又不会对谷粒本身造成损害。早期世代的质量筛选还包括一系列会影响磨粉产量的物理或结构质量的性状，例如容重、谷粒大小及形状（丰粒及瘦粒率）以及去壳百分比。在品种开发的晚期，育种在多个地点大面积种植，以便在品种生产之前，对基因型及环境对质量的影响进行评价。此时，谷粒样本量较大，足以进行机械脱壳，以进行磨粉性能的评价（例如裸粒破碎性），并为通过化学或者功能分析（例如分析膳食纤维及面粉性质）进行进一步的筛选提供基础。质量特性的品种改进包括整个育种过程中所进行的评价。在加拿大，任何新的潜在品种均必须经过2 ~ 3 年、在不同种植地点与普通种植的查验品种进行比较的试验研究，以确保它们的质量特性可以满足或者超过当前可接受的质量水平。所评价的质量特征由来自燕麦价值链的代表确定，包括生产方、育种方、研究方，以及谷物分销、磨粉及加工企业。

　　本章内容强调的是对整个价值链中每个环节来说重要的燕麦质量特征，从生产前品质特征一直到特定的终端产品特征。

3.2   燕麦的物理质量

谷仁的物理特性是影响燕麦品种价值及使用潜能的重要因素。所关注的主要物理性状包括谷粒的外观、形状及大小、容重、谷仁重量、裸粒率/籽壳率以及破碎性。燕麦籽仁外围由籽壳环绕。当去除籽壳后，剩余的部分称为裸粒。裸粒分成三个主要的结构：麸皮、种芽或胚芽以及淀粉质胚乳。胚芽占裸粒重量的3%，麸皮占40%，淀粉质胚乳占57%（Lásztity，1998）。燕麦籽仁的结构及化学特征会影响燕麦的品质，其他文章已经对此进行了全面的综述（Miller 和 Fulcher，2011）。

尽管许多性状均是磨粉方及燕麦育种方特别关注的对象，但是有几种性状与燕麦价值链中其他成员所关注的一些燕麦特征高度相关。例如，在一项涉及120种燕麦基因型的研究中，Buerstmayr 等（2007）指出，生产方所关注的籽粒产量与磨粉方所关注的裸粒产量之间存在着显著的相关性。

3.2.1   燕麦及裸粒颜色

燕麦颜色从几个方面影响燕麦质量。燕麦品种常根据它们的特征性籽壳颜色（例如白色、棕色或者浅灰色）进行分类（Manitoba Co-operator，2013），这种颜色可以作为终端使用的选择标准。例如，赛马用的饲料市场需要质量非常高的白色燕麦（Agriculture and Agri-Food Canada，2010）。尚没有文献报告在燕麦籽壳颜色类别和燕麦磨粉产品颜色之间存在着相关性，且在同一籽壳颜色类别的不同基因型之间，观察到了裸粒颜色的显著变异（Ames，未发表数据）。无污点的裸粒颜色良好是燕麦进入加工市场的要求之一（Agriculture and Agri-Food Canada，2010），并且裸粒褐色的问题曾经是燕麦遭到磨粉方拒绝的原因。另外，一些环境因素例如过度潮湿及存在真菌病原体与裸粒褐色有关，且有些燕麦的基因型被发现更易于发生裸粒褐色（Newton 等，2003；Tekauz 等，2004）。还有报告发现，一些燕麦品种因压制后颜色不佳而被认为不适合用于食品加工，例如澳大利亚品种雅朗（Yarran）（Zhou 等，1999a）。热加工过程中会发生颜色变化，例如在烘焙过程中会出现黄色及红色（Cenkowski 等，2006 年）。燕麦食物加工中不同基因型颜色的显著变异性说明，有必要就某些品种在加工时易于出现更深的烘焙颜色而展开研究（Lapveteläinen 和 Rannikko，2000）。将燕麦面粉融入到传统的以小麦为主的终端产品（例如面条）中，一般会使颜色加深（Aydin 和 Gocmen，2011；Zhou 等，2011；Majzoobi 等，2012；Mitra 等，2012）。更深的终端产品颜色可能会降低产品对消费者的吸引力，但是也可能有消费者认为这是可以接受的，并将其与膳食纤维与健康效应的增加联系起来（Aydin 和 Gocmen，2011；Mitra 等，2012）。无论如何，颜色都是食用燕麦品质的一项重要特性，当进行品种育种时，特别是对于磨粉及特殊市场，应当适当对其加以考虑。

3.2.2　磨粉产量

磨粉工艺的目标是获得不含谷皮及其他外源性物质的优良燕麦籽仁的最大产量。磨粉产量指的是生产 100 单位的终端产品所需要的未加脱壳籽粒的单位数，或者通过磨粉获得 100kg 燕麦片所需要的籽粒重量（Groh 等，2001）。较高的磨粉产量意味着为了生产 100 单位最终产品，将需要更多的燕麦籽粒；因此，这个数字越高，燕麦的质量越差。燕麦籽粒的物理特征是影响磨粉产量的重要质量因素。Doehlert 等（1999）通过从粗燕麦裸粒的质量中减去剩余籽壳以及破碎裸粒的质量，除以燕麦起始材料的质量，再将这个数值的倒数乘以 100，得到磨粉产量。

3.2.3　籽壳及裸粒含量

燕麦籽壳或谷皮指的是全燕麦籽仁的外层部分，作为燕麦生长、收获及贮存过程中种子的保护层，但是它不可食用，因此，在磨粉之前要将其除去。尽管存在有壳和无壳燕麦两种类型，但较为常见的磨粉燕麦是由籽壳环绕的籽仁组成的。籽壳在磨粉燕麦中是一种低价值产品；因此，高籽壳含量将会降低经济回报率。因为籽壳对籽粒的可食用部分不起作用，所以使用无壳燕麦似乎是一种实用的替代方法。然而，籽壳保留、生病、收获前发芽、可脱粒性、处理和贮存问题限制了它们的可接受度（Forsberg 和 Reeves，1992；Ronald 等，1999；Kirkkari 等，2004）。当全燕麦的籽壳被去除后，它被称为裸粒（燕麦减去籽壳或者谷皮）。根据品种、种植地点以及生产年份不同，籽壳或谷皮一般占籽粒重量的 25% ~ 30%（Rhymer，2002）。籽壳含量的测量方法为籽壳重量相对于全籽粒重量的比例，并以百分数表示。裸粒率（和籽壳率相反）和裸粒：籽壳比值是用来表示籽壳相对于裸粒的数量的其他指标，并且在整个价值链中可作为指示籽粒质量的指标。

全燕麦籽粒一般在热处理前（或者预备阶段）使用机械脱壳机进行脱壳操作。在进行初步的清洁处理后，将全燕麦送入冲击脱壳机中，燕麦籽粒在离心力的作用下向外甩出。高速及冲击的结合将籽壳从籽仁上脱除。转子的速度是可以调节的，并按照燕麦批次的物理质量特征进行优化（Kent 和 Evers，1994）。

籽壳相对于籽仁的数量以及籽壳去除的容易程度对于磨粉方来说都是重要的质量特征。降低燕麦的籽壳率是育种过程中的一个重要目的，因为较低的籽壳率或者较高的裸粒含量可以改进磨粉产量，并增加对磨粉方的价值。籽壳去除的难易程度还会影响磨粉的效率及籽粒的质量。不易去除的籽壳是希望避免的，因为没有去壳或者分离完全的燕麦将会污染纯化的裸粒产品。然而，太易脱去的籽壳往往无法发挥对籽仁的保护作用，从而可能导致籽仁受损或者变质增加。"脱壳率"被定义为磨粉过程中成功脱壳的籽粒所占的百分比，用于描述脱壳工艺的效率（Browne 等，2002）。

　　可脱壳性这个术语用于描述籽壳从其围绕的籽仁上脱除的容易程度，它会影响磨粉效率（Browne 等，2002）。研究表明，在可脱壳性及籽仁含量之间存在着一种相关关系（Ganßmann 和 Vorwerck，1995；Doehlert 等，1999）。然而，根据 Browne 等（2002）开展的研究，决定可脱壳性的是谷皮及籽仁的物理及形态特征，而不是简单的谷皮及籽仁的重量比例。当前还没有评价燕麦不同批次及品种可脱壳性的标准磨粉试验，这限制了开发及选择具有高磨粉价值品种的能力。对于可脱壳性差的燕麦批次，需要更高的冲击速度才能达到满意的脱壳程度，但这样又会导致籽仁破碎度增加及粉末（籽仁的小碎片）的产生，并使随后的加工步骤中籽仁产量发生损失。

　　育种项目中，降低籽壳百分比及增加裸粒：籽壳比值是重要的目标，其中测定籽壳及裸粒重量的最精确方式是手工分离的方法，即仔细地将外稃和内稃（包括籽壳）去除。这是一个非常复杂的过程，因此，使用机械脱壳（包括压缩空气）的方法来评价燕麦品系的籽壳及裸粒含量。其他实验室及产业规模的脱壳工艺也见于报道，但通常情况下将籽壳去除，同时裸粒的损失或者损害程度降至最低是其主要目的。实验室所使用的脱壳设备包括 Codema 有限公司的脱壳机 LH5095（Rhymer 等，2005）以及 Streckel & Schrader KG 实验室的脱壳机 BT459（Browne 等，2002）。尽管存在着几种实验室级别的脱壳机及方案，但是它们均无法直接复制实际生产中冲击脱壳机的结果。另外，实验室级别的设备之间存在的差异性表明，尽管所得到的结果可能具有相关性，但是其绝对数值也不同（Doehlert 和 McMullen，2001）。

3.2.4　裸粒破碎性

　　随着脱壳机的转速增多（Peltonen-Sainio 等，2004）、通过冲击脱壳机的通道数目增加或者压缩空气脱壳机中气压升高（Doehlert 和 McMullen，2001），脱壳过程中发生的冲击所造成的裸粒破碎增多，这是磨粉过程中不希望看到的结果。裸粒破碎的程度也随燕麦品种及种植地点不同而异（Doehlert 等，1999；Rhymer，2002）。Doehlert 及 McMullen（2000）曾报道，在锈病感染严重的种植地点，破碎性较高，而在高籽壳含量的燕麦中，破碎性则较低。Rhymer（2002）观察到了低破碎性与高籽壳含量之间的关系。尽管在品质方面是一种不利因素，但是研究表明，较厚的籽壳可以保护裸粒在脱壳过程中不受损害。降低裸粒的破碎性是诸多育种项目的品种改良目标之一。对破碎性最精确的测定方法是在机器脱壳后以手工的方法将破碎的籽仁分离出来，将其称重，并以其占总脱壳裸粒的百分比表示。然而，手工分拣非常耗时，对于育种项目来说是不切实际的。Ames 对筛选具有裸粒破碎易感性胚质的快速方法进行了评价，结果发现视觉评价及评分方法和手工分拣方法中度相关，而与机械筛选的方法则高度相关（数据未发表）。Engleson 及 Fulcher（2002）的研究显示，一些燕麦成分可以使籽仁更加"坚硬"，从而减少脱壳冲击带来的损伤。研究发现某些因素例如潮湿程度、蛋白质以及 β- 葡聚糖含量可以增加坚韧性，减少冲击损伤，而较高的淀粉含量则会增加损伤（Engleson 和 Fulcher，2002）。

3.2.5　籽仁大小及形状

　　燕麦籽仁的大小及形状通常以"丰满和瘦小"来表示，这对于育种方及磨粉产业来说是一个重要的质量指标。通常大而均匀的籽仁受欢迎，特别是对于生产大燕麦片的磨粉方。裸粒大小会影响所生产的燕麦片的最大尺寸（Doehlert 等，2006）。籽仁大小及均匀程度还会影响脱壳操作的效率，因为大籽仁和小籽仁需要的转速及能量输入不同（Doehlert 和 Wiessenborn，2007）。更大、更丰满的籽仁与改善的磨粉产量相关。在燕麦育种项目中，对丰满及瘦小的划分进行了规定，目的是增加丰满度、减少瘦小度。丰满籽仁由 50g 燕麦样本通过一个 5.5/64" × 0.75" 的割缝筛管后留存的部分组成，而瘦小籽仁则是可以通过 5/64" × 0.75" 筛的部分（Prairie Recommending Committee for Oat and Barley，2010）。籽仁大小及形状在燕麦品种内部之间存在显著变化（Doehlert 等，2006，2008；Hu 等，2009），并且还与其他质量指标相关。例如，Hu 等（2009）研究了籽仁大小 / 形状和脂肪酶活性之间的关系，结果发现籽仁脂肪酶活性存在着较大的品种差异。在每个品种内部，大籽仁及小籽仁（分别为无法通过及可以通过 5/64" × 0.75" 的筛子）表现出不同的脂肪酶活性，这种活性和增加的籽仁面积、宽度、长度和千籽仁重呈负相关（Hu 等，2009）。这种现象可以解释为，至少在部分地区，大多数脂肪酶活性存在于裸粒的表面，因此，在同品种内，表面积越大（如较小籽仁的情况），脂肪酶活性越高。这是较大籽仁受到产业界欢迎的另外一个原因。

3.2.6　容重

　　容重指的是单位体积籽粒的重量，以"千克 / 百升"（kg/hl）表示。容重的测定方法为用 0.5 或 1.0L 的计量缸，均匀填满籽粒，然后称量其克数，并转换成 kg/hl 单位（Canadian Grain Commission，2012b）。较高的容重是所希望得到的，因为它与较高的质量相关。加拿大谷粒委员会规定第 1 号 CW 级别的最低容重为 56 kg/hl，第 4 号 CW 级别的最低容重为 48 kg/hl（Canadian Grain Commission，2012a）。总体来说，加拿大磨粉产业规定的最低容重为 52 kg/hl（Saskatchewan Ministry of Agriculture，2011）。澳大利亚也出现了相似的要求，其中初级燕麦级别（燕麦 1 号）的最低百升重量必须为 51 kg/hl（Winfield 等，2007）。

　　容重可以反映个体籽粒在容器内的包装特性，主要受一些物理因素的影响，例如籽粒的大小及形状、籽壳特性以及湿分含量，还受一些环境因素的影响，诸如收获前的天气（Bayles，1977）。种植方及籽粒购买方对这种性状特别感兴趣，因为它是籽粒分级的重要决定因素，并在有效的贮存及运输中扮演着关键的角色。容重常常与其他一些质量特征相关，例如籽仁大小及形状，因此，也受种植开发过程中其他因素的影响。瘦小的籽仁一般容重较低，表明籽粒充实过程中发生了疾病或者存在湿分负荷。籽仁长度受燕麦开花的影响，但是籽仁宽度则是籽粒充实程度的指标。因为容重受籽粒充实过程中干物质累积的影响，锈病、干旱、被寄生、种植晚或者高播种率等都可以使容重降低。容重还受裸粒密度的影响。使密度增加的影响因素如蛋白质含量，与容重呈正相关。淀粉含量可以使密度降低，与容重呈负相关（Doehlert 和 McMullen，2000，2008）。

3.2.7　千籽仁重

籽仁重量是籽仁大小及密度的一项指标。其测定方法采用自动化的设备，例如 Agriculex（Guelph，加拿大）种子计数器或者 Numigral 籽粒计数器，对 100 或者 1000 粒籽仁进行计数并称重（Zhou 等，1999b）。籽仁重量由每 1000 粒籽仁的克数或千籽仁重（thousand kernel weight，TKW）表示。或者，也可采用以单个核仁为基础的毫克数表示（Mitchell Fetch 等，2003a）。在众多加拿大育种项目中，将 TKW 大于 30g 作为标准，并将其作为筛选潜在新品种的最低要求（Prairie Recommending Committee for Oat and Barley，2010）。

3.3　燕麦的营养质量

与其他谷物相比，燕麦优越的营养价值很早就为人所识。燕麦富含天然的高价值营养素，如可溶性纤维（β- 葡聚糖）、蛋白质以及不饱和脂肪酸，还含有维生素、矿物质以及抗氧化物（Lásztity，1998）。众多研究表明，燕麦中的 β- 葡聚糖可溶性纤维与低胆固醇水平相关，这使许多燕麦产品标签中出现关于燕麦 β- 葡聚糖 / 可溶性纤维和降低胆固醇作用的健康声称。另外，研究还发现 β- 葡聚糖与降低血糖相关，与之有关的健康声称在一些国家获批（European Food Safety Authority，2011），如果有充分的临床证据支持这项健康声称，则有助于在未来推动 FDA 及加拿大卫生部批准此项健康声称。关于燕麦产品健康声称的详细情况，请参见第 16 章内容。

由于健康声称及广告效应，大多数消费者均意识到燕麦餐或其他基于燕麦的早餐产品的解毒作用信息（即"优点"）。食品制造方理所当然地利用这一点来增加他们产品的优势，因为即使是燕麦曲奇饼，也因为添加轧制燕麦而与健康小吃有了关系。在一些国家，燕麦食品加工方可直接在包装标签上宣传燕麦的"优点"，只要其产品含有全燕麦或者燕麦麸皮，并至少含有 0.75g 燕麦 β- 葡聚糖作为可溶性纤维。

消费者对燕麦产品的需求大部分源于燕麦的营养特性以及相关的健康益处。在磨粉及食品产业为促进消费者健康而开发新的品种时，β- 葡聚糖是降低人体血清胆固醇以及血糖的生物活性成分，是最为重要的品质特征之一。作物育种方对这些市场需求做出响应时，根据所需要的营养成分——特别是高 β- 葡聚糖、高膳食纤维以及低含油量——进行选择。燕麦裸粒的主要成分包括碳水化合物（淀粉及膳食纤维）、蛋白质以及脂肪。这些成分的含量及特征可代表磨粉方、食品加工方以及消费者的质量需求特性。另外，少数微量成分（例如抗氧化物）是生物活性化合物的来源，对于营养制品或者功能食品中所使用的燕麦，可作为额外的营养益处或者质量指标。本章内容的重点强调燕麦的主要成分。

3.3.1　β- 葡聚糖

β- 葡聚糖含量在燕麦磨粉中的重要性贯穿于整个价值链，因为它是众多健康效应的基础（Beer 等，1995；Andersson 等，2002；Beck 等，2009；Andersson 和 Hellstrand，2012）。消费者通过产品标签上的声称以及磨粉及食品加工产业所开展的市场推销 / 广告宣传认识到了 β- 葡聚糖的价值。相反，这些产业又和燕麦生产方及作物育种方密切协作，达到其生产的产品中所给出的健康声称所需要的 β- 葡聚糖水平。健康声称的国际标准在第 16 章内容中详细描述，一般来说，健康声称与每餐或者每日摄入的最低 β- 葡聚糖数量相关。大多数情况下，β- 葡聚糖摄入量为 3g/d，每份最低 0.75 ~ 1.0 g（US FDA，1997；Health Canada，2010）。为了达到这个水平，有较高 β- 葡聚糖含量的燕麦品种更适合加工方，4% 为最低水平。

育种并种植高 β- 葡聚糖含量的燕麦品种是大多数食用燕麦育种项目的选择标准之一。据报道，家用燕麦的裸粒 β- 葡聚糖含量范围从低至 3.7% 到高至 7.5%（Peterson，1991；Miller 等，1993）。加拿大种植的注册燕麦品种一般在裸粒中含有 4.3% ~ 5.5% 的 β- 葡聚糖（Mitchell Fetch 等，2006，2007，2009，2011a，2011b）。来自"加拿大西部合作燕麦注册"试验的基因型 - 种植点 5 年数据显示，根据育种品系及种植地点不同，裸粒 β- 葡聚糖含量的波动范围为 3.6% ~ 7.2%（Prairie Recommending Committee for Oat and Barley，2012）。对来自这些试验的数据进行分析后结果显示，β- 葡聚糖及总膳食纤维含量均比籽粒产量更具可遗传性（Yan 等，2011）。β- 葡聚糖含量或者分子特征的变异性可随基因型（Doehlert 等，2001；Andersson 和 Börjesdotter，2011）、环境（Doehlert 等，2001；Yan 等，2007；Andersson 和 Börjesdotter，2011）、种植（Tiwari 和 Cummins，2009）以及加工（Beer 等，1997；Gutkoski 和 El-Dash，1999；Kerckhoffs 等，2003；Regand 等，2009；Hu 等，2010；Immerstrand，2010；Tosh 等，2010；Gujral 等，2011；Yao 等，

2011a；Brummer 等，2012）不同而发生变化。

尽管改进燕麦营养品质已使具有高 β- 葡聚糖含量的品种得到开发（McMullen 等，2005），但近期的研究则显示，β- 葡聚糖的健康效应还取决于 β- 葡聚糖的质量，特别是可溶性、黏性以及分子量（Wood 等，2000；Wood，2002；Lan-Pidhainy 等，2007；Wolever 等，2010）。最近有人开发出了一种使用快速黏度分析仪（Rapid Visco Analyzer，RVA）连续测定 β- 葡聚糖黏性的方法，克服以体外消化方法为基础的常用的复杂方案（Gamel 等，2012）。Beer 及其团队（1997）开发了与体外方法相似的酶，将这些酶加入到样本中（以消化淀粉、蛋白质及脂肪），同时加入缓冲剂，放置在 RVA 中，于规定的时间段达到最终的黏度，这种黏度主要源于 β- 葡聚糖。这种方法显示了食物在肠道中的消化过程，因为 β- 葡聚糖的高黏度（溶解度和分子量的乘积）被认为与降低胆固醇及血糖水平相关，所以这种方法可以预测被测食品的相对健康程度，或者 β- 葡聚糖的特征是否因食物配方或加工的原因而发生了变化。

Doehlert 及 Simsek（2012）从分子特征方面研究了品种及环境对 β- 葡聚糖质量的影响。结果发现，虽然环境可以影响面粉浆的黏度及可提取性，但是却没有观察到基因型的影响。报告称，基因型对 β- 葡聚糖链中纤维素区域（β-1-4 连接的葡萄糖）的多聚化程度（degree of polymerization，DP）具有显著的影响，其中 β- 葡聚糖含量较高的品种与其他被试品种相比较，表现为 DP3 片段频率较低，DP4 及 DP6 片段频率较高（Doehlert 和 Simsek，2012）。

3.3.2   总膳食纤维

总膳食纤维（total dietary fiber，TDF）是燕麦裸粒的主要构成成分之一，在近似分析中大约占 10% ~ 15%（Manthey 等，1999；Welch，2006）。总膳食纤维由可溶性纤维、不可溶性纤维以及低分子量低聚糖组成（AACC International，2009，2011）。

燕麦中占 TDF 40% ~ 50% 的可溶性纤维部分（Manthey 等，1999）主要由 β- 葡聚糖（因其黏性特征及健康效应而众所周知）组成，但也包括少量的其他可溶性纤维，例如对于燕麦的黏性特征以及健康效应可能也有作用的阿拉伯木聚糖和阿拉伯半乳聚糖（Manthey 等，1999；Doehlert 等，2012）。针对燕麦可溶性阿拉伯木聚糖及其对燕麦黏性和健康效应的作用的研究非常少。然而，Doehlert 等（2012）对从燕麦基因型 HiFi 中提取的可溶性纤维中的单糖组成进行了研究，验证了阿拉伯糖及木糖同时存在；假设所有木糖及阿拉伯糖均来源于阿拉伯木聚糖，则可提取的阿拉伯木聚糖的数量要比可提取的 β- 葡聚糖的数量少得多（大约为 1/10）。也存在甘露糖和半乳糖（和 β- 葡聚糖相比，丰度分别为大约 2% 及 14%），以及葡萄糖（大部分来源于 β- 葡聚糖，但是有些来源于提取过程中淀粉的污染）。

燕麦中的不溶性纤维由纤维素以及其他非纤维素多糖（Englyst 等，1989）例如阿拉伯木聚糖组成。燕麦中的大部分阿拉伯木聚糖均处于膳食纤维的不溶性部分（Manthey 等，1999；Shewry 等，2008）。国际食品法典委员会对消化道膳食纤维的定义包括多聚化程度为 3 或以上的所有不可消化的碳氢化合物多聚物，只要它们可以表现出健康益处（Jones，2013）。目前存在多种分析方法可以对植物及食物产品中的膳食纤维进行测定，这些方法取决于所关注的纤维部分以及所采用的纤维定义（Howlett 等，2010）。美国国际谷物化学协会（AACCI）推荐使用方法 AACC 32-21.01 进行燕麦产品中不可溶性及可溶性纤维的测量（AACC International，1989）。最近提出了一些新的方法，包括低分子量膳食纤维（在水及乙醇中可溶）的测定：AOAC 方法 2009.01/AACC 方法 32-45.01 以及 AOAC 方法 2011.25/AACC 方法 32.50.01（AACC International，2009，2011；AOAC International，2009，2011）。加拿大推荐的参考方法是 2009.01（Health Canada，2012b），其他国家仍处于考虑过程中（McCleary 等，2013）。

膳食纤维是消费者主要关注的一种成分，特别是膳食指南因其多种健康作用而推荐应该广泛食用（US Department of Agriculture & US Departmeant of Health and Human Services，2010；Health Canada，2012c）。燕麦是公认的膳食纤维的主要来源之一。例如，根据产品包装上给出的营养成分标签，进食一次燕麦餐将可以满足每日膳食纤维需求的 10% ~ 15%，消费者非常认可这个事实。膳食纤维对消费者的重要性沿价值链传递，对于燕麦加工方及磨粉方来说是一种主要的质量衡量指标，他们的目的是满足膳食纤维的营养成分声称要求（Health Canada，2012b），以及满足美国所批准的全谷物相关健康声称要求（US FDA，2009）。TDF 在加拿大的育种项目中已经成为一个重要的育种标准，因为基因型及环境均可以使这种质量性状发生显著变化。4 年期间，在多个地点种植的加拿大育种品系中，燕麦裸粒的 TDF 含量波动于 6.7% ~ 13.8% 之间（Prairie Recommending Committee for Oat and Barley，2012）；根据注册品种的报告，这个范围波动于 10.0% ~ 14.3% 之间（Mitchell Fetch 等，2006，2007，2009，2011a，2011b）。TDF 和 β- 葡聚糖含量之间所观察到的相关性表明，为了改进 β- 葡聚糖含量———种更容易测量的性状——而进行的选择也可以得到更高的 TDF（Yan 等，2011）。然而，TDF 包括几种不同的纤维成分，为了达到更高的 TDF 水平，也需要对它们加以考虑。基因型、环境以及它们之间的交互作用的效应也可能在 TDF 水平的变异中扮演着重要角色。研究显示，可溶性及不可溶性膳食纤维的含量及组成随燕麦基因型不同而异，但是与年份变化无关，表明可以进行决定特定纤维组成的燕麦育种（Manthey 等，1999）。对 5 种燕麦品种之间可溶性及不可溶性纤维成分（例如阿拉伯木聚糖）进行的比较显示，育种出高膳食纤维及高其他特殊植物化学物的品系是可能的（Shewry 等，2008）。

3.3.3   淀粉

淀粉占据了燕麦的大部分，并随品种和种植条件的不同而异。在全燕麦中，淀粉含量的波动范围为 39% ~ 55%；在燕麦裸粒中，波动范围为 39% ~ 65%（Paton，1977；Lásztity，1998；Zhou 等，1998a；Rhymer 等，2005）。将燕麦和其他谷物例如小麦区分开来的燕麦淀粉特征为其淀粉的颗粒更小（Hoover 和 Vasathan，1992）并具有高脂肪含量（Hartunian-Sowa 和 White，1992）。近期有人对燕麦淀粉的物理化学性质进行了综述（Sayar 和 White，2011），本章后文内容将就其对终端产品质量的重要性进行案例讨论。

3.3.4   蛋白质

燕麦在谷类中具有独特性，因为燕麦的蛋白质含量相当高，蛋白质组成也更优越（Peterson 和 Brinegar，1986；Klose 和 Arendt，2012）。燕麦的蛋白质含量被认为是一种质量指标，尽管在传统的燕麦产品例如燕麦片中蛋白质含量更高或者更低的特殊优势尚没有得到充分的研究。在面包产品中使用燕麦面粉的结果提示，较低而不是较高的蛋白质水平可以产生品质更优的面包配方（Hüttner 等，2010a）。根据燕麦产品、品种及种植环境的不同，燕麦中的蛋白质含量会发生变化。加拿大的注册燕麦品种一般在全燕麦中含有 11.1% ~ 13% 的蛋白质（Mitchell Fetch 等，2003a，2003b），在燕麦裸粒中含有 12.3% ~ 16.3% 的蛋白质（Mitchell Fetch 等，2006，2007，2009，2011a，2011b）。2008 年至 2012 年间于多个地点种植的加拿大燕麦育种品系中，观察到裸粒蛋白质含量有较大的变化范围（10.6% ~ 22.6%）（Prairie Recommending Committee for Oat and Barley，2012）。对于球蛋白（盐水可溶性蛋白质）在燕麦中所占比例，尚存在着不同意见。在球蛋白所占比例方面发表的定量研究数据变化范围很大，从 40% ~ 50% 一直到 70% ~ 80%（Lásztity，1996）。然而，大多数研究均认为，燕麦的球蛋白占据了燕麦贮藏蛋白质的大部分。因为籽壳含有大量的纤维素及极少量的蛋白质，所以在燕麦籽仁和燕麦裸粒之间存在着显著的成分差异。燕麦裸粒中的蛋白质含量甚至可以在 12.4% ~ 24.5% 范围内波动，这在谷物中是最高的（Lásztity，1996）。籽粒的蛋白质含量一般通过以下方法获得，即将其总氮含量（燃烧法测定）乘以根据籽粒的氨基酸组成计算出的氮-蛋白质转换因子。对于燕麦蛋白质的转换因子，存在着一些争议；研究中所使用的转换因子有 6.25、5.83 以及 5.4，其中后者被认为更加精确（Mariotti 等，2008）。大多数谷物（小麦、大麦以及黑麦）均含有高比例的醇溶蛋白，即乙醇可溶部分，其中常常含有大量贮藏蛋白质，但燕麦是一个例外。它们的主要贮藏蛋白质属于盐水可溶性球蛋白成分，而在燕麦醇溶蛋白中，它们则是一种次要成分。燕麦种子的高球蛋白、低醇溶蛋白成分产生的结果是，燕麦蛋白质与其他谷物蛋白质相比，可以为人类及其他单胃动物提供更佳的必需氨基酸平衡（Shotwell 等，1990）。

在典型的燕麦质量分析中，通常不对蛋白质组成进行测定，但是燕麦的氨基酸组成已经在营养价值方面将燕麦和其他谷物区分开来。更高的赖氨酸含量以及卓越的功能特征说明燕麦蛋白质浓缩物及分离物是进行蛋白质强化的理想成分（Lásztity，1998）。与其他谷物相比，另外一种必需氨基酸色氨酸在燕麦中的含量较高（Wieser 等，1983）。在不同品种及种属之间，甚至在暴露于不同环境的同一品种之间，蛋白质浓度存在着相当大的差异（Lásztity，1998）。含氮肥料水平对蛋白质浓度的影响广为人知。然而，燕麦的氨基酸组成不像其他谷物那样随氮的增加而发生广泛变化（Lásztity，1996）。

最近的研究显示，燕麦可以被患有乳糜泻的大部分患者所耐受（Hoffenberg 等，2000；Janatuinen 等，2002；Peräaho 等，2004）。结果表明，燕麦可以改善无麸质饮食的营养质量，降低发生营养缺乏的风险。燕麦的益处很久以来就为人知晓，新的燕麦产品正在被开发出来，并正出现于功能食品市场（Goulet 等，1986；Angelov 等，2006；Guan 等，2007）。然而，按照国际食品法典委员会的观点，燕麦仍被认为是一种含有麸质的谷物，并且有关燕麦用于乳糜泻患者的政府规定在国家之间存在着差异（Klose 和 Arendt，2012）。

3.3.5　脂肪

与其他谷物相比，燕麦含有相对较高的脂肪及油含量。高含油量对于动物饲料或者食用油的提取产业来说可能是一种有益的质量指标。油含量高达 15% 的高油燕麦基因型的育种已经取得了成功（Branson 和 Frey，1989）。然而，用于人类食物的燕麦应当含油量低，这是因为：第一，在食品应用中，高含油量是有害的，它们可能会使食品变臭以及产生不良风味（Doehlert，2002）。第二，尽管多个国家发布了燕麦可溶性纤维可以降低胆固醇水平的健康声称，但是这种健康声称也规定了最高含油水平。燕麦含油量在不同基因型之间变化很大，波动范围为 3% 至 10% 以上。油的组成包括甘油三酯、游离脂肪酸、植物固醇、糖脂以及磷脂。尽管燕麦含油量低对于食品加工方来说是受欢迎的，但是油的营养质量根据脂肪酸的组成不同而存在差异。在燕麦油中，均含有亚油酸及亚麻酸，它们是人类营养的必需脂肪酸；并且还含有棕榈酸，它在油脂稳定性方面起一定作用（Lásztity，1998）。

3.4　影响物理及营养质量的农业学因素

有报告称，农艺管理技术（例如播种日期、含氮肥料以及品种的选择）的改变可以使籽粒物理及组成质量得到改进（May 等，2004）。研究显示，播种日期延迟可以影响籽仁大小（May 等，2004），并影响蛋白质含量（Humphreys 等，1994）。和其他一些谷物相比，在不同的农艺条件下，燕麦的质量相对稳定，即燕麦质量具有某种程度的弹性。例如，杂草竞争会显著降低燕麦籽粒的产量，但是有研究显示，高杂草种群对燕麦质量的影响是可以相对忽略的。栽培过程中，在高野生燕麦杂草密度下，以籽仁重量及丰满籽仁百分比衡量燕麦籽仁的物理质量，结果仅出现了轻度的下降，且没有导致燕麦发生降级（Willenborg 等，2005）。Rivera-Reyes 等（2008）对影响燕麦籽粒质量的农艺因素进行了研究，结果显示，为了提高燕麦的产量及籽粒质量，需要采用 40 kg/ha 的种植密度以及 60 kg/ha 的含氮肥料。80 ~ 120 kg/ha 的含磷肥料可以同时提高产量及籽粒质量（Rivera-Reyes 等，2008）。对来自芬兰 15 年的试验数据进行的分析显示，籽粒质量的下降部分是由于含氮肥料及含磷肥料的投入不足（Salo 等，2007）。总之，多种原因——从籽粒价格低至环境问题——所造成的燕麦生产投入减少，会给燕麦的质量带来负面影响。氮水平的增加会导致容重下降，但是不会影响籽粒重量及蛋白质含量（Ohm，1976）。研究显示，较高水平的含氮肥料会使蛋白质增加，伴随着丰满籽仁减少以及含油量下降（May 等，2004）。Güler（2011）报告，较高水平的含氮肥料可以增加 β- 葡聚糖含量，并使千籽仁重及容重增加。对加拿大跨 7 年时间、9 个地点的燕麦产量及质量数据进行的分析揭示，在蛋白质含量和产量之间存在着负相关关系，而在蛋白质和 β- 葡聚糖含量之间则存在着正相关关系（Yan 等，2007）。这说明当希望得到产量更高的品种时，同时使一些营养特征例如蛋白质含量及 β- 葡聚糖含量等保持较高的水平是困难的。

3.5　燕麦终端产品的质量

总之，食用燕麦的质量特征应当使它们的最终产品在外观、质感、风味以及香气等方面可以为消费者所接受。磨粉燕麦产品常被用于多种食品中，包括烹饪谷物（例如燕麦餐）、什锦麦片、即食早餐麦片粥、烘焙食物（例如曲奇及松饼）以及小吃产品（例如格兰诺拉棒），每种用途均具有其自身的质量要求。对于影响终端用途质量的燕麦特征，本节按磨粉产品类型进行了深入讨论，并列举了几种主要食品用途的例子。

3.5.1　燕麦片

燕麦片是一种重要的燕麦磨粉产品，可以作为用于烘焙产品及格兰诺拉棒的一种原材料销售，或者作为一种可冷食（什锦麦片）或者热食（燕麦餐）的终端产品销售。通常有多种燕麦片产品，包括从全燕麦制作的燕麦片（大或"老式"燕麦片）和钢切裸粒（速食及即食燕麦片）。燕麦片的品质一般采用与大小（厚度、颗粒性以及比重）、质感（强度/耐久性）以及水分吸收有关的参数来描述。燕麦片规格是控制终端产品质量的一种重要手段，因为厚度在产品功能发挥及消费者感官感知方面扮演着重要的角色。

厚度是影响燕麦片感知特性最重要的因素之一。对什锦麦片进行的一项研究显示，燕麦片厚度降低会导致味道强度减弱，增加对牙齿的黏附性，并减少对咀嚼的需要（Kälviäinen 等，2002）。还有些人认为更薄的燕麦片更脆（Kälviäinen 等，2002），这个发现被一项仪器评价所证实。该评价显示，与薄燕麦片相比，将厚燕麦片弄碎所需要的力量更大（Gates 等，2004）。燕麦片的强度不仅对感知特性具有影响，而且和燕麦片在包装及处理过程中的耐久性相关。正如一项研究所显示的，燕麦片的大小还会影响吸收性。该项研究对一系列颗粒类型（婴儿、即食、速食以及大片）的市售燕麦片的水分吸收能力进行了检测（Ames 和 Rhymer，2003）。结果显示，燕麦片厚度更小的样本吸收的水分明显更多，反过来，较厚的燕麦片吸收的水分显著减少。大燕麦片样本将这个趋势一直携带到了烹饪燕麦餐中，其中对质感进行的仪器分析显示，穿透所需力、黏附性以及拉丝性均显著降低，这些特征均是"流动性"更大的燕麦餐的特征（Ames 和 Rhymer，2003）。其他小组还发现较厚的什锦麦片吸收的奶更少（Kälviäinen 等，2002），并使用主成分分析的方法发现了燕麦片特征（包括厚度及水结合能力）和燕麦餐感知特征之间所存在的关系（Lapveteläinen 等，2001）。

燕麦片质量参数主要取决于加工过程，因此可以由加工方直接控制。研究显示，制作燕麦片之前的裸粒所经受的热湿处理的差异性可以改变燕麦片及终端产品的质量。例如，在 Gates 及其团队（2008）进行的一项研究中，发现烘干的裸粒和原始裸粒相比可以生产出比重显著提高的燕麦片；在制作燕麦片之前即刻改变回火条件对这种差异的影响最大。比重、厚度以及水吸收性均受回火时间和温度之间显著的交互作用影响，但有明确的趋势显示，在加工的这个阶段增加热处理可以产生吸收能力更高的燕麦片（Gates 等，2008）。同样，另外一项研究中，如果燕麦片属于瘦小或者中等大小，在制作燕麦片之前使热处理后的燕麦裸粒经过附加的高温窑干燥工艺，可以使感知小组成员感受到燕麦片对奶汁的吸收度增加（Kälviäinen 等，2002）。研究还显示，在制作燕麦片之前使用合适的回火时间（Gates 等，2008）以及将燕麦片贮存在低水分活度的条件下（Gates 等，2004），可以增加燕麦片的耐久性。通常由消费者控制的制备燕麦餐所使用的烹饪程序也可以显著影响燕麦餐的质感、颜色以及风味（Lapveteläinen 和 Rannikko，2000）。

加工终端产品时选择具有优良性状的燕麦将有助于生产高质量的燕麦片。然而，对燕麦片及烹饪燕麦餐质量中遗传变异因素的报告相对较少。Rhymer 等（2005）对种植在 6 种环境中的 5 种加拿大燕麦基因型进行了研究。基因型是影响燕麦片颗粒性变异的主要原因，但也观察到一些和种植环境之间的交互作用。燕麦片的水分吸收性在很大程度上受到基因型 - 环境交互作用的影响，说明在对这些燕麦片进行育种时，需要在多个种植地点进行。通过一种仪器法衡量的烹饪燕麦餐的质感受到了基因型的显著影响。相似地，对芬兰及瑞典基因型进行的一项比较也发现了基因型和环境对多种燕麦片测量指标以及烹饪燕麦餐感知特性的影响（Lapveteläinen 和 Rannikko，2000；Lapveteläinen 等，2001）。燕麦片厚度受到了基因型效应的显著影响，而受损的燕麦片颗粒则受到了种植年份的显著影响（Lapveteläinen 等，2001）。这些研究者还发现，水结合能力会受到基因型 - 环境交互作用的显著影响，感知小组所评价的几种烹饪燕麦餐也是如此（Lapveteläinen 等，2001）。除了质感之外，对于烹饪燕麦餐的气味、风味以及颜色特性，也观察到基因型变异性（Lapveteläinen 和 Rannikko，2000）。对燕麦片及终端产品性状进行遗传控制的证据表明，存在着培育出质量得到改进的燕麦的可能性。另外，也报告了燕麦裸粒及燕麦片特性之间的相关性（Lapveteläinen 等，2001；Gates 等，2008），提出了进一步研究使用燕麦裸粒测量指标预测特定的加工后产品质量的必要性。随着更多的研究进展，可能开发出针对特殊终端用途市场、用于育种及品种注册的明确的质量指标。

3.5.2   钢切燕麦裸粒

钢切燕麦裸粒是一种独特的磨粉产品。它通过将加工后的燕麦裸粒切成小片制成，这些小片可以烹饪成热麦片。因为颗粒尺寸较大，所需要的烹饪时间较长，但是所得到的燕麦粥的质感是令人满意的（Caldwell 等，2000）。在钢切产品质量方面，除了其降低血糖的作用（Gonzalez 和 Stevenson，2011）以及在有铁存在的情况下烹饪时形成绿色（这种情况在新泵出的井水中很少发生）（Doehlert 等，2009）之外，相关研究的信息并不多。

3.5.3   燕麦面粉

传统燕麦面粉是一种全谷物产品，由经过热处理的燕麦裸粒或者燕麦片制成，但也包括麸皮去除后留存的磨粉部分（Caldwell 等，2000）。燕麦面粉通常用于制作即食早餐麦片粥（Tahvonen 等，1998；Fast 和 Caldwell，2000；Holguin-Acuña 等，2008；Núñez 等，2009；Sandoval 等，2009；Yao 等，2011a）以及婴儿麦片粥（Fernández-Artigas 等，1999a，1999b，2001），并且因其膳食纤维含量高的特性被越来越多地添加于传统不以燕麦为主要原料的食品中，这些产品包括意大利面和面条（Sgrulletta 等，2005；Aydin 和 Gocmen，2011；Wang 等，2011；Zhou 等，2011；Majzoobi 等，2012；Mitra 等，2012）、面包（Flander 等，2007，2011；Tiwari 等，2012）、饮料（Angelov 等，2006）以及轧制食品（Liu 等，2011）。近期为乳糜泻市场开发无麸质产品而引发了很多研究，即用燕麦作为主要成分的主食产品如面包、意大利面以及面条（Chillo 等，2009；Hüttner 等，2010a，2010b，2011；Renzetti 等，2010；Mastromatteo 等，2012；Hager 等，2012a，2012b）。鉴于食品的范围很广，且研究尚处于相对早期的阶段，明确优化终端产品质量需要哪些固有的燕麦面粉特征还是相当困难的。当燕麦面粉被添加应用到食品中时，其在食物系统中的功能受到其组分（淀粉、蛋白质、脂肪以及膳食纤维）、水分吸收能力以及糊化性能的影响。燕麦面粉在其他方面具有独特性，它与许多其他谷类籽粒相比，含有大量的 β- 葡聚糖及脂肪，一般具有较高的水分吸收能力，并缺乏麸质，后者对一些产品应用来说，可能代表着一种技术挑战。

　　测定燕麦面粉的糊化特性是评价品质的主要手段之一。糊化是指面粉浆在持续的搅拌下经受特定的加热模式处理时所发生的黏度的变化。黏度可以通过一系列仪器及方法进行测量。如典型的标准方法包括将面粉浆加热到高于淀粉凝胶化的温度，并保持较短的时间，然后进行冷却（Zhou 等，1998a）。将产生的黏度变化作图，可以获得与以下内容相关的信息，即加热过程中达到的峰黏度、在温度保持阶段由于搅拌所造成的黏度下降，以及冷却作用下达到的最终黏度（Zhou 等，1998a）。另外，还有一种特别用于测量燕麦面粉糊化特性的国际 AACC 批准的方法（76-22.01），供加工界作为预测质量的一种指标使用。这种方法有一些不同，即它将面粉浆加热到 64℃，并在试验的剩余时间里始终稳定地保持这个温度（AACC International，2007），这会导致黏度的稳定增加，这种增加在试验的起始阶段更快，随后变慢，或者向终端黏度变化而达到平台，其测量时间为 20 分钟。这种方法的开发旨在增强区分因加工及组成成分差异而具有不同糊化特性的燕麦面粉样本的能力（Ames，数据未发表）。相似的加热方法被用于区分新型水热加工燕麦裸粒与商业窑加工燕麦裸粒的黏度差异（Cenkowski 等，2006 年）。有人使用纺锤形黏度计测定了在恒温下（20℃、30℃或者 40℃）孵育数小时的燕麦面粉浆的黏度，结果发现其黏度随时间延长而呈双曲线式增加（Zhang 等，1997）。

　　一些研究者通过对选择性酶促裂解所造成的黏度变化进行观察，对不同成分在燕麦面粉糊化中的作用进行了研究。淀粉是产生糊化的重要因素，因为它具有膨胀、胶凝化以及形成凝胶的能力，这正如纯化淀粉浆的糊化特性所显示的。燕麦淀粉的糊化特性受到淀粉组成的影响，还随基因型的不同而变化（Zhou 等，1998a；Rhymer 等，2005；Šubarić 等，2011）。尽管燕麦面粉中淀粉的含量最丰富，但并不一定是糊化的主要因素。可在相对较低的浓度下表现出较高黏度的 β- 葡聚糖也发挥着一定的作用（Doehlert 等，1997；Yao 等，2007；Liu 等，2010；Kim 和 White，2012）。另外，Zhou 等（2000b）还发现预浸的燕麦面粉浆的黏度受到内源性 β- 葡聚糖酶的影响，这解释了所观察到的一些基因型差异。β- 葡聚糖被认为是糊化特性的一种主要影响因素，以至于燕麦面粉黏度指标被用于估计 β- 葡聚糖的含量，条件为内源性 β- 葡聚糖酶得到抑制（Doehlert 等，1997；Colleoni-Sirghie 等，2004）。除 β- 葡聚糖的含量之外，其分子量及结构也可以影响糊化过程（Yao 等，2007；Liu 和 White，2011）。相反，与 β- 葡聚糖和淀粉相比，蛋白质则在糊化过程中扮演着次要角色；虽然它与这些成分的相互作用的确对黏度有一定影响（Zhou 等，2000b；Liu 等，2010；Kim 和 White，2012）。同样，还有研究表明，脂肪含量及脂肪酸组成也影响燕麦面粉的糊化特性（Zhou 等，1999a）。

因为黏度来自于一系列成分以及它们的相互作用，所以燕麦面粉的糊化特性容易受到影响。例如，基因型、种植环境以及作物管理对燕麦面粉黏性的影响已有记载（Zhou 等，1998b，1999b；Rhymer，2002；Yao 等，2007；Doehlert 和 Simsek，2012）。在产业条件化过程中对籽粒进行热处理也会改变面粉的糊化特性，并且改变的程度取决于品种（Zhou 等，1999c）。

已有研究报道了热处理改变燕麦面粉黏性的多种机制。第一种机制与内源性酶的存在有关，主要是 β- 葡聚糖酶，它可以降解 β- 葡聚糖。因此，未经处理或者加热不充分的燕麦面粉可以表现出较低的黏度或者黏度快速下降。这种效应的程度与内源性酶的活性以及热处理的本质相关（Doehlert 等，1997；Zhang 等，1997；Zhou 等，2000b）。人们发现与干烤相比，湿蒸对燕麦面粉黏度的保持更有效（Doehlert 等，1997）。另外，有证据表明，热处理可以独立于酶活性之外影响 β- 葡聚糖多聚物的性质，这种影响反映在面粉黏度的变化上。这种现象由 Zhang 及其团队（1997）提出，他们观察到与经过灭菌处理以灭活酶活性的燕麦相比较，高压锅处理及蒸制处理的燕麦面粉浆的黏度更高。还观察到高温干烤可以有效地使酶活性灭活，但仍然导致黏度下降。而且，与单独用蒸汽处理相比较，对蒸制处理后的燕麦再进行烘烤可以降低面粉浆的黏度，表明 β- 葡聚糖的水合能力受到了烘烤的抑制（Dohelert 等，1997）。进一步的探讨可见于关于热处理对提取出的 β- 葡聚糖多聚物结构特性所产生影响的研究中，在此不再进行讨论。

加工还能改变淀粉的性质，从而影响面粉的糊化。然而，以示差扫描量热法测定的商业加工操作对热特性造成的变化显示，淀粉晶体结构发生了解体，但是没有发生完全的凝胶化（Zhou 等，2000b）。烘烤及蒸制所造成的面粉浆黏度变化主要由 β- 葡聚糖的变化、而非淀粉的变化所致（Doehlert 等，1997；Zhang 等，1997）。

研究显示，影响燕麦面粉糊化特性的其他因素包括：贮藏因素（基础状态下未经处理的样本可以在数日内发生变化）（Zhou 等，1999c），以及物理因素——例如面粉颗粒的大小（更细的颗粒可以导致更高的黏度）（Zhang 等，1997）。为了研究这些变化的实际意义，人们针对一系列食物——包括燕麦面包（Hüttner 等，2010a，2011）以及面条（Zhou 等，2011；Mitra 等，2012）——就燕麦面粉的糊化特性和终端产品质量之间的关系进行了研究。

3.5.4　燕麦意大利面及面条

研究者已对燕麦面粉在意大利面及面条中的应用进行了研究。总体来说，将燕麦面粉添加到小麦配方中使面条及意大利面更软、更黏，并且弹性更小（Chillo 等，2009；Majzoobi 等，2012；Mitra 等，2012），这是因为缺乏可以提供结构及黏弹性的麸质形成蛋白。燕麦面条的烹饪质量受到了易于断裂及高烹饪损失率的影响（Aydin 和 Gocmen，2011；Zhou 等，2011）。燕麦面条中所观察到的高烹饪损失率部分是由于水溶性 β- 葡聚糖的存在，以及缺乏可网罗淀粉物质、减少浸出及表面黏附性作用的麸质网络而造成的（Zhou 等，2011；Majzoobi 等，2012）。燕麦面条的独特结构在电子扫描显微照片中显示为，与小麦相比较，燕麦面条表面均匀度降低，裂缝及孔洞增加，并存在着蛋白质基质及淀粉颗粒方面的差异（Zhou 等，2011；Majzoobi 等，2012）。除了独特的质感特性外，燕麦面条及意大利面的特征还表现在颜色更深、更显红色（可能是麸皮层的引入造成的），以及颜色随时间延长而加深（Zhou 等，2011；Majzoobi 等，2012；Mitra 等，2012）。感知小组成员还观察到由于燕麦面粉的加入而造成面条及意大利面质量的差异。通常，燕麦意大利面的可接受性整体上更低（Aydin 和 Gocmen，2011），特别是在低坚硬度及高黏附性方面（Chillo 等，2009）。研究发现，随着燕麦的添加比例增加至 30%，面条的坚硬度或风味没有发生变化，但是受欢迎程度因为颜色及外观问题而出现下降（Mitra 等，2012）。尽管颜色的加深及斑点的出现是低感知评分的最常见原因，但是感知小组成员的一个亚组却对这些特征表示重视，并认为它们与膳食纤维及健康效应有关（Mitra 等，2012）。另外一项研究中的感知小组成员对添加到汤汁中的燕麦面条进行评价，发现面条含有超过 30% 的燕麦面粉时，颜色及风味仅对感知评价有轻微的不良影响（Majzoobi 等，2012）。

燕麦面粉在以小麦为基础的配方中常常仅作为次要成分使用，这是因为它对产品的质量有显著影响，但有些策略可以改善其在面条及意大利面应用中的功能。Hager 等（2012a）以及 Chillo 等（2009）均报告，无法用单纯的燕麦面粉成功地做出轧制意大利面，但如果使用独特的加工参数，则可以成功轧制出 100% 的燕麦意大利面（Ames，数据未发表；Sgrulletta 等，2005）。当使用燕麦作为主要成分时，通过添加其他高蛋白质成分——例如蛋类或小麦麸质——以补偿麸质缺乏，已可以成功地改善质感、烹饪质量以及感知特性（Wang 等，2011；Zhou 等，

2011；Hager 等，2012a）。另外，Chillo 及其团队（2009）通过添加羧甲基纤维素或者部分预胶化燕麦面粉作为结构物质，成功地轧制出燕麦意大利面，且改善了干燥产品对断裂的抵抗能力。此外，Sgrulletta 及其团队（2005）采用在面团混合阶段蒸制以使淀粉预凝胶化的方法，做出了 100% 的纯燕麦意大利面。加入结构性辅助剂以及采用可以造成凝胶化的工序的良性影响，再次证实了蛋白质和淀粉在面条及意大利面质量中所扮演的重要角色。

此外，通过品种的选择来改善燕麦面条及意大利面质量。对 5 种不同的裸燕麦做出的意大利面进行的一项研究显示，这些意大利面在烹饪时间、水摄取量以及风味方面存在着差异（Sgrulletta 等，2005）。Mitra 及其团队（Mitra 等，2012）对白色加盐面条中加入不同澳大利亚基因型燕麦的效应进行了研究；尽管在配方中以燕麦代替小麦的比例最高仅为 30%，但是根据燕麦面粉的来源不同，仍然观察到了面条颜色以及质感方面的差异。随着燕麦添加量的增加，烹饪面条质感会变得更软，但若将选定基因型的燕麦添加至高达 30% 的水平，与小麦对照组相比，仍然没有发现坚硬度方面的显著差异（Mitra 等，2012）。研究者们还发现一些优良的容易加工的燕麦基因型，在加工及烹饪后可以保持 β- 葡聚糖的水平。基因型差异可能与糊化特性相关，因为在燕麦面粉 RVA 黏度指标和面条质量（例如可加工性以及坚硬度）之间已观察到有关联（Mitra 等，2012）。这些研究发现支持在这一领域开展进一步的研究，即寻找可以使面条质感、颜色以及 β- 葡聚糖含量改善的燕麦面粉特性，这些特性对未来的产品开发是非常重要的。

3.5.5 燕麦面包

与燕麦面条及意大利面应用相似，燕麦面粉在制作面包中的应用也受到了缺乏麸质网络的挑战，这种麸质网络在小麦面包中可以支持优良的发酵过程。除此之外，根据对面团形成特性、面包条块体积、面包碎屑柔软性和拉丝性，以及香味进行的分析，在 6 种其他无麸质谷物中，燕麦面粉最适用于面包烘焙（Hager 等，2012b）。比较明显的是，在缺乏麸质网络的条件下，燕麦面包加工过程中淀粉凝胶的形成对于以下方面是重要的，即为获得良好的面包质量所需气体的保留提供结构基础。总而言之，燕麦面包配方和小麦相比需要的水量更多，导致面糊而不是面团形成（Hager 等，2012b；Renzetti 等，2010）。面糊流变性的指标对于面包质量的预测非常有用，其中低面糊黏度 / 高可变形性受到欢迎，因为这样可以进行最大限度的气体小室扩张（Hüttner 等，2010a，2011）。

总体上来说，淀粉凝胶结构及降低面糊黏度的因素有利于生产优质燕麦面包，但不同因素之间的交互作用是复杂的。例如，Hüttner 及其团队（2010a）的研究显示，优质燕麦面包所需的优质蛋白质含量大约为 12%。当应用蛋白质水平更高（17%）的燕麦面粉时，所做成的面包条块的比容显著降低，面包碎屑密度显著

增加，原因可能是淀粉凝胶破坏以及水合性增加（Hüttner 等，2010a）。Hüttner 等
（2011）用脂肪含量较高且蛋白质含量也较高的燕麦面粉做出了优质的面包。也有
假说认为，脂肪通过阻碍淀粉吸收水而起辅助作用，从而造成水合度降低以及面
糊变形增加（Hüttner 等，2011）。另外，近期的研究还发现，燕麦含有特殊的泡沫
促进性蛋白质（色氨酸素）以及泡沫抑制性非极性脂肪，它们在燕麦面包结构中
的作用值得进一步的研究（Kaukonen 等，2011）。膳食纤维（包括 β- 葡聚糖）是
燕麦面粉中可以增加水合性的另外一种成分，并与较差的烘焙质量相关（Hüttner
等，2010a，2011）。Renzetti 等（2010）发现，促进蛋白质多聚化的一种酶可以
增加燕麦面包的硬度，而添加使蛋白质及 β- 葡聚糖发生水解的酶类，可以降低
面糊黏度，并大大改善面包的质感，从而验证了它们在燕麦面粉烘焙中的作用
（Hüttner 等，2010a；Renzetti 等，2010）。

　　对以燕麦为主要原料的面包进行优化时，还应当考虑除主要成分之外的其他
因素。例如，燕麦磨粉条件可以显著地影响面包的质量。颗粒太细且淀粉损失量
高的燕麦面粉所表现的烘焙性能较差（Zhang 等，1998；Hüttner 等，2010a），因
为存在着过度水合以及面糊变形减少（Hüttner 等，2010a）。大量小麸皮碎片也被
认为产生更多使气体从面糊内部的小室中排出的部位，从而造成使用细燕麦面粉
所观察到的更小的面包条块比容（Zhang 等，1998）。籽粒的水热处理——例如，
燕麦进入磨粉前为了使内源性酶灭活所采用的处理——也可影响面包烘焙的质
量。Zhang 及其团队（1998）发现，包括蒸制或者联合蒸制和烘烤的籽粒处理可
以得到优良的混合性和面包特征，而使用干烤籽粒制成的燕麦面粉（其中酶没有
被完全灭活）则做出了比容低及质量评分差的面包。其他一些报告中燕麦在磨粉
前没有经过热处理，发现燕麦面粉中较高的 α- 淀粉酶活性对于面包的质量有损
害作用，这可能是由于淀粉凝胶结构变弱（Hüttner 等，2011）。

　　研究显示，当磨粉所造成的变异减少时，针对优良的面包烘焙性能而进行燕
麦品种的选择及改进是必要的，6 种燕麦基因型的成分差异就足以影响面包碎屑的
结构及厚度（Hüttner 等，2011）。另外，可以对烘焙过程本身（例如更长的发酵时
间以及更高的温度）以及面包成分（水及麸质）进行优化，以改善燕麦面包的比
容，并降低其硬度（Salmenkallio-Marttila 等，2004；Flander 等，2007）。在含有小
麦的燕麦面包中，在面包烘焙过程，特别是发酵步骤中，因为小麦成分中含有一
些内源性的酶，β- 葡聚糖的分子量会下降（Flander 等，2007；Tiwari 等，2012）。
在直接法制作面团及发酵法制作面团的工艺中，也观察到了相似的分子量降低现
象（Flander 等，2011）。一些新型面包制作工艺（例如使一部分燕麦面糊经受低水
平的静水压力）可以用于弱化会干扰淀粉凝胶结构的蛋白质，并改善燕麦面包的
质量（Hüttner 等，2010b）。

3.5.6 轧制燕麦产品

有研究发现，全燕麦面粉的一些特性与即食轧制麦片产品的质量相关。Yao 及其团队进行的两项独立研究显示，所使用的燕麦基因型对轧制产品的物理及感知特性造成了显著的影响（Yao 等，2006，2011a）。例如，有研究对两种基因型进行比较后发现，含有较高淀粉以及较低蛋白质和 β- 葡聚糖的基因型，可生产出带有优良膨胀率的轧制产品，进而影响了水合性及硬度特性（Yao 等，2006）。另有研究发现，用同一燕麦品种做出的轧制产品，和 3 种具有较低淀粉以及相似或较高蛋白质与 β- 葡聚糖的基因型相比，表现出最低的膨胀率，提示存在与膨胀率有关的其他成分——可能是高不溶性膳食纤维——或者其他因素（Yao 等，2011a）。研究还显示不同燕麦基因型会对轧制工艺参数的变化产生不同的反应（Yao 等，2006）。这些研究都说明了燕麦面粉成分的重要性，并提示可以利用基因型（以及可能的环境）变异选择改善轧制麦片质量的燕麦来源。其他研究也认识到淀粉在轧制产品中的关键作用，以及其他成分如脂肪及蛋白质是如何影响加工过程的（Núñez 等，2009）。

3.5.7 燕麦麸皮

燕麦麸皮于 20 世纪 80 年代成为一种商业产品，在这之前，除了籽壳分离之外，传统的燕麦磨粉工艺不包括任何其他的分离（Fast 和 Caldwell，2000）。和小麦籽仁不同，燕麦裸粒的形状不允许进行清晰的麸皮层分离。然而，通过联合研磨、筛分以及抽吸的办法，可以获得富含燕麦麸皮的燕麦粉部分（Wood 等，1989）。美国谷物化学家协会（AACC）推荐使用燕麦麸皮的下述定义（AACC，1989）：

燕麦麸皮是通过以下方式产生的食物，即对干净的燕麦裸粒或者压缩燕麦进行研磨，并将获得的燕麦面粉通过筛分、过滤或者其他合适的手段分离出组分，从而使燕麦麸皮组分不超过起始材料的 50%，并含有至少 5.5%（以干重为基础）的总 β- 葡聚糖含量，以及至少 16.0%（以干重为基础）的总膳食纤维含量，以使至少 1/3 的总膳食纤维为可溶性纤维。

燕麦麸皮产量会受多种因素影响而发生显著变化。例如，燕麦在湿度为 12% 的环境中调适 20 分钟，与不经调适相比，可以改善（几乎翻倍）压缩磨粉的麸皮产量（Doehlert 和 Moore，1997）。研究发现，影响燕麦 β- 葡聚糖含量及含油水平的基因型及环境变异可以影响麸皮的产量，其中较高的 β- 葡聚糖含量及含油水平与较高的产量相关（Doehlert 和 McMullen，2000）。

燕麦麸皮中 β- 葡聚糖的健康作用有降低胆固醇以及使患冠心病的风险下降（Berg 等，2003），这吸引了开发可以产生不同功能、不同价值附加产品的燕麦成分加工策略的研究。例如，燕麦麸皮已经被成功地添加到麦片粥（Yao 等，2011b）、面条（Reungmaneepaitoon 等，2006）、意大利面（Åman 等，2004；Bustos 等，2011）以及烘焙产品（Åman 等，2004）中，说明燕麦麸皮具备强化不同谷物产品的作用，可以生产出带有高膳食纤维（β- 葡聚糖）以及高蛋白质含量的食品。麦片粥若以 100% 燕麦麸皮制作，可以提供高浓度的 β- 葡聚糖（Yao 等，2011b）。Reungmaneepaitoon 等（2006）发现，即食炒面可以用 10% ~ 15% 燕麦麸皮浓缩物（oat bran concentrate，OBC）制作，它含有充足的 β- 葡聚糖（每份 0.80 ~ 1.27 g），可以满足 FDA 批准的要求每份含 0.75 g β- 葡聚糖的健康声称。Kaur 及其团队（2012）发现，添加的燕麦麸皮水平高达 15% 时没有降低意大利面的整体可接受度评分，而整合其他麸皮（例如大麦皮）则出现超过 10% 的可接受度评价明显下降（尽管所有麸皮均被成功地以较低的水平添加到了意大利面中，而没有对物理化学、烹饪及感知质量造成不良影响）。然而，Bustos 及其团队（2011）的研究认为，燕麦麸皮仅在以 5% 的比例融入到意大利面中时不影响烹饪特性。Åman 等（2004）将 OBC 融入了新鲜的意大利面（7% OBC）、通心粉（10.2% OBC）、松饼（4.2% 及 9% OBC）以及酵母发酵的软面包（4.5% OBC）中。他们对这些食物中 β- 葡聚糖的分子量分布进行了测定，结果发现燕麦原始材料例如燕麦裸粒及麸皮（通过干式处理产生）中含有高平均分子量的完整 β- 葡聚糖，而包括发酵步骤的烘焙、新鲜意大利面的制备以及发酵汤及煎饼面团的制作，均会导致燕麦 β- 葡聚糖的大量降解。颗粒较大的燕麦麸皮以及较短的发酵时间有助于减少面包制作过程中发生的 β- 葡聚糖降解（Åman 等，2004）。

3.5.8 燕麦产品香气及风味

香气及风味特征是加工燕麦及它们的终端产品整体质量的重要决定因素。加工燕麦因其非常诱人的特征性甜味、烘焙麦片香气及风味而闻名。研究发现，高强度的"奶油"及"燕麦"风味对于消费者对烹饪燕麦餐的接受度而言非常重要（Zhou 等，2000a）。感知小组以整体香气及风味强度为基础，并通过评价个体特征的方式，对加工燕麦产品进行评价。描述香气及风味特性所使用的常用术语包括烘焙味、烘烤味、甜味、谷物味以及燕麦味。加工燕麦的不良气味及风味特性（包括余味）有金属味、苦味、发霉味以及酵母味（Lapveteläinen 和 Rannikko，2000；Zhou 等，2000a；Heiniö 等，2001；Sides 等，2001）。

燕麦产品的香气及风味受燕麦来源、产业加工、贮藏以及进一步的终端产品加工及制备技术的影响。Zhou 及其团队（2000a）报告，在烹饪燕麦餐的感知特性中，对于可以影响消费者接受度的香气及风味特性，存在着显著的基因型差异。

此外，发现少量燕麦餐特性还受到种植地点的显著影响，特别是不良的金属味、苦味，以及淀粉。其他研究也报告了加工燕麦产品香气及风味特性的基因型差异（Molteberg 等，1996；Lapveteläinen 和 Rannikko，2000），以及基因型 - 环境交互作用的影响（Lapveteläinen 等，2001）。

加工对燕麦产品风味及香气的形成具有显著的作用；差异可以以加工阶段及稳定酶所采用的水热条件类型为基础，通过感知评价及电子鼻技术进行鉴别（Sides 等，2001；Klensporf 和 Jeleń，2008；Head 等，2011；Ruge 等，2012）。燕麦原始裸粒经传统的窑烘工艺（蒸制和干燥）可以产生烘焙及麦片的香气及风味；然而，进一步进行蒸制以利于成片的过程却导致了附加的酵母味被检出（Sides 等，2001）。研究发现，燕麦片的其他独特香气特性包括坚果味、面包味以及面粉味（Klensporf 和 Jeleń，2008）。有些加工条件会导致不良的感知特性。例如，在去除籽壳之前进行热处理与酸败及苦味的特性相关（Molteberg 等，1996）。另外，在一些加工过程中使用发芽的燕麦，造成了霉味及泥土味，但是这些特性可以通过干燥消除（Heiniö 等，2001）。干燥条件也会产生影响；较高的温度及快速的干燥可以促进良性的结果，包括烘烤味、坚果味以及甜味特性增加（Heiniö 等，2001）。燕麦的贮存会导致甜味损失（Molteberg 等，1996），以及霉味、泥土味、苦味及酸败味增加，这是因为与脂肪氧化有关的游离脂肪酸及挥发性化合物增加；然而，加工可以延长货架期（Heiniö 等，2002）。食品制造方所采用的进一步加工，例如轧制烹饪（Parker 等，2000），甚至消费者通常所进行的终端产品制备（例如燕麦餐的烹饪），可以影响风味特性（Lapveteläinen 和 Rannikko，2000）。

对燕麦产品中形成香气和风味的特殊化合物进行研究。从原始燕麦中提取出许多风味及香气活性挥发物，而从热加工后的燕麦中提取出的化合物数目则明显更多（Heydanek 和 McGorrin，1981；Zhou 等，2000a；Ren 和 Tian，2012），尽管在一些情况下，挥发物的数量或浓度随加工而减少（Heiniö 等，2001；Sides 等，2001；Klensporf 和 Jeleń，2008）。值得注意的是，挥发物分析受提取和分析方法以及燕麦样本制备技术的影响很大（Zhou 等，1999d，2000a；Klensporf 和 Jeleń，2008；Cognat 等，2012）。尽管存在实验差异，挥发性化合物的混合是加工燕麦产品表现出复杂香气及风味的原因，即使已经发现了起关键作用的化合物（Parker 等，2000；Zhou 等，2000a；Heiniö 等，2001；Sides 等，2001；Klensporf 和 Jeleń，2008；Ren 和 Tian，2012）。例如，研究发现（E, E, Z）-2, 4, 6- 壬三烯醛是形成燕麦片中所表现的特征性"燕麦餐样、甜味"香气的关键成分（Schuh 和 Schieberle，2005）。其他非挥发性成分，特别是酚酸类化合物，可能也起一定作用（Molteberg 等，1996；Heiniö 等，2001）。

3.5.9　燕麦产品的货架稳定性

燕麦裸粒、面粉或者燕麦片产品的货架稳定性对于加工方和消费者来说是一种重要的质量特征，它在很大程度上取决于燕麦中的高脂肪含量以及发生脂肪酸败的可能性。脂肪氧化是导致不良的风味及气味的一种化学反应。传统的加工条件或者窖烘工艺（可以生成与燕麦餐相关的烘焙燕麦香气及味道）的最初目的是减少脂肪氧化以及酸败的发生。其他类型的湿热处理仍然是燕麦加工过程的一个重要部分，它们可以使一些脂肪分解酶例如脂肪酶灭活，从而减少脂肪的降解及氧化（Head 等，2011）。脂肪酶可以将燕麦脂肪水解，释放出游离的脂肪酸，这些游离脂肪酸可被燕麦中的其他脂肪分解酶（脂肪氧合酶及脂质过氧化酶）进一步降解成氢过氧化物。贮存过程中游离脂肪酸的增加可以作为水解性酸败的一种指示指标。氢过氧化物是产生挥发性醛类的次级脂肪氧化反应的前体物质。众所周知，醛类如己醛和多不饱和脂肪酸的氧化有关，经常被用来作为燕麦酸败的一个指标（Heiniö 等，2002；Lehto 等，2003）。醛类及醇类在酸败样本中含量较多，而烷烃类和呋喃类则在新鲜样本中更为多见（Cognat 等，2012）。这些化合物的水平有助于燕麦风味特性的评价，并可以通过加工工艺方面的研究或者选择带有更高抗氧化剂活性的燕麦基因型潜在地减少酸败的发生。

3.6　真菌毒素

有些真菌疾病可以通过它们产生的次级毒素对食用燕麦的健康及安全性造成间接影响，因此需要在控制燕麦质量的条件下，对这些毒素进行简要的讨论。在燕麦产品的收获前或者收获后（贮存）阶段，真菌感染（例如镰刀菌和青霉菌感染）会导致燕麦籽粒受到污染。这些污染会产生潜在的毒性代谢产物或者真菌毒素，使这些燕麦不适合食用。这些毒素现在是终端产品的检测内容之一，因此，也是磨粉方及加工方的关注重点（Roscoe 等，2008）。

欧盟（EU）为食品中的真菌毒素设立了可接受的最大限度，特别是镰刀菌所产生的毒素脱氧雪腐镰刀菌烯醇（deoxynivalenol，DON）和玉米赤霉烯酮（zearalenone，ZON）（European Mycotoxin Awareness，2012；Scudamore 等，2007）。尽管 DON 可能不会对公众健康造成严重的威胁，但它是一种免疫毒素，需要在来源于食品供应方的 DON 暴露方面设置一些标准，这已经得到了国际上的认可（Sobrova 等，2010）。总体上看，根据产品不同以及对通过加工工艺降低 DON 水平的认识，为加工谷类产品设置了较低的耐受水平。欧盟标准的最大限度范围为从原始燕麦的 1750 ppb 到婴儿麦片的 200 ppb（European Mycotoxin Awareness，2012）。在近期对 18 种婴儿燕麦片进行的调查中，所报告的 DON 水平为 0 ~ 19 ppb（Dombrink-Kurtzman 等，2010）。收获后籽粒中的 DON 浓度会因品种、种植地点以及籽粒是否经过脱壳而异（Tekauz 等，2008；Slikova 等，2010）。在英国的一项研究中，发现将原始燕麦处理成燕麦片可以有效地使镰刀菌真菌毒素的水平降低 90% ~ 95%（Scudamore 等，2007）。燕麦加工中所观察到的大多数真菌毒素的去除均发生于脱壳阶段，因为 DON 在籽壳中累积最多（Adler 等，2003；Slikova 等，2010）。有壳品种的燕麦裸粒和少壳品种相比，DON 的累积低 34%（Slikova 等，2010）。研究显示，不同加工步骤中施加的加热处理也可以降低真菌毒素的水平。以 185℃的过热蒸汽处理，可以使 DON 的浓度下降达 52%（Cenkowski 等，2007）。

　　赭曲毒素 A 是一种强效的肾致癌物及肾毒性物质，它是纯绿青霉菌产生的一种自然存在的真菌代谢产物（Canadian Grain Commission，2011；Health Canada，2012a；Vidal 等，2013）。如果在籽粒贮藏过程中温度及湿度比较高，则它会少量存在于多种食物中，包括麦片衍生食物。推荐将燕麦籽粒贮藏于湿度为 13.5% 或以下的条件下，以避免赭曲毒素 A 的产生（Canadian Grain Commission，2011；Health Canada，2012a）。尽管发生不良健康效应的风险较低，但是为了减少公众暴露，加拿大卫生部仍然提出了最大限值的指南，这个最大限值在针对原始燕麦籽粒的 5 ppb 至加工婴儿麦片的 0.5 ppb 范围内波动（Health Canada，2009）。这个限度和欧盟所引入的最大限度相似。燕麦终端产品中潜在的真菌毒素污染是对于整个价值链均至关重要的质量问题。

3.7　小结

　　燕麦价值链中的所有成员（育种方、种植方、籽粒处理方、磨粉方、食品制造方以及消费者方）均拥有他们自己确定质量的标准。燕麦品质对于生产方来说意味着高籽粒产量以及决定分级及市场竞争力的物理特征，例如高容重以及无脱色。其他物理试验，例如丰粒及瘦粒以及千籽仁重，也是衡量燕麦品质的指标。从增加籽仁的高价值部分的角度来说，磨粉方尽可能采购具有高产量的燕麦。改进磨粉产量需要具有高籽粒 / 籽壳比、良好的可脱壳性以及低裸粒破碎倾向的燕麦。将燕麦加工成一些产品（例如燕麦片、面粉以及麸皮）以适用于多种食物产品，包括燕麦餐、面条、意大利面、面包以及轧制小吃及麦片，需要进行热处理及机械处理。这些加工处理会造成物理及功能特性改变，包括颗粒性、水吸收性、糊化性、颜色、风味及香气以及货架稳定性，所有这些均影响终端产品的质量以及消费者的接受程度。磨粉方及食品加工方还必须满足食品安全及健康声称规定的要求，即低真菌毒素含量及高 β- 葡聚糖含量。燕麦育种方的作用是通过将对于价值链中各方成员均重要的所有可遗传质量性状均考虑在内，开发出改良的燕麦品种。燕麦质量的改进包括标志物辅助的育种，这种育种将促进基因组数据和表型之间的联系，以便帮助确定燕麦质量变异的分子学基础。

致谢

本文作者们希望向 Lindsey Boyd、Tracy Exley 和 Natalie Middlestead 在审阅及编辑方面所提供的帮助表示诚挚的感谢。

参考文献

AACC (1989) AACC committee adopts oat bran definition. *Cereal Foods World* **34**, 1033.

AACC International (1989) Approved Methods of Analysis, 11th edn. Method 32–21.01. Insoluble and soluble dietary fiber in oat products – enzymatic-gravimetric method. Approved November 1, 1989. AACC International, St. Paul, MN.

AACC International (2007) Approved Methods of Analysis, 11th edn. Method 76-22.01. Pasting properties of oat – rapid viscosity analysis. Approved 10 October 2007. AACC International, St. Paul, MN.

AACC International (2009) Approved Methods of Analysis, 11th edn. Method 32-45.01. Total dietary fiber (Codex Alimentarius definition). Approved December 2009. AACC International, St. Paul, MN.

AACC International (2011) Approved Methods of Analysis, 11th Ed. Method 32-50.01. Insoluble, soluble, and total dietary fiber (Codex definition) by enzymatic-gravimetric method and liquid chromatography. Approved August 2011. AACC International, St. Paul, MN.

Adler, A. *et al.* (2003) Microbiological and mycotoxicological quality parameters of naked and covered oats with regard to the production of bran and flakes. *Die Bodenkultur* **54**, 41–48.

Agriculture and Agri-Food Canada (2010) Oats: Situation and outlook. *Market Outlook Report* [Online]. Available: http://www.agr.gc.ca/pol/mad-dam/index_e.php?s1=pubs&s2=rmar&s3=php&page=rmar_02_03_2010-08-03 (last accessed 22 April 2013).

Åman, P. *et al.* (2004) Molecular weight distribution of β-glucan in oat-based foods. *Cereal Chemistry* **81**, 356–360.

Ames, N.P. and Rhymer, C.R. (2003) Development of a laboratory-scale flaking machine for oat end product testing. *Cereal Chemistry* **80**, 699–702.

Andersson, A.A. M. and Börjesdotter, D. (2011) Effects of environment and variety on content and molecular weight of β-glucan in oats. *Journal of Cereal Science* **54**, 122–128.

Andersson, K.E. and Hellstrand, P. (2012) Dietary oats and modulation of atherogenic pathways. *Molecular Nutrition & Food Research* **56**, 1003–1013.

Andersson, M. *et al.* (2002) Oat bran stimulates bile acid synthesis within 8 h as measured by 7alpha-hydroxy-4-cholesten-3-one. *The American Journal of Clinical Nutrition* **76**, 1111–1116.

Angelov, A. *et al.* (2006) Development of a new oat-based probiotic drink. *International Journal of Food Microbiology* **112**, 75–80.

AOAC International (2009) AOAC Official Method 2009.01. Total dietary fiber in foods, enzymatic-gravimetric-chromatographic method. Official Methods of Analysis. AOAC International, Gaithersburg, MD.

AOAC International (2011)AOAC Official Method 2011.25. Insoluble, soluble, and total dietary fiber in foods. Official Methods of Analysis. AOAC International, Gaithersburg, MD.

Aydin, E. and Gocmen, D. (2011) Cooking quality and sensorial properties of noodle supplemented with oat flour. *Food Science and Biotechnology* **20**, 507–511.

Bayles, R.A. (1977) Poorly filled grain in the cereal crop. 1. The assessment of poor grain filling. *Journal of National Institute of Botany* **14**, 232–240.

Beck, E.J. *et al.* (2009) Oat β-glucan increases postprandial cholecystokinin levels, decreases insulin response and extends subjective satiety in overweight subjects. *Molecular Nutrition and Food Research* **53**, 1343–1351.

Beer, M.U. *et al.* (1995) Effects of oat gum on blood cholesterol levels in healthy young men. *European Journal of Clinical Nutrition* **49**, 517–522.

Beer, M.U. *et al.* (1997) Effect of cooking and storage on the amount and molecular weight of $(1\to3)(1\to4)$-β-D-glucan extracted from oat products by an in vitro digestion system. *Cereal Chemistry* **74**, 705–709.

Berg, A. *et al.* (2003) Effect of an oat bran enriched diet on the atherogenic lipid profile in patients with an increased coronary heart disease risk. A controlled randomized lifestyle intervention study. *Annals of Nutrition & Metabolism* **47**, 306–311.

Branson, C.V. and Frey, K.J. (1989) Correlated response to recurrent selection for groat-oil content in oats. *Euphytica* **43**, 21–28.

Browne, R.A. *et al.* (2002) Hullability of oat varieties and its determination using a laboratory dehuller. *Journal of Agricultural Science* **138**, 185–191.

Brummer, Y. *et al.* (2012) Glycemic response to extruded oat bran cereals processed to vary in molecular weight. *Cereal Chemistry* **89**, 255–261.

Buerstmayr, H. *et al.* (2007) Agronomic performance and quality of oat (*Avena sativa* L.) genotypes of worldwide origin produced under Central European growing conditions. *Field Crops Research* **101**, 343–351.

Bustos, M.C. *et al.* (2011) Effect of four types of dietary fiber on the technological quality of pasta. *Food Science and Technology* **17**, 213–219.

Caldwell, E.F. *et al.* (2000) Hot Cereals. In: Breakfast Cereals and How They are Made. (eds R.B. Fast and E.F. Caldwell), 2nd edn, pp. 315–342. American Association of Cereal Chemists, Inc., St. Paul, MN.

Canadian Grain Commission (2011) *Prevent ochratoxin A in stored grain* [Online]. Available: http://www.grainscanada.gc.ca/storage-entrepose/ota/ota-eng.htm#h (last accessed 22 April 2013).

Canadian Grain Commission (2012a). Oats. In: Official Grain Grading Guide, 1 August 2012, Chapter 7. Canadian Grain Commission, Winnipeg, MB.

Canadian Grain Commission (2012b) Determining test weight. In: Official Grain Grading Guide, 1 August 2012, Chapter 1. Canadian Grain Commission, Winnipeg, MB.

Cenkowski, S. *et al.* (2006) Infrared processing of oat groats in a laboratory-scale electric micronizer. *Canadian Biosystems Engineering* **48**, 3.17–3.25.

Cenkowski, S. *et al.* (2007) Decontamination of food products with superheated steam. *Journal of Food Engineering* **83**, 68–75.

Chillo, S. *et al.* (2009) Properties of quinoa and oat spaghetti loaded with carboxymethylcellulose sodium salt and pregelatinized starch as structuring agents. *Carbohydrate Polymers* **78**, 932–937.

Cognat, C. *et al.* (2012) Comparison of two headspace sampling techniques for the analysis of off-flavour volatiles from oat based products. *Food Chemistry* **134**, 1592–1600.

Colleoni-Sirghie, M. *et al.* (2004) Prediction of β-glucan concentration based on viscosity evaluations of raw oat flours from high β-glucan and traditional oat lines. *Cereal Chemistry* **81**, 434–443.

Doehlert, D.C. (2002) Quality improvement in oat. *Journal of Crop Production* **5**, 165–189.

Doehlert, D.C. *et al.* (1997) Influence of heat pretreatments of oat grain on the viscosity of flour slurries. *Journal of the Science of Food and Agriculture* **74**, 125–131.

Doehlert, D.C. *et al.* (1999) Factors affecting groat percentage in oat. *Crop Science* **39**, 1858–1865.

Doehlert, D. C. *et al.* (2001) Genotypic and environmental effects on grain yield and quality of oat grown in North Dakota. *Crop Science* **41**, 1066–1072.

Doehlert, D.C. *et al.*, (2006) Oat grain/groat size ratios: A physical basis for test weight. *Cereal Chemistry* **83**, 114–118.

Doehlert, D.C. *et al.* (2008) Size distributions of different orders of kernels within the oat spikelet. *Crop Science* **48**, 298–304.

Doehlert, D.C. *et al.* (2009) The green oat story: Possible mechanisms of green color formation in oat products during cooking. *Journal of Food Science* **74**, S226–S231.

Doehlert, D.C. *et al.* (2012) Extraction of β-glucan from oats for soluble dietary fiber quality analysis. *Cereal Chemistry* **89**, 230–236.

Doehlert, D.C. and McMullen, M.S. (2000) Genotypic and environmental effects on oat milling characteristics and groat hardness. *Cereal Chemistry* **77**, 148–154.

Doehlert, D.C. and McMullen, M.S. (2001) Optimizing conditions for experimental oat dehulling. *Cereal Chemistry* **78**, 675–679.

Doehlert, D.C. and McMullen, M.S. (2008) Oat grain density measurement by sand displacement and analysis of physical components of test weight. *Cereal Chemistry* **85**, 654–659.

Doehlert, D.C. and Moore, W.R. (1997) Composition of oat bran and flour prepared by three different mechanisms of dry milling. *Cereal Chemistry* **74**, 403–406.

Doehlert, D.C. and Simsek, S. (2012) Variation in β-glucan fine structure, extractability, and flour slurry viscosity in oats due to genotype and environment. *Cereal Chemistry* **89**, 242–246.

Doehlert, D.C. and Wiessenborn, D.P. (2007) Influence of physical grain characteristics on optimal rotor speed during impact dehulling on oats. *Cereal Chemistry* **84**, 294–300.

Dombrink-Kurtzman, M.A. *et al.* (2010) Determination of deoxynivalenol in infant cereal by immunoaffinity column cleanup and high-pressure liquid chromatography-UV detection. *Journal of Food Protection* **73**, 1073–1076.

Engleson, J.A. and Fulcher, R.G. (2002) Mechanical behavior of oats: specific groat characteristics and relation to groat damage during impact dehulling. *Cereal Chemistry* **79**, 790–797.

Englyst, H.N. *et al.* (1989) Dietary fibre (non-starch polysaccharides) in cereal products. *Journal of Human Nutrition and Dietetics* **2**, 253–271.

European Food Safety Authority (EFSA) (2011) Scientific Opinion on the substantiation of health claims related to resistant starch and reduction of post-prandial glycaemic responses (ID 681), "digestive health benefits" (ID 682) and "favours a normal colon metabolism" (ID 783) pursuant to Article 13(1) of Regulation (EC) No 1924/2006. *EFSA Journal* **9**(4):2024.

European Mycotoxin Awareness Network (2012) *Mycotoxin legislation worldwide* [Online]. Available: http://services.leatherheadfood.com/eman/FactSheet.aspx?ID=79 (last accessed 22 April 2013).

Fast, R.B. and Caldwell, E.F. (2000) Manufacturing technology of ready-to-eat cereals. In: Breakfast Cereals and How they are Made. (eds R.B. Fast and E.F. Caldwell), 2nd edn, pp. 17–54. American Association of Cereal Chemists, Inc., St. Paul, MN.

Fernández-Artigas, P. *et al.* (1999a) Browning indicators in model systems and baby cereals. *Journal of Agricultural and Food Chemistry* **47**, 2872–2878.

Fernandez-Artigas, P. *et al.* (1999b) Blockage of available lysine at different stages of infant cereal production. *Journal of the Science of Food and Agriculture* **79**, 851–854.

Fernández-Artigas, P. *et al.* (2001) Changes in sugar profile during infant cereal manufacture. *Food Chemistry* **74**, 499–505.

Flander, L. *et al.* (2007) Optimization of ingredients and baking process for improved wholemeal oat bread quality. *LWT – Food Science and Technology* **40**, 860–870.

Flander, L. *et al.* (2011) Effects of wheat sourdough process on the quality of mixed oat-wheat bread. *LWT – Food Science and Technology* **44**, 656–664.

Forsberg, R.A. and Reeves, D.L. (1992) Breeding oat cultivars for improved grain quality. In: Oat Science and Technology (eds H.G. Marshall and M.E. Sorrells), pp. 751–775. American Society of Agronomy, Inc. and Crop Science Society of America, Inc., Madison, WI.

Gamel, T.H. *et al.* (2012) Application of the Rapid Visco Analyzer (RVA) as an effective rheological tool for measurement of β-glucan viscosity. *Cereal Chemistry* **89**, 52–58.

Ganβmann, W. and Vorwerck, K. (1995) Oat milling, processing and storage. In: The oat crop: Production and utilization (ed. R.W. Welch), pp. 369–408. Chapman and Hall, London.

Gates, F.K. *et al.* (2004) Influence of some processing and storage conditions on the mechanical properties of oat flakes. *Transactions of the American Society of Agricultural Engineers* **47**, 223–226.

Gates, F.K. *et al.* (2008) Interaction of heat–moisture conditions and physical properties in oat processing: II. Flake quality. *Journal of Cereal Science* **48**, 288–293.

Gonzalez, J.T. and Stevenson, E.J. (2011) Glycaemic and appetitive responses to porridge made from oats differing by degree of processing. *Proceedings of the Nutrition Society* **70**, E121.

Goulet, G. *et al.* (1986) Protein nutritive value of Hinoat and Scott oat cultivars and concentrates. *Journal of Food Science* **51**, 241–242.

Groh, S. *et al.* (2001) Analysis of factors influencing milling yield and their association to other traits by QTL analysis in two hexaploid oat populations. *Theoretical and Applied Genetics* **103**, 9–18.

Guan, X. *et al.* (2007) Some functional properties of oat bran protein concentrate modified by trypsin. *Food Chemistry* **101**, 163–170.

Gujral, H.S. *et al.* (2011) Effect of sand roasting on beta glucan extractability, physicochemical and antioxidant properties of oats. *LWT – Food Science and Technology* **44**, 2223–2230.

Güler, M. (2011) Nitrogen and irrigation effects on grain β-glucan content of oats (*Avena sativa* L). *Australian Journal of Crop Science* **5**, 242–247.

Gutkoski, L.C. and El-Dash, A.A. (1999) Effect of extrusion process variables on physical and chemical properties of extruded oat products. *Plant Foods for Human Nutrition* **54**, 315–325.

Hager, A.S. *et al.* (2012a) Development of gluten-free fresh egg pasta based on oat and teff flour. *European Food Research and Technology* **235**, 861–871.

Hager, A.S. *et al.* (2012b) Investigation of product quality, sensory profile and ultrastructure of breads made from a range of commercial gluten-free flours compared to their wheat counterparts. *European Food Research and Technology* **235**, 333–344.

Hartunian-Sowa, S.M. and White, P.J. (1992) Characterization of starch isolated from oat groats with different amounts of lipid. *Cereal Chemistry* **69**, 521–527.

Head, D. *et al.* (2011) Storage stability of oat groats processed commercially and with superheated steam. *LWT – Food Science and Technology* **44**, 261–268.

Health Canada, Bureau of Chemical Safety, Food Directorate, Health Products and Food Branch (2009) *Information document on Health Canada's proposed maximum limits (standards) for the presence of the mycotoxin ochratoxin A in foods* [Online]. Available: http://www.hc-sc.gc.ca/fn-an/consult/limits-max-seuils/myco_consult_ochra-eng.php (last accessed 22 April 2013).

Health Canada, Bureau of Nutritional Sciences, Food Directorate, Health Products and Food Branch (2010) *Oat products and cholesterol lowering. Summary of assessment of a health claim about oat products and blood cholesterol lowering* [Online]. Available: http://www.hc-sc.gc.ca/fn-an/label-etiquet/claims-reclam/assess-evalu/oat-avoine-eng.php (last accessed 22 April 2013).

Health Canada, Bureau of Chemical Safety, Food Directorate, Health Products and Food Branch (2012a) *Summary of comments received as part of Health Canada's 2010 call for data on Ochratoxin A* [Online]. Available: http://www.hc-sc.gc.ca/fn-an/consult/limits-max-seuils/myco_ochra-2012-summary-resume-eng.php (last accessed 22 April 2013).

Health Canada, Bureau of Nutritional Sciences, Food Directorate, Health Products and Food Branch (2012b) *Policy for labelling and advertising of dietary fibre-containing food products* [Online]. Available: http://www.hc-sc.gc.ca/fn-an/legislation/pol/fibre-label-etiquetage-eng.php (last accessed 22 April 2013).

Health Canada (2012c) *Do Canadian adults meet their nutrient requirements through food intake alone?* [Online]. Available: http://www.hc-sc.gc.ca/fn-an/surveill/nutrition/commun/art-nutr-adult-eng.php (last accessed 22 April 2013).

Heiniö, R.L. *et al.* (2001) Effect of drying treatment conditions on sensory profile of germinated oat. *Cereal Chemistry* **78**, 707–714.

Heiniö, R.L. *et al.* (2002) Differences between sensory profiles and development of rancidity during long-term storage of native and processed oat. *Cereal Chemistry* **79**, 367–375.

Heydanek, M.G. and McGorrin, R.J. (1981) Gas chromatography-mass spectroscopy investigations on the flavor chemistry of oat groats. *Journal of Agricultural and Food Chemistry* **29**, 950–954.

Hoffenberg, E.J. *et al.* (2000) A trial of oats in children with newly diagnosed celiac disease. *Journal of Pediatrics* **137**, 361–366.

Holguín-Acuña, A.L. *et al.* (2008) Maize bran/oat flour extruded breakfast cereal: A novel source of complex polysaccharides and an antioxidant. *Food Chemistry* **111**, 654–657.

Hoover, R. and Vasanthan, T. (1992) Studies on isolation and characterization of starch from oat (*Avena nuda*) grains. *Carbohydrate Polymers* **19**, 285–297.

Howlett, J.F. *et al.* (2010) *The definition of dietary fiber – discussions at the Ninth Vahouny Fiber Symposium: building scientific agreement* [Online]. Available: http://www.ncbi.nlm.nih.gov/pmc/articles/PMC2972185/ (last accessed 22 April 2013).

Hu, X. *et al.* (2009) Relationship between kernel size and shape and lipase activity of naked oat before and after pearling treatment. *Journal of the Science of Food and Agriculture* **89**, 1424–1427.

Hu, X. *et al.* (2010) The effects of steaming and roasting treatments on β-glucan, lipid and starch in the kernels of naked oat (Avena nuda). *Journal of the Science of Food and Agriculture* **90**, 690–695.

Humphreys, D.G. *et al.* (1994) Nitrogen fertilizer and seeding date induced changes in protein, oil and beta-glucan contents of four oat cultivars. *Journal of Cereal Science* **20**, 283–290.

Hüttner, E.K. *et al.* (2010a) Rheological properties and bread making performance of commercial wholegrain oat flours. *Journal of Cereal Science* **52**, 65–71.

Hüttner, E.K. *et al.* (2010b) Fundamental study on the effect of hydrostatic pressure treatment on the bread-making performance of oat flour. *European Food Research and Technology* **230**, 827–835.

Hüttner, E.K. *et al.* (2011) Physicochemical properties of oat varieties and their potential for breadmaking. *Cereal Chemistry* **88**, 602–608.

Immerstrand, T. (2010) *Cholesterol lowering properties of oats: Effects of processing and the role of oat components.* Doctoral Thesis. Lund University, Sweden.

Janatuinen, E.K. *et al.* (2002) No harm from five year ingestion of oats in coeliac disease. *Gut* **50**, 332–335.

Jones, J.M. (2013) Dietary fiber future directions: Integrating new definitions and findings to inform nutrition research and communication. *Advances in Nutrition* **4**, 8–15.

Kälviäinen, N. *et al.* (2002) Sensory attributes and preference mapping of muesli oat flakes. *Journal of Food Science* **67**, 455–460.

Kaukonen, O. *et al.* (2011) Foaming of differently processed oats: role of nonpolar lipids and tryptophanin proteins. *Cereal Chemistry* **88**, 239–244.

Kaur, G. *et al.* (2012) Functional properties of pasta enriched with variable cereal brans. *Journal of Food Science and Technology* **49**, 467–474.

Kent, N.L. and Evers, A.D. (1994). Technology of cereals, 4th edn. Pergamon Press, Oxford.

Kerckhoffs, D.A.J.M. *et al.* (2003) Cholesterol-lowering effect of β-glucan from oat bran in mildly hypercholesterolemic subjects may decrease when β-glucan is incorporated into bread and cookies. *American Journal of Clinical Nutrition* **78**, 221–227.

Kim, H.J. and White, P.J. (2012) Interactional effects of β-glucan, starch, and protein in heated oat slurries on viscosity and in vitro bile acid binding. *Journal of Agricultural and Food Chemistry* **60**, 6217–6222.

Kirkkari, A. *et al.* (2004) Dehulling capacity and storability of naked oat. *Agricultural and Food Science* **13**, 198–211.

Klensporf, D. and Jeleń, H.H. (2008) Effect of heat treatment on the flavor of oat flakes. *Journal of Cereal Science* **48**, 656–661.

Klose, C. and Arendt, E.K. (2012). Proteins in oats; their synthesis and changes during germination: A Review. *Critical Reviews in Food Science and Nutrition* **52**, 629–639.

Lan-Pidhainy, X. *et al.* (2007) Reducing beta-glucan solubility in oat bran muffins by freeze-thaw treatment attenuates its hypoglycemic effect. *Cereal Chemistry* **84**, 512–517.

Lapveteläinen, A. *et al.* (2001) Relationships of selected physical, chemical, and sensory parameters in oat grain, rolled oats, and cooked oatmeal – A three-year study with eight cultivars. *Cereal Chemistry* **78**, 322–329.

Lapveteläinen, A. and Rannikko, H. (2000) Quantitative Sensory Profiling of Cooked Oatmeal. *LWT – Food Science and Technology* **33**, 374–379.

Lásztity, R. (ed.) (1996) The chemistry of cereal proteins, 2nd edn. CRC Press, Boca Raton, FL.

Lásztity, R. (1998) Oat grain – a wonderful reservoir of natural nutrients and biologically active substances. *Food Reviews International* **14**, 99–119.

Lehto, S. *et al.* (2003) Enzymatic oxidation of hexanal by oat. *Journal of Cereal Science* **38**, 199–203.

Liu, Y. *et al.* (2010) Individual and interactional effects of β-glucan, starch, and protein on pasting properties of oat flours. *Journal of Agricultural and Food Chemistry* **58**, 9198–9203.

Liu, S. *et al.* (2011) Extruded Moringa leaf-oat flour snacks: Physical, nutritional, and sensory properties. *International Journal of Food Properties* **14**, 854–869.

Liu, Y. and White, P.J. (2011) Molecular weight and structure of water soluble (1→3), (1→4)-β-glucans affect pasting properties of oat flours. *Journal of Food Science* **76**, C68–C74.

Majzoobi, M. *et al.* (2012) Inclusion of oat flour in the formulation of regular salted dried noodles and its effects on dough and noodle properties. *Journal of Food Processing and Preservation.* doi: 10.1111/j.1745-4549.2012.00742.x.

Manitoba Co-operator (2013) Variety selection and growers source guide. In: *Seed Manitoba* [Online]. Available: http://www.agcanada.com/pub/seed-manitoba/ (last accessed 22 April 2013).

Manthey, F.A. *et al.* (1999) Soluble and insoluble dietary fiber content and composition in oat. *Cereal Chemistry* **76**, 417–420.

Mariotti, F. *et al.* (2008) Converting nitrogen into protein – beyond 6.25 and Jones' factors. *Critical Reviews in Food Science and Nutrition* **48**, 177–184.

Mastromatteo, M. *et al.* (2012) A multistep optimization approach for the production of healthful pasta based on nonconventional flours. *Journal of Food Process Engineering* **35**, 601–621.

May, W.E. *et al.* (2004) Effect of nitrogen, seeding date and cultivar on oat quality and yield in the eastern Canadian prairies. *Canadian Journal of Plant Science* **84**, 1025–1036.

McCleary, B.V. *et al.* (2013) Measurment of total dietary fiber; which validated method to use. *Cereal Chemistry* (in press).

McMullen, M. S. *et al.* (2005) Registration of 'HiFi' oat. *Crop Science* **45**, 1664.

Miller, S.S. *et al.* (1993) Mixed linkage β-glucan, protein content, and kernel weight in *Avena* species. *Cereal Chemistry* **70**, 231–233.

Miller, S.S. and Fulcher, R.G. (2011) Microstructure and chemistry of the oat kernel. In: Oats: Chemistry and Technology. (eds H. Webster and P.J. Wood), 2nd edn, pp. 77–94. American Association of Cereal Chemists International, St. Paul, MN.

Mitchell Fetch, J.W. *et al.* (2003a) Pinnacle oat. *Canadian Journal of Plant Science* **83**, 97–99.

Mitchell Fetch, J.W. *et al.* (2003b) Ronald oat. *Canadian Journal of Plant Science* **83**, 101–104.

Mitchell Fetch, J.W. *et al.* (2006) Furlong oat. *Canadian Journal of Plant Science* **86**, 1153–1156.

Mitchell Fetch, J.W. *et al.* (2007) Leggett oat. *Canadian Journal of Plant Science* **87**, 509–512.

Mitchell Fetch, J.W. *et al.* (2009) Jordan oat. *Canadian Journal of Plant Science* **89**, 67–71.

Mitchell Fetch, J.W. *et al.* (2011a) Summit oat. *Canadian Journal of Plant Science* **91**, 787–791.

Mitchell Fetch, J.W. *et al.* (2011b) Stainless oat. *Canadian Journal of Plant Science* **91**, 357–361.

Mitra, S. *et al.* (2012) Evaluation of white salted noodles enriched with oat flour. *Cereal Chemistry* **89**, 117–125.

Molteberg, E.L. *et al.* (1996) Variation in oat groats due to variety, storage and heat treatment. II: Sensory quality. *Journal of Cereal Science* **24**, 273–282.

Newton, A.C. *et al.* (2003) Susceptibility of oat cultivars to groat discoloration: Causes and remedies. *Plant Breeding* **122**, 125–130.

Núñez, M. *et al.* (2009) Thermal characterization and phase behavior of a ready-to-eat breakfast cereal formulation and its starchy components. *Food Biophysics* **4**, 291–303.

Ohm, H.W. (1976) Response of 21 oat cultivars to nitrogen fertilization. *Agronomy Journal* **68**, 773–775.

Parker, J.K. *et al.* (2000) Sensory and instrumental analysis of volatiles generated during the extrusion cooking of oat flours. *Journal of Agricultural and Food Chemistry* **48**, 3497–3506.

Paton, D. (1977) Oat starch. Part 1. Extraction, purification and pasting properties. *Die Stärke* **5**, 149–153.

Peltonen-Sainio, P. *et al.* (2004) Impact dehulling oat grain to improve quality of on-farm produced feed. I. Hullability and associated changes in nutritive value and energy content. *Agriculture and Food Science* **13**, 18–28.

Peräaho, M. *et al.* (2004) Oats can diversify a gluten-free diet in celiac disease and dermatitis herpetiformis. *Journal of the American Dietetic Association* **104**, 1148–1150.

Peterson, D.M. (1991) Genotype and environment effects on oat beta-glucan concentration. *Crop Science* **31**, 1517–1520.

Peterson, D.M. and Brinegar, C. (1986) Oat storage proteins. In: Oats: Chemistry and Technology (ed. F. Webster), 1st edn, pp. 153–203. American Association of Cereal Chemists. St. Paul, MN.

Prairie Recommending Committee for Oat and Barley (2010). *PRCOB operating procedures*. Prairie Grain Development Committee, Canada [Online]. Available: http://www.pgdc.ca/committees_ob.html (last accessed 22 April 2013).

Prairie Recommending Committee for Oat and Barley (2012). Western cooperative oat registration test reports. Prairie Grain Development Committee, Canada [Online]. Available: http://www.pgdc.ca/committees_ob.html (last accessed 22 April 2013).

Regand, A. *et al.* (2009) Physicochemical properties of beta-glucan in differently processed oat foods influence glycemic response. *Journal of Agricultural and Food Chemistry* **57**, 8831–8838.

Ren, Q. and Tian, Y. (2012) Studies of aroma active components in naked oat by GC-MS. *Journal of Food, Agriculture and Environment* **10**, 67–71.

Renzetti, S. *et al.* (2010) Oxidative and proteolytic enzyme preparations as promising improvers for oat bread formulations: Rheological, biochemical and microstructural background. *Food Chemistry* **119**, 1465–1473.

Reungmaneepaitoon, S. *et al.* (2006) Nutritive improvement of instant fried noodles with oat bran. *Journal of Science and Technology* **28**, 89–97.

Rhymer, C. (2002) Effects of nitrogen fertilization, genotype and environment on the quality of oats (*Avena sativa* L.) grown in Manitoba. M.Sc. Thesis. University of Manitoba, Canada.

Rhymer, C. *et al.* (2005) Effects of genotype and environment on the starch properties and end-product quality of oats. *Cereal Chemistry* **82**, 197–203.

Rivera-Reyes, J.G. *et al.* (2008) Agronomic traits associated to yield and quality in oat seeds. *Asian Journal of Plant Sciences* **7**, 767–770.

Ronald, P.S. *et al.* (1999). Heritability of hull percentage in oat. *Crop Science* **39**, 52–57.

Roscoe, V. *et al.* (2008) Mycotoxins in breakfast cereals from the Canadian retail market: A 3-year survey. *Food Additives & Contaminants: Part A* **25**, 347–355.

Ruge, C. *et al.* (2012) The effects of different inactivation treatments on the storage properties and sensory quality of naked oat. *Food and Bioprocess Technology* **5**, 1853–1859.

Salmenkallio-Marttila, M. *et al.* (2004) Effects of gluten and transglutaminase on microstructure, sensory characteristics and instrumental texture of oat bread. *Agricultural and Food Science* **13**, 138–150.

Salo, T. *et al.* (2007) Reduced fertiliser use and changes in cereal grain weight, test weight and protein content in Finland in 1990–2005. *Agricultural and Food Science* **16**, 407–420.

Sandoval, A.J. *et al.* (2009) Glass transition temperatures of a ready to eat breakfast cereal formulation and its main components determined by DSC and DMTA. *Carbohydrate Polymers* **76**, 528–534.

Saskatchewan Ministry of Agriculture (2011). *Oat production and markets (factsheet)* [Online]. Available: http://www.agriculture.gov.sk.ca/Default.aspx?DN=68b33116-9944-4df6-8575-5fc379b84d3b (last accessed 22 April 2013).

Sayer, S. and White, P.J. (2011) Oat starch: physicochemical properties and function. In: Oats: Chemistry and Technology (eds. H. Webster and P.J. Wood), 2nd edn, pp. 109–122. American Association of Cereal Chemists International, St. Paul, MN.

Schuh, C. and Schieberle, P. (2005) Characterization of (E,E,Z)-2,4,6-nonatrienal as a character impact aroma compound of oat flakes. *Journal of Agricultural and Food Chemistry* **53**, 8699–8705.

Scudamore, K.A. *et al.* (2007) Occurrence and fate of Fusarium mycotoxins during commercial processing of oats in the UK. *Food Additives and Contaminants* **24**, 1374–1385.

Sgrulletta, D. *et al.* (2005) Naked oat-based pasta. Quality variability in relation to cultivar characteristics. *Tecnica Molitoria* **56**, 116–125.

Shewry, P.R. *et al.* (2008) Phytochemical and fiber components in oat varieties in the HEALTHGRAIN diversity screen. *Journal of Agricultural and Food Chemistry* **56**, 9777–9784.

Shotwell, M.A. *et al.* (1990) Analysis of seed storage protein in oats. *The Journal of Biological Chemistry* **265**, 9652–9658.

Sides, A. *et al.* (2001) Changes in the volatile profile of oats induced by processing. *Journal of Agricultural and Food Chemistry* **49**, 2125–2130.

Šliková, S. *et al.* (2010) Response of oat cultivars to *Fusarium* infection with a view to their suitability for food use. *Biologia* **65**, 609–614.

Sobrova, P. *et al.* (2010) Deoxynivalenol and its toxicity. *Interdisciplinary Toxicology* **3**, 94–99.

Šubarić, D. *et al.* (2011) Isolation and characterisation of starch from different barley and oat varieties. *Czech Journal of Food Sciences* **29**, 354–360.

Tahvonen, R. *et al.* (1998) Black currant seeds as a nutrient source in breakfast cereals produced by extrusion cooking. *European Food Research and Technology* **206**, 360–363.

Tekauz, A. *et al.* (2004) Fusarium head blight of oat – current status in western Canada. *Canadian Journal of Plant Pathology* **26**, 473–479.

Tekauz, A. *et al.* (2008) Progress in assessing the impact of fusarium head blight on oat in western Canada and screening of avena germplasm for resistance. *Cereal Research Communications* **39**, 49–56.

Tiwari, U. *et al.* (2012) A modelling approach to estimate the level and molecular weight distribution of β-glucan during the baking of an oat-based bread. *Food and Bioprocess Technology* **5**, 1990–2002.

Tiwari, U. and Cummins, E. (2009) Simulation of the factors affecting β-glucan levels during the cultivation of oats. *Journal of Cereal Science* **50**, 175–183.

Tosh, S.M. *et al.* (2010) Processing affects the physicochemical properties of beta-glucan in oat bran cereal. *Journal of Agricultural and Food Chemistry* **58**, 7723–7730.

US Department of Agriculture and US Department of Health and Human Services (2010) *Dietary Guidelines for Americans.* 7th edn [Online]. Available: http://www.health.gov/dietaryguidelines/2010.asp (last accessed 22 April 2013).

US FDA (Food and Drug Administration) (2009) *Guidance for Industry: A Food Labeling Guide,* [Online], Available: http://www.fda.gov/FoodLabelingGuide (last accessed 22 April 2013).

US FDA (Food and Drug Administration), Department of Health and Human Services (1997) Food labeling: Health claims; oats and coronary heart disease: Final rule. *Federal Register* **62**, 3584–3601.

Vidal, A. *et al.* (2013) Determination of aflatoxins, deoxynivalenol, ochratoxin A and zearalenone in wheat and oat based bran supplements sold in the Spanish market. *Food and Chemical Toxicology* **53**, 133–138.

Wang, F. *et al.* (2011) Effects of transglutaminase on the rheological and noodle-making characteristics of oat dough containing vital wheat gluten or egg albumin. *Journal of Cereal Science* **54**, 53–59.

Welch, R.W. (2006) Cereal grains. In: The encyclopedia of human nutrition (eds B. Caballero, L. Allen and A. Prentice), 2nd edn, pp. 346–357. Academic Press, New York.

Winfield, K. *et al.* (2007) *Milling oat and feed oat quality – what are the differences?* Bulletin 4703, Western Australia Department of Agriculture and Food [Online]. Available: http://www.agric.wa.gov.au/objtwr/imported_assets/content/fcp/cer/oat/oat_grain_quality.pdf (last accessed 22 April 2013).

Wieser, H. *et al.* (1983) Tryptophan content of protein fractions from different cereals. *Zeitschrift für Lebensmittel-Untersuchung und Forschung* **177**, 457–460.

Willenborg, C.J. *et al.* (2005) Effects of relative time of emergence and density of wild oat (*Avena fatua* L.) on oat quality. *Canadian Journal of Plant Science* **85**, 561–567.

Wolever, T.M.S. *et al.* (2010) Physicochemical properties of oat β-glucan influence its ability to reduce serum LDL cholesterol in humans: A randomized clinical trial. *American Journal of Clinical Nutrition* **92**, 723–732.

Wood, P.J. (2002) Relationships between solution properties of cereal β-glucans and physiological effects - A review. *Trends in Food Science and Technology* **15**, 313–320.

Wood, P.J. *et al.* (1989) Large-scale preparation and properties of oat fractions enriched in (1-3)(1-4)-beta-D-Glucan. *Cereal Chemistry* **66**, 97–103.

Wood, P.J. *et al.* (2000) Evaluation of role of concentration and molecular weight of oat β-glucan in determining effect of viscosity on plasma glucose and insulin following an oral glucose load. *British Journal of Nutrition* **84**, 19–23.

Yan, W. *et al.* (2007) Associations among oat traits and their responses to the environment. *Journal of Crop Improvement* **20**, 1–29.

Yan, W. *et al.* (2011) Genotype × location interaction patterns and texting strategies for oat in the Canadian prairies. *Crop Science* **51**, 1903–1914.

Yao, N. *et al.* (2006) Physical and sensory characteristics of extruded products made from two oat lines with different β-glucan concentrations. *Cereal Chemistry* **83**, 692–699.

Yao, N. *et al.* (2007) Molecular weight distribution of (1→3)(1→4)-β-glucan affects pasting properties of flour from oat lines with high and typical amounts of β-glucan. *Cereal Chemistry* **84**, 471–479.

Yao, N. *et al.* (2011a) Impact of β-glucan and other oat flour components on physicochemical and sensory properties of extruded oat cereals. *International Journal of Food Science and Technology* **46**, 651–660.

Yao, N. *et al.* (2011b) Textural properties of food systems having different moisture concentrations as impacted by oat bran with different β-glucan concentrations. *Journal of Texture Studies* **42**, 359–368.

Zhang, D. *et al.* (1997) Factors affecting viscosity of slurries of oat groat flours. *Cereal Chemistry* **74**, 722–726.

Zhang, D. *et al.* (1998) Effects of oat grain hydrothermal treatments on wheat-oat flour dough properties and breadbaking quality. *Cereal Chemistry* **75**, 602–605.

Zhou, M.X. *et al.* (1998a) Structure and pasting properties of oat starch. *Cereal Chemistry* **75**, 273–281.

Zhou, M.X. *et al.* (1998b) Effects of sowing date, nitrogen application, and sowing rate on oat quality. *Australian Journal of Agricultural Research* **49**, 845–852.

Zhou, M.X. *et al.* (1999a) Effects of oat lipids on groat meal pasting properties. *Journal of the Science of Food and Agriculture* **79**, 585–592.

Zhou, M.X. *et al.* (1999b) The effect of growing sites on grain quality of oats and pasting properties of oatmeals. *Australian Journal of Agricultural Research* **50**, 1409–1416.

Zhou, M.X. *et al.* (1999c) Effects of processing and short-term storage on the pasting characteristics of slurries made from raw and rolled oats. *Food Australia* **51**, 251–258.

Zhou, M.X. *et al.* (1999d) Analysis of volatile compounds and their contribution to flavor in cereals. *Journal of Agricultural and Food Chemistry* **47**, 3941–3953.

Zhou, M.X. *et al.* (2000a) Contribution of volatiles to the flavour of oatmeal. *Journal of the Science of Food and Agriculture* **80**, 247–254.

Zhou, M.X. *et al.* (2000b) Effects of enzyme treatment and processing pasting and thermal properties of oats. *Journal of the Science of Food and Agriculture* **80**, 1486–1494.

Zhou, B.L. *et al.* (2011) Gluten enhances cooking, textural, and sensory properties of oat noodles. *Cereal Chemistry* **88**, 228–233.

第Ⅲ部分
燕麦营养及化学

第 4 章

燕麦和其他全谷类的营养比较

Apeksha A. Gulvady[1], Robert C. Brown[1] 和 Jenna A. Bell[2]
[1]*Global R&D Nutrition, PepsiCo Inc., Barrington, IL, USA*
[2]*The Sports, Cardiovascular and Wellness Nutrition Dietetic Practice Group, Academy for Nutrition and Dietetics, Chicago, IL, USA*

4.1　引言：燕麦是一种谷物籽粒

因为全谷物对健康有益的营养特征，美国膳食指南（dietary guidelines，DGA）推荐，膳食中进食的总谷物至少一半应为全谷物，每天应当至少进食 3 份全谷物。目前，美国对全谷物的消耗还不到推荐量的一半。除了增加全谷物总摄入量之外，DGA 还将膳食纤维作为重点关注的营养素，因为其平均每日摄入量仅为 15 g（膳食纤维推荐摄入量为女性 25 g，男性 38 g）（USDA 和 HHS，2010）。增加燕麦摄入有助于人们达到全谷物每日推荐摄入量，还可以提供水溶性膳食纤维，从而有助于增加总膳食纤维的摄入（第 7 章将在燕麦及 β- 葡聚糖方面提供更多的信息）（Kumar 等，2011）。为了更好地理解燕麦及其他常见全谷物的营养特征，本章内容将重点描述燕麦的营养组成，对燕麦和其他谷物的宏量及微量营养素含量进行比较，并分析燕麦和其他谷物的差异。

4.1.1　全球谷物产量

在全球范围内，3 种主要的谷物籽粒——小麦、玉米以及大米——贡献了 60% 以上的热量。2012 年，全球食用谷物总产量为 10.8 亿吨，其中大米几乎占谷物总消耗的 50%（FAO，2013）。燕麦的全球总产量低于 4 千万吨，且主要流向了动物饲料，因此供人类食用的燕麦仅占谷物总摄入量的 1% 以下。

4.1.2　燕麦的籽粒结构

成熟的全燕麦籽粒有一层口感差、干燥且易碎的外壳，被称为籽壳，占燕麦籽粒总干重的 25% ~ 36%（Ganßmann 和 Vorwerck，1995；Welch，1995）。籽壳主要由纤维素及半纤维素组成，并含有少量的木质素（Welch，1995）。在燕麦籽粒的成熟过程中，籽壳起到保护层的作用，有助于营养素向发育中的籽粒输送。燕麦成熟后，籽壳将会变硬，不适合人类食用，因此必须将其去除。将处于外层的籽壳去除后，剩下的就是完整的"裸粒"，它由麸皮、淀粉胚乳以及胚芽这三个部分组成。尽管形态上与其他谷物相似，但是燕麦裸粒通常比常见的全谷物更长（Miller 和 Fulcher，2011）。

麸皮是燕麦裸粒的外层，是燕麦中维生素、矿物质（Peterson 等，1975；Frølich 和 Nyman，1988）、植酸盐（Fulcher 等，1981）以及酚类（Gray 等，2000）的主要来源。在成熟燕麦中，麸皮的外果皮、外种皮或种皮以及珠心部分在代谢上是没有活性的，它们由不溶性的多糖及酚类化合物组成（Miller 和 Fulcher，2011）。除了被脂肪包绕的蛋白体（糊粉籽粒）之外，处于珠心下方的糊粉层还含有酚类物质及少量的可溶性纤维——β- 葡聚糖（Bechtel 和 Pomeranz，1981；Peterson 等，1985）。糊粉层和含有许多蛋白体及淀粉颗粒的亚糊粉层一起构成了麸皮和淀粉胚乳之间的交界面。

淀粉胚乳是籽粒的最大组织部分，它占燕麦裸粒干重的70%，具有贮藏淀粉、蛋白质及脂肪的作用。外周胚乳蛋白的浓度最高，越接近籽仁的内部浓度越低，而淀粉则在胚乳的中心最为丰富，在亚糊粉层浓度最低（Miller 和 Fulcher，2011）。胚乳的脂肪含量也很丰富，占燕麦裸粒总脂肪含量的90%（Youngs 等，1977）。在胚芽层附近的亚糊粉层及胚乳小室中，发现了大量的脂肪（Heneen 等，2009）。

胚芽由附着于盾片的胚轴组成，同时又由含高蛋白质、高脂肪、低淀粉的薄壁组织及上皮组织组成。胚芽中的蛋白质出现在盾片的薄壁组织中，并和糊粉层相似，被脂肪环绕（White 等，2006）。尽管富含蛋白质及脂肪，但是胚芽所含的脂肪仅占燕麦裸粒总脂肪的一小部分（Youngs 等，1977；Miller 和 Fulcher，2011）。

4.2　燕麦营养组成概述

燕麦的主要成分是碳水化合物，每100 g 籽粒中含量为58.7 g，其中淀粉占这个碳水化合物贮藏库的大部分。燕麦中还存在少量的糖和低聚糖，它们的含量低于 1 g/100 g 燕麦（Welch，1995）。相对而言更多的膳食纤维（每 100 g 燕麦 9 g）及蛋白质（每 100 g 燕麦 14 g）是燕麦籽粒宏量营养素含量的主要组成部分。蛋白质占燕麦裸粒重量的15% ～ 20%（Peterson，1992）。燕麦具有相对较高的脂肪含量，含有 1.2 g 饱和脂肪、2.2 g 单不饱和脂肪以及 2.5g 多不饱和脂肪（2.4 g 亚油酸及 0.11 g α- 亚麻酸）。维生素及矿物质分别构成了燕麦籽粒的少量有机及无机（灰分）成分。表 4.1 标注了燕麦宏量营养素的营养密度。

表4.1　每100 g谷物中膳食纤维、蛋白质以及脂肪的含量

营养素 ＼ 谷物	燕麦，干	小麦面粉，全谷物	玉米餐，全谷物	大米，白色、长籽粒、生、未强化	大米，棕色、长籽粒、生、未强化
纤维素（g）	11	11	7	1	4
蛋白质（g）	17	13	8	7	8
脂肪（g）	7	3	4	1	3

根据每 100 g 谷物含膳食纤维、蛋白质以及脂肪的数值（US Department of Agriculture，2012）。

以下将对燕麦的宏量及微量营养素组成进行详细描述，另外还将对燕麦和其他常见谷物的营养特征进行比较。营养素推荐摄入量随年龄及性别不同而异。为了方便阅读营养标签，为每种营养素选择了一个推荐摄入水平，即每日营养素量（daily value，DV）。每日营养素量百分比（%DV）的计算方法为一标准份谷物籽粒中每种营养素含量相对于营养素需要量的比值（FDA，2009）。以下将根据 FDA 营养标签指南，以成人和 4 岁及以上儿童 2000 卡摄入量为基础，对谷物籽粒之间的相对营养素 %DV 进行比较（表 4.2）。

4.2.1　纤维

谷物籽粒的膳食纤维成分一般根据它们在水中溶解的能力分为可溶性及不可溶性两类，这种溶解性对它们在人体营养中的生理学效应有着很大的影响。谷物籽粒的不可溶性成分主要由木质素、纤维素以及半纤维素组成，而可溶性成分则主要由非淀粉多糖组成，其中 β- 葡聚糖是主要成分，在燕麦中的含量非常高。不可溶性纤维因在人体内起膨胀剂的作用，所以可用于缓解便秘，水溶性纤维则对人类健康产生积极的影响（第 7 章将详细描述有关燕麦及 β- 葡聚糖的更多信息）（Kumar 等，2011）。

表 4.1 详细描述了主要谷物籽粒与燕麦的纤维含量对比结果。全小麦（11%）和全燕麦（11%）与全籽粒棕色大米（4%）及全籽粒玉米（7%）相比，总纤维含量最高。然而，燕麦的可溶性纤维占比（58%）远高于全小麦（22%）和全玉米（16%）。因此，与主要的全谷物相比，燕麦的可溶性纤维含量很高，并且富含 β- 葡聚糖。燕麦的 β- 葡聚糖含量是全小麦的 5 倍。其他富含可溶性纤维及 β- 葡聚糖的全谷物还包括全黑麦和大麦。

与全小麦（36%）、玉米（23%）以及仅含不可溶性纤维的棕色大米相比，全燕麦的可溶性纤维中 β- 葡聚糖的百分比更高（69%）。研究显示，β- 葡聚糖可降低血脂以及餐后血糖和胰岛素水平。然而，对 β- 葡聚糖的临床反应可能会受到加工或者其他物理因素的影响（Biorklund 等，2005）（其对健康的影响将于第 6 章进行深入讨论）。燕麦中可溶性纤维总含量较高，在可溶性纤维中，β- 葡聚糖的浓度较高，这些方面将燕麦和常见的全谷物区分开来。

表4.2　每100 g谷物宏量及微量营养素含量对应的每日营养素量

营养素	每日营养素量
总脂肪	65 g
饱和脂肪	20 g
胆固醇	300 mg
钠	2400 mg
钾	3500 mg
总碳水化合物	300 g
膳食纤维	25 g
蛋白质	50 g
维生素 A	5000 国际单位（IU）
维生素 C	60 mg
钙	1000 mg
铁	18 mg
维生素 D	400 IU
维生素 E	30 IU
维生素 K	80 μg
硫胺素	1.5 mg
核黄素	1.7 mg
烟酸	20 mg
维生素 B_6	2 mg
叶酸	400 μg
维生素 B_{12}	6 μg
生物素	300 μg
泛酸	10 mg
磷	1000 mg
碘	150 μg
镁	400 mg
锌	15 mg
硒	70 μg
铜	2 mg
锰	2 mg
铬	120 μg
钼	75 μg
氯	3400 mg

以成人和 4 岁及以上儿童 2000 卡热量摄入为基础的宏量及微量营养素的每日营养素量（FDA，2009）。

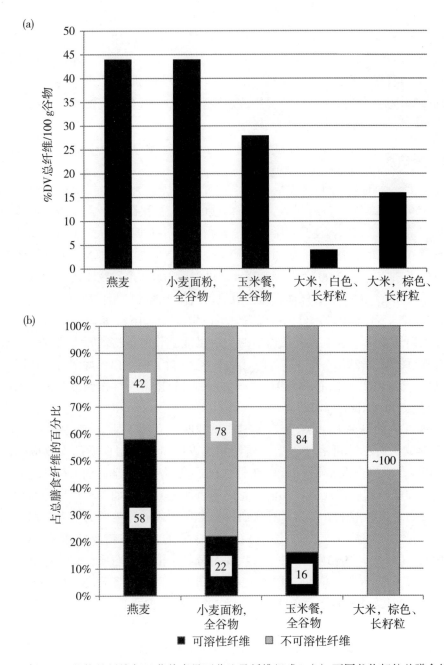

图 4.1　每 100 g 谷物的纤维每日营养素量百分比及纤维组成。(a) 不同谷物籽粒总膳食纤维每日营养素量百分比（% DV）的比较，%DC 以每 100 g 谷物籽粒中膳食纤维含量（US Department of Agriculture，2012）以及纤维的 25g 每日营养素量（FDA，2009）计算得出。(b) 以占总纤维的百分比比较可溶性及不可溶性纤维含量的差异

除了 β- 葡聚糖含量之外，与其他谷物不同的是，燕麦与小麦和玉米相比，更容易作为全谷物食用。这是因为，若将它作为磨制面粉应用于面包、意大利面以及软饼或者米饭的制作中，则需要将麸皮去除。因此，有针对性地增加燕麦进食的推荐量，可能对于减少全谷物摄入的差距，以及增加膳食中纤维的含量，具有积极的影响。然而，目前全谷物食用的差距非常大，以至于需要所有谷物均以更大的比例作为全谷物食用。

4.2.2　蛋白质

燕麦天然含有较高水平的蛋白质，在带有籽壳的燕麦籽仁中，平均含量为 11%～15%。裸粒中，高纤维素、低蛋白质的籽壳被去除后，燕麦蛋白质含量可以高达 12.4%～24.5%，使其在常见的全谷物中（包括玉米及大米）成为蛋白质含量最高者（Lásztity，1998）。如图 4.2 所示，全谷物小麦与玉米及大米相比含有更高含量的蛋白质，以 2000 卡热量为基础，每食用 100 g 全谷物小麦可以提供每日蛋白质量（50 g）的 26%。然而，这个数值仍然低于燕麦的蛋白质含量，它占蛋白质 DV 的 34%。玉米及大米分别可以提供蛋白质 DV 的 16% 和 14%～16%。

除蛋白质数量之外，燕麦蛋白质的质量也优于其他谷物，因为燕麦蛋白质部分具有独特的氨基酸组成——球蛋白（燕麦球蛋白）、白蛋白、醇溶谷蛋白以及谷蛋白（Wu 等，1972；Draper，1973）——它们可根据溶解性按照奥斯本分级进行分类（Klose 和 Arendt，2012）。

盐水可溶性球蛋白占燕麦总蛋白质的 50%～80%，是燕麦中蛋白质的主要贮存形式，而乙醇可溶性谷蛋白质则是燕麦中所含总蛋白质的次要成分，占 4%～15%。球蛋白及醇溶谷蛋白在籽粒的胚乳及糊粉层的蛋白体中最多；然而，这两种蛋白质所占比例在不同谷物之间有所差异。例如，和常见的谷物（例如拥有较高含量的醇溶谷蛋白贮存蛋白以及含量次之的球蛋白的小麦）相比，燕麦的高球蛋白与醇溶谷蛋白的比值将它们与主要的食用谷物区分开来（Shotwell 等，1990；Draper，1973）。另外一种次要组分是水溶性蛋白质，它占总蛋白质的 1%～12%，而谷蛋白在总蛋白质中的占比不到 10%，并且溶于碱性缓冲液（Klose 和 Arendt，2012，Peterson，2011；Lásztity，1998）。白蛋白和球蛋白一起存在于裸粒的胚芽中（Draper，1973）。

在裸粒的氨基酸组成方面，球蛋白中碱性氨基酸（赖氨酸、组氨酸和精氨酸）以及天冬酰胺 - 天冬氨酸的含量最高，而醇溶谷蛋白中谷氨酰胺 - 谷氨酸及脯氨酸含量明显较高，但是赖氨酸含量较低。白蛋白中主要含有的氨基酸包括赖氨酸、天冬酰胺 - 天冬氨酸以及丙氨酸。另外，在白蛋白及谷蛋白组分中，还发现了高水平的色氨酸。

籽粒的蛋白质质量可以通过籽粒中必需氨基酸含量相对于它们营养需要量

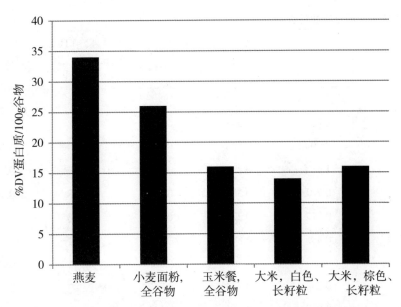

图 4.2　每 100g 谷物的蛋白质每日营养素量百分比比较，以每 100g 谷物籽粒的蛋白质含量（US Department of Agriculture，2012）及蛋白质 50g DV（FDA，2009）计算得出

的浓度确定。必需氨基酸无法通过人体合成，必须由膳食提供，包括组氨酸、异亮氨酸、亮氨酸、赖氨酸、蛋氨酸、苯丙氨酸、苏氨酸、色氨酸以及缬氨酸。反之，非必需氨基酸则可以由人体合成，但需要以必需氨基酸作为前体。因为燕麦中球蛋白的浓度较高，所以关键的必需氨基酸在燕麦中的含量较高，特别是赖氨酸——小麦及其他谷物籽粒包括玉米中的限制氨基酸。燕麦中赖氨酸的浓度很高，使其具有更好的必需氨基酸平衡，因此，燕麦的氨基酸评分（蛋白质质量）更高。燕麦及常见谷物的氨基酸组成在表 4.3 中显示。纵观燕麦的蛋白质组分，尽管谷氨酰胺含量比其他籽粒低，但是谷氨酰胺 - 谷氨酸的含量则更高，它构成了总氨基酸残基的 25%。燕麦中平均为 4.2% 的赖氨酸含量比除大米之外的其他谷物高（Peterson，2011）。然而，赖氨酸的水平仍然低于 5.5%/100 g 的粮食及农业组织推荐的参考标准，它也是燕麦中的限制氨基酸。总体上看，燕麦中的氨基酸含量除了两种必需氨基酸（赖氨酸及苏氨酸）之外，均满足要求值。然而，必需氨基酸的整体平衡使得燕麦在整体蛋白质质量方面优于全谷物小麦及玉米（Pomeranz 等，1973）。

4.2.3　脂肪

全谷物以干重为基础测得的总脂肪含量一般较低；但与全小麦、全玉米以及全棕色大米相比，全燕麦的总脂肪含量水平大约是它们的 2 倍，如表 4.4 所示（大约贡献总热量的 18%）。

表4.3　每100 g常用见谷物氨基酸组成

谷物 氨基酸（g）	燕麦，干	小麦面粉， 全谷物	玉米餐， 全谷物	大米，白色、 长籽粒、生、 未强化	大米，棕色、 长籽粒、生、 未强化
必需氨基酸					
组氨酸	0.405	0.357	0.248	0.168	0.202
异亮氨酸	0.694	0.443	0.291	0.308	0.336
亮氨酸	1.284	0.898	0.996	0.589	0.657
赖氨酸	0.701	0.359	0.228	0.258	0.303
蛋氨酸	0.312	0.228	0.17	0.168	0.179
苯丙氨酸	0.895	0.682	0.399	0.381	0.41
苏氨酸	0.575	0.367	0.305	0.255	0.291
色氨酸	0.234	0.174	0.057	0.083	0.101
缬氨酸	0.937	0.564	0.411	0.435	0.466
非必需氨基酸					
丙氨酸	0.881	0.489	0.608	0.413	0.463
精氨酸	1.192	0.648	0.405	0.594	0.602
天冬氨酸	1.448	0.722	0.565	0.67	0.743
半胱氨酸	0.408	0.275	0.146	0.146	0.096
谷氨酸	3.712	4.328	1.525	1.389	1.618
甘氨酸	0.841	0.569	0.333	0.325	0.391
脯氨酸	0.934	2.075	0.709	0.335	0.372
丝氨酸	0.75	0.62	0.386	0.375	0.411
酪氨酸	0.573	0.275	0.33	0.238	0.298

每100 g谷物的必需及非必需氨基酸的值（US Department of Agriculture，2012）。

表4.4　谷物脂肪酸含量占热量的百分比

谷物 脂肪酸	燕麦	小麦面粉， 全谷物	玉米餐， 全谷物	棕色大米
多不饱和脂肪（%）	2.5	1.2	1.6	1.0
单不饱和脂肪（%）	2.2	0.3	0.9	1.1
饱和脂肪（%）	1.2	0.4	0.5	0.6

（US Department of Agriculture，2012）。

图 4.3 对全燕麦的脂肪酸分布与大米、小麦及玉米进行了比较。结果发现，所有 4 种谷物中，以占总热量的百分比表示的饱和脂肪含量非常相近，波动在 17% ~ 22% 之间。多不饱和脂肪酸组分是玉米和小麦中脂肪酸的主要类型，而大

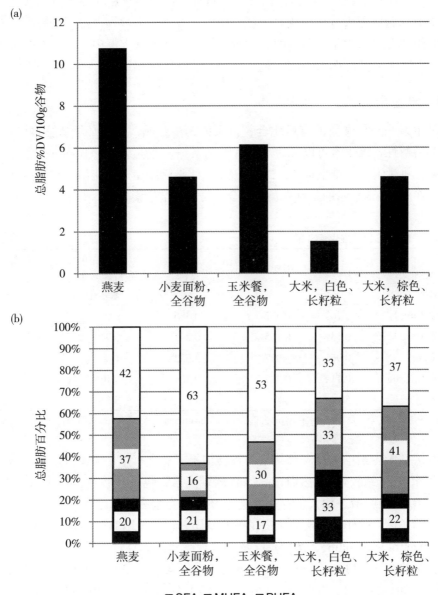

图 4.3　每 100g 全谷物的每日营养素量百分比及脂肪成分。(a) 总脂肪含量的每日营养素量百分比（%DV）的比较，以每 100g 全谷物的总脂肪量（US Department of Agriculture，2012）以及脂肪的 65g DV（FDA，2009）计算得出。(b) 以占总脂肪百分比比较各全谷物饱和脂肪酸（SFA）、单不饱和脂肪酸（MUFA）以及多不饱和脂肪酸（PUFA）含量的差异

米及燕麦中多不饱和及单不饱和脂肪酸的分布相似。与美国膳食推荐量相比，所有这些谷物均含有非常有利的脂肪酸组成。在考虑来自全谷物的膳食脂肪的影响时，发现在美国仅有非常少量的总谷物消耗是以全谷物的形式进行的：大约为 1.1 盎司 [1]/天（Lin 和 Yen，2007）。因此，来自谷物的总膳食脂肪摄入量和典型美国膳食中的总脂肪摄入量相比相对较低；所以，对于大多数人来说，全谷物中有利的脂肪组成对总膳食脂肪摄入的影响较小。在一些素食人群中，以及在全谷物摄入量所占供能比较大的国家中例外。

4.2.4　维生素

维生素是一种微量的有机化合物，人体无法合成，因此必须从膳食中获得。根据其溶解性，维生素可以分为水溶性维生素——维生素 C 及 B 族维生素——以及脂溶性维生素——维生素 A、D、E 及 K。水溶性维生素及脂溶性维生素在燕麦中均存在。表 4.5 显示的是燕麦及常用全谷物中的维生素含量。

表4.5　每100 g谷物的维生素含量

谷物 维生素	燕麦，干	小麦面粉，全谷物	玉米餐，全谷物	大米，白色、长籽粒、生、未强化	大米，棕色、长籽粒、生、未强化
硫胺素（mg）	0.763	0.502	0.385	0.07	0.401
核黄素（mg）	0.139	0.165	0.201	0.049	0.093
烟酸（mg）	0.961	4.957	3.632	1.6	5.091
维生素 B_6（mg）	0.119	0.407	0.304	0.164	0.509
叶酸（μg）	56	44	25	8	20

每 100 g 谷物的维生素含量，以 mg 或者 μg 为单位（US Department of Agriculture，2012）。

水溶性维生素中，燕麦及其他全谷物均不天然含有维生素 C（抗坏血酸）或者维生素 B_{12}（钴胺素）。然而，其他 B 族维生素，包括硫胺素、核黄素、烟酸、维生素 B_6 以及叶酸，均大量存在。这些 B 族维生素在能量及氨基酸代谢中扮演着重要的角色，并作为辅酶因子提供甲基基团。根据美国农业部营养数据库（US Department of Agriculture，2012）以及美国食品药品监督管理局针对 2000 卡热量的营养标签指南（FDA，2009）进行的计算（图 4.4），100g 燕麦可以提供硫胺素 DV（1.5 mg）的 51%，叶酸 DV（400 μg）的 14%，二者在常用谷物（即小麦、玉米以及大米）中均是最高的。燕麦中核黄素的含量可以提供 DV（1.5 mg）的 9%，这与分别可提供 10% 及 12% DV 的小麦及玉米相似。燕麦的烟酸固有含量在常见谷物中是最低的（图 4.4），但是与小麦、玉米及大米相比，燕麦的色氨酸含量相

---

[1] 译者注：1 盎司约为 28.35 g。

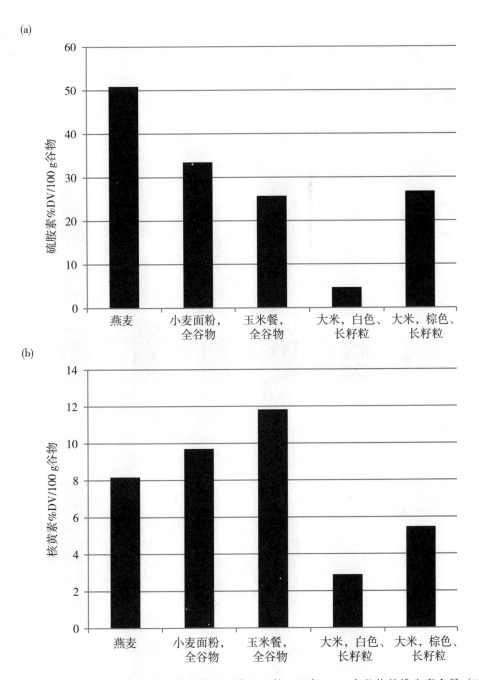

图 4.4 每 100 g 谷物维生素每日营养素量百分比比较，以每 100g 全谷物的维生素含量（US Department of Agriculture，2012）以及下述 DV 计算得出：（a）硫胺素 =1.5mg；（b）核黄素 =1.7mg；（c）烟酸 =20mg；（d）维生素 B_6=2mg；（e）叶酸 =400μg（FDA，2009）

对较高，色氨酸是肝中烟酸合成的前体物质。脂溶性维生素中，维生素 D 及 A 并非天然存在于植物性食物中。另外，类胡萝卜素——例如作为维生素 A 合成前体物质的 β- 胡萝卜素——微量存在于小麦及玉米中，但在燕麦中没有发现。此外，燕麦中还存在较高浓度的维生素 E（White 等，2006）。

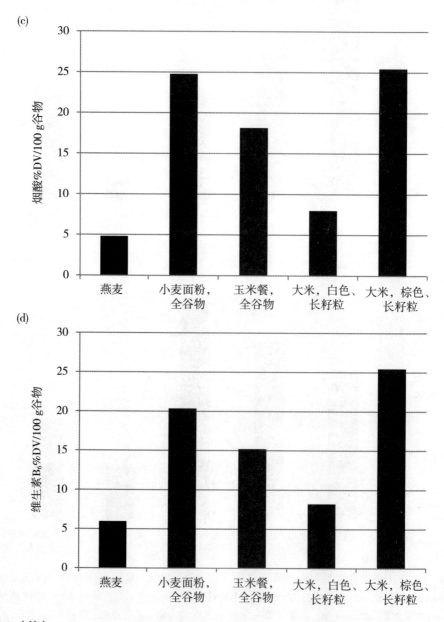

图 4.4 （续）

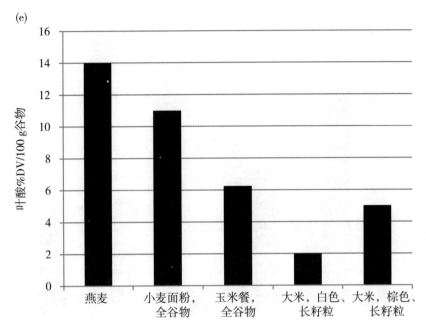

图 4.4 （续）

4.2.5　矿物质

矿物质构成食物中微量营养素的无机部分，根据机体的不同需要量，可以分为常量元素或微量元素。矿物质中的常量元素是指膳食中的需要量大于 100 mg/d 的矿物质，包括钙、镁、钾、磷以及钠。而矿物质中的微量元素是指膳食中的需要量小于 100 mg/d 的矿物质，包括铁、锌、锰以及铜。常量和微量矿物质均在燕麦及常用谷物中存在，但燕麦中的微量元素水平与其他谷物相比相对较高，如表 4.6 所示（US Department of Agriculture，2012）。

在常量元素中，钾（作为一种电解质）和磷（磷脂以及骨骼和牙齿的组成成分）是燕麦中含量最明显的两种常量矿物质。图 4.5 描述的是以 2000 卡为基础，100 g 全谷物中矿物质的 %DV 比较。燕麦中的钾可以提供 DV（3500 mg）的12%，紧随其后的是小麦，它可以提供 DV 的 10%。燕麦中含有大量的磷，它占1000 mg DV 的 52%。小麦和棕色大米分别可以提供磷 DV 的 36% 及 33%，然后是玉米，它低于燕麦所提供 % DV 的一半，而谷物中的白色大米所能提供的磷最低。燕麦、小麦以及大米可以提供非常少量（< 1% DV）的钠，而每 100 g 全玉米中含有少量的钠（DV 的 1.5%）。与燕麦中的两种主要矿物质相比，钙、镁的含量较少。然而，它们在燕麦中的水平略高于小麦、大米以及玉米。钙、镁均是骨骼及牙齿的重要成分，并在生化反应中作为酶的辅助因子发挥作用，它们在燕麦中的

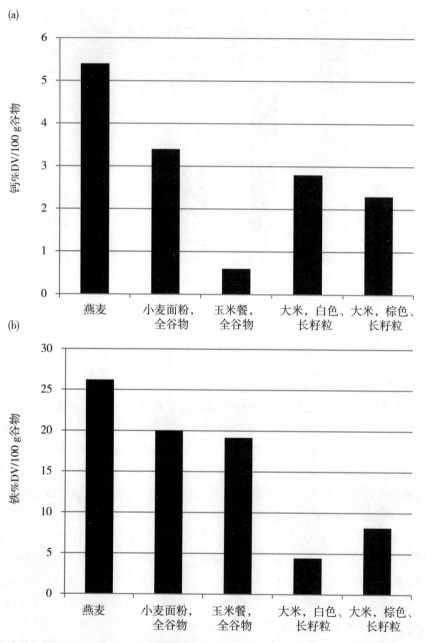

图 4.5　每 100 g 谷物矿物质每日营养素量百分比比较，以每 100 g 全谷物的矿物质含量（US Department of Agriculture，2012）以及下述 DV 计算而得：（a）钙 =1000mg；（b）铁 =18mg；（c）镁 =400mg；（d）磷 =1000mg；（e）钾 =3500mg；（f）钠 =2400mg；（g）锌 =15mg；（h）铜 =2mg；（i）锰 =2mg（FDA，2009）

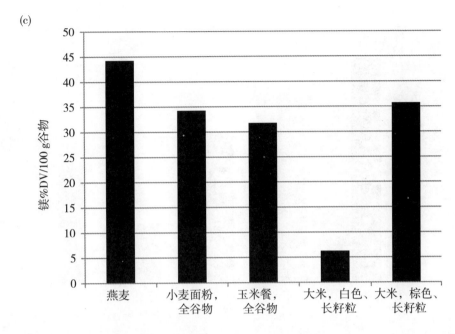

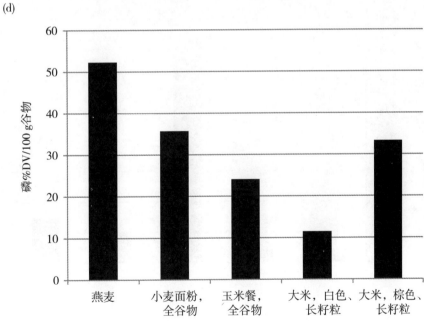

图 4.5 （续）

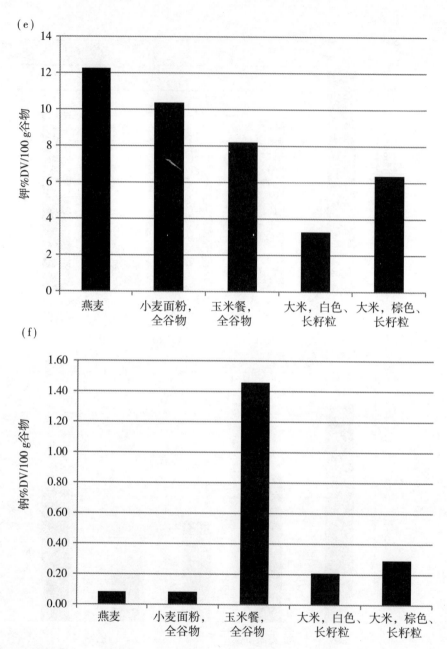

图 4.5　（续）

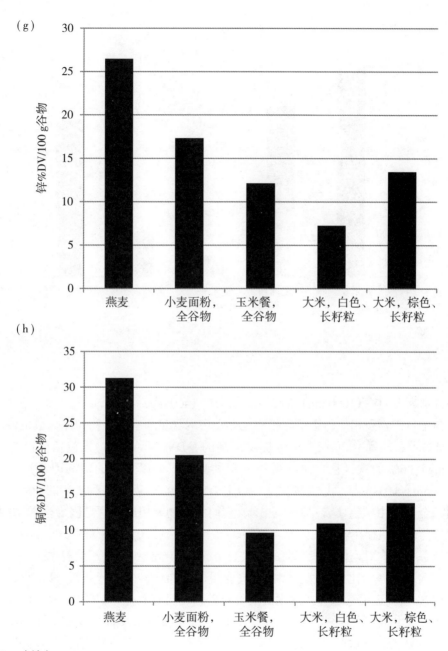

图 4.5 （续）

(i)

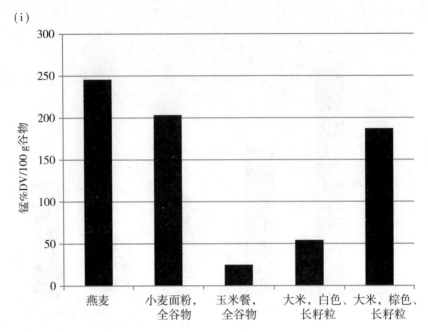

图 4.5 （续）

水平分别为占 DV（1000 mg）的 5% 以及 DV（400 mg）的 44%。

　　与常量矿物质相似，微量矿物质在燕麦中的含量与其他谷物相比一般也较高，如表 4.6 所示，每 100g 燕麦可以提供更高的 %DV。微量矿物质包括可提供 DV（18 mg）26% 的铁（它是血红蛋白的一种必要成分以及酶的辅助因子）、提供 DV（2 mg）31% 的铜，以及提供 2 倍以上 DV 的锰——另外一种重要的辅酶因子。然而，全谷物中矿物质含量并不能反映它们的生物利用度，这是因为全谷物的纤维成分与矿物质存在着潜在的相互制约。

　　全谷物含有对人体健康有益的各类营养素。与全球主要食用的谷物——玉米、小麦及大米——相比较，燕麦除拥有高含量的蛋白质、微量营养素，以及最为突出的以 β- 葡聚糖为存在形式的水溶性纤维外，还具有其他相似的营养特征。小麦和玉米通常以面粉的形式广泛应用于面包、意大利面以及软饼或者米饭的制作，必须去除麸皮。与这两种谷物相比，燕麦更适合以全谷物的方式食用。因此，增加燕麦食用量可能对于缩小全谷物摄入的差距以及增加膳食中纤维的含量，产生积极的影响。因此，有针对性地增加燕麦的食用量，同时推荐增加总体全谷物的摄入量，将会对人类的健康产生积极的影响。

表4.6　每100 g谷物的矿物质含量

谷物\n矿物质（mg）	燕麦，干	小麦面粉，全谷物	玉米餐，全谷物	大米，白色、长籽粒、生、未强化	大米，棕色、长籽粒、生、未强化
钙	54	34	6	28	23
铁	4.72	3.6	3.45	0.8	1.47
镁	177	137	127	25	143
磷	523	357	241	115	333
钾	429	363	287	115	223
钠	2	2	35	5	7
锌	3.97	2.6	1.82	1.09	2.02
铜	0.626	0.41	0.193	0.22	0.277
锰	4.916	4.067	0.498	1.088	3.743

每 100 g 谷物中常量及微量矿物质的含量，以 mg 为单位（US Department of Agriculture，2012）。

参考文献

Bechtel, D.B. and Pomeranz, Y. (1981) Ultrastructural and cytochemistry of mature oat (*Avena sativa* L.) endosperm. The aleurone layer and starchy endosperm. *Cereal Chemistry*, **58**, 61–69.

Biorklund, M., Van Rees, A., Mensink, R.P., and Onning, G. (2005) Changes in serum lipids and postprandial glucose and insulin concentrations after consumption of beverages with [beta]-glucans from oats or barley: a randomised dose-controlled trial. *European Journal of Clinical Nutrition*, **59**, 1272–1281.

Draper, S.R. (1973) Amino acid profiles of chemical and anatomical fractions of oat grains. *Journal of the Science of Food and Agriculture*, **24**, 1241–1250.

FAO (2013) *Higher 2012 world cereal production than was forecast in December, but stocks still expected to decline* [Online]. www.fao.org (last accessed 26 April 2013).

FDA (2009) *Guidance for Industry: A Food Labeling Guide* [Online]. US Department of Health and Human Services. http://www.fda.gov/Food/GuidanceRegulation/GuidanceDocumentsRegulatoryInformation/LabelingNutrition/ucm2006828.htm (last accessed 14 May 2013).

Frølich, W. and Nyman, M. (1988) Minerals, phytate and dietary fibre in different fractions of oat-grain. *Journal of Cereal Science*, **7**, 73–82.

Fulcher, R.G., O'Brien, T.P., and Wong, S.I. (1981) Microchemical detection of niacin, aromatic amine, and phytin reserves in cereal bran. *Cereal Chemistry*, **58**, 130–135.

Ganßmann, W. and Vorwerck, K. (1995) Oat milling, processing and storage. In: Welch, R. (ed.) *The Oat Crop*. Springer The Netherlands. 369–408

Gray, D.A., Auerbach, R.H., Hill, S., *et al.* (2000) Enrichment of oat antioxidant activity by dry milling and sieving. *Journal of Cereal Science*, **32**, 89–98.

Heneen, W.K., Banaś, A., Leonova, S., *et al.* (2009) The distribution of oil in the oat grain. *Plant Signaling & Behavior*, **4**, 55–56.

Klose, C. and Arendt, E.K. (2012) Proteins in oats; their synthesis and changes during germination: a review. *Critical Reviews in Food Science and Nutrition*, **52**, 629–639.

Kumar, V., Sinha, A.K., Makkar, H.P.S., *et al.* (2011) Dietary roles of non-starch polysach-harides in human nutrition: A review. *Critical Reviews in Food Science and Nutrition*, **52**, 899–935.

Lásztity, R. (1998) Oat grain – a wonderful reservoir of natural nutrients and biologically active substances. *Food Reviews International*, **14**, 99–119.

Lin, B.H. and Yen., S.T. (2007) The U.S. grain consumption landscape: who eats grain, in what form, where, and how much? Economic Research Report; no. 50, United States Deptartment of Agriculture. *Economic Research Service.*

Miller, S.S., and Fulcher, R.G. (2011) Microstructure and chemistry of the oat kernel. In: Webster, F.H. and Wood, P.J. (eds) *OATS: Chemistry and Technology*, 2nd edn, Chapter 5. AACC International, Inc., AACC International, St. Paul, MN.

Peterson, D.M. (1992) Composition and Nutritional Characteristics of Oat Grain and Products. *Oat Science and Technology, agronomymonogra*, 265–292.

Peterson, D.M. (2011) Storage Proteins. In: Webster, F.H. and Wood, P.J. (eds) *OATS: Chemistry and Technology*, 2nd edn, Chapter 8. AACC International, Inc., AACC International, St. Paul, MN.

Peterson, D.M., Saigo, R.H., and Holy, J. (1985) Development of oat aleurone cells and their protein bodies. *Cereal Chemistry*, **62**, 366–371.

Peterson, D.M., Senturia, J., Youngs, V.L., and Schrader, L.E. (1975) Elemental composition of oat groats. *Journal of Agricultural and Food Chemistry*, **23**, 9–13.

Pomeranz, Y., Youngs, V.L., and Robbins, G.S. (1973) Protein content and amino acid composition of oat species and tissues. *Cereal Chemistry*, **50**, 702–707.

Shotwell, M.A., Boyer, S.K., Chesnut, R.S., and Larkins, B.A. (1990) Analysis of seed storage protein genes of oats. *Journal of Biological Chemistry*, **265**, 9652–9658.

US Department Of Agriculture, ARS (2012) USDA National Nutrient Database for Standard Reference. Release 25. http://www.ars.usda.gov/main/site_main.htm?modecode=12-35-45-00 (last accessed 14 May 2013).

USDA and HHS (2010) Dietary Guidelines for Americans, 7th Edition [Online]. Available: http://www.health.gov/dietaryguidelines/2010.asp (last accessed 22 April 2013)].

Welch, R. (1995) The chemical composition of oats. In: Welch, R. (ed.) *The Oat Crop*. Springer, The Netherlands, pp. 279–320.

White, D.A., Fisk, I.D. and Gray, D.A. (2006) Characterisation of oat (*Avena sativa* L.) oil bodies and intrinsically associated E-vitamers. *Journal of Cereal Science*, **43**, 244–249.

Wu, Y.V., Sexson, K.R., Cavins, J.F. and Inglett, G.E. (1972) Oats and their dry-milled fractions: protein isolation and properties of four varieties. *Journal of Agricultural and Food Chemistry*, **20**, 757–761.

Youngs, V.L., Püskülcü, M., and Smith, R.R. (1977) Oat lipids I. Composition and distribution of lipid components in two oat cultivars. *Cereal Chemistry*, **54**, 803–812.

第5章

燕麦淀粉

Prabhakar Kasturi 和 **Nicolas Bordenave**
Global R&D Technical Insights – Analytical Department, PepsiCo Inc.,
Barrington, IL, USA

5.1　引言

　　燕麦作为 20 世纪 60 年代第五大产量谷物，大约占全世界总谷物产量的 5%，但它们的重要性已经出现了下降。2010 年燕麦的产量排名第七，为 2 千万公吨（与之相比，玉米的产量为 8.44 亿公吨）。因此，与其他主要淀粉来源相比，燕麦淀粉没有受到同样的关注。然而，自 20 世纪 50 年代中期以来，已经对燕麦开展了很多重要的研究，对燕麦淀粉与其他来源淀粉进行了比较，突出其特点。

　　淀粉占燕麦裸粒重量的 40% ~ 65%（w/w），主要位于胚乳中（Verhoeven 等，2004；Rhymer 等，2005）。它包括两种葡萄糖多聚体（直链淀粉和支链淀粉），充填在半晶体中，以颗粒的形式存在。直链淀粉是 α-D- 吡喃葡萄糖基以 α-(1,4)- 糖苷键方式连接的线性聚合物。支链淀粉有密集的分支，通过 α-(1,4)- 糖苷键连接成直链，在直链上又可通过 α-(1,6)- 糖苷键形成侧链。

　　淀粉具有多种组成结构且含量不同，从其葡萄糖构建区块至其自然形成的颗粒形式，为其特性及特征提供了基础。燕麦淀粉的特殊性主要取决于这些组成结构，例如支链淀粉的分支形式、直链淀粉和支链淀粉的分子量分布、颗粒形态，以及它们杂质的数量和特征。

　　淀粉颗粒在水中加热时会发生膨胀及破裂，形成凝胶及糊状物，它们由直链淀粉和支链淀粉的三维网络组成。冷却后，这些多聚体会经历一种重新组合过程，称为回生。凝胶化、糊化以及回生特征由淀粉的分子结构决定，并在不同的淀粉来源中存在差异。这些特性使得淀粉可以作为一种食物成分或者食品添加剂使用，以发挥保湿、改善质感、稳定乳液等功能。从这些物理化学特性的角度来看，所进行的以燕麦淀粉为重点的研究已对燕麦淀粉与其他淀粉进行比较，从而促进人们更充分地利用燕麦淀粉。

　　以下将对燕麦淀粉与其他来源淀粉的结构特性进行比较，并回顾这些结构特征对燕麦淀粉物理化学特征产生的影响。

5.2　天然燕麦淀粉的组成结构：从分子水平到颗粒水平

　　如前文所述，淀粉在分子水平上由两种葡萄糖多聚体组成：直链淀粉和支链淀粉。

　　直链淀粉是一种 α-(1,4)- 糖苷键连接 D- 吡喃葡萄糖残基的线性无分支多聚体，尽管有研究显示直链淀粉可以存在少数非常长的由以 α-(1,6)- 糖苷键连接到骨架链上的 α-D-(1,4)- 吡喃葡萄糖基链（BeMiller，2007a）（图 5.1）。然而，这些随机且罕见的分支以及分支链的显著长度使直链淀粉在理化角度表现为纯线性聚合物（Biliaderis，1998）。据报道，直链淀粉的分子量范围一般在 2.0×10^5 和 1.2×10^6 之间。支链淀粉是一种高度分支的 α- 葡聚糖，由以 α-(16)- 糖苷键连接的短 α-D-(1,4)- 吡喃葡萄糖基链组成（图 5.1）。分支模式及支链长度随淀粉来源和种植条件不同而变化（Wrolstad，2012）。在对淀粉的生物合成有更深入的理解后，已对支链淀粉的描述进行了广泛的综述（Thompson，2000）。普遍同意围绕三种类型的线性 α-D-(1,4)- 吡喃葡萄糖基链建立一个集簇模型：从支链淀粉分子的外部到核心，短 A- 链无分支并连接到 B- 链上，这些 B- 链自身连接到单 C- 链上，单 C- 链携带支链淀粉分子的还原基团。A- 链及短 B- 链均具有 14 ~ 18 个 α-D- 吡喃葡萄糖基单元的链长度，而长 B- 链则具有 45 ~ 55 个单元的链长度（图 5.2）。

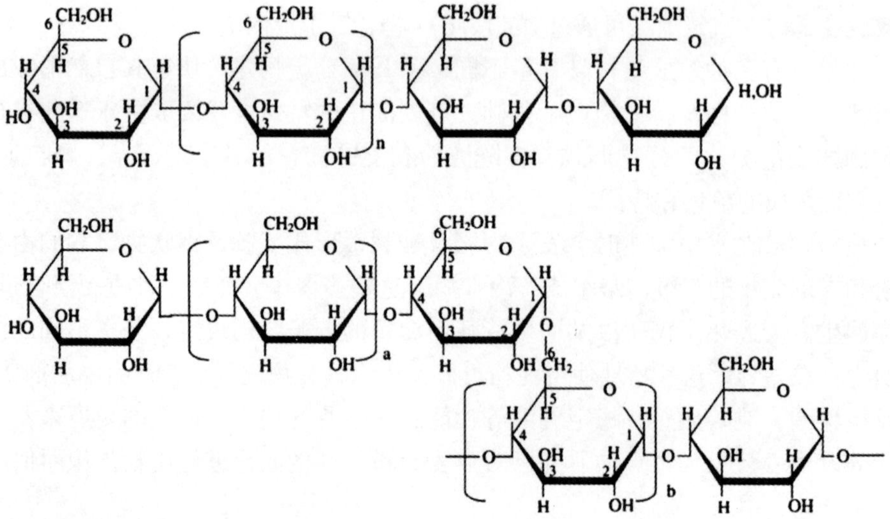

图 5.1　直链淀粉（上图）及支链淀粉（下图）的分子结构

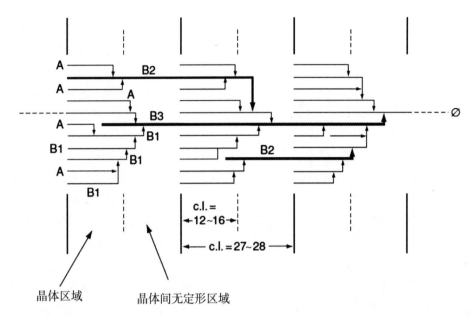

图 5.2　支链淀粉的集簇模型。A、B 分别代表支链的命名。Φ：还原性末端。c.l.：以多聚化程度表示的链长度。来源：摘编自 Hizukuri（1986）。转载获得了 Pergamon 出版社的许可

　　α-（1,4）- 糖苷键连接的 α-D- 吡喃葡萄糖基单元的线性序列通过空间构象卷曲成螺旋形，每一回转为 6 个葡萄糖单元（Gidley 和 Bociek，1985）。这为线性糖苷段提供了形成强氢键连接（即分子间及分子内结合）的机会，特别是当两条链相邻时它们在双螺旋中的结合。

5.2.1　燕麦淀粉分子及特征研究

　　淀粉的主要分子特性为直链淀粉与支链淀粉比值、直链淀粉及支链淀粉的分子量，以及细微结构（分支模式及支链长度）。以下是对研究这些特征所使用的分析方法的综述。

5.2.1.1　直链淀粉与支链淀粉比值

淀粉中直链淀粉与支链淀粉比值通常采用以直链淀粉及支链淀粉和碘形成包合物的能力不同为基础的碘结合方法测定（Herrero-Martínez 等，2004）。最常使用的方法是分光光度法，其中直链淀粉和支链淀粉具有不同的最大吸收波长：直链淀粉约为 620 nm，支链淀粉为约为 540 nm。另外，直链淀粉含量可以通过电流计或者电位计测量得出，这些方法取决于碘溶液在淀粉存在的情况下的电特性。然而，支链淀粉和碘形成的包合物会干扰电流计或电位计的测量结果，会导致直链淀粉含量被高估。

　　已经开发出一些与刀豆素 A 形成复合物（Gibson 等，1997），或者以直链淀粉

和正丁醇（Young，1984）或者其他醇类（Kim 和 Willett，2004）的选择性沉淀为
基础的其他方法。然而，后面这些方法在特异性方面可能存在问题，因为其潜在
机制尚未充分了解。最后，通过将长线性链［多聚化程度（degree of polymerization，
DP）> 100］归于直链淀粉，将短链归于支链淀粉（基于色谱和毛细管电泳），从
而对直链淀粉与支链淀粉的比值进行估计，尽管这些做法是经验性的并存在问题
（Chen 和 Bergman，2007）。

据报道，燕麦中直链淀粉含量的一般范围为 19.4% ~ 29.4%，玉米及小麦中
为大约 28%（Hoover 等，2003）。Hoover 发现，在同样环境条件下种植的两种燕
麦品种中，直链淀粉的含量为 22.7% ~ 22.9%（Hoover 和 Senanayake，1996a）。
随后一项以 6 种燕麦品种进行的研究显示，总淀粉含量的波动范围为 19.6% ~
24.5%。其他研究发现，总淀粉含量的范围为 30.3% ~ 33.6%（Hartunian-Sowa 和
White，1992）以及 33.6%（Stevenson 等，2007 年）。研究结果存在差异的原因是没
有提取的脂肪形成直链淀粉 - 脂肪复合物，从而造成干扰，导致直链淀粉的含量可能
被低估。对裸燕麦品种 Polar 进行测定，直链淀粉含量低至 14.5%（Berski 等，2011）。

5.2.1.2   淀粉、直链淀粉及支链淀粉的分子量及细微结构   淀粉特征研究的一个关
键步骤就是其分子量及分子量分布。事实上，分子量是决定淀粉特性的主要因素，
例如加工过程中所关注的糊状物或者悬浮液的黏性、营养方面关注的可消化率、包
装中所关注的成膜特性等（Biliaderis，1998）。虽然淀粉的平均分子质量（M_w）可以
通过光散射法测定（Wyatt，1993；Roger 等，1999），但是一个单一的平均分子质量
数值可以产生不同的 M_w 分布，它们可以导致相应的淀粉表现出不同的特性，这是
很容易理解的。M_w 的测定目前是淀粉特征研究中最大的挑战之一（表 5.1）。

表5.1   谷物淀粉的平均分子质量（以Da为单位的M_w）

样本	高 M_w 支链淀粉	低 M_w 支链淀粉	直链淀粉
燕麦	1.36×10^6 (8.9×10^4)	3.19×10^6 (1.5×10^5)	1.68×10^5 (6.8×10^3)
大麦	6.85×10^6 (5.7×10^5)	2.72×10^6 (1.2×10^5)	1.43×10^5 (1.5×10^4)
荞麦	6.68×10^6 (3.9×10^5)	2.37×10^6 (6.6×10^5)	1.36×10^5 (3.9×10^4)
玉米	6.31×10^6 (3.9×10^5)	2.88×10^6 (9.3×10^5)	1.56×10^5 (5.0×10^4)
硬粒小麦	7.27×10^6 (5.1×10^5)	2.94×10^6 (1.2×10^5)	1.36×10^5 (3.5×10^4)
大米	7.85×10^6 (9.1×10^5)	2.92×10^6 (3.4×10^5)	1.63×10^5 (1.1×10^4)
黑麦	7.43×10^6 (3.5×10^5)	2.87×10^6 (5.2×10^5)	1.55×10^5 (6.2×10^4)
春小麦	7.90×10^6 (5.6×10^5)	3.23×10^6 (3.5×10^5)	1.33×10^5 (1.8×10^4)
LSD（$P < 0.05$）	7.59×10^6	1.11×10^5	2.17×10^4

括号中为标准差；LSD，最小显著性差异（$P < 0.05$）。
来源：摘编自 Simsek 等，2012 年。转载获得了 Kluwer 学术出版社的许可。

近期有学者对这些研究进行了综述（Gidley 等，2010），并将其分成两个主要的问题：淀粉溶解及多聚体分离。

淀粉多聚体仅在接近中性的 pH 溶液中才呈现亚稳态，并随时间出现相位分离。淀粉的增溶可以通过碱性水溶液或者二甲基亚砜（dimethyl sulfoxide，DMSO）实现，并通过热处理或者机械处理的方法促进溶解。然而，所有这些方法均可使淀粉发生降解，特别是对支链淀粉，它因尺寸大且分支密度高而对剪切力非常敏感。这可能会导致淀粉 M_w 被低估。

对于多聚体分离，存在多种方法。最常用的方法为分子大小排除色谱法（size exclusion chromatography，SEC）。虽然所需要的特征值为分子量，但是 SEC 按照它们的流体力学体积 V_h（它们"在空间中的大小"）将多聚物分离（Jones 等，2009）。然而，由于支链淀粉的分支模式及分子结构的变异性（以及直链淀粉中程度小得多的变异性），在 V_h 及分子量之间不存在相互关系。因此，具有相同 V_h 但是不同分子量的多聚体将在同一时间洗脱出来，而具有相同分子量但不同 V_h 的多聚体则在不同的时间洗脱出来，使得色谱结果很难解释（图 5.3）。其他分离技术，例如不对称场流分离法或者分析性超速离心法，也可以实现多聚体分离，但是面临着同样的问题。另外一种困难是多聚体分离后检测仪的选择以及它将提供的特征性数值：所测量的最常见也是最实际的数值是平均分子质量 M_w，实际上它是通过 V_h 分离的多聚体的平均分子质量（Gidley 等，2010）。这种 M_w 数值主要可以通过光散

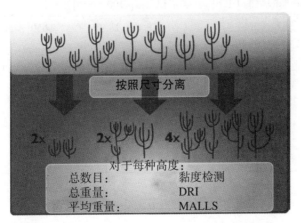

DRI，示差折光指数；MALLS，多角度激光光散射

图 5.3　淀粉（一种高度分支的分子）的特征研究，与对森林中的树进行特征研究相似，首先按照大小进行分离（或者对于树来说，按高度分离），然后使用三种不同的检测仪来检测（对于树来说是每棵树的）高度、数目（分布）、总重量（分布）以及重量-平均重量。来源：Gilbert 等（2010）。转载获得了美国谷物化学家协会（AACC）的许可

射技术或者通过使用已知链长度的线性多聚体标准物来测得（Gilbert 等，2010）。

相似地，SEC 偶联以荧光辅助糖电泳法是测定支链淀粉细微结构的可选方法。用脱支酶进行酶解处理之后，可以用这种方法分析支链淀粉的链长度分布（Yao 等，2005）。

然而，固定浓度下的黏度测定在生产环节可以对 M_w 进行快速而实用的评价及比较。

Berski 及其团队测定的燕麦淀粉的总体 M_w 为 9.02×10^7 Da，但是针对直链淀粉及支链淀粉必须分别考虑（Berski 等，2011）。

对于燕麦直链淀粉，据报告估计其平均链长度数值为 3200 个单元（5.1×10^5 Da），其中碘亲和力为 18 g/100 g 淀粉（Manelius 和 Bertoft，1996）。这个数值似乎高于其他研究所报告的结果。事实上，Wang 和 White（1994a）所研究的燕麦品种 E77、Dal 及 L996 的直链淀粉组分表现出的重量平均 DP_w 在 392 和 2920 之间（$6.4 \times 10^4 \sim 4.7 \times 10^5$ Da），其中峰值 DP_w 为 939 ～ 1208（$1.5 \times 10^5 \sim 2.0 \times 10^5$ Da），碘亲和力为 18.4 ～ 18.9 g 碘/100g 直链淀粉。碘亲和力的范围低于其他谷物。在以异淀粉酶酶解之后，直链淀粉组分显示出一种由以下方面组成的分支模式，即平均质量 - 平均 CL（CL_w）为 593 ～ 703，其中峰值 CL_w 为 182 ～ 204（Wang 和 White，1994b，1994c）（表 5.2）。最近，发现市售燕麦片的直链淀粉组分的 M_w 为 1.68×10^5 Da（图 5.4）（Simsek 等，2012）。

表5.2　E77、Dal及L996燕麦淀粉中直链淀粉、中间组分以及支链淀粉组分的特征研究

样本	异淀粉酶酶解的 DP 组	碘亲和力（g/100 g 材料）	λ_{max}（nm）	$[\eta]$（ml/g）
直链淀粉	392 ～ 568 2149 ～ 2920	18.4 ～ 18.9	659 ～ 662	167 ～ 173
中间组分	21.8 ～ 22.6 34.5 ～ 79.9 280 ～ 310.9	0.62 ～ 1.26	567 ～ 575	145 ～ 148
支链淀粉	16.6 ～ 20.1 30.7 ～ 31.8 181.7 ～ 204.2	0.30 ～ 0.58	557 ～ 560	124 ～ 146

DP，多聚化程度。

摘编自 Wang 和 White（1994a，1994b，1994 c）。

有研究显示，燕麦支链淀粉的总体平均链长度为 17（Manelius 和 Bertoft，1996）。在 Simsek 及其团队（Simsek 等，2012）进行的研究中，来自市售燕麦片的淀粉中支链淀粉组分所显示的 M_w 为 1.36×10^7 Da。该研究显示，虽然燕麦直链淀粉和其他谷物直链淀粉具有可比性，但是燕麦支链淀粉的 M_w 似乎显著高于其他

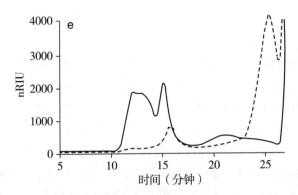

图 5.4　燕麦淀粉的分子大小排除色谱。来源：Simsek 等（2012）。转载获得了 Kluwer 学术出版社的许可

谷物。按照 Wang 和 White（1994a，1994b，1994c）的研究，对燕麦支链淀粉进行异淀粉酶的酶解处理，产生出 3 个明显的以高、中及低 CL_w 为特征的线性链组分，其 CL_w 范围分别为 181.7 ~ 204.2、30.7 ~ 31.8 以及 16.6 ~ 20.1，碘亲和力范围为 0.30 ~ 0.58 g/100 g 材料。

最后，在一些早期研究（Banks 和 Greenwood，1967；Paton，1979）中，发现了一个中等 M_w 的组分，认为它是支链淀粉和直链淀粉有限的复合物形成的结果（Tester 和 Karkalas，1996）。Mua 和 Jackson（1995）试图通过对燕麦淀粉中间组分采用不同的溶剂及严格的热处理来证实这种理论。然而，对于这些结果的解释应当谨慎对待，因为以前的研究已经提到过这种分支结构在上述条件下易发生降解的问题。Wang 和 White（1994a）的研究显示，对这个组分进行异淀粉酶酶解处理后，产生出 3 个线性分支组分，其 CL_w 范围分别为 280 ~ 310.9、34.5 ~ 79.9 以及 21.8 ~ 22.6，碘亲和力范围为 0.62 ~ 1.26 g/100 g 材料。这个组分以 SEC 法在支链淀粉和直链淀粉之间洗脱出来，后经过特征研究表现为，一方面和支链淀粉相比分支更少、分支更长、M_w 更低，另一方面和直链淀粉相比分支更多、分支更短以及 M_w 更高，该组分 M_w 为 3.19×10^6 Da（Simsek 等，2012）。

MacArthur 及 D'Appolonia（1979）以及 Wang 和 White（1994a,1994b,1994 c）对这些组分的内在黏性进行了测定，结果显示其数值范围为：从支链淀粉组分的 124 ml/g 到直链淀粉组分的 207 ml/g。

5.2.2　天然淀粉的结晶性及超分子组成结构

淀粉以颗粒的形式天然存在于谷物的胚乳中，其中直链淀粉及支链淀粉是以半结晶的形式填充在一起的。淀粉颗粒存在一些生长环，这些生长环或是高度有序且富含支链淀粉，或是为无定形且富含直链淀粉。高度有序的生长环显示出以下特征，即支链淀粉相邻近的侧链以双螺旋相连，它们本身按照两种结晶结构［A

型和（或）B型]排列。

5.2.2.1　燕麦淀粉颗粒　燕麦淀粉颗粒的集簇生长导致它们大部分呈不规则或多边形形状，而其他淀粉颗粒（生长于集簇的外层）则在一侧为多边形，另一侧呈卵圆形（图5.5）（Hartunian-Sowa和White，1992；Jane等，1994；Hoover等，2003；Tester等，2004）。集簇的直径一般为20～150 μm，平均60 μm（Bechtel和Pomeranz，1981；Matz，1991）。淀粉提取一般会产生直径范围2～12 μm的颗粒（Gudmundsson和Eliasson，1989；Hartunian-Sowa和White，1992；Jane，1994；Hoover和Senanayake，1996a）。对在同样环境条件下种植的6种燕麦品种进行的一项研究，得到了直径范围为3.8～10.5 μm、平均直径为7.0～7.8 μm的颗粒（Hoover等，2003）。Berski及其团队的测量结果为颗粒平均直径为6 μm，其中10%的直径小于4 μm，另外10%的直径大于8.5 μm（Berski等，2011）。燕麦淀粉颗粒一般比在其他常见谷物（例如玉米、小麦及大麦）中所观察到的颗粒更小。它们还具有更大的比表面积，测量结果为1.224 m^2/g，而玉米、小麦及大麦则为0.534～0.687 m^2/g（Juszczak等，2002）。燕麦淀粉颗粒一般呈现为光滑的表面，没有明显的孔隙，对于这一点，非接触原子力和扫描电子显微镜的观察结果一致（Juszczak等，2003）。

淀粉颗粒在冷水中无法溶解。然而，它们能够吸收水分而膨胀。这种膨胀在冷水中非常有限，在适度加热时膨胀稳定增加，这个过程是可逆的及放热的。在这个阶段，水分吸收被认为开始于无定形生长环，而分子间的结合则不太重要。

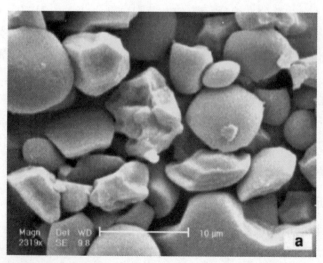

图5.5　天然燕麦淀粉的扫描电子显微照片。来源：Mirmoghtadaie等（2009b）。转载获得了Elsevier公司的许可

当颗粒的半结晶顺序失去时，将会发生第二阶段的膨胀（被称为凝胶化），淀粉多聚体开始从颗粒中析出（最初主要是直链淀粉），这个阶段更加明显且不可逆（BeMiller，2007 b）。对于这个现象，后面的 5.4 一节进行了综述。

5.2.2.2　颗粒结晶性　如前文所述，驱动淀粉颗粒的半结晶性是影响其在水和热作用下变化的一种重要特征。作为它们组成水平的一个指标，结晶性还可以影响淀粉颗粒的机械特性。它通常以 X 线衍射法测定。淀粉的结晶性是由双螺旋排列的支链淀粉的配对、相邻、配糖线性片段的排列形成的，这些支链淀粉本身也会共同排列成有序结构。这种结晶性是淀粉颗粒在正交偏振光下呈现双折光现象（形状呈马耳他十字）的原因。淀粉颗粒一般呈现为两种类型的 X 线衍射模式，即 A 型及 B 型。在这些结晶模式中，螺旋结构基本是相同的，仅排列存在不同。A 型比较紧凑，螺旋之间的空间里水分子很少，而 B 型则紧凑性较低，水合更多，水分子存在于六角形螺旋之间的核心里（图 5.6）。第三种结晶类型称为 C 型，已经被观察到，并被认为是 A 型和 B 型的混合型。A 型于谷物淀粉中最常见，而 B 型则更多地表现为块茎和高直链淀粉的特征（Verhoeven 等，2004；Wang 和 White，1994c）。

　　燕麦淀粉明确地显示出一种 A 型衍射模式，但是在正交偏振光下双折光较弱。这与其结晶度为 28% ~ 37% 紧密相关，燕麦淀粉的结晶度普遍低于其他常见谷物淀粉（表 5.3）（Wang 和 White，1994c；Hoover 等，2003）。然而，湿热处理（韧化处理）可以增加天然燕麦淀粉的相对结晶性（Hoover 和 Vasanthan，1994）。

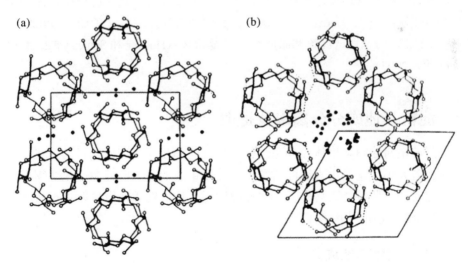

图 5.6　淀粉 a 和 b 多晶型中的单元小室（在每个示意图中表示出）及螺旋填充。来源：Hsein-Chih 和 Sarko（1978）。转载获得了 Elsevier 公司的许可

表5.3　不同植物来源的淀粉中结晶物质的比例

天然淀粉	结晶支链淀粉的量（%）
燕麦	28 ~ 37
玉米	39 ~ 45
玉米，糯性	48
玉米，0% 直链淀粉	42
玉米，28% 直链淀粉	30
玉米，40% 直链淀粉	22
玉米，56% 直链淀粉	20
玉米，65% 直链淀粉	18
玉米，84% 直链淀粉	17
小麦	36 ~ 39
大米	47 ~ 51
大麦（包括组分）	22 ~ 27
大麦、正常	20 ~ 24
大麦、糯性	33 ~ 37

来源：摘编自 Tester 等（2004）。转载获得了 Elsevier 公司的许可。

　　除了形成有序的双螺旋结构之外，淀粉还可以表现出由有序的脂肪 - 直链淀粉复合体组成的晶体。这些所谓的 V- 复合体具备以下特征，即在一个直链淀粉单螺旋的疏水性内部腔室中，包含一个游离脂肪酸脂肪链。这些有序的结构可以在 X 线衍射模式下以大约 20° 的 2θ 角度检测到。然而，直链淀粉和脂肪形成的复合体有限，或者这些复合体缺乏顺序，导致未能在燕麦淀粉的这个区域中检测到衍射峰（Gibson 等，1997；Hoover 等，2003）。有两项研究显示，仅 9.02% ~ 18.91% 和 14.1% ~ 15.3% 的总直链淀粉和脂肪组成了复合体（Hoover 和 Senanayake，1996a；Hoover 等，2003）。

5.3　淀粉其他成分分离以及提取

　　按照前文对淀粉多聚体和外源性化合物之间的相互作用所进行的描述，看起来淀粉颗粒并不完全是由直链淀粉和支链淀粉组成的，一些外源性化合物也会主导燕麦淀粉的一些特性。另外，这些外源性化合物的性质及数量取决于从燕麦胚乳提取淀粉颗粒时所使用的工艺。

5.3.1　燕麦淀粉其他成分

　　以含量从高到低的顺序排列，燕麦淀粉的其他成分主要为脂肪、蛋白质、无机化合物（灰）以及磷（表5.4）。

总脂肪一般以 0.7% ～ 2.5% 的水平存在于燕麦淀粉中（MacArthur 和 D'Appolonia，1979；Paton，1979；Hartunian-Sowa 和 White，1992；Hoover 和 Senanayake，1996a；Hoover 等，2003）。脂肪含量的这些数值在淀粉酸化水解后获得。然而，使用一种连续溶剂萃取方法可以对未结合脂肪（以 2∶1 比例的氯仿∶甲醇提取的范围为 0.05% ～ 0.1%）和可提取性结合脂肪（以 1∶1 比例的 1- 丙醇∶水提取的范围为 0.75% ～ 1.2%）进行区分（Hoover 等，2003）。淀粉脂肪还可以按照它们所处的位置进行分类，无论它们位于颗粒中还是颗粒表面，大部分脂肪均与直链淀粉形成复合体（Morrison，1981，1988；Zhou 等，1998）。它们主要是溶血磷脂类（占总脂肪的比例高达 70%）或者游离脂肪酸（占总脂肪的比例高达 30%）（Morrison，1984；Hoover 和 Vasanthan，1992；Liukkonen 和 Laakso，1992）。整体上看，燕麦淀粉含有比其他谷物淀粉更多的脂肪。这与燕麦籽粒在除了玉米之外的所有谷物中脂肪含量最高相一致，并且 90% 的燕麦油位于裸粒的胚乳中，这和玉米不同（Morrison，1977；Barthole 等，2012）。

尽管在已经发表的研究中，燕麦淀粉去脂步骤的有效性有时候可能是存在问题的，但是燕麦淀粉的物理特性似乎与它们的脂肪含量紧密相关。事实上，脂肪 - 直链淀粉复合体的形成可以防止直链淀粉参与主导淀粉物理特性的直链淀粉 - 直链淀粉以及直链淀粉 - 支链淀粉的分子间结合。因此，淀粉颗粒的特性（例如膨胀能力）和淀粉凝胶化、糊化、溶解性和成膜性（例如机械及光学特性），以及直链淀粉及支链淀粉可溶性、回生和沉淀，均受较高的脂肪含量影响。在较高的脂肪含量下，燕麦淀粉颗粒的膨胀能力下降（Hoover 和 Senanayake，1996a；Hoover 等，2003；Rhymer 等，2005），燕麦淀粉凝胶更硬且回生降低（Gudmundsson 和 Eliasson，1989），淀粉膜内聚性更低且更加不透明，最后，直链淀粉及支链淀粉的可溶性更低（Swinkels，1985；Wu 等，2012；Schmidt 等，2013）。

表5.4　燕麦及其他谷物淀粉中相关次要成分的组成

谷物品种	脂肪（%）	蛋白质（%）	灰（%）	磷（%）	直链淀粉（%）
燕麦	0.7 ～ 2.5	0.13 ～ 0.95	0.05 ～ 0.4	0.002 ～ 0.19	19.4 ～ 33.6
小麦	0.4 ～ 1.2	0.04 ～ 0.6	0.1 ～ 0.4	0.05 ～ 0.12	26.3 ～ 30.6
玉米	0.5 ～ 0.9	0.2 ～ 0.4	0.05 ～ 0.1	0.02 ～ 0.03	25.8 ～ 32.5
大米	0.03 ～ 0.9	0.01 ～ 0.1	—	0.002 ～ 0.0045	12.2 ～ 28.6
大麦	0.7 ～ 1.2	0.1	—	0.0006 ～ 0.007	25.3 ～ 30.1

摘编自 Paton，1977；MacArthur 和 D'Appolonia，1979；Juliano，1984；Morrison，1984；Hartunian-Sowa 和 White，1992；Hoover 和 Vasanthan，1992；Gibinski 等，1993；Wang 和 White，1994b；Hoover 和 Senanayake，1996a；Tester 和 Karkalas，1996；Shamekh 等，1999；Song 和 Jane，2000；Hoover 等，2003；Singh 等，2003；Berski 等，2011。

再者，燕麦淀粉的较高脂肪含量及其细微结构可能与较高的直链淀粉含量以及更长的支链淀粉平均链长度相关（Wang 和 White，1994c）。

如前文所述，溶血磷脂类约占燕麦淀粉脂肪的 2/3。它们还是构成燕麦淀粉中磷含量的主要成分，如从淀粉中完全去除脂肪，则磷也消失（Hartunian-Sowa 和 White，1992）。燕麦淀粉比其他谷物淀粉更富含脂肪，因此毫无疑问，磷在燕麦淀粉中的含量高于其他谷物（Paton，1977；Hartunian-Sowa 和 White，1992；Gibinski 等，1993）。

淀粉的蛋白质含量根据氮的含量计算得出。因此，计算结果事实上包括本身不是蛋白质的所有其他含氮化合物（例如肽、氨基酸、酶等）。燕麦淀粉含有的蛋白质显著高于其他谷物，尽管氮含量在不同研究之间存在着明显的差异，例如，其范围为从 Alymer、Antoine、Baton、Ernie、Francis 以及 Gosline 品系中的 0.02% ~ 0.09%（Hoover 等，2003）到 NO 753-2 和 AC Stewart 品系中的 0.001%（Hoover 和 Senanayake，1996a）。

5.3.2 燕麦淀粉的提取分离

燕麦籽粒内的淀粉位于胚乳中，被富含 β- 葡聚糖以及蛋白质的麸皮层所环绕。由于麸皮和胚乳之间的黏附，燕麦淀粉的提取比其他谷物更具挑战性。蛋白质去除是增加淀粉提取产量的一个关键步骤。蛋白质含量较高的燕麦品种，其淀粉提取产量最低。另外，如前文所述，淀粉的脂肪含量会极大地影响淀粉的特性。因此，在提取过程中，必须特别关注脂肪去除。

一般的提取模式包括蛋白质去除、多次机械分离以消除细胞壁残渣（离心、筛分、过滤等）、水洗、中和以及离心回收。

为了把蛋白质从淀粉中有效地分离出来，人们对 3 种方法进行了研究：碱提取、水提取加高剪切力匀浆以及使用蛋白酶。已经有研究者对这 3 种方法进行了比较（Lim 等，1992）。最高的产量获得于蛋白酶作用 6 小时后，得出的结果为燕麦面粉含 78% 的淀粉以及 1.1% 的残余蛋白质。第二高的产量是使用氢氧化钠（NaOH，pH 10.5）或者氢氧化钙 [Ca（OH）$_2$，pH 11.0] 进行碱提取 1 小时后获得，得出的结果为燕麦面粉含 71% ~ 75% 的淀粉以及 0.3% ~ 0.4% 的残余蛋白质。值得注意的是，氢氧化钠在去除蛋白质方面比氢氧化钙更有效。最后，效率最低的方法为 20℃下常规水提取 6 小时，然后以一个组织匀浆器进行高剪切力处理，得出的结果为燕麦面粉含 70% 的淀粉以及 1.3% 的残余蛋白质。

蛋白质水解及碱提取不仅是获得高纯度淀粉的最有效方法，还不涉及高剪切力处理，这种处理会导致明显的淀粉破坏（高达 13%），例如颗粒裂解（Hoover 和 Vasanthan，1992）。尽管蛋白质水解在去除蛋白质方面似乎比碱提取更为有效，但是碱提取在脂肪去除方面似乎可以给出更好的结果，可能的原因是脂肪部分皂化以及后续的脂肪酸去除（Paton，1977）。

产业规模下，采用干性或湿性磨粉和不同的酶作用于燕麦裸粒，加工出了纯度为 94% ~ 98% 的淀粉（Biopolymer Network 有限公司，新西兰；Alko 有限公司或 Primalco 有限公司，拉亚迈基市，芬兰）（Autio 和 Eliasson，2009）。最近，有研究者提议在干性磨粉工艺中加入一个去壳步骤，以使麸皮和胚乳更好地分离（Wang 等，2007）。还有提议在磨粉前以超临界二氧化碳进行脂肪提取，以改进淀粉从细胞壁中的分离，可能途径为打碎淀粉颗粒的集簇（Sibakov 等，2011）。蒸制及烘烤是燕麦加工产业中为了灭活燕麦中的酶所常用的工艺，它们对淀粉颗粒集簇产生的效应与之对裸燕麦籽粒产生的效应相同（Hu 等，2010）。颗粒集簇的破裂似乎是改进淀粉提取的一个关键步骤。

5.4 超越天然淀粉颗粒：凝胶化、糊化、回生以及和其他多糖的相互作用

5.4.1 凝胶化

淀粉凝胶化的定义为，淀粉颗粒在过量的水存在的情况下，当加热超过一定温度（称为凝胶化温度 T_{gel}）时，所出现的分子顺序的不可逆丢失。这个过程伴随着比在冷水中程度大得多的水分吸收，并伴随着淀粉多聚物（最初主要是直链淀粉）从颗粒中析出。T_{gel} 取决于颗粒内部直链淀粉和支链淀粉的分子特征，外源性化合物的类型、数量，以及颗粒分子有序的水平。在这个意义上，T_{gel} 对于每种颗粒来说均是特异的，但是对于一个淀粉颗粒群组，它呈现为一定的温度范围（BeMiller，2007b；Ratnayake 和 Jackson，2008）。这种失去结晶的过程是一种吸热过程。因此，描述淀粉凝胶化特征的主要技术是以高温载物台显微镜观察双折光的丢失（Chen 等，2007），或者通过示差扫描量热法（differential scanning calorimetry，DSC）对热吸收进行测定（Farkas 和 Mohácsi-Farkas，1996）。

许多谷物淀粉颗粒（例如小麦、大麦及黑麦）首先沿着它们的径向轴膨胀，然后再沿其他轴膨胀。燕麦淀粉颗粒在这方面和小麦、大麦及黑麦有所不同，而与玉米相似：它们倾向于沿自身的三个轴同时及程度相等地膨胀（Williams 和 Bowler，1982）。它们的膨胀能力是水吸收能力的一个指标，一般可以反映它们组成结构的水平。膨胀能力的计算方法为膨胀淀粉颗粒体积和干燥淀粉颗粒体积的比值。燕麦淀粉膨胀因子在 60 ~ 85℃ 之间逐步增加，其范围为 7.3 ~ 25.3，而对于 AC Stewart（燕麦，*Avena sativa L.*）和 NO 753-2（裸燕麦，*Avena nuda L.*）而言，直链淀粉析出范围为 0.7% ~ 2.5%。膨胀能力及直链淀粉析出率在 90 ~ 95℃ 附近急剧增加，于 95℃ 时分别达到 57.7 ~ 75.1 和 19.8% ~ 25.0%（Hoover 和 Senanayake，1996a）。燕麦和玉米淀粉在 85 ~ 95℃ 观察到了同样的温度效应（Wang 和 White，

1994b)。对于 Alymer、Antoine、Baton、Ernie、Francis 以及 Gosline 燕麦品种，70℃时，膨胀因子波动于 5.6 ~ 20.1 之间，而直链淀粉滤出率则波动于 1.1% ~ 3.7% 之间 (Hoover 等，2003)。在该研究中，淀粉颗粒膨胀因子与淀粉复合的脂肪数量呈正相关，和支链淀粉的链长度呈负相关。最不易于膨胀的颗粒其直链淀粉析出率最低，原因在于直链淀粉 - 直链淀粉以及直链淀粉 - 支链淀粉长分支之间的结合。相比之下，小麦及玉米淀粉表现出的膨胀因子及直链淀粉析出率数值分别为 11.0 和 12.1 以 及 4.8% 和 5.2% (Hoover 和 Vasanthan，1992；Hoover 和 Manuel，1996)。

在对淀粉进行加热时，使用 DSC 的方法观察到了两个吸热峰（图 5.7a）：第一个吸热峰（于温度 T_{m1} 时）与实际的凝胶化有关；第二个吸热峰出现于较高的温度下（于温度 T_{m2} 时），与直链淀粉 - 脂肪复合体的融化吸热相对应。在无脂肪淀粉样本中，第二个融化吸热峰没有出现（图 5.7b）。虽然凝胶化是不可逆的，但是直链淀粉与脂肪的结合和解离是可逆的。因此，如果在第一个 DSC 运行中将淀粉持续加热到 T_{m2} 以上，之后冷却到 T_{m1} 以下，而在第二个 DSC 运行中再次加热到 T_{m2} 以上，则第一个热像图将在 T_{m1} 及 T_{m2} 显示两个吸热峰，而第二个热像图将仅在 T_{m2} 显示一个吸热峰（图 5.7a）。对于凝胶化吸热峰（因为凝胶化发生于一系列温度下），DSC 可以为淀粉凝胶化提供 3 个特征性温度：起始温度 (T_o)、峰值温度 (T_p) 以及结束温度 (T_c)。这些温度是在淀粉以恒定速率加热的热像图上所观察到的主要吸热峰的温度界值 (T_o 和 T_c) 以及温度最小值 (T_p)（图 5.7）。对于淀粉总体来说，这种吸热实际上被认为是由两个重叠的峰组成的，一个峰与淀粉无定形区的玻璃化转换相对应，另外一个峰与淀粉结晶区的融化相对应 (BeMiller，2007b；Ratnayake 和 Jackson，2008)。在燕麦淀粉的特殊情况中，可能会有第三种成分参加到这种吸热中。尽管存在着大量的脂肪，但是在燕麦淀粉中直链淀粉 - 脂肪复合体仅以有限的方式出现。然而，有研究显示，这种复合体的形成（为放热过程）发生于淀粉凝胶化过程中，此时直链淀粉活动性大大增加。因此，在燕麦淀粉的凝胶化吸热过程中，可能存在着放热成分 (Biliaderis，1998；Hoover 等，2003)。

最后，DSC 还可以提供凝胶化的熵：△H，以 J/g 为单位（即完成凝胶化过程所需的能量）。凝胶化的熵与所研究的淀粉样本的有序化水平相关，因此，也与样本的相对结晶性相关。来自不同研究的燕麦淀粉 DSC 参数见表 5.5。表 5.3（摘编自 Tester 等，2004）以及表 5.6 中所显示的结晶性及熵数据，支持凝胶化熵和凝胶化前的颗粒内部分子有序性之间的这种关系。以这个角度看，燕麦淀粉似乎比小麦淀粉更加有序 (Hoover 和 Vasanthan，1992)，但是不如玉米或大米淀粉有序 (Doublier 等，1987；Wang 和 White，1994a，1994d；Hoover 等，2003；Rhymer 等，2005)。脂肪的出现也会影响燕麦淀粉的 DSC 参数。然而，有关这一点存在着相互矛盾

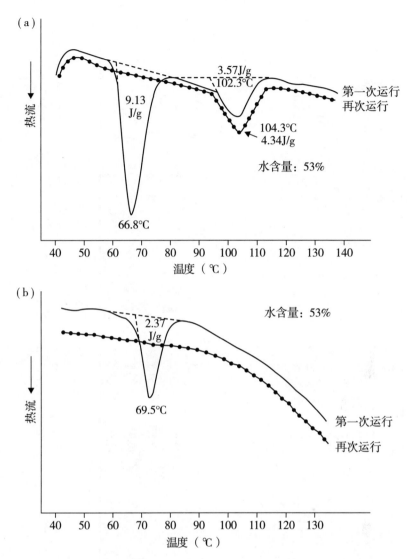

图 5.7　天然燕麦淀粉（a）以及无脂肪燕麦淀粉（b）的示差扫描量热法热像图。来源：Doublier 等（1987）。转载获得了美国谷物化学家协会（AACC）的许可

的数据：虽然 Doublier 及其团队观察到了在将脂肪从燕麦淀粉中除去时 T_p 增加及 △H 降低的现象（分别为从 66.8℃ 升至 69.5℃ 以及从 9.13 J/g 降至 2.37 J/g，图 5.7）（Doublier 等，1987），但是 Hoover 和 Vasanthan（1994）则观察到相反的现象（分别为从 66.0℃ 降至 64.0℃ 以及从 11.5 J/g 升至 12.0 J/g）。

　　有研究观察了燕麦淀粉的交联及乙酰化对 DSC 参数产生的效应。一方面，交联对于热转换温度及焓的影响较小：以磷酰氯（POCl$_3$）进行不同程度的交联后 T_o

表5.5　不同温度下燕麦淀粉的膨胀能力及直链淀粉析出率

燕麦/玉米型淀粉	脂肪含量 (%)	膨胀能力							直链淀粉析出率 (%)					参考文献
		0℃	60℃	70℃	80℃	85℃	90℃	95℃	60℃	70℃	80℃	85℃	95℃	
AC Stewart	1.67	6.3	12.9	16.7	22.3	25.3	51	75.1	0.7	1.8	2.5			Hoover 和 Senanayake, 1996a, 1996b
NO 753-2	1.64	3.5	7.3	8.6	9.5	15.7	17.9	57.7	0.7	1.6	2.2			
Alymer	0.95			20.1						2.3				Hoover 等, 2003
Antoine	1.08			15.0						1.9				
Baton	1.29			6.0						1.2				
Francis	1.10			14.2						1.6				
Ernie	0.85			18.2						3.7				
Gosline	1.31			5.6						1.1				
E77	1.08					9.6		27.8				5.6	33.5	Wang 和 White, 1994b
Dal	1.16					8.7		29.0				4.1	37.4	
L996	1.18					9.1		34.8				6.0	43.3	
BXMO (玉米)	0.66					13.9		28.1				10.2	29.6	
PFP (玉米)	0.55					11.6		24.4				9.2	29.8	

表5.6　燕麦及其他谷物淀粉的淀粉凝胶化及直链淀粉-脂肪复合体转化的DSC参数

样本	凝胶化特性				直链淀粉-脂肪复合体融化			参考文献
	T_o (℃)	T_p (℃)	T_c (℃)	ΔH (J/g)	T_o (℃)	T_c (℃)	ΔH (J/g)	
普通玉米	64.0	69.0	75.5	13.0	—	—	—	Shi 和 Seib, 1992; Jane 等, 1999; Cruz-Orea 等, 2002; Varavinit 等, 2003; Liu 等, 2005
高直链淀粉玉米	68.9	80.5	106.1	11.5	—	—	—	Rhymer 等, 2005
糯质玉米	66.0	70.7	78.4	15.5	—	—	—	Hoover 和 Senanayake, 1996a
小麦	57.1	61.6	66.2	10.7	—	—	—	Hoover 等, 2003
大米	61.5	70.0	78.6	7.1	—	—	—	Hartunian-Sowa 和 White, 1992
糯质大米	76.1	81.1	87.0	19.2	—	—	—	
	—	58.4 ~ 60.3	—	8.7 ~ 9.5	—	—	—	
	—	57.6 ~ 67.0	—	5.9 ~ 8.4	—	—	—	
	56.0 ~ 63.5	59.5 ~ 66.0	65.5 ~ 74.0	12.4 ~ 14.6	—	—	—	
	55.5 ~ 62.4	—	—	8.6 ~ 9.2	90.3 ~ 91.1	—	2.6 ~ 3.5	
天然燕麦淀粉	60.5	65.2	—	9.5	—	—	—	Berski 等, 2011
	56.1 ~ 69.5	61.0 ~ 73.1	—	10.0 ~ 12.8	91.9 ~ 92.4	—	1.1 ~ 3.0	Wang 和 White, 1994a
	51.1	58.1	65.2	—	—	—	—	Mua 和 Jackson, 1995
	60.0	66.0	70.0	11.5	—	—	—	Hoover 和 Vasanthan, 1994
	—	57.8 ~ 61.6	—	9.4 ~ 10.6	—	94.1 ~ 97.1	2.4 ~ 3.7	Gudmundsson 和 Eliasson, 1989
	61	66	73	10.4	—	106	—	Hoover 和 Vasanthan, 1992
	—	66.8	—	9.1	—	—	—	Doublier 等, 1987
无脂肪燕麦淀粉	56.5	62.7	68.4	7.1	—	102.3	3.6	Mirmoghtadaie 等, 2009a
	58	64	70	12.0	—	—	—	Hoover 和 Vasanthan, 1994
	—	69.5	—	2.4	—	—	—	Doublier 等, 1987

保持不变，仅观察到 T_c（从 68.4℃增至 78.9℃）以及△H（从 7.1 J/g 增至 7.9 J/g）的增加。另外一方面，以 0.11 的替代程度进行的乙酰化使 T_o、T_p 及 T_c（分别从 56.5、62.7 及 68.4℃降低到 46.0、53.7 及 60.3℃）以及△H（从 7.1 J/g 降低至 4.9 J/g）发生了明显的降低（Mirmoghtadaie 等，2009 a）。可以认为乙酰基团起内部增塑剂的作用，破坏氢键及链间相互作用，从而降低达到凝胶化所需要的能量。

5.4.2　糊化、糊状物以及回生

在水及上述凝胶化温度存在时，淀粉颗粒发生膨胀，所有分子的有序性均丧失，直链淀粉及支链淀粉开始滤出。在这个阶段，颗粒易于受到机械负荷的影响：剪切力可以造成颗粒的破裂以及直链淀粉和支链淀粉的弥散，造成糊状物形成。淀粉糊化的特征表现在其机械特性及流变特性上。

淀粉糊化过程通常使用快速黏度分析仪（Rapid Visco Analyzer，RVA）、布拉本达糊化仪或者渥太华淀粉黏度计进行研究。这些仪器可以记录淀粉糊状物 / 悬浮液在剪切力的作用下随温度而发生的黏度变化。图 5.8 显示的是淀粉的一个典型的RVA 糊化曲线。随着室温的增加，颗粒发生膨胀，黏度增加。这种黏度的增加在超过凝胶化温度后特别强烈（图 5.8 中标出了糊化温度），这时颗粒膨胀程度最大。然后，随着温度保持在凝胶化温度以上，颗粒在破裂之前达到它们的最大体积，

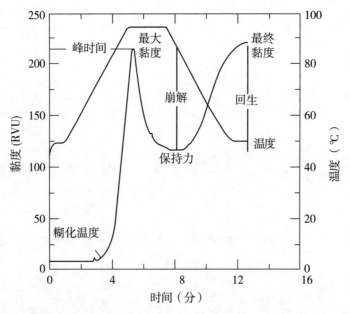

图 5.8　快速黏度分析仪典型的糊化曲线，表现出了特征性的特点。来源：Zhou 等（1998）。转载获得了美国谷物化学家协会（AACC）的许可

导致淀粉悬浮液的黏度最大（峰值黏度）。随后，颗粒发生了破裂，多聚体弥散到水中，导致黏度急剧下降（崩解）。冷却时，随着淀粉多聚体的重新结合（最初主要是直链淀粉），观察到黏度增加（回生）（Biliaderis，1998；Zhou 等，1998）。这个过程被称为回生，它是淀粉多聚体重新排列形成不溶性晶体的结果，这些晶体是结合成双螺旋的线性糖苷链的有序结构。需要特别注意的是，虽然天然淀粉颗粒的结晶性主要来源于支链淀粉链的有序结构，但回生淀粉的结晶性则主要来源于直链淀粉链的有序结构（BeMiller，2007 b）。淀粉糊状物的回生会形成牢固的黏性凝胶。

在糊化过程中，燕麦淀粉一般比其他谷物淀粉对剪切力更敏感。它还表现出比玉米淀粉更高的糊化温度以及更低的峰黏度（Wang 和 White，1994a）。然而，脂肪去除可以导致糊化温度下降，再次凸显了与其他谷物相比，高脂肪含量对燕麦特性的作用（Hoover 和 Vasanthan，1992）。来自 4 项研究的燕麦淀粉糊化特征列于表 5.7 中。

冷却后的凝胶表现为比玉米及小麦淀粉糊状物更加透明、更不牢固、更有弹性以及更有黏附性（Paton，1977；MacArthur 和 D'Appolonia，1979；Wang 和 White，1994b）。这些机械特征是脂肪的存在造成的，它可能防止了直链淀粉有效地参与形成凝胶的三维多聚体网络。

表5.7　燕麦淀粉的糊化特征

样本	糊化温度 (℃)	峰值高度 (BU)	保持 (BU)	最终黏度 (BU)	回生 (BU)	糊化条件	参考文献
3 个燕麦品种	81 ~ 83.5	760 ~ 855	—	870 ~ 1130	—	95℃，30 分钟	MacArthur 和 D'Appolonia，1979
Hinoat	—	455	85	245	—	97℃，30 分钟，再冷却到 25℃	Paton，1981
3 个美国燕麦品种	83.6 ~ 93	155 ~ 310	145 ~ 295	285 ~ 470	105 ~ 240	95℃，30 分钟，再冷却到 50℃	Wang 和 White，1994a
市售燕麦品种	83	390	280	790	—	95℃，30 分钟，再冷却到 85℃	Mua 和 Jackson，1995

正如使用渥太华淀粉黏度计所观察到的那样，尽管燕麦淀粉糊状物在冷却的

前30秒表现出一个非常快速的初始回生过程，并在冷却时表现出比小麦淀粉更高的初始扭力，但是它与其他谷物淀粉相比更不易于发生回生：燕麦淀粉出现快速（初始）但却有限（总体）的回生（Paton，1977，1979；MacArthur 和 D'Appolonia，1979）。对4℃下保存7天的回生燕麦淀粉凝胶进行了研究，并测定了它们的 DSC 参数（Wang 和 White，1994a）。总体来说，回生凝胶的 T₀ 及 △ H 比天然淀粉更低（分别为 38.2 ~ 42.6℃和56.1 ~ 69.5℃以及 0.32 ~ 1.89 J/g 和 2.40 ~ 3.07 J/g），而相位转换范围则更大（17.7 ~ 25.6℃和6.9 ~ 12.1℃），说明回生淀粉和天然淀粉相比，有序程度更低，晶体类型更广泛。另外，以△ H$_{回生淀粉}$ / △ H$_{天然淀粉}$计算的回生程度（28.2% ~ 60.9%）与相位转换的宽度呈正相关，再次支持晶体类型更广泛的观点。去除脂肪可以导致回生更快以及回生程度的增加，尽管回生程度仍然比其他谷物低，这验证了脂肪的出现可以干扰回生：去脂燕麦淀粉保存10天后回生程度为50%，与之相比，未去脂燕麦淀粉保存28天后为 32% ~ 40%（Gudmundsson 和 Eliasson，1989；Hartunian-Sowa 和 White，1992；Hoover 和 Vasanthan，1994）。

Virtanen 等（1993）对酸化水解燕麦淀粉的特征进行了研究。酸化水解可以造成糊状物黏性降低。虽然燕麦淀粉糊状物表现为较强的触变性（Doublier 等，1987年），但是酸化水解的燕麦淀粉在低于40℃时呈现出一种黏弹性的表现。除了这种效应之外，酸化水解的凝胶还表现为刚性及弹性降低，并在冷却时出现直链淀粉和支链淀粉之间的相位分离增强。直链淀粉被认为是影响酸化水解燕麦淀粉凝胶和糊化特性的主要因素（Virtanen 等，1993）。

5.5 产业应用

尽管燕麦面粉已经得到了广泛研究，但是与其他谷物相比，燕麦淀粉在产业应用方面尚没有受到很多关注，这可能是由于其可获得性及成本方面的原因。然而，它具有特定的用途。其高脂肪含量及小颗粒尺寸使其与制浆造纸行业相关，用于纸张的涂布和上浆。Alpine 手套公司已经申请了以燕麦淀粉上粉的乳胶手套专利，并声明它可以减少发生手套过敏的风险，因为燕麦淀粉和玉米淀粉不同，不会黏附于乳胶蛋白。燕麦淀粉也已经被尝试作为一种食物成分：作为酱油中的一种质地剂（Gibiński 等，2006），作为一种油包水型乳液的稳定剂（Bodor 等，1986），以及作为面包面团（Toufeili 等，1999）及蛋糕面糊（Mirmoghtadaie 等，2009b）中的成分。燕麦淀粉值得关注的产业用途为 Oatrim，它是由美国农业部持有专利的一种脂肪替代品，由燕麦淀粉转换成淀粉糊精制成（Inglett，1991，1993；Inglett 等，1994）。尽管它们的使用有限，但是燕麦和燕麦淀粉正越来越多地被考虑作为小麦产品的潜在替代品，以避免与麸质相关的过敏风险（Hüttner 等，

2010；Flander 等，2011；Rezvani 等，2011）。

　　最后，燕麦淀粉的营养方面引起了广大研究者的兴趣。淀粉通常可根据其消化情况分成 3 种类别：快消化淀粉（于 20 分钟内消化）、慢消化淀粉（slowly digestible starch，SDS；于 20 ～ 120 分钟内消化）以及抗性淀粉（resistant starch，RS；超过 120 分钟仍不消化）（Lehmann 和 Robin，2007）。除了燕麦 β- 葡聚糖及它们的健康益处外，燕麦淀粉也表现出了一些引人关注的营养特征。事实上，燕麦淀粉含有大量的 SDS 和 RS（Mishra 和 Monro，2009），原因可能在于其相对高的脂肪含量以及形成直链淀粉 - 脂肪复合体的可能性，这些复合体一般消化缓慢或者对消化存在抵抗（Kawai 等，2012）。在最近进行的一项研究中（Kim 和 White，2012），在体外对从 4 种燕麦品系分离出的燕麦淀粉的消化动力学进行了研究。这些淀粉以未经烹饪或经过烹饪的水中浆液的形式接受试验，时间超过 180 分钟。通过对浆液进行加热，淀粉的消化程度从 31% ～ 39% 增加到了 52% ～ 64%，导致它们的预测血糖指数从 61 ～ 67 增加到 77 ～ 86（Goñi 等，1997）。然而，在未经烹饪或经过烹饪的浆液内，4 种燕麦淀粉在体外消化程度及动力学方面没有发现显著的差异。根据这些观察结果以及其他淀粉的血糖指数数值（Foster-Powell 等，2002），燕麦淀粉本身（不是燕麦面粉）似乎并不具有特别的营养优势。然而，本书涵盖燕麦 β- 葡聚糖的一个章节对燕麦与这些膳食纤维相关的营养特征做出了更多评议（第 6 章）。

5.6　结论及展望

　　燕麦淀粉以直径 2 ～ 12μm 颗粒的形式存在，并可能包含广泛的直链淀粉（20% ～ 34%）。尽管燕麦淀粉的提取因为麸皮的可分离性较低而难以进行，但是对支链淀粉和直链淀粉的特征已经进行了研究，其 M_w 分别为（1 ～ 2）× 10^6 及（1 ～ 2）× 10^5 Da。虽然燕麦直链淀粉的 M_w 和其他谷物直链淀粉没有显著不同，但是燕麦支链淀粉似乎与其他谷物支链淀粉相比 M_w 更低。天然燕麦淀粉呈现一种 A 型的半结晶模式，结晶度范围波动于 28% ～ 37% 之间。它含有 0.7% ～ 2.5% 的脂肪，这个水平高于其他谷物淀粉。脂肪含量似乎和直链淀粉含量呈正相关，且这两种化合物形成的复合物也是常见的。燕麦淀粉的热学特征和其他谷物淀粉没有明显不同：此处唯一可发现的差异为，在糊化后进行冷却时，燕麦淀粉和其他谷物淀粉相比回凝更快，但是程度更低。

　　尽管存在这些轻微的特征差异（例如脂肪含量、颗粒大小、结晶性等），但是燕麦淀粉和其他一些可获取性更好的谷物相比，并不存在足够大的差异，这降低了燕麦淀粉的商业竞争价值。因为燕麦的产量有限，与其他主要谷物淀粉相比，燕麦淀粉仍然是一种价格相对较高、品种相对较少（通过化学 / 酶法改良或者通过育种获得品种）的特殊产品。

然而，对于燕麦淀粉，可以将更多的关注集中在其独特的营养特征上。事实上，除了其较高的可溶性膳食纤维（β- 葡聚糖）含量外，燕麦淀粉还在其慢消化和抗性组分方面显示出了应用前景。有越来越多的人们研究这些特征，以开发出有助于降低胆固醇及治疗糖尿病，或者以管理肥胖为目的的食品及饮品。除了全燕麦籽粒外，燕麦淀粉在这个领域也可能扮演一种重要的角色。

参考文献

Autio, K. and Eliasson, A.-C. (2009) Oat Starch. In: *Starch: Chemistry and Technology* (eds J.N. BeMiller and R.L. Whistler), 3rd edn, pp. 589–599. Academic Press, New York.

Banks, W. and Greenwood, C.T. (1967) The fractionation of laboratory-isolated cereal starches using dimethyl sulphoxide. *Starch/Staerke* **19**, 394–398.

Barthole, G. *et al.* (2012) Controlling lipid accumulation in cereal grains. *Plant Science* **185–186**, 33–39.

Bechtel, D.B. and Pomeranz, Y. (1981) Ultrastructure and cytochemistry of mature oat (*Avena sativa* L.) endosperm. The aleurone layer and starchy endosperm. *Cereal Chemistry* **58**, 61–69.

BeMiller, J.N. (2007a) *Carbohydrate Chemistry for Food Scientists*, 2nd edn. AACC International Press, St. Paul, MN.

BeMiller, J.N. (2007b) Starches, modified starches, and other starch products. In: *Carbohydrate Chemistry for Food Scientists* (ed. J.N. BeMiller), pp. 173–223. AACC International Press, St. Paul, MN.

Berski, W. *et al.* (2011) Pasting and rheological properties of oat starch and its derivatives. *Carbohydrate Polymers* **83**, 665–671.

Biliaderis, C.G. (1998) Structures and phase transitions of starch polymers. In: *Food Science and Technology* (eds S.R. Tannenbaum and P. Walstra), pp. 57–168. Marcel Dekker, New York.

Bodor, J. *et al.* (1986) *Edible water-in-oil emulsion spreads containing hydrated starch particles dispersed in the aqueous phase.* Lever Brothers Company.

Chen, M.H. and Bergman, C.J. (2007) Method for determining the amylose content, molecular weights, and weight- and molar-based distributions of degree of polymerization of amylose and fine-structure of amylopectin. *Carbohydrate Polymers* **69**, 562–578.

Chen, P. *et al.* (2007) Phase transition of starch granules observed by microscope under shearless and shear conditions. *Carbohydrate Polymers* **68**, 495–501.

Cruz-Orea, A. *et al.* (2002) Phase transitions in the starch-water system studied by adiabatic scanning calorimetry. *Journal of Agricultural and Food Chemistry* **50**, 1335–1344.

Doublier, J.-L. *et al.* (1987) A rheological investigation of oat starch pastes. *Cereal Chemistry* **64**, 21–26.

Farkas, J. and Mohácsi-Farkas, C. (1996) Application of differential scanning calorimetry in food research and food quality assurance. *Journal of Thermal Analysis* **47**, 1787–1803.

Flander, L. *et al.* (2011) Effects of tyrosinase and laccase on oat proteins and quality parameters of gluten-free oat breads. *Journal of Agricultural and Food Chemistry* **59**, 8385–8390.

Foster-Powell, K. *et al.* (2002). International table of glycemic index and glycemic load values: 2002. *American Journal of Clinical Nutrition* **76**(1), 5–56

Gibinski, M. *et al.* (1993) Physicochemical properties of defatted oat starch. *Starch/Staerke* **45**, 354–357.

Gibiński, M. *et al.* (2006) Thickening of sweet and sour sauces with various polysaccharide combinations. *Journal of Food Engineering* **75**, 407–414.

Gibson, T.S. *et al.* (1997) A procedure to measure amylose in cereal starches and flours with concanavalin A. *Journal of Cereal Science* **25**, 111–119.

Gidley, M.J. and Bociek, S.M. (1985) Molecular organization in starches: A 13C CP/MAS NMR study. *Journal of the American Chemical Society* **107**, 7040–7044.

Gidley, M.J. *et al.* (2010) Reliable measurements of the size distributions of starch molecules in solution: Current dilemmas and recommendations. *Carbohydrate Polymers* **79**, 255–261.

Gilbert, R.G. *et al.* (2010) Characterizing the size and molecular weight distribution of starch: Why it is important and why it is hard. *Cereal Foods World* **55**, 139–143.

Goñi, I. I. (1997). A starch hydrolysis procedure to estimate glycemic index. *Nutrition Research* **17**(3), 427–437.

Gudmundsson, M. and Eliasson, A.-C. (1989) Some physico-chemical properties of oat starches extracted from varieties with different oil content. *Acta Agriculturae Scandinavica* **39**, 101–111.

Hartunian-Sowa, S.M. and White, P.J. (1992) Characterization of starch isolated from oat groats with different amounts of lipid. *Cereal Chemistry* **69**, 521–527.

Herrero-Martínez, J.M. *et al.* (2004) Determination of the amylose-amylopectin ratio of starches by iodine-affinity capillary electrophoresis. *Journal of Chromatography A* **1053**, 227–234.

Hizukuri, S. (1986) Polymodal distribution of the chain lengths of amylopectins, and its significance. *Carbohydrate Research* **147**, 342–347.

Hoover, R. and Manuel, H. (1996) The effect of heat-moisture treatment on the structure and physicochemical properties of normal maize, waxy maize, dull waxy maize and amylomaize V starches. *Journal of Cereal Science* **23**, 153–162.

Hoover, R. and Senanayake, S.P.J.N. (1996a) Composition and physicochemical properties of oat starches. *Food Research International* **29**, 15–26.

Hoover, R. and Senanayake, S.P.J.N. (1996b) Effect of sugars on the thermal and retrogradation properties of oat starches. *Journal of Food Biochemistry* **20**, 65–83.

Hoover, R. and Vasanthan, T. (1992) Studies on isolation and characterization of starch from oat (Avena nuda) grains. *Carbohydrate Polymers* **19**, 285–297.

Hoover, R. and Vasanthan, T. (1994) Effect of heat-moisture treatment on the structure and physicochemical properties of cereal, legume, and tuber starches. *Carbohydrate Research* **252**, 33–53.

Hoover, R. *et al.* (2003) Physicochemical properties of Canadian oat starches. *Carbohydrate Polymers* **52**, 253–261.

Hsein-Chih, H.W. and Sarko, A. (1978) The double-helical molecular structure of crystalline A-amylose. *Carbohydrate Research* **60**, 27–40.

Hu, G. *et al.* (2010) Efficient measurement of amylose content in cereal grains. *Journal of Cereal Science* **51**, 35–40.

Hüttner, E.K. *et al.* (2010) Fundamental study on the effect of hydrostatic pressure treatment on the bread-making performance of oat flour. *European Food Research and Technology* **230**, 827–835.

Inglett, G.E. (1991) A method of making a soluble dietary fiber composition from oats.

The United States of America, as represented by the Secretary of Agriculture. US Patent 4,996,063.

Inglett, G.E. (1993) Amylodextrins containing β-glucan from oat flours and bran. *Food Chemistry* **47**, 133–136.

Inglett, G.E. *et al.* (1994) Sensory and nutritional evaluation of Oatrim. *Cereal Foods World* **39**, 755–759.

Jane, J. *et al.* (1994) Anthology of starch granule morphology by scanning electron microscopy. *Starch/Stärke* **46**, 121–129.

Jane, J. *et al.* (1999) Effects of amylopectin branch chain length and amylose content on the gelatinization and pasting properties of starch. *Cereal Chemistry* **76**, 629–637.

Jones, R.G. *et al.* (2009) Compendium of polymer terminology and nomenclature. In: *IUPAC Recommendations 2008*. Royal Society of Chemistry, Cambridge.

Juliano, B.O. (1984) Rice starch: production, properties, and uses. In: *Starch: Chemistry and Technology.* (eds R.L. Whistler and J.N. BeMiller), 2nd edn, pp. 507–528. Academic Press, New York.

Juszczak, L. *et al.* (2002) Characteristics of cereal starch granules surface using nitrogen adsorption. *Journal of Food Engineering* **54**, 103–110.

Juszczak, L. *et al.* (2003) Non-contact atomic force microscopy of starch granules surface – Part II. Selected cereal starches. *Starch/Staerke* **55**, 8–16.

Kawai, K. *et al.* (2012) Complex formation, thermal properties, and in-vitro digestibility of gelatinized potato starch-fatty acid mixtures. *Food Hydrocolloids* **27**, 228–234.

Kim, H. J. and White, P. J. (2012). In vitro digestion rate and estimated glycemic index of oat flours from typical and high β-glucan oat lines. *Journal of Agricultural and Food Chemistry* **60**(20), 5237–5242.

Kim, S. and Willett, J.L. (2004) *Isolation* of amylose from starch solutions by phase separation. *Starch/Staerke* **56**, 29–36.

Lehmann, U. and Robin, F. (2007) Slowly digestible starch – its structure and health implications: A review. *Trends in Food Science and Technology* **18**, 346–355.

Lim, W.J. *et al.* (1992) Isolation of oat starch from oat flour. *Cereal Chemistry* **69**, 233–236.

Liu, H. *et al.* (2005) Thermal behaviour of high amylose cornstarch studied by DSC. *International Journal of Food Engineering* **1**, 1–6.

Liukkonen, K. and Laakso, S. (1992) Characterization of internal and surface lipids of oat starches from two isolation processes. *Starch/Staerke* **44**, 128–132.

MacArthur, L.A. and D'Appolonia, B.L. (1979) Comparison of oat and wheat carbohydrates. II. starch. *Cereal Chemistry* **56**, 458–461.

Manelius, R. and Bertoft, E. (1996) The effect of Ca2+ ions on the α-amylolysis of granular starches from oats and waxy-maize. *Journal of Cereal Science* **24**, 139–150.

Matz, S.A. (1991) Oats. In: *The Chemistry and Technology of Cereals as Food and Feed* (ed S.A. Matz), pp. 107–134. Springer, New York.

Mirmoghtadaie, L. *et al.* (2009a) Effects of cross-linking and acetylation on oat starch properties. *Food Chemistry* **116**, 709–713.

Mirmoghtadaie, L. *et al.* (2009b) Effect of modified oat starch and protein on batter properties and quality of cake. *Cereal Chemistry* **86**, 685–691

Mishra, S. and Monro, J.A. (2009) Digestibility of starch fractions in wholegrain rolled oats. *Journal of Cereal Science* **50**, 61–66.

Morrison, W.R. (1977) Cereal lipids. *Proceedings of the Nutrition Society* **36**, 143–148.

Morrison, W.R. (1981) Starch lipids: A reappraisal. *Starch/Staerke* **33**, 408–410.

Morrison, W.R. (1984) A relationship between the amylose and lipid contents of starches from diploid cereals. *Journal of Cereal Science* **2**, 257–271.

Morrison, W.R. (1988) Lipids in cereal starches: A review. *Journal of Cereal Science* **8**,

1–15.

Mua, J.-P. and Jackson, D.S. (1995) Gelatinization and solubility properties of commercial oat starch. *Starch/Staerke* **47**, 2–7.

Paton, D. (1977) Oat starch Part 1. Extraction, purification and pasting properties. *Starch/Staerke* **29**, 149–153.

Paton, D. (1979) Oat starch: Some recent developments. *Starch/Staerke* **31**, 184–187.

Paton, D. (1981) Behavior of Hinoat oat starch in sucrose, salt, and acid. *Cereal Chemistry*, **58**, 35–39.

Ratnayake, W.S. and Jackson, D.S. (2008) Starch Gelatinization. In: *Advances in Food and Nutrition Research* (ed. S. Taylor), pp. 221–268. Elsevier, Amsterdam, The Netherlands.

Rezvani, V. *et al.* (2011) The effect of "real oat bread" compared with "barley bread offered in Tehran" on serum glucose and lipid profiles in dislipidemic and type 2 diabetic subjects. *Iranian Journal of Endocrinology and Metabolism* **13**, 233–242.

Rhymer, C. *et al.* (2005) Effects of genotype and environment on the starch properties and end-product quality of oats. *Cereal Chemistry* **82**(2), 197–203.

Roger, P. *et al.* (1999) Contribution of amylose and amylopectin to the light scattering behaviour of starches in aqueous solution." *Polymer* **40**(25), 6897–6909.

Schmidt, V.C.R. *et al.* (2013) Water vapor barrier and mechanical properties of starch films containing stearic acid. *Industrial Crops and Products* **41**(1), 227–234.

Shamekh, S. *et al.* (1999) Fragmentation of oat and barley starch granules during heating. *Journal of Cereal Science* **30**(2), 173–182.

Shi, Y.C. and Seib, P.A. (1992) The structure of four waxy starches related to gelatinization and retrogradation. *Carbohydrate Research* **227**, 131–145.

Sibakov, J. *et al.* (2012) Minireview: β-Glucan extraction methods from oats. *Agro Food Industry Hi-Tech* **23**(1), 10–12.

Simsek, S. *et al.* (2012) Analysis of cereal starches by high-performance size exclusion chromatography. *Food Analytical Methods* **6**(1), 181–190.

Singh, N. *et al.* (2003) Morphological, thermal and rheological properties of starches from different botanical sources. *Food Chemistry* **81**(2), 219–231.

Song, Y. and Jane, J. (2000) Characterization of barley starches of waxy, normal, and high amylose varieties. *Carbohydrate Polymers* **41**(4), 365–377.

Swinkels, J.J.M. (1985) Composition and properties of commercial native starches. *Starch/Staerke* **37**(1), 1–5.

Tester, R.F. and Karkalas, J. (1996) Swelling and gelatinization of oat starches. *Cereal Chemistry* **73**(2), 271–277.

Tester, R.F. *et al.* (2004) Starch – Composition, fine structure and architecture. *Journal of Cereal Science* **39**(2), 151–165.

Thompson, D.B. (2000) On the non-random nature of amylopectin branching. *Carbohydrate Polymers* **43**(3), 223–239.

Toufeili, I. *et al.* (1999) Substitution of wheat starch with non-wheat starches and cross-linked waxy barley starch affects sensory properties and staling of Arabic bread. *Journal of the Science of Food and Agriculture* **79**(13), 1855–1860.

Varavinit, S. *et al.* (2003) Effect of amylose content on gelatinization, retrogradation and pasting properties of flours from different cultivars of Thai rice. *Starch/Staerke* **55**(9), 410–415.

Verhoeven, T. *et al.* (2004) Isolation and characterisation of novel starch mutants of oats. *Journal of Cereal Science* **40**(1), 69–79.

Virtanen, T. *et al.* (1993) Heat-induced changes in native and acid-modified oat starch pastes. *Journal of Cereal Science* **17**(2), 137–145.

Wang, L.Z. and White, P.J. (1994a) Functional properties of oat starches and relationships among functional and structural characteristics. *Cereal Chemistry* **71**(5), 451–458.

Wang, L.Z. and White, P.J. (1994b) Structure and properties of amylose, amylopectin, and intermediate materials of oat starches. *Cereal Chemistry* **71**(3), 263–268.

Wang, L.Z. and White, P.J. (1994c) Structure and physicochemical properties of starches from oats with different lipid contents. *Cereal Chemistry* **71**(5c), 443–450.

Wang, R. *et al.* (2007) Dry processing of oats – Application of dry milling. *Journal of Food Engineering* **82**(4), 559–567.

Williams, M. R. and Bowler, P. (1982) Starch gelatinization: A morphological study of triticeae and other starches. *Starch/Staerke* **34**(7), 221–223.

Wrolstad, R.E. (2012) *Food carbohydrate chemistry*. John Wiley & Sons, Inc., Hoboken, NJ.

Wu, X. *et al.* (2012) Effect of stearic acid and sodium stearate on cast cornstarch films. *Journal of Applied Polymer Science* **124**(5), 3782–3791.

Wyatt, P.J. (1993) Light scattering and the absolute characterization of macromolecules. *Analytica Chimica Acta* **272**(1), 1–40.

Yao, Y. *et al.* (2005) High-performance size-exclusion chromatography (HPSEC) and fluorophore-assisted carbohydrate electrophoresis (FACE) to describe the chain-length distribution of debranched starch. *Carbohydrate Research* **340**(4), 701–710.

Zhou, M. *et al.* (1998) Structure and pasting properties of oat starch. *Cereal Chemistry* **75**(3), 273–281.

第 6 章

燕麦 β- 葡聚糖：物理化学特性和营养特性

Madhuvanti Kale[1], **Bruce Hamaker**[1] 和 **Nicolas Bordenave**[2]

[1]*Whistler Center for Carbohydrate Research, Purdue University, West Lafayette, IN, USA*

[2]*Global R&D Technical Insights – Analytical Department, PepsiCo Inc., Barrington, IL, USA*

6.1 引言

　　燕麦 β- 葡聚糖是混联 β- 葡聚糖大家族的一部分。在植物、真菌或微生物中发现的带有 β-(1 → 2)、(1 → 3)、(1 → 4) 或者 (1 → 6) 糖苷键的不同葡聚糖中，谷物和地衣具有特异的混合 β-(1 → 3) 和 (1 → 4) 糖苷键连接的葡聚糖。

　　β- 葡聚糖先后在地衣、大麦（因为在啤酒酿造过程中产生的问题）和燕麦中被发现。随着几十年的研究和对特性的描述，β- 糖苷键连接的葡聚糖已被认为是谷物的生物活性成分，并最终被作为生物活性物质，这些发现支持人们摄入诸如燕麦餐及其他由燕麦生产的产品，包括由燕麦制作的即食谷物。事实上，燕麦——由于其可溶性膳食纤维，即 β- 葡聚糖——已经获得了美国食品药品监督管理局（FDA）的一项声称，即它们"可以降低心脏病的发生风险"，条件是每天摄取 3g 的 β- 葡聚糖，每份食物 β- 葡聚糖含量为 0.75g（Anonymous，1997）。

　　然而，燕麦品种丰富多样，且种植条件随着不同的种植季节和区域而变化。燕麦 β- 葡聚糖的特性会因此改变，并伴随着功能方面（物理化学特性及营养特性）的变化。在过去 30 年中，人们对燕麦 β- 葡聚糖（以及其他来源的 β- 葡聚糖，例如大麦和小麦）进行了深入的研究（Wood，2011）。

　　本章旨在对燕麦 β- 葡聚糖的物理化学特性进行综述，从分子至宏观水平并涵盖溶液和凝胶，试图建立它们的结构 - 功能关系。然后，根据燕麦 β- 葡聚糖的物理化学特性，对其营养特征进行了综述。

6.2　分子结构及特性

燕麦 β- 葡聚糖是通过 β-（1 → 3）和（1 → 4）糖苷键把 β-D- 无水吡喃葡萄糖单位连接而成的线性多聚物。燕麦 β- 葡聚糖的分子结构和特性取决于这些键的相对丰度、沿多聚 β- 葡聚糖链的分布以及 β- 葡聚糖链的分子量大小。

（1 → 3）和（1 → 4）糖苷键不是沿 β- 葡聚糖多聚物随机分布的。根据 Burton 及其团队（Burton 等，2010）的研究，这种分布可以被认为是半随机性的，并可以揭示 β- 葡聚糖的二级结构。

以地衣多糖酶进行的酶促水解研究显示，大约 90% 的 β- 葡聚糖是由以 β-（1 → 3）糖苷键连接的纤维三糖基及纤维四糖基单元组成的。这些纤维三糖基及纤维四糖基单元为纤维素样的三聚体及四聚体：3 个或 4 个以 β-（1 → 4）糖苷键连接的 D- 吡喃葡萄糖基单元。该多聚物的剩余部分由纤维素样寡聚物组成，其聚合度（DP）大于或等于 5，最多可达 13 ~ 16（Wang 等，2003）。因此，β- 葡聚糖的基本单元为非随机顺序排列的吡喃葡萄糖基单元（图 6.1）。

也存在不同观点。Staudte 及其团队（Staudte 等，1983）的研究显示，这些单元是沿着多聚链按照随机的顺序排列的。纤维三糖基及纤维四糖基单元的这种随机分布使 β- 葡聚糖具备可溶性。而长纤维三糖基（或者纤维四糖基）序列可以通过存在于纤维素纤维中的链间协同性氢键，发生广泛的聚结，使其难溶于水（图 6.2）。β- 葡聚糖单元的随机分布可以防止这种纤维素样聚结的出现（图 6.3）。这种结构特性来自于 β- 葡聚糖的生物合成通路。有研究表明纤维三糖基及纤维四糖基

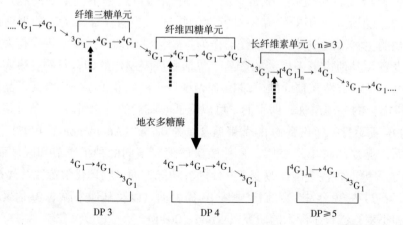

G，β-D-吡喃葡萄糖基单元；DP3，3-O-β-纤维二糖基-D-葡萄糖；
DP4，3-O-β-纤维三糖基-D-葡萄糖；DP≥5，含有3个以上连续的
4-O-连接的葡萄糖残基的纤维糊精样低聚糖。

图 6.1　谷物 β- 葡聚糖的结构以及以地衣多糖酶对其进行的脱支，虚线箭头代表多糖链上的地衣多糖酶水解位点。来源：Lazaridou 和 Biliaderis（2007）。转载获得了学术出版社的许可

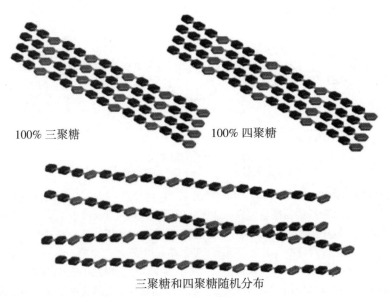

100% 三聚糖　　　　　　　　100% 四聚糖

三聚糖和四聚糖随机分布

图 6.2　β-(1，3；1，4)-葡聚糖细微结构对聚结和溶解性的影响。来源：Fincher（2009）。转载获得了 Nature 出版集团的许可

单元首先在植物细胞的高尔基体中以两个步骤合成。纤维二糖基单元被合成（并可以组装成更高的偶数 DP 组块），然后由一种糖基转移酶在这个组块上添加一个葡萄糖单元，形成奇数 DP 组块（Buckeridge 等，2004）。这些寡聚物可能会在随后被传输到质膜上，在此它们被随机组装到多聚链中（Peng 等，2002；Fincher，2009）。

有数项研究测定了组成 β-葡聚糖的不同 DP 组块的相对数量。一般步骤包括以地衣多糖酶进行 β-(1 → 3) 键的选择性水解，然后以不同的色谱方法［包括高效阴离子交换色谱 - 脉冲安培检测（HPAEC-PAD）、反相高效液相色谱、毛细管电泳以及质谱］对所生成的寡聚物进行定量（Jiang 和 Vasanthan，2000；Johansson 等，2000 年；Colleoni-Sirghie 等，2003a；Mikkelsen 等，2013）。

在燕麦中，DP3、DP4 和 DP ≥ 5 分别占多聚物的 53.4% ~ 66.1%、29.1% ~ 41.4% 和 3.6% ~ 9.7%（w/w），其中 DP3∶DP4 比值为 1.4 ~ 2.3。相比之下，大麦 β-葡聚糖含有更多的 DP3 和 DP ≥ 5 组块以及更少的 DP4 组块，它们的含量分别为 51.8% ~ 69.3%、24.8% ~ 32.9% 和 4.5% ~ 17.5%。因此，大麦的 DP3∶DP4 比值一般高于燕麦，其范围为 1.6 ~ 3.5。DP3∶DP4 比值在小麦中甚至更高，范围为 3.7 ~ 4.5（表 6.1）。然而，DP3 和 DP4 的合并总丰度在这些谷物中是相似的。燕麦之间 DP3∶DP4 比值的差异来源于与 β-葡聚糖合成酶活性有关的基因型及环境差异（Miller 等，1993b；Buckeridge 等，1999，2001；Johansson，2006）。环境越干燥可能使 DP3∶DP4 比值越低（Doehlert 和 Simsek，2012）。另外，研究还发

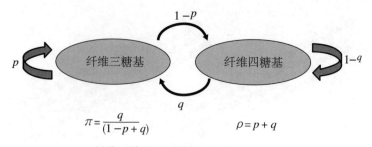

$$\pi = \frac{q}{(1-p+q)} \qquad \rho = p + q$$

π= 纤维三糖基基团的相对丰度
ρ= 自相关性（DP3及DP4单元之间的相关性）

图 6.3　来自于大麦的 β-（1,3；1,4）- 葡聚糖的细微结构分析。这种多糖大部分由以 β-（1,3）- 键连接的纤维三糖基及纤维四糖基组成。这项分析用于探索向延长链上添加一个特定单元寡糖结构，是否依赖于链中的邻近单元寡糖。通过控制酶水解的程度，使大部分产物水解为多糖链的两个单元，从而进行六聚糖（由两个纤维三糖基单元组成）、七聚糖（由一个纤维三糖基单元和一个纤维四糖基单元组成）以及八聚糖（由两个纤维四糖基单元组成）的数量测定。将这种近邻分析的定量测定方法应用于马尔科夫链中，对于邻近纤维三糖基单元以及邻近纤维四糖基单元，可以得出不同的 ρ 值，其中如果多糖由交替的纤维三糖基及纤维四糖基单元组成，数值接近 –1.0，如果纤维三糖基及纤维四糖基单元随机排列，数值接近于 0。在两种相近的 β-（1,3；1,4）-β- 葡聚糖产物中，该实验方法测定的 ρ 值分别为 –0.003 和 0.050。因此，数据表明，β-（1,3）- 键连接的纤维三糖基及纤维四糖基单元主要是沿多糖链随机排列的。来源：Fincher（2009）。转载获得了 Nature 出版集团的许可

现，DP3∶DP4 比值随着 β- 葡聚糖在谷物中的位置不同而变化，其中从燕麦麸皮中提取的 β- 葡聚糖的 DP3∶DP4 比值高于从胚乳中提取的 β- 葡聚糖（Wood 等，1994b）。

　　对更高 DP 组块进行定量测定可能是困难的，因为随着 DP 的增加，溶解度下降（Doublier 和 Wood，1995）。同时，其含量也下降，但 DP9 除外，它比其他 DP 组块的含量相对更高，可占总量的 1.6%（Wood 等，1994b；Izydorczyk 等，1998；Lazaridou 等，2004）。

　　β- 葡聚糖的平均分子量（M_w）范围在 6.5×10^4 和 3.1×10^6 Da 之间。较大的差异范围部分归因于其基因型及环境因素。在对 11 种不同环境下种植的 4 种燕麦品种进行的一项研究中，Andersson（Andersson 和 Börjesdotter，2011）发现 β- 葡聚糖的分子量范围为（1.73 ~ 2.02）$\times 10^6$ Da，变化的差异较小；数百 kDa 的分子量数值最为常见（Johansson，2006；Mikkelsen，2013）。而且 β- 葡聚糖的分子量受环境影响比受基因型影响的程度更大。另外，他们还发现 β- 葡聚糖含量和分子量之间存在着一种正相关的关系。Colleoni-Sirghie 及其团队（Colleoni-Sirghie 等，2003b）通过 β- 葡聚糖含量更高的燕麦品系中的 β- 葡聚糖具有较高的黏度（相同

表6.1　谷物β-葡聚糖的分子结构

来源	DP3$^\alpha$	DP4$^\alpha$	DP ≥ 5$^\alpha$	DP3/DP4 比值	(1→4)/(1→3)	分子量 (10^{-3})	参考文献
燕麦	55.0 ~ 58.1	—	—	—	2.3 ~ 2.6	—	Dais 和 Perlin (1982)
	34.2 ~ 36.0	7.7 ~ 8.9	2.1 ~ 2.3	2.4	360 ~ 3100		Doublier 和 Wood (1995) 以及
	—	—	—	—	—		Wood 等 (1991a-c)
	—	—	—	—	1500		Autio 等 (1992)
	—	—	—	—	1100 ~ 1500		Malkki 等 (1992)
	—	—	1.5 ~ 2.3	—	—		Miller 和 Fulcher (1995)
	—	—	—	2.5	—		Westerlund 等 (1993)
	—	—	—	—	600 ~ 840		Jaskari 等 (1995)
	—	—	—	—	1200 ~ 2500		Beer 等 (1997a, b)
	57.6	34.1	8.2	1.7	—		Izydorczyk 等 (1998)
	—	—	—	—	120 ~ 2400		Zhang 等 (1998)
	58.3	33.5	8.1	2.2	—	1160	Cui 等 (2000)
	53.4 ~ 53.8	40.4 ~ 41.4	—	1.7 ~ 1.8	—	1100 ~ 1600	Johansson 等 (2000)
	—	—	—	—	2.4	214 ~ 257	Roubrocks 等 (2000a, 2001)
	56.7	34.6	8.7	2.2	—	611 ~ 1700	Wang 等 (2002, 2003)
	55.6 ~ 55.9	33.6 ~ 34.4	7.1 ~ 7.5	1.6 ~ 1.7	2.4	—	Colleoni-Sirghie 等 (2003a)
	54.2 ~ 60.9	33.8 ~ 36.7	3.6 ~ 9.7	2.0 ~ 2.3	2.4 ~ 2.8	65 ~ 250	Lazaridou 等 (2003, 2004)。
	54.6 ~ 56.8	35.3 ~ 36.3	7.7 ~ 9.2	2.0 ~ 2.1	2.3 ~ 2.6	180 ~ 850	Skendi 等 (2003)
	—	—	—	—	—	2060 ~ 2300	Aman 等 (2004)
大麦	—	—	—	—	1.9 ~ 2.3	—	Balance 和 Manners (1978)
	—	—	—	—	2.3 ~ 2.6	—	Dais 和 Perlin (1982)
	56 ~ 61	28 ~ 32	6 ~ 13	2.3 ~ 2.9	2.2 ~ 2.6	150 ~ 290	Woodward 等 (1983b, 1988)

（续）

表6.1 （续）

来源	DP3[a]	DP4[a]	DP ≥ 5[a]	DP3/DP4 比值	$(1→4)/(1→3)$	分子量 (10^{-3})	参考文献
大麦	62.1	29.4	8.4	2.8 ~ 3.4	2.4	1700 ~ 2700	Wood 等 (1991a-c) 和 Wood (1994)
	59.2 ~ 64.9	25.3 ~ 30.4	9.4 ~ 10.2	2.6 ~ 3.4	2.4	80 ~ 150	Saulnier 等 (1994)
	—	—	—	—	2.4	—	Henriksson 等 (1995)
	—	—	—	—	—	1300 ~ 1500	Beer 等 (1997a)
	—	—	—	—	—	200 ~ 600	Gomez 等 (1997a)
	—	—	—	—	—	570 ~ 2340	Knuckles 等 (1997b)
	56.8 ~ 61.6	26.1 ~ 32.3	10.6 ~ 11.2	1.8 ~ 2.4	—	—	Izydorczyk 等 (1998a, c)
	—	—	—	—	—	31 ~ 560	Morgan 和 Ofman (1998)
	—	—	—	—	—	100 ~ 375	Bohm 和 Kulicke (1999a)
	63.7	28.5	7.8	3.3	—	—	Cui 等 (2000)
	51.8 ~ 61.9	28.1 ~ 32.1	6.3 ~ 12.5	2.3 ~ 2.8	—	708	Jiang 和 Vasanthan (2000)
	66.0	25.7	8.2	3.4	—	693	Wang 等 (2003)
	61.5 ~ 64.3	27.9 ~ 30.1	7.8 ~ 8.6	2.7 ~ 3.0	—	—	Wood 等 (2003)
	59.4 ~ 64.3	24.8 ~ 31.0	8.2 ~ 17.5	2.5 ~ 3.2	1.9 ~ 2.2	—	Storsley 等 (2003)
	57.7 ~ 62.4	29.4 ~ 32.9	7.7 ~ 9.5	2.3 ~ 2.8	2.2 ~ 2.7	450 ~ 1320	Irakli 等 (2004)
	62.0 ~ 63.3	27.5 ~ 29.2	8.8 ~ 9.1	2.8 ~ 3.0	—	213	Lazaridou 等 (2004)
	62.0 ~ 69.3	26.2 ~ 29.1	4.5 ~ 8.9	2.8 ~ 3.5	2.1 ~ 2.8	250	Vaikousi 等 (2004)
黑麦	—	—	—	2.7 ~ 3.0	—	1100	Wood 等 (1991a-c)
	—	—	—	1.9 ~ 2.3	2.3	21	Roubroeks 等 (2000b)
小麦	—	—	—	3.0 ~ 3.8	—	—	Wood 等 (1991a)
	72.3	21.0	6.7	4.5	—	267 ~ 487	Cui 等 (2000) 和 Li 等 (2006)
	67.1	24.2	8.7	3.7	—	209	Lazaridou 等 (2004)

[a] 含物 β-葡聚糖在地衣多糖酶作用下的水解产物；DP3 为 3-O-β- 纤维二糖基 -D- 葡萄糖，DP4 为 3-O-β- 纤维三糖基 -D- 糖基 -D- 葡萄糖，DP ≥ 5 为含有 3 个以上连续的 4-O- 连接的葡萄糖残基的纤维糊精样寡糖。

来源：Lazaridou 和 Biliaderis (2007)。转载获得了学术出版社的许可。

浓度下），得到了相似的结果。然而，提取和纯化条件 [细菌的降解、提取效率、解聚和（或）聚结作用] 会显著影响分子量，该内容将于后面的章节中予以综述。

样本平均 M_w 可以通过黏度测定法以及多聚物的固有黏度 $[\eta]$ 与其 M_w 之间的关系（亦即 Mark–Houwink–Sakurada 法）来测定：

$$[\eta] = \lim_{c \to 0} \frac{\eta_r - 1}{c} = KM_w^{\alpha}$$

其中 $\eta_r = \frac{\eta}{\eta_o}$ 是多聚物溶液在浓度 c 下的相对黏度（其中 η_0 是单纯溶剂的黏度，η 是使用该种溶剂溶液的黏度），K 和 α 是取决于多聚物溶剂系统及多聚物构象的常数。不同 M_w 的 β- 葡聚糖的 $[\eta]$ 可以通过它们的 Huggins 曲线（$\frac{\eta_r-1}{c}$ 随 c 的变化，外推到 $c \to 0$）确定。因此，可以计算出 α 和 K，也可以计算出测定了内在黏度的任何新样本的 M_w。已有研究发现，燕麦 β- 葡聚糖的 α 范围为 0.57 ~ 0.71（Gómez 等，1997a，1997 b，1997 c；Wang 等，2001；Li 等，2006）（图 6.4）。它是多聚物在溶液构象中的一种指示指标；对于燕麦 β- 葡聚糖，将于后面的章节中进行综述。

虽然总体样本的平均 M_w 与多聚物的物理性质相关，但是 M_w 的分布则可以为多聚物的结构提供更深入的影像。确定 β- 葡聚糖 M_w 分布的一个方法是分子排阻

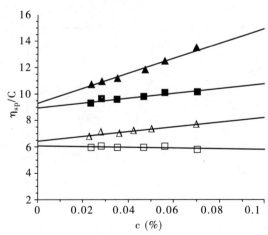

▲=在水（H_2O）中高压灭菌前，△=在水（H_2O）中高压灭菌后，
■=在0.5（V_{cad}）镉乙二胺（Cadoxen）中高压灭菌前，□=在0.5（V_{cad}）镉乙二胺（Cadoxen）中高压灭菌后，c=浓度（% w/v），η_{sp}=比黏度，V_{cad}=镉乙二胺（Cadoxen）的容量分数。

图 6.4 燕麦 β- 葡聚糖溶液高压灭菌前后的 Huggins 曲线。来源：Wang 等（2001）。转载获得了 Pergamon 公司的许可

色谱法（size exclusion chromatography，SEC），其中多聚物按照其流体动力学体积 V_h，即"空间中的大小"分离。分离后，必须对 β- 葡聚糖组分进行检测；传统上，使用 Calcofluor 荧光法检测。其实，自 20 世纪 80 年代初开始，就已知 Calcofluor 可以与来自燕麦及大麦的碱性提取物 β- 葡聚糖特异性地结合并使其沉淀（Wood，1980，1982；Jensen 和 Aastrup，1981；Jørgensen，1983，1988；Jørgensen 和 Aastrup，1988），且 β- 葡聚糖 -Calcofluor 复合物的热动力学特性目前已得到较深入的理解（Wu 等，2008）。因此，它已被用作一种分子排阻色谱法柱后染料，用于 β- 葡聚糖组分的检测及定量（Wood 等，1991a；Rimsten 等，2003）。在已知 M_w 的 β- 葡聚糖标准品的情况下，可以获得 β- 葡聚糖样本的 M_w 分布（图 6.5）。然而，Calcofluor 与 M_w 低于 10 000 ~ 20 000Da 的 β- 葡聚糖的结合急剧减少，使这种方法用于测定低 M_w 组分的可靠性降低（Gómez 等，2000）。

　　多角度光散射偶联差示折光率（MALS-dRI）和黏度计检测也可用于这种 M_w 分布的测定（Li 等，2006；Kim 等，2008）。这种技术以 M_w 与多聚物在特定浓度的溶液中所散射光的角度有关为基础（Wyatt，1993）。正如在其他章节中所综述的，使用这种技术可以发现 β- 葡聚糖在水溶液中的聚结现象（Gómez 等，2000；Håkansson 等，2012），但可能造成对 β- 葡聚糖 M_w 的高估。MALS-dRI 和不对称场流分离联用也被证实可靠（Håkansson 等，2012）。

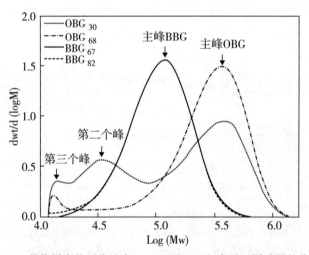

BG$_{no}$ 是指样本的百分纯度。Dwt/d（logM）表示不同重量的分数，其中曲线下面积代表100%的样本。

图 6.5 原始和纯化大麦（BBG）及燕麦（OBG）β- 葡聚糖样本的高效分子排阻色谱图。来源：Mikkelsen 等（2010）。转载获得了 Pergamon 公司的许可

6.3　提取

6.3.1　存在及位置

β- 葡聚糖主要存在于燕麦谷粒的淀粉胚乳和麸皮中（Wood 和 Fulcher，1978；Wood 等，1983；Miller 等，1995）。少量 β- 葡聚糖存在于胚芽中，籽壳中未发现。燕麦中的 β- 葡聚糖通过 Calcofluor 和刚果红染色的方法检测。β- 葡聚糖在燕麦谷粒中的相对含量取决于燕麦品系（Sikora 等，2013）。

麸皮由环绕裸粒淀粉胚乳的组织组成。从胚乳的外侧开始，麸皮由以下几个细胞层组成：果皮、种皮、糊粉层以及亚糊粉层。燕麦谷粒中少量 β- 葡聚糖存在于糊粉层细胞壁的内层中。

淀粉胚乳是燕麦谷粒中 β- 葡聚糖的主要存在部位。胚乳细胞的细胞壁可被模拟为一种凝胶，这种凝胶由 β- 葡聚糖和其他可溶性多糖组成，并由不溶性多糖（主要是纤维素）加固（Miller 和 Fulcher，1994；Miller 等，1995；Somerville 等，2004）。β- 葡聚糖在胚乳中的含量随细胞壁厚度而变化：从胚乳的核心至外层，细胞壁逐渐变厚，β- 葡聚糖含量不断增加（Welch 等，1991）。

不同燕麦品种之间的 β- 葡聚糖含量取决于环境种植条件（Saastamoinen 等，1992；Miller 等，1993a；Miller 和 Fulcher，1994；Genc 等，2001；Demirbas，2005；Havrlentová 和 Kraic，2006）。Cho 和 White（1993）发现大部分燕麦品种的 β- 葡聚糖含量范围为 4.5% ～ 5.5%，尽管 β- 葡聚糖含量在天然谷粒中可低至 1.8%，或高至 8.5%（Saastamoinen 等，1992；Sikora 等，2013）。11 种不同环境中种植的 4 种燕麦品种中，Andersson 和 Börjesdotter（2011）发现燕麦的 β- 葡聚糖含量（范围为 2.3% ～ 3.2%）受燕麦基因型的影响大于受种植条件的影响程度。在对影响燕麦中 β- 葡聚糖的因素进行的一项蒙特卡罗模拟研究中（Tiwari 和 Cummins，2009），研究结果强调了燕麦品种的重要性，而农艺操作和环境条件对燕麦 β- 葡聚糖含量的影响起次要作用（表 6.2）。然而，在加工燕麦产品（例如燕麦片或燕麦面粉）中，β- 葡聚糖含量可以通过去脂或磨制和过筛以去除部分麸皮而得到提高（Wood 等，1991b；Vasanthan 和 Temelli，2008）。

6.3.2　燕麦 β- 葡聚糖的定量测定

Calcofluor 染色为基础的快速定量法可用于溶液中的 β- 葡聚糖测定（Beer 等，1997a），但具有局限性，因为：① Calcofluor 反应随溶液离子强度不同而异，并在分子量低于 10 000 ～ 20 000 Da 时下降（图 6.6）；② β- 葡聚糖通常无法完全溶解，从而导致 β- 葡聚糖含量被低估（Cui 和 Wood，2000）；③ Calcofluor 有可能受半纤维素和一些蛋白质的干扰（Takenaka 和 Shibata，1969；Wood，1982）。

表6.2   不同模拟情况与基线相比较的的结果

情况	关于情况的简单小结	收获时 β- 葡聚糖水平 HO (g/100g)	收获时 β- 葡聚糖水平 NO (g/100g)
基线	基线模型	3.50	4.25
情况 1	不使用肥料	3.40（−3.0）[a]	4.12（−3.0）
情况 2	生理成熟时收获	3.73（6.4）	4.52（6.4）
情况 3	没有贮藏	3.88（11）	4.71（11）

[a] 括号中的数值代表和基线比较的变化百分比。

来源：Tiwari 和 Cummins（2009）。转载已获得学术出版社的许可。

已被接受的 β- 葡聚糖定量的标准方法（AACC 方法 32-23，AOAC 方法 995-16，EBC 方法 3.11.1、4.16.1、8.11.1 以及 ICC 标准方法编号 166）建立在 McCleary 及其团队所开展工作的基础上（McCleary 和 Glennie-Holmes，1985；McCleary 和 Nurthen，1986；McCleary 和 Codd，1991；McCleary 和 Mugford，1992，1997）。

基本原理如下：β- 葡聚糖被地衣多糖酶水解成纤维寡聚糖（其中大约 90% 为 DP3 和 DP4，10% 为 DP ≥ 5），这些纤维寡聚糖又被 β- 葡萄糖苷酶转换成葡萄糖。然后，以葡萄糖氧化酶 / 过氧化酶通过测定 UV 吸光度的方法得到所释放的葡萄糖数量。

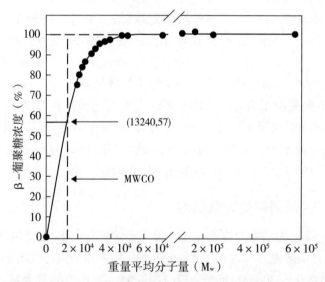

图 6.6   以 β- 葡聚糖酶将市售 β- 葡聚糖解聚至不同程度，检测器测得的平均分子量变化的产量响应曲线（%）。β- 葡聚糖的起始浓度为 2mg/ml。实验数据点被拟合到一个四参数曲线中。调整后的数值为 $y_0 = -47.87$，$a = 147.94$，$x_0 = 6003.25$ 以及 $b = 8140.22$（$r = 0.996$）。来源：Gomez 等（2000）。转载已获得学术出版社的许可

　　但这个标准方法耗时长，且未将其改良用于燕麦产品 β- 葡聚糖含量的高通量筛选。因此，新开发了近红光光谱法（Mikkelsen 等，2010；Bellato 等，2011）和免疫测定法（Rampitsch 等，2006）。此外，还开发出了一种基于燕麦面粉黏度的方法，以试图快速预测燕麦的 β- 葡聚糖含量（Colleoni-Sirghie 等，2004）。

6.3.3　提取及纯化

　　如前文所述，尽管 β- 葡聚糖属于水溶性胶类物质，但无法在水中完全溶解（BeMiller，2007a），这对于从燕麦进行的提取可能是一种挑战。这种挑战来源于两个方面。其一，提取过程必须得到有效控制，以避免多聚物发生解聚（使其特性受到损失或者出现测量错误）。另一方面，防止从样本中仅提取出 β- 葡聚糖的非代表性部分。

　　由于在所分析的样本中仍然存在没有被灭活的酶，解聚可以通过碱性或酸性水解、化学或热诱导的氧化裂解或者酶水解的方式进行。

　　虽然碱性或者酸性水解可以通过使 pH 保持在 1.5 ～ 13 的范围之内而避免，但是氧化裂解可由样本中存在的多种化合物造成（例如酚类物质、抗坏血酸、铁离子、原位产生的自由基等），无法轻易控制（Kivelä 等，2009，2011，2012；Kivelä，2011）。Makinen 及其团队（Mäkinen 等，2012）研究表明，β- 葡聚糖的氧化降解主要是由内源性 H_2O_2 造成的，可通过加入镉乙二胺（Cadoxen）克服：β- 葡聚糖提取物在水溶液中的黏度降低 50% 以上，而在含 Cadoxen 的溶液中黏度可保留接近 90%。

　　至于酶解聚，确定样本中的酶已经被灭活非常重要，但是在磨制过程中烘干阶段的目的就是灭活脂肪酶，防止酸败的发生（Hutchinson 等，1951；Kazi 和 Cahill，1969）。最可能影响 β- 葡聚糖结构的酶是 β- 葡聚糖酶或纤维素酶，它们是样本所固有的，或者是由样本中的微生物产生的。如果燕麦没有进行磨制或者经过特定的灭活酶处理，则酶的灭活可通过热的乙醇水溶液处理实现（一般以 50% ～ 85% 的乙醇水溶液回流数小时）（Papageorgiou 等，2005）。

　　因此，β- 葡聚糖提取物常于中性至碱性 pH 下或以较高温度（一般为 60 ～ 100℃）获得（Wood 等，1978）。另外，酸性提取偶尔也得到应用（Bhatty，1992）。由于 β- 葡聚糖位于富含燕麦淀粉的胚乳中，因此淀粉最有可能随着 β- 葡聚糖而被一起提取出来。淀粉可利用 α- 淀粉酶水解的方法加以去除。然而，大多数市售 α- 淀粉酶均可表现出 β- 葡聚糖酶的活性（McCleary，2000；Doehlert 等，2012）。因此，提高温度，使用热稳定性 α- 淀粉酶，以确保淀粉被水解，同时使 β- 葡聚糖酶灭活，这种做法值得关注。然后，α- 淀粉酶作用于淀粉所产生的 α- 限制糊精可以从含有 β- 葡聚糖的样本提取物中透析去除。Ahmad 及其团队（Ahmad 等，2010）也建议用蛋白酶对提取物进行处理，以增加提取的产量。

Benito-Román 及其团队（Benito-Román 等，2013）还建议在超声的辅助下进行 β- 葡聚糖的提取，但如果为了提高提取效率而增加能量输出，则所回收的 β- 葡聚糖的分子量会显著下降。

渗析后，必须进一步纯化，确保 β- 葡聚糖提取物不含随之提取出的其他产物，例如水溶性半纤维素或者蛋白质（Ahmad 等，2010；Mikkelsen 等，2010）。20% ~ 30% 硫酸铵、50% ~ 70% 乙醇或者一些染料例如 Calcofluor 或刚果红可选择性沉淀随 β- 葡聚糖一起提取的产物（Wood 等，1989，1994b；Colleoni-Sirghie 等，2003a；Wang 等，2003）。

纯度可以通过核磁共振（nuclear magnetic resonance，NMR）的方法测定。图 6.7 显示的是纯化燕麦 β- 葡聚糖的完整 ^{13}C-NMR 谱。

总体上看，β- 葡聚糖的提取率在燕麦中达不到预期的 100%。从燕麦中提取 β- 葡聚糖的产量可以低至热水提取法的 30%，高至热碱法的 90%。不过，Ahmad 及其团队（Ahmad 等，2010）发现，热碱法的产量（< 80% 的回收率）比酶辅助提取法（87% 的回收率）低。然而，Doehlert 及其团队（Doehlert 等，2012）的研究显示，如果提取时间充分、重复次数充足，则 pH 及温度等提取条件对最终产量的影响很少。但也存在争议，即提取过程的延长会增加 β- 葡聚糖降解的机会。

相比之下，燕麦 β- 葡聚糖比大麦 β- 葡聚糖更易于提取（在 40℃ 的水中提取率分别为约 80 % 和 20%），而大麦 β- 葡聚糖又比小麦 β- 葡聚糖（在 40℃ 的

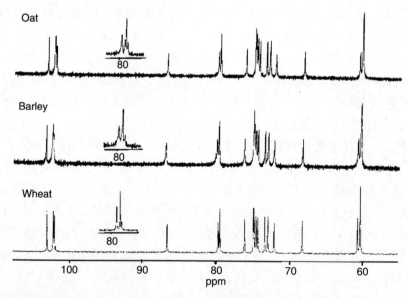

图 6.7　谷物 β- 葡聚糖的 ^{13}C-NMR 谱。来源：Cui 和 Wang（2009）。转载经过了 Plenum 出版公司的许可

水中的提取率约0%）更易于提取（Fincher，2011）。这些谷物的DP3∶DP4比值分别为（1.5 ~ 2.3）∶1、（1.8 ~ 3.5）∶1以及（3.7 ~ 4.5）∶1，这表明在较高的DP3∶DP4比值和较低的溶解性之间存在着一种关系。这一点得到了Mikkelsen及其团队（Mikkelson等，2013）所开展研究的支持，在后者的研究中，DP3∶DP4比值越高，链内存在组块结构的机会也越高，链间发生联系的机会越高，β- 葡聚糖的溶解性越低。

图6.8显示的是燕麦β- 葡聚糖提取的一个总体方案（转载自Lazaridou等，2004）。Pettolino等（2012）发表的总体方案是这个方案的补充，他们的方案旨在对植物细胞壁成分进行提取及表征研究，包括燕麦β- 葡聚糖。

同样的总体方案被用于燕麦β- 葡聚糖的工业提取中。在这些工艺方面已经产生了许多专利，包括声称β- 葡聚糖提取物中含有高达90%（按重量计）的β- 葡聚糖（Fox，1998；Morgan，2003；Potter等，2003；Van Lengerich等，2004；Kvist和Lawther，2005；Vasanthan等，2010；Hellweg等，2011；Redmond和Fielder，2011；Sibakov等，2012）。

6.4　溶液特性

6.4.1　构象

HPSEC和黏度测定法，以及关于β- 葡聚糖分子量的测定，在前文已进行了描述。这些方法可以为β- 葡聚糖在溶液中的构象提供有用的信息，这种构象也是β- 葡聚糖流变特性的重要来源。

$< R_g >$，即多聚物的回转半径，是多聚物的每个单体距多聚物质量中心的距离的均方根。$< R_g >$是"多聚物在空间中的大小"的一种表达方法。HPSEC结合多角度光散射（multi-angle light scattering，MALS）或者直角激光光散射（right angle laser light scattering，RALLS）检测法用于测定$< R_g >$。事实上，MALS检测器测量小室中的多聚物样本时按照如下规则散射光（Wyatt，1993）：

$$\frac{K^*c}{R(\theta,\,c)} = \frac{1}{M_w P(\theta)} + 2A_2 c$$

其中K^*是依赖于多聚物 - 溶剂和光波长系统的常数；c是多聚物在测量小室中的浓度；M_w是测量小室中多聚物样本的平均分子量；A_2是第二个位力系数，它是依赖于特定的多聚物 - 溶剂系统的常数；$R(\theta,\,c)$是溶液的超瑞利比，依赖于散射光强度测量所采用的角度θ以及多聚物在测量小室中的浓度c，并和样本与纯溶剂相比所额外散射光的强度直接成比例；$P(\theta)$是散射光的角相关性因子。这种关系可以对洗脱出的多聚物样本每个组分的M_w进行计算。

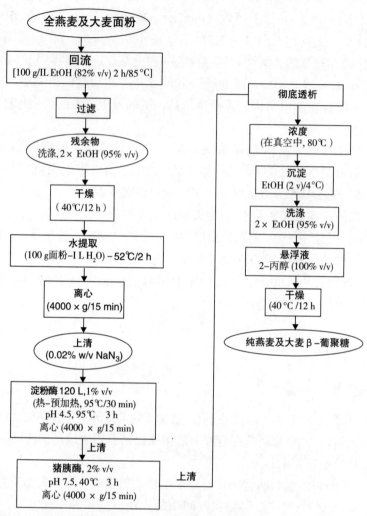

图 6.8　燕麦及大麦希腊品种的全面粉中 β- 葡聚糖的提取 - 纯化方案。来源：Lazaridou 等（2004）。转载获得了 Elsevier 公司的许可

P（θ）因子可以通过以下公式计算：$P(\theta) = 1 - \dfrac{16\pi^2 n_0^2}{3\lambda_0^2} <R_g^2> sin^2\dfrac{\theta}{2} + O(sin^4\dfrac{\theta}{2})$。其中 n_0 是溶剂的折射率，λ_0 则是激光的真空波长。这在测量小室中的样本所散射光的强度和 $<R_g>$ 之间建立了一种关系，可以对洗脱出的多聚物样本每个组分的 $<R_g>$ 进行计算。

另外，对 log（$<R_g>$）和 log（M_w）作图通常可得到一种线性关系，其斜率为多聚物的构象因子：对于球形构象，斜率大约为 0.33；对于随机螺旋构象，斜率为 0.5 ~ 0.6；对于刚性棒状构象，斜率大约为 1.0。

从 Mark–Houwink–Sakurada 图可以获得相似的构象信息，其中 log（[η]）（多聚物的内在黏度）是对照 log（M_w）作图的。线性关系的斜率可以再次反映多聚物在溶液中的构象：球形构象为 0，随机螺旋构象为 0.5 ~ 0.8，刚性棒状构象为 1.8 ~ 2.0。

根据 Wang 及其团队（Wang 等，2003）的研究数据，可以绘制 log（< R_g >）对照 log（M_w）的构象图，所得到的斜率为 0.51（通过线性回归获得，$R^2 = 0.95$），提示为随机螺旋构象（图 6.9）。同一研究中，Mark-Houwink-Sakurada 图所表现的斜率为 0.62，验证了这个结果（图 6.10，表 6.3）。同样，Vårum 及其团队报告的 Mark-Houwink-Sakurada 图的斜率为 0.59（Vårum 等，1992）。

在对水解至不同程度的 β- 葡聚糖的形状因子开展的研究中（通过 MALS 及 RALLS 的方法），Roubroeks 及其团队（2000，2001）报告的形状因子为 0.78 ~ 1.07，并呈现增加的趋势，即随着水解程度的增加，得到更长、更硬的链（表 6.4）。然而，这种通常的随机螺旋构象还得到了不同 DP 单元的构建组块沿多聚物链随机分布的支持，如前文已经讨论的。这种不规则的分布可能是导致 β- 葡聚糖无序构象的原因。Li 及其团队（Li 等，2012）对谷物 β- 葡聚糖进行了分子建模研究，结果验证了"适度延伸的弯曲链构象"，其中硬度的增加与 DP3：DP4 比值的增加相关。

对于这些在分子水平上进行的测量及特性研究，必须谨慎对待，因为 β- 葡聚糖具有在溶液中形成聚结物的能力。事实上，考虑到它们的浓度（以折射率衡量），β- 葡聚糖组分有时候以异常高的强度反射光（Håkansson 等，2012）。这是聚结物形成的征象，正如之前牛血清白蛋白的研究所显示的（Ye，2006）。然而，这些潜在的聚结物可以显示单条 β- 葡聚糖链的构象特征，其在构象图中斜率为 0.59，表明典型的随机螺旋构象（Vårum 等，1992）。Vårum 等研究的结果，除了说明聚

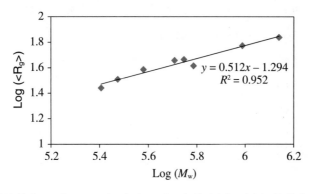

图 6.9　燕麦 β- 葡聚糖的 log（< R_g >）对照 log（M_w）构象图。来源：摘编自 Wang 等（2003）。转载获得了 Elsevier 公司的许可

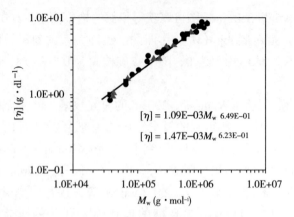

图 6.10 来自燕麦（▲）以及大麦（•）的 β- 葡聚糖在水溶液中的 Mark–Houwink–Sakurada 曲线。来源：摘编自 Wang 等（2003）。转载获得了 Elsevier 公司的许可。

结在中性（聚结物形成）及碱性（聚结物溶解）pH 之间的可逆转性之外，还说明这些聚合物是不稳定的，易于发生交换。解释 β- 葡聚糖聚合的说法已被提出，即高 DP 单元的纤维素样节段之间可能是以氢键结合的，如在纤维素中所发生的那样（Vårum 和 Smidsrød，1988；Cavallero 等，2002）。这一点将在以下的章节中进行讨论。

表6.3 未分组的燕麦β-葡聚糖（**F0**）及其以硫酸铵进行逐步沉淀后获得的**7种组分**（**F1-F7**）的平均分子量（M_w）、回转半径（R_g）以及固有黏度（［η］）。最后一列是每种组分的产量（占原始材料**F0**的百分比）

	$M_\mathrm{w} \times 10^5$（g/mol）	R_g（nm）	［η］（dl/g）	产量（%）
F0	6.11	41.3	6.3	
F1	13.8	69.0	7.8	18.8
F2	9.73	59.4	7.0	14.0
F3	5.58	46.3	6.0	8.8
F4	5.10	45.5	5.3	8.8
F5	3.80	38.6	4.5	10.2
F6	2.98	32.3	3.7	12.6
F7	2.55	27.6	3.2	12.6

来源：摘编自 Wang 等（2003）。转载已获得 Elsevier 公司的许可。

表6.4　组分随水解时间增加的构象参数、指数及链长度

水解时间（h）	α（SEC-RI-RALLS-Vise）	a（SEC-RI-MALLS-Vise）	V^{α}	l_p^b（nm）
0	0.67	0.78	0.56	2.44
1	0.73	0.85	0.57	2.22
2	0.81	0.87	0.60	2.19
4	0.79	0.86	0.60	2.07
8	0.80	0.91	0.60	2.07
10	0.82	0.94	0.61	1.83
12	0.88	1.02	0.63	1.85
18	0.85	1.07	0.63	1.80
24	0.93	1.05	0.68	1.51
30	0.98	1.15	0.68	1.54
48	0.82	0.99	0.62	1.27
70	1.00	0.86	0.70	1.27

来源：Roubroeks，Mastromauro 等（2000）。转载获得了美国化学协会的许可。

6.4.2　流变性

在溶液中，燕麦 β- 葡聚糖超过临界浓度时，可以表现出非牛顿假塑性（剪切变稀）行为，而在这个临界浓度之下，则表现为牛顿行为。理论上，随机螺旋在低浓度下不发生相互作用，施加更高的剪切速率不影响这种无相互作用状态。然而，这些随机螺旋在临界浓度之上会发生"物理"重叠。因此，当剪切速率增加时，随机螺旋构象的重叠多聚物链被拉伸和对齐，导致黏度降低、流速更快，这是线性多聚物的典型表现。流变学数据表现为，低剪切速率下为恒定的黏度平台期，随着剪切速率的增加，黏度下降（图 6.11）。在这个方面，β- 葡聚糖溶液的黏度随剪切速率的变化符合 Morris（1989）所描述的幂定律：

$$\eta = \frac{\eta_0}{1 + \left(\dfrac{\dot{\gamma}}{\dot{\gamma}_{\frac{1}{2}}}\right)^{0.76}}$$

其中 η 为溶液的黏度，η_0 为牛顿平台期的黏度，$\dot{\gamma}$ 为剪切速率，$\dot{\gamma}_{1/2}$ 为 $\eta = \eta_0/2$ 时的剪切速率。假塑性的程度随多聚物的分子量及浓度的增加而增加（Xu 等，2013）。对于高分子量燕麦 β- 葡聚糖，牛顿 / 非牛顿转换发生的临界浓度为 0.2% 左右（Ren 等，2003）（图 6.12）。

低分子量 β- 葡聚糖显示出相同的行为（Skendi 等，2003）：随着恒定分子量下

β- 葡聚糖浓度的增加，这个平台期的剪切速率范围缩小，反之亦然。值得关注的是，Kivelä 及其团队（Kivelä 等，2010）通过对以高压匀浆技术打碎的高分子量 β-葡聚糖（丧失了它们初始的黏性及假塑性行为）的流变学特性进行研究，验证了这些观察结果。对于 DP3∶DP4 比值的影响，则还没有研究清楚，尽管 Ryu 及其团队（Ryu 等，2012）发现，在相等的分子量及 $< R_g >$ 下，DP3∶DP4 比值最低的 β- 葡聚糖具有在溶液中黏度最高的趋势。

　　尽管 β- 葡聚糖主要形成黏性溶液，但是它也具有形成凝胶的能力，特别是在较长的贮存时间之后。这些凝胶的形成可以归因于多聚物链通过链内氢键所发生的物理交联（如对聚结现象所描述的那样），从而导致三维凝胶网络的形成。凝胶

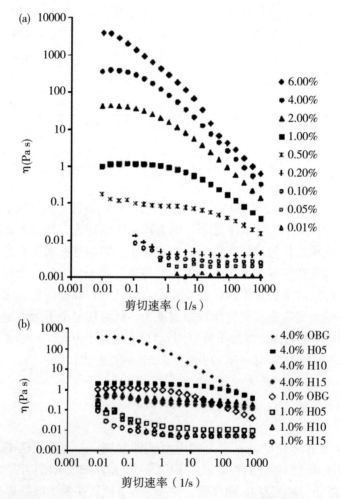

图 6.11　（a）不同浓度以及（b）1% 及 4%（w/v）下不同分子量的燕麦 β- 葡聚糖分散液的黏度随剪切速率改变而发生的变化。来源：Agbenorhevi 等（2011）。转载获得了 IPC 商业出版社的许可

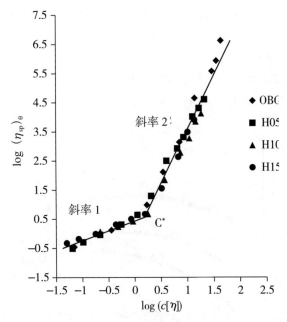

图 6.12 零剪切－比黏度 $(\eta_{sp})_0$ 与下降的 β- 葡聚糖分离物浓度 $c[\eta]$ 的关系。两直线之间的截点表示划分从稀释溶液行为换转到浓缩溶液行为的临界浓度 c^*。来源：Agbenorhevi 等（2011）。转载获得了 IPC 商业出版社的许可

能力以流变仪测定，它可以描述材料在振荡剪切作用下的黏弹性反应（BeMiller，2007b）。对于特定的振荡频率 ω，材料的复切变模量 G^*（通过复黏度 η^* 除以 ω 获得）可以提供两种指标：G^* 的实部 G'，是其弹性部分（弹性或贮存模量）；G^* 的虚部 G''，是其黏性部分（黏滞或损耗模量）。黏弹性凝胶同时具有固体和黏性液体的特征：G' 描述的是凝胶的固态部分，而 G'' 描述的则是凝胶的液态部分。因此，根据这两个部分的定义，在黏性溶液中 $G'' > G'$，而在凝胶中则 $G' > G''$。因此，贮存时的凝胶时间（G_t）可以通过 G^* 的测量来确定：G_t 是 G' 和 G'' 交叉时的时间。凝胶率（也被称为弹性增量 I_E）被定义为 G' 与时间曲线的最大斜率。

在相近的分子量和浓度下，燕麦 β- 葡聚糖与大麦和小麦相比具有更长的凝胶时间，后者的凝胶时间最短（Bohm 和 Kulicke，1999；Cui 和 Wood，2000；Lazaridou 等，2004；Tosh 等，2004a）。在燕麦 β- 葡聚糖内部，凝胶动力学似乎主要与 DP3：DP4 相关：当链间相互作用增加时，也就是说，当 DP3：DP4 比值增加时，凝胶的出现更快（速率更快、时间更短），导致结构更加有序。DP3：DP4 比值增加不仅会导致凝胶快速形成，而且还会使所形成的凝胶更具"固体样"，在相似的分子量和浓度下，G'（弹性模量）更高（Bohm 和 Kulicke，1999）。另外，G_t 及 I_E 与 β- 葡聚糖的分子量呈负相关：高分子量 β- 葡聚糖（250 000 Da）没有凝胶

特性（Lazaridou 等，2003；Skendi 等，2003）（图 6.13）。凝胶特性 G_t 及 I_E 还与 β-葡聚糖的浓度呈正相关，并依赖于温度：G_t 及 I_E 在 25 ～ 35℃的温度达到最大值（Agbenorhevi 等，2011）。

凝胶一旦形成，增加温度可以导致凝胶融化。这种融化过程可以通过差示扫描量热法研究，结果显示融化发生在一定温度范围内，通常为 55 ～ 70℃

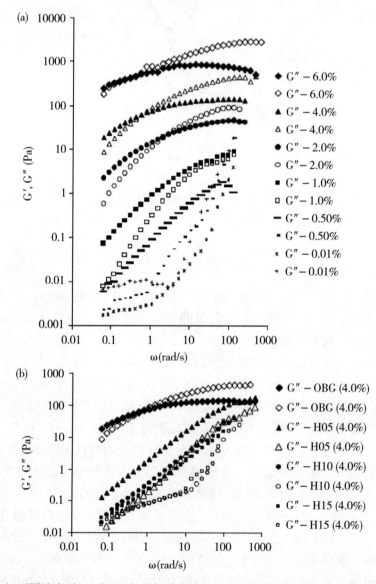

图 6.13　（a）不同浓度（OBG）以及（b）浓度为 4%（w/v）时不同分子量的燕麦 β- 葡聚糖分散液的贮存（G'）及损耗（G"）模量的频率依赖性。来源：Agbenorhevi 等（2011）。转载获得了 IPC 商业出版社的许可

（Lazaridou 等，2004；Tosh 等，2004）。然而，与 β-葡聚糖凝胶融化相关的峰温度有随多聚物分子量下降而降低的趋势，同时融化的温度范围变宽。正如回凝淀粉的热学特性中所观察到的，融化峰越宽，则凝胶形成的分子间关联变化越多。这再次凸显了 β-葡聚糖的细微结构在其总体物理化学特性，特别是凝胶特性方面的重要性。意外的是，纤维素样序列（DP ≥ 5）的发生与 β-葡聚糖的凝胶特性（凝胶时间、凝胶的机械强度、融化温度等）并不相关，尽管它们均具有参与分子间氢键的能力，正如纤维素中所发生的那样。事实上，凝胶特性似乎与 DP3 单元的出现高度相关，这从根本上意味着高度存在以下可能性，即沿多糖链存在纤维三糖序列，以及存在协同性链间氢键以形成结合区域（Lazaridou 等，2003；Tosh等，2003，2004a，2004b）。比较地衣、燕麦、黑麦及大麦 β-葡聚糖的 DP3 单元含量以及它们形成的凝胶的贮存模量 G′ 后，结果清楚地显示了这一点（图 6.14）。

6.5　燕麦 β-葡聚糖的营养特性

对于谷物 β-葡聚糖营养方面的健康效应，很多文献已有报道。特别是燕麦和大麦 β-葡聚糖对糖尿病患者的血糖调控作用，以及在高胆固醇血症患者中降低血清胆固醇的效应，已获得了广泛的研究（Annapurna，2011；Othman 等，2011；Tiwari 和 Cummins，2011；Cloetens 等，2012；Daou 和 Zhang，2012；Kumar 等，

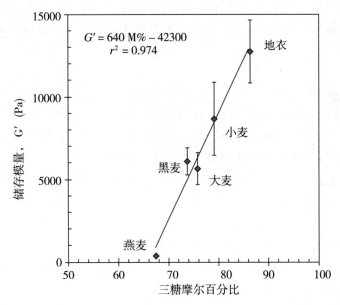

图 6.14　每种 β-（1，3）；（1，4）-D-葡聚糖中，贮存模量 G′ 与纤维三糖单元摩尔百分比（M%）之间的关系。凝胶的胶龄为 5℃下 7 天。来源：Tosh（2004）。转载获得了 Elsevier 公司的许可

2012)。并且 FDA 已认证第二个效应，于 1997 年批准了"燕麦可降低患心脏病的风险"的健康声称（Anonymous，1997）。近期研究也显示，这些多聚物所具有的免疫调节作用对癌症的预防及治疗可能会有影响。β- 葡聚糖的生理效应受到物理化学特性的显著影响，例如流动黏度、凝胶性、分子量以及化学结构。本节将讨论 β- 葡聚糖在胃肠道（GI）中转运的每个阶段所产生的效应，以及对葡萄糖和胆固醇代谢、免疫功能、饱腹感及能量摄入的作用，重点关注物理化学特性、加工方式以及食物本身对这些作用产生的影响。对于胃肠道中的转运，将从 β- 葡聚糖对食糜特性的效应以及整个转运过程中 β- 葡聚糖特性的变化进行阐述。对 β- 葡聚糖的分子量、结构、溶液黏度和溶解性之间的潜在关系，以及它们降低血糖和胆固醇的效应进行了探索，同时还阐述了在临床试验中，对它们的化学及流变学特性进行充分报告的需要。

6.5.1 胃肠道内的转运

β- 葡聚糖在胃肠道转运的效应主要归因于其膨胀、水结合能力以及溶液黏性。β- 葡聚糖的分子量及溶解程度（很大程度上受到食物本身的影响）是其黏性的重要决定因素，因此也是转运过程中黏度及相应行为的重要决定因素。结肠中，β- 葡聚糖被结肠微生物菌群发酵，所产生的短链脂肪酸（short-chain fatty acids，SCFA）以及微生物菌群的变化具有显著的生理学效应。值得注意的是，通过胃肠道转运的 β- 葡聚糖本身也会发生变化，诸如去多聚化和结构变化。Mälkki 和 Virtanen（2001）对燕麦 β- 葡聚糖通过胃肠道特殊区域转运时的胃肠效应进行了综述。本节将对该方面进行讨论，重点关注 β- 葡聚糖分子在通过胃肠道时所发生的改变。

6.5.1.1 胃中的燕麦 β- 葡聚糖 液态食物例如饮料，其 β- 葡聚糖在食品基质中即完全水化。添加到固态或半固态食物基质中的 β- 葡聚糖则于胃肠道内水化。水化过程起始于口腔，随着食物在胃肠道中运动而继续，直到完全水化。水化及膨胀率取决于颗粒大小、加工过程以及食物中的其他成分。因为水化是黏性产生的关键（而黏性对 β- 葡聚糖的生理学效应具有重要影响），所以水化的因素将会影响 β- 葡聚糖的营养特性。β- 葡聚糖在胃中的膨胀可致胃扩张，与饱腹感相关（Woods，2004）。因此，因 β- 葡聚糖膨胀引起的胃膨胀可能会通过促进饱腹感而造成摄入量下降。β- 葡聚糖的大部分分子特性在胃中保持不变。将燕麦 β- 葡聚糖和 pH 1.5 的胃液（Johansen 等，1993）以及胃蛋白酶（Wood 等，1991c）一起孵育进行体外研究，孵育后 β- 葡聚糖分子量未发生显著改变。

6.5.1.2 小肠内的转运 含有 β- 葡聚糖的食物离开胃后，其产生的黏性开始对小肠中营养素的消化和吸收造成影响。因 β-葡聚糖导致的高黏性在小肠中可以大部分得到保留（通过增加黏液素的产生），而 β-葡聚糖本身在小肠中不被消化（尽管会发生一些去多聚化）（Malkki 和 Virtanen，2001）。随着食糜在小肠中移动，高黏性可能会改变食糜的流动模式，即通过限制营养素向小肠壁的扩散而导致营养素吸收减少。值得关注的是，淀粉消化及葡萄糖的摄取可能会受到底物向小肠壁转运减少的影响，而小肠壁中含有黏膜 α-葡萄糖苷酶。有研究认为这是 β-葡聚糖存在的情况下，餐后血糖反应降低的机制之一（Dunaif 和 Schneeman，1981；Regand 等，2011）。有些学者提出，燕麦 β-葡聚糖可以降低酶的活性，例如淀粉酶、脂肪酶以及糜蛋白酶（Dunaif 和 Schneeman，1981；Jenkins 等，1982）。然而，这些实验是在体外进行的，其结论可能无法推论到体内（Malkki 和 Virtanen，2001）。Lund 及其团队（Lund 等，1989）也提出，小肠内黏性的增加可以导致小肠壁上不流动水层厚度增加，进一步限制营养素向小肠上皮细胞扩散进而被吸收。由于脂肪的乳化作用受到了高黏度的影响，导致脂肪滴粒径变大，脂肪及胆固醇的吸收减少（Lazaridou 和 Biliaderis，2007）。

　　人类回肠造口术模型用于研究 β-葡聚糖对营养素在胃肠道消化与吸收的影响，也用于研究转运造成的 β-葡聚糖变化。燕麦 β-葡聚糖存在的情况下，在回肠造口术模型中，观察到胆酸（Lazaridou 和 Biliaderis，2007）和脂肪（Lia 等，1997）排泄的增加。另外一项研究中，Lia 及其团队（Lia 等，1996）观察到在燕麦麸皮存在的情况下，回肠流出物中蛋白质的回收出现了增加，表明蛋白质吸收减少。而摄入含有燕麦麸皮的膳食或者小麦面包对照膳食后，在回肠流出物中，未观察到淀粉回收方面的任何差异。

　　上消化道的转运也可能会造成 β-葡聚糖物理化学特征的改变。肠道中微生物的酶活性影响去多聚化，而分子量受到去多聚化的影响。回肠造口术受试者中，在回肠流出物中回收到了 88.5% 的被消化 β-葡聚糖，并观察到这些多聚物的降解（Sundberg 等，1996）。值得注意的是，回肠造口术患者的小肠含有相对高的微生物负荷，这可能是 β-葡聚糖被降解背后的原因（Malkki 和 Virtanen，2001）。体外研究发现，分子量下降与黏性下降相关，但是在体内可能会更复杂。β-葡聚糖在溶液中的浓度是决定黏性的另一种主要因素，这种浓度在胃肠道转运的过程中可能会发生变化。据报道，小肠中食物本身的蛋白质水解可导致 β-葡聚糖溶解性的增加（Robertson 等，1997）。随着可溶解性的增加，β-葡聚糖降解也增加。β-葡聚糖在上消化道的降解也取决于原始底物的分子量，其中高分子量 β-葡聚糖比低分子量 β-葡聚糖降解的程度更大（Lazaridou 和 Biliaderis，2007）。

6.5.1.3 在大肠中的发酵　　燕麦 β-葡聚糖具有被结肠中微生物发酵的高度可发酵性。主要发酵产物为 SCFA，例如乙酸盐、丙酸盐和丁酸盐。每种 SCFA 在人体内均具有不同的功能及代谢方式。乙酸盐在外周组织中被作为能量来源使用（Kim 和 White，2009），丙酸盐则影响肝中葡萄糖和脂肪的代谢（Anderson 等，1990）。丁酸盐作为结肠上皮细胞的能量来源起作用。结肠中产生的 SCFA 可能还与 β- 葡聚糖降低胆固醇的效应有关，尽管这方面的证据仍不是很明确。与其他膳食纤维相比，燕麦 β- 葡聚糖可以产生更多的丁酸盐（Malkki 和 Virtanen，2001）。除了作为一种能量来源之外，丁酸盐还可以抑制癌症细胞的生长并诱导凋亡，减轻结直肠癌（Hague 等，1993，1995）。一些研究重点探讨了丁酸盐的机制，尽管 β- 葡聚糖减轻结直肠癌的流行病学证据仍不充分，但是丁酸盐的健康作用已得到了认可。

燕麦 β- 葡聚糖还具有益生元作用，它可以选择性地刺激特定微生物菌株在结肠中生长，从而产生健康效应（Malkki 和 Virtanen，2001）。体外粪便发酵实验表明，燕麦麸皮和面粉（Kim 和 White，2009）以及来自燕麦和大麦的纯化 β- 葡聚糖（Hughes 等，2008）对特定双歧杆菌和乳酸菌菌属具有选择性，这被认为是有益的。β- 葡聚糖寡糖的益生元作用最大。在一项以不同分子量的大麦及燕麦 β- 葡聚糖进行的人类粪便发酵体外研究中，Hughes 及其团队（Hughes 等，2008）发现，较高分子量的多聚体可以刺激乳酸菌和肠球菌的生长，但是不能刺激双歧杆菌的生长。通过天然多聚物的水解获得的 β- 葡聚糖寡糖也刺激双歧杆菌的生长。值得注意的是，关于 β- 葡聚糖、β- 葡聚糖寡糖的益生元作用及 SCFA 产生的研究，主要是在体外模型中开展的（Drzikova 等，2005；Kim 和 White，2009；Cloetens 等，2012），需要开展更多的体内研究来更详细地确立其益生元作用，以及阐述结构和功能之间的关系。

燕麦麸皮可以增加大便的重量，减少在结肠中的转运时间，进而缓解便秘（Cloetens 等，2012）。这主要是不溶性纤维的作用，富含 β- 葡聚糖的食物（尤其是溶解性较低者）这种作用可能会更明显。对于可溶性 β- 葡聚糖来说，大便干重的增加主要是微生物细胞增加造成的（Chen 等，1998）。燕麦 β- 葡聚糖由于它们的丁酸生成效应，被认为在治疗腹泻方面具有优势，因为结肠上皮细胞对丁酸盐的吸收可以促进水和钠的吸收，从而有助于补液治疗（Malkki 和 Virtanen，2001）。

因此，燕麦 β- 葡聚糖在胃肠道内的转运可以影响营养素的吸收及代谢。物理化学特性（例如分子量和纤维三糖与纤维四糖比值）以及基质效应（例如 β- 葡聚糖的可溶性）是这些多聚物在整个转运过程中作用的重要决定因素，尽管这些特性可被胃肠道中的条件（例如 pH 及离子强度）所改变：燕麦 β- 葡聚糖在体内转运的作用几乎是不可预测的，并且只部分与 β- 葡聚糖的物理化学性质绝对相关。目前正在对食用燕麦 β- 葡聚糖的一些特殊生理学影响进行探讨，包括降低胆固醇的效应、对葡萄糖及胰岛素反应的调控、对食欲及能量摄入的影响以及免疫调节效应。

6.5.2　降低胆固醇的作用

20 世纪 80 年代中期，Anderson 及其同事首先报道了燕麦 β- 葡聚糖降低胆固醇的作用（Anderson 等，1984；Anderson 和 Tietyen-Clark，1986）。之后，多项临床研究验证了这个结果。1997 年，FDA 在对 33 项临床研究进行回顾分析之后，批准了燕麦可以降低冠心病发生风险的健康声称（Anonymous，1997）。每日摄入 3g β- 葡聚糖被认为是有效剂量，并且为了符合这项声称，上市食品每份必须含有 0.75g 的 β- 葡聚糖。大麦 β- 葡聚糖也被写入这项声称。β- 葡聚糖降低胆固醇的作用在血液中总胆固醇以及低密度脂蛋白（LDL）胆固醇水平高于正常的受试者中更有效（Lazaridou 和 Biliaderis，2007）。临床试验中所观察到的胆固醇降低的实际数值存在差异，取决于 β- 葡聚糖的剂量、类型以及物理化学特性，还有食物本身。

Tiwari 和 Cummins（2011）采用了 meta 分析的方法以建立血浆总胆固醇水平与 β- 葡聚糖每日摄入量的剂量反应关系。研究发现随着 β- 葡聚糖的摄入量逐渐增加至 3 克 / 天，胆固醇水平逐渐降低；摄入 β- 葡聚糖超过 3 克 / 天，则胆固醇水平不再进一步降低。这与 FDA 推荐的每日剂量一致。最近，Othman 及其同事（Othman 等，2011）在研究规模、β- 葡聚糖剂量、持续时间、饮食，以及总脂蛋白、高密度脂蛋白及 LDL 胆固醇水平变化方面的临床研究进行了综述。根据这项研究结果，总胆固醇的下降范围波动于 0 ~ 13%，LDL 胆固醇的下降范围则波动于 0 ~ 16.5%。鉴于上述因素使波动范围如此之大，重点讨论 β- 葡聚糖降低胆固醇作用的机制及其物理化学特性和食物本身的影响，而不是不同研究中所观察到的实际数值。如需了解胆固醇降低的实际数值，可参考 Tiwari 和 Cummins（2011）的 meta 分析以及 Othman 团队（Othman 等，2011）和 Kelly 团队（Kelly 等，2007）的综述。

6.5.2.1　膳食中 β - 葡聚糖降低胆固醇的机制　Othman 及其团队（Othman 等，2011）近期对 β- 葡聚糖降低胆固醇的作用和不同的作用机制进行了综述。被广泛认可的机制是食糜在小肠中黏度增加，进而使膳食胆固醇摄入减少以及胆汁酸重吸收受损（Lund 等，1989；Nauman 等，2006；Lazaridou 和 Biliaderis，2007；Othman 等，2011）。前一方面可能是黏度增加所引起的脂肪乳化及大脂肪滴粒径的改变（Lazaridou 和 Biliaderis，2007）。后一方面使肝中胆汁酸合成增加，降低血清 LDL 和总胆固醇水平。Daou 和 Zhang（2012）对这项机制进行了更加详细的讨论。尽管在 β- 葡聚糖存在的情况下小肠中胆固醇和胆汁酸的吸收及重吸收减少尚没有直接证据，但有关大鼠小肠对胆固醇及 D- 半乳糖的吸收的体外研究（Lund 等，1989），以及回肠造口术患者中胆汁酸粪便排泄增加以及脂肪排泄增加的观察结果（Lia 等，1995），均被认为是支持这些机制的证据。很明显，黏度在 β- 葡聚糖降低胆固醇的机制中扮演着非常重要的角色。

β- 葡聚糖与胆汁酸的结合也被认为是其降低胆固醇效应的可能机制（Drzikova 等，2005；Dongowski，2007）。然而，在对甘氨胆汁酸（一种胆汁酸）和大麦 β- 葡聚糖之间的相互作用进行的一项 ^{13}C-NMR 研究中，Bowles 及其团队（Bowles 等，1996）未发现任何特异性分子水平相互作用的证据。他们提出，黏度增加所引起的胆汁酸在食糜中的物理包埋，是在 β- 葡聚糖存在的条件下胆汁酸排泄增加的可能机制。胆汁酸结合似乎还受燕麦面粉中非 β- 葡聚糖成分的影响。Kim 和 White（2010）近期开展的一项研究显示，以 β- 葡聚糖的数量为基础，对提取出的 β- 葡聚糖和燕麦粉做比较，发现燕麦粉在体外可以和数量更大的胆汁酸相结合。Sayar 及其团队（Sayar 等，2004）基于以下观察结果也提出了相似的意见，即胆汁酸的结合能力和燕麦粉中 β- 葡聚糖的数量没有很好的关联，而和不溶性纤维的数量有显著的相关性。以前的体内研究观察到了取决于 β- 葡聚糖特性的胆汁酸排泄增加（Bae 等，2010；Othman 等，2011）。因此，尽管 β- 葡聚糖并非参与胆汁酸结合的唯一重要成分，但 β- 葡聚糖本身的特性及其携带的食物本身确实可以影响胆汁酸的结合及排泄。

β- 葡聚糖降低胆固醇效应的另一个可能机制包括多聚物被结肠中微生物发酵并使 SCFA 产生，例如乙酸盐、丙酸盐和丁酸盐（Hughes 等，2008；Barsanti 等，2011；Othman 等，2011）。这些 SCFA，特别是丙酸盐与乙酸盐比值，可以影响脂肪的代谢。研究显示，丙酸在 1 ~ 2.5mmol/L 的浓度下抑制大鼠肝细胞中胆固醇的合成（Anderson 等，1990）。然而，这种效应在人体中的重要性尚不清楚，因为肝门静脉中的丙酸盐浓度可能会低于这个水平（Othman 等，2011）。另外，Battilana 及其团队（Battilana 等，2001）开展的一项研究还显示，在 9 小时的时间里以 1 小时的时间间隔给予含有 β- 葡聚糖的膳食，未造成肝中脂肪重新合成（或者葡萄糖代谢）方面的任何显著变化。该项研究将这种发现解释为，β- 葡聚糖影响碳水化合物及脂肪代谢的主要机制是使营养素吸收延迟或者减少，而不是在结肠中产生 SCFA。

β- 葡聚糖对碳水化合物代谢的作用还可能在降低胆固醇中发挥着间接作用（Lazaridou 和 Biliaderis，2007）。胰岛素对肝中的脂肪代谢具有较大的影响，其与肝合成脂肪酸以及脂蛋白的增加相关（Tobin 等，2002）。胰岛素水平的升高以及胰岛素抵抗可以增加肝内胆固醇的合成（Pihlajamaki 等，2004），且已发现较低的胰岛素反应与较低的血清胆固醇水平相关（Jenkins 等，1989）。结果，膳食 β- 葡聚糖所引发的胰岛素反应降低不仅对碳水化合物代谢的调控很重要，而且对其降低胆固醇的作用同样重要。

因此，膳食 β- 葡聚糖降低胆固醇的作用机制是多方面的。若想了解 β- 葡聚糖降低胆固醇效应的详细信息，可参阅 Lazaridou 和 Biliaderis（2007）、Barsanti 及其团队（Barsanti 等，2011）、Othma 及其团队（Othman 等，2011）以及 Daou 和 Zhang（2012）的综述。

6.5.2.2　β - 葡聚糖及食物本身的物理化学特性对降低胆固醇效应的影响

如前所述，β- 葡聚糖的物理化学特性对它们降低胆固醇的能力会产生较大影响。特别是分子量、结构及溶液黏度，在与胆汁酸的结合以及防止胆固醇吸收方面扮演着重要的角色。另外，这些聚合物所融入的食物本身，也可通过与其他基质成分的相互作用以及溶解性的变化，影响它们的有效性。

β- 葡聚糖的分子量可以通过影响黏度这种间接的方式影响它们的生理学作用。Barsanti 及其团队（Barsanti 等，2011）提出，为了保证显著的小肠内黏度，M_w 范围需要在 26.8 ～ 3000kDa 之间。值得注意的是，较高的分子量似乎并不是增强胆固醇降低作用的直接预测因子。事实上，β- 葡聚糖所引起的小肠内黏度增加主要是它们分子量和浓度的共同影响，而后者又部分取决于分子量本身。尽管在相同的浓度下，更高分子量的 β- 葡聚糖可以提供更高的黏度，但是更高分子量的 β- 葡聚糖有比更低分子量组分溶解度低的趋势。这些效应可以解释此后在 β- 葡聚糖分子量对它们营养特性的影响方面报道结果不明确或者互相冲突的现象，特别是在体内研究中。

Wolever 及其团队（Wolever 等，2010）在近期的一项临床试验中发现，以轧制早餐谷物的形式每日给予 3 g β- 葡聚糖（高及中 M_w 的两种制品，其 M_w 分别为 2210kDa 及 530kDa）致血清中胆固醇下降大约 5%，而低 M_w 制品（210kDa）则可致下降得更低。胆汁酸排泄也受 β- 葡聚糖制品分子量的影响。在一项对回肠造口术患者进行的研究中，与摄入天然 β- 葡聚糖的受试者相比，摄入被 β- 葡聚糖酶降解的 β- 葡聚糖的受试者胆汁酸的排泄减少了 50% 以上（Lazaridou 和 Biliaderis，2007）。因此，β- 葡聚糖的广泛降解似乎可以反过来影响胆汁酸的排泄，而轻度的降解则没有多大的作用。β- 葡聚糖的分子量在食物贮存过程（因为面粉中内源性 β-葡聚糖酶的活性）以及在胃肠转运过程中也可以降低。因此，两种因素均会影响 β- 葡聚糖降低胆固醇的作用。

Kim 和 White（2010）报道了 β- 葡聚糖的分子量对体外胆汁酸结合能力的影响。在胆汁酸结合能力和 M_w 范围为 156 ～ 687kDa 的分子量之间存在着一种负相关关系。相反，Sayar 及其团队（Sayar 等，2004）则报道，地衣多糖酶的降解（用于降低分子量）对燕麦 β- 葡聚糖的胆汁酸结合能力没有显著影响。近期以燕麦粉松饼进行的体外研究中，Kim 和 White（2011）报道，与低 M_w（114kDa 及 40kDa）β-葡聚糖相比，高 M_w（319 kDa）β- 葡聚糖与胆汁酸的结合能力更强。分子量在体外和胆汁酸结合能力之间关系的不一致性，表明其他一些因素或者这些因素的组合，包括多聚物分子的细微结构、基质的温度以及 pH，均是 β- 葡聚糖与胆汁酸结合的重要决定因素。对于燕麦 β- 葡聚糖来说，高分子量多聚物一般不发生凝胶形成，但是低分子量多聚物可能发生（Wood，2002）。这一发现提示，在上述 β-葡聚糖与胆汁酸结合能力的研究中，凝胶形成可能也是一种混杂因素。Dongowski

（2007）提出，研究方法的变异性也是导致所得出结果不一致的重要因素。

尽管溶液黏性在β-葡聚糖降低胆固醇的作用中的重要性是明确的，但是在β-葡聚糖制品的黏性和血清胆固醇水平之间的关联方面，临床数据非常缺乏。仅有Wood（2002）及少量报告对这个问题进行了评论。Wolever及其团队（Wolever等，2010）利用体外消化的方法从试验食物（含有燕麦麸皮的谷物）中溶解出β-葡聚糖，探索了β-葡聚糖的黏性和摄入这些谷物的受试者血清LDL胆固醇降低之间存在的关系。4周的膳食干预之后，在log（黏度）和血清LDL胆固醇水平之间存在着明确的负相关关系。

黏度和降低胆固醇之间的关系大部分是使用β-葡聚糖的分子量及可溶解性数据推导出的，二者均可以影响溶液黏度。黏度与分子量和溶液中浓度的乘积以一种指数函数的形式存在（Wood，2001）。胃肠道中来源于食物本身的β-葡聚糖的可溶解性取决于加工过程以及食物本身。Beer及其团队（Beer等，1997b）报道了来源于不同基质（例如麸皮、麦片粥及松饼）的燕麦β-葡聚糖的可溶解性。体外消化过程中溶解的β-葡聚糖的比例范围波动于麸皮的13%至松饼的85%之间。将松饼冷冻8周会使β-葡聚糖的可溶解性显著下降（大约50%）。这是临床试验中变异性的一个重要来源，因为试验食物在给受试者之前被冷冻保存的时间不同。

食物本身的类型也是降低胆固醇作用的重要决定因素。总体上看，与固态食物相比，液态食品的作用更好，可能与液态食品中β-葡聚糖完全的水化及黏度最大化有关（Nauman等，2006；Lazaridou和Biliaderis，2007；Othman等，2011）。Kerckhoffs及其团队（Kerckhoffs等，2003）报告，与被添加到橙汁中相比，燕麦β-葡聚糖添加到面包或曲奇饼中时降低胆固醇的作用更低。加工过程（包括提取方法及贮存条件）也是影响β-葡聚糖溶液特性的一种因素（Malkki和Virtanen，2001；Wood，2002；Lazaridou和Biliaderis，2007）。面粉中的内源性β-葡聚糖酶在温和的提取条件下（50~60℃）可能不会被灭活（Keogh等，2003）。这可能会造成加工及贮存过程中食物本身β-葡聚糖的去多聚化，因而影响分子量和黏度。由于面粉中内源性β-葡聚糖酶的活性（温暖、潮湿条件对其有利），在面包的面团发酵过程中，可以出现β-葡聚糖的去多聚化（Tosh，2007）。冻-融循环也可以通过多聚物-多聚物之间相互作用的加强而导致溶解性降低。如前所述，预制产品的冷冻保存会降低β-葡聚糖的可溶性（Wood，2002，2010）。

因此，分子量、结构、可溶性、溶液黏度、加工过程以及食物本身的类型均是决定β-葡聚糖制品降低血清胆固醇水平效应的相关因素。关于这些因素的组合有一个值得关注的例子。Torronen及其团队（Torronen等，1992）研究发现，每日摄入11.2 g β-葡聚糖不会使血清胆固醇水平显著降低。这与多项摄入较低剂量的β-葡聚糖就能观察到显著的胆固醇降低效应的研究结果相反。这项研究提出，降低胆固醇效应的减少可能是由于β-葡聚糖的低分子量和（或）可溶性造成的，它们会导致小肠内黏度降低。此研究使用的是一种富含 β- 葡聚糖的燕麦麸皮浓缩物，并将其添加到面包中。尽管并没有在生理条件下实际测量面包中 β- 葡聚糖的可溶性，但是有可能仅有一部分 β- 葡聚糖真正溶解在了胃肠道中。另外，燕麦麸皮浓缩物（这种浓缩物是通过一种冷水磨制过程提取的）或者小麦面粉中的内源性 β- 葡聚糖酶的活性使 β- 葡聚糖发生了降解，因而降低了分子量。因为存在低分子量及低可溶性，所以有可能受试者小肠中的食糜黏度不是非常高。因此，尽管膳食中提供了大量的 β- 葡聚糖，但是对血清胆固醇水平并没有产生作用。

文献中很多明显的结果不一致均可以通过物理化学特性方面的差异来解释。因此，再次强调：①体外研究结果在体内并不能获得很好的解释的原因是缺乏通过在身体内发生的现象所获得的实用性见解；②燕麦 β- 葡聚糖对体内胆固醇水平产生的效应几乎是不可预测的，这很大程度上与 β- 葡聚糖的物理化学特性密切相关。因此，β- 葡聚糖生理学效应的相关临床研究必须详细报告所采用的 β- 葡聚糖制品的相关物理学化学特性。

6.5.3　降低血糖及胰岛素反应

膳食 β- 葡聚糖被广泛认可的效应之一是其降低餐后血糖及血胰岛素峰值。除了对 2 型糖尿病患者所产生的明显益处之外，降低血糖及胰岛素反应还在减少发病以及胰岛素抵抗方面具有益处（Wood，2002，2007）。多项临床研究对血糖反应降低的机制进行了探索（Braaten 等，1991；Tappy 等，1996；Cavallero 等，2002；Biorklund 等，2005；Panahi 等，2007；Regand 等，2011）。根据 β- 葡聚糖的剂量、物理化学性质以及食物本身的类型，研究报道了不同程度的降低效应。如果需要了解血糖及胰岛素反应降低的数值分析，请参阅 Würsch 和 Pi-Sunyer（1997）、Wood（2010）、Tiwari 和 Cummins（2011）以及 Cloeten 及其团队（Cloetens 等，2012）的综述。以下将重点讨论参与膳食 β- 葡聚糖降低血糖效应的不同机制，以及物理化学特性是如何影响这些机制的。

6.5.3.1　β - 葡聚糖降低餐后血糖及胰岛素水平的机制　摄入带有黏性的、可溶的 β- 葡聚糖膳食之后的血糖反应曲线，与摄入可使血糖升至相似程度但不含 β- 葡聚糖的碳水化合物膳食之后的反应曲线相比，外形更平（血糖峰值低）（Barsanti 等，2011）（图 6.15）。

β- 葡聚糖水化所致的肠道内黏度增加被认为是产生这种效应的主要因素。大量研究者评价了黏度在这个方面的重要性（Wood 等，1994a；Malkki 和 Virtanen，2001；Wood，2002，2007，2010；Lazaridou 和 Biliaderis，2007；Tosh，2007；Daou 和 Zhang，2012）。食糜黏度的增加可以延缓胃的排空，延长小肠的转运时间，并通过减少穿过小肠中不流动水层的扩散而影响营养素的吸收（Barsanti 等，

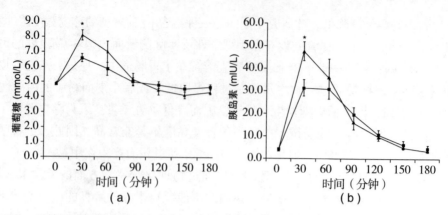

图 6.15 2 型糖尿病患者在饮用含有 5 g 燕麦 β- 葡聚糖的饮料（圆圈）以及一种对照饮料（三角）后的餐后血糖及胰岛素反应曲线。来源：Biorklund 等（2005）。转载获得了 Nature 出版集团的许可

2011）。尽管 β- 葡聚糖所引起的胃排空延迟被许多研究者解释为其黏度所致，但是并没有确定的证据。Hlebowicz 及其团队（Hlebowicz 等，2008）发现，含有 4 g 燕麦麸皮的木斯里（muesli）食品不会使胃排空延迟，尽管其确实可以降低餐后血糖的浓度。这个发现说明延缓胃排空不是 β- 葡聚糖降低血糖反应的重要机制。胃肠道内黏度的增加还可以通过调控胰腺 α- 淀粉酶的活性，以及通过限制底物对黏膜 α- 葡萄糖苷酶的获取，而影响淀粉的消化（Dunaif 和 Schneeman，1981）。葡萄糖吸收入血速率的下降影响胰腺的胰岛素反应，有效地降低血液中的餐后胰岛素浓度（Daou 和 Zhang，2012）。胰岛素反应持续降低可以改善人体对胰岛素的敏感性，从而改善葡萄糖代谢（Behall 等，2006）。

虽然有一些研究试图将食用 β- 葡聚糖和正常血糖水平的长期维持联系起来，但是欧洲食物安全局最近的报告做出了如下结论，即目前尚没有充分的证据支持这个声称（Tiwari 和 Cummins，2011）。因此，β- 葡聚糖通过增加食糜的黏度，影响食物在胃肠道的转运，从而影响血糖及胰岛素反应，并发挥多种健康效应。β- 葡聚糖的膨胀及凝胶化可使其他食物成分被包埋，这也会影响消化能力以及餐后血糖及胰岛素反应（Tappy 等，1996）。β- 葡聚糖的剂量、分子量以及黏度对降低血糖及胰岛素反应的影响已经得到了广泛研究，将在后面的章节中详细讨论。

β- 葡聚糖还可以通过影响食物本身的性质以及通过限制用于淀粉凝胶化的水而改变淀粉的可消化性（Cleary 和 Brennan，2006）。淀粉可消化性的改变不仅取决于 β- 葡聚糖的特性，还取决于加工过程及食物本身。Regand 及其团队（Regand 等，2011）对两种不同淀粉水平、不同含量及分子量 β- 葡聚糖的烘焙试验食品的体外淀粉可消化性进行了研究。高分子量及中等分子量 β- 葡聚糖（分

别为 2133kDa 及 435kDa）显著降低了快消化淀粉的百分比，并提高了慢消化淀粉的百分比。他们还对摄入试验食物后的餐后血糖反应峰值（postprandial peak blood glucose response，PBGR）以及葡萄糖反应曲线下面积（area under the glucose response curve，AUC）进行了测定。高分子量及中等分子量 β- 葡聚糖的 PBGR 及 AUC 均显著降低。

6.5.3.2 β - 葡聚糖的物理化学特性对降低血糖效应的影响 β- 葡聚糖的黏度在它们降低血糖效应中的作用是非常重要的。因为黏度受分子量及溶解度（在溶液中的浓度）的共同影响，所以这两个因素和 β- 葡聚糖降低血糖的效应密切相关。与降低胆固醇的效应不同，一些临床数据将黏度（或者分子量和在溶液中浓度的乘积，作为黏度的一种预测指标）和餐后血糖及胰岛素反应的调控联系起来。有些研究采用了不同的剂量水平，用以研究黏度的效应。例如，Tappy 及其团队（Tappy 等，1996）在一种轧制谷物食品中分别采用 4g、6g 以及 8.4g 来源于燕麦浓缩物的 β- 葡聚糖，研究非胰岛素依赖的糖尿病受试者食用这种食品后的血糖及胰岛素反应。发现在所有 3 种剂量中，血糖反应均出现了显著下降，但是与 4g 剂量组相比，6g 及 8.4g β- 葡聚糖组下降的程度更为显著。然而，将这项研究中所观察到的差异归因为每种试验食物所形成的不同胃肠道内黏度时，研究者没有对可能的剂量反应因素进行评价，而这个因素在研究中是有可能混淆结果的。

Biorklund 及其团队（Biorklund 等，2005）在一个饮料模型中比较了不同剂量水平和不同分子量组合的 β- 葡聚糖对餐后血糖及胰岛素反应的作用差异。结果发现，当饮料含有 5g M_w 为 70kDa 的 β- 葡聚糖时，反应显著降低，但与无纤维对照组相比，含有 4g M_w 为 40kDa 的 β- 葡聚糖饮料组则没有显著的差异。正如 Wood（2010）所讨论的，虽然最可能的原因是后一配方的黏度低得多（作者们没有直接测定黏度），但是也应注意到，40 kDa 的 β- 葡聚糖来源于大麦，而 70 kDa 的 β- 葡聚糖则来源于燕麦。尚不清楚这些多聚物化学结构方面的差异会给血糖及胰岛素反应带来多大程度的影响。

Wood 及其团队（Wood 等，1994a）使用了一种含有不同浓度、不同程度水解的燕麦 β- 葡聚糖的饮料，来研究所测量的黏度和餐后血糖反应之间的关系，同时避免剂量反应的混杂效应。研究显示，在黏度和 PBGR 之间存在着一种负相关关系，这个发现以前曾经被许多其他研究者报道过（Brummer 等，2012）。最近，Panahi 及其团队（Panahi 等，2007）使用一种和 Wood（1994b）相似的饮料，发现高分子量、高黏度 β- 葡聚糖可以显著地降低 PBGR，但是低黏度的样本却没有显著的效应。

加工过程也会影响 β- 葡聚糖降低血糖反应的作用。Lan-Pidhainy 及其团队（Lan-Pidhainy 等，2007）最近的一项研究发现，使燕麦麸皮松饼经受冻 - 融循环

降低了 β- 葡聚糖的可溶性，并使其降低血糖的效应发生了显著改变。如前文所讨论的，加工过程也可以影响 β- 葡聚糖的分子量。因此，使物理化学特性发生变化进而影响溶液黏度的因素，对降低血糖效应均可产生重要的影响。图 6.16 显示给予 50g 葡萄糖（含有 7.2g 燕麦 β- 葡聚糖分离物）负荷后，血糖及胰岛素反应与溶液黏度之间的关系。

　　从图 6.16 可以明确发现血糖及胰岛素反应降低与 log（黏度）之间成一种反比例的线性函数关系。正如 Wood 及其团队所讨论的（Wood 等，1991c），这种回归曲线的建立对于理解黏性膳食纤维的生理学效应是非常重要的。这对产品开发的重要性也很明确。所期望的 β- 葡聚糖降低血糖（以及降低胆固醇）的效应，只有在胃肠道内（体内）形成高黏度时才能获得。因此，为了获得健康益处，以这个终极目标为方向的产品开发策略是必要的。然而，虽然这些策略在体外可能应用得很好，但是体外实验结果无法很好地外推到体内，且实际影响体内黏度的因素太多（β- 葡聚糖的物理化学特性、可溶性、基质环境，以及化学环境因素例如pH、温度及离子强度等），使得不太可能对特定 β- 葡聚糖降低血糖的效应进行准确预测。

6.5.3.3　饱腹感与能量摄入　燕麦 β- 葡聚糖对食欲及能量摄入的影响是一个有争议的话题。高肠道黏度和更长的胃排空时间、凝胶化以及结肠中 SCFA［它可以刺激胰高血糖素样肽 1（glucagon-like piptide-1，GLP-1；一种饱腹感激素）的分泌]

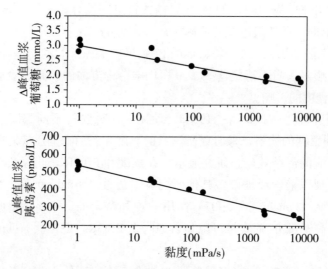

图 6.16　给予 50g 葡萄糖（含有 7.2g β- 葡聚糖分离物）负荷后随黏度变化的餐后血糖（a）以及胰岛素（b）反应。摘编自 Wood 等（1991c）和 Wood（1994，2002）

的产生相关，这被认为是 β- 葡聚糖减少食欲以及能量摄入的机制。然而，这些效应均没有在不同的人群研究中持续地观察到。虽然一些研究（Rytter 等，1996；Urooj 等，1998；Bourdon 等，1999；Beck 等，2009a，2009b，2010；Vitaglione 等，2009；Lyly 等，2010）已经观察到了 β- 葡聚糖对主观性饱腹感评分、长期食欲控制、体重减轻以及肠道激素水平的积极效应，但是其他研究（Kim 等，2006；Hlebowicz 等，2008；Peters 等，2009）则没有发现显著影响。动物研究表明，β- 葡聚糖可以以一种剂量依赖的方式延缓胃排空（Begin 等，1989；Johansen 等，1996，1997）。然而，Lia 和 Andersson（1994）对含有燕麦 β- 葡聚糖（以滚压燕麦或燕麦麸皮的形式）稀粥的胃排空速率进行了比较研究，发现和小麦粗面粉稀粥相比，二者没有显著性差异。Mälkki 和 Virtanen（2001）推测可能是测量误差导致了上述结果的出现，因为研究者使用了一种放射活性示踪剂，它可能会和食团分开并排空更快。在后来对添加 4g 燕麦麸皮的木斯里食物进行的研究中，Hlebowicz 及其团队（Hlebowicz 等，2008）发现，与含有玉米片的对照相比较，在试验餐食的胃排空速率方面，未观察到显著的差异。

如果需要更为详细的信息，请参阅 Mälkki 和 Virtanen（2001）以及 Cloetens 及其团队（Cloetens 等，2012）的综述。有趣的是，这些研究使用了广泛的、不同种类的食物（包括固态及液态食物），不同的剂量、谷物来源和分子量的 β- 葡聚糖，以及不同的饱腹感指标。尚没有观察到 β- 葡聚糖剂量、物理化学特性或者食物类型与饱腹感效应之间存在关联的明确趋势。在研究这些报告时，需要进行标准化，这样可以在它们之间进行更为严格的比较，以评价 β- 葡聚糖是否确实影响食欲及能量摄入。

6.5.4　免疫学效应

近期研究显示，谷物 β- 葡聚糖可以刺激哺乳动物的免疫系统，说明多聚物具有一系列生理学效应，这些生理学效应以前还没有得到全面的认识。真菌 β- 葡聚糖和谷物 β- 葡聚糖不同，它由一个 β -（1，3）吡喃葡萄糖基骨架组成，具有抗肿瘤作用（Wasser，2002；Adams 等，2008；Chan 等，2009）。Barsanti 及其团队（Barsanti 等，2011）对真菌 β- 葡聚糖调控免疫反应的机制进行了研究。结果发现，凝胶化的大麦 β- 葡聚糖可能对免疫系统产生影响（Lazaridou 和 Biliaderis，2007），虽然这种影响没有像真菌 β- 葡聚糖那样被研究。Rieder 及其团队（Rieder 等，2011）最近进行的一项细胞培养研究对人类小肠上皮细胞暴露于不同浓度及分子量的谷物 β- 葡聚糖（确切的谷物来源没有提及）而引起的细胞因子分泌进行了探究。Estrada 及其团队（Estrada 等，1997）在一个小鼠模型中对燕麦 β- 葡聚糖的体外及体内免疫调节活性进行了研究。以上两项研究以及其他研究均观察到了细胞因子分泌的一些剂量依赖效应，说明谷物 β- 葡聚糖具有一些免疫调节活性。

Wood（2010）近期对有关谷物 β- 葡聚糖的免疫调节活性的现有证据进行了综述，并得出以下结论，即虽然这种活性的动物及体外证据正在出现，但是目前缺乏以这些聚合物对免疫系统的特异性效应为方向的人类研究。在这样一种效应确立并得到认可之前，有必要进行更多以探索膳食谷物 β- 葡聚糖对免疫系统影响为目的的研究。

6.5.5　临床试验中报告的化学及流变学数据

虽然在膳食 β- 葡聚糖对碳水化合物和脂肪代谢的积极效应方面，已有一些科学证据支持，但是在比较不同研究所观察到的效应方面仍存在困难，这些困难源于对所使用的 β- 葡聚糖的物理化学及流变学性质缺乏充分的报告。另外，β- 葡聚糖特定生理学反应的剂量反应关系还没有得到明确的建立，可能原因是在研究中使用了不同数量及来源（化学结构）的 β- 葡聚糖，造成了不同的流变学特性和生理学效应。Tiwari 和 Cummins（2011）试图为血糖水平建立一种剂量反应关系，却发现存在着太多的可变性，导致效应不可预测（尽管他们能够针对总胆固醇水平建立一种剂量反应关系）。

当前文献中有关这个议题的一个最为明显的遗漏是缺乏探索溶液黏度和血清胆固醇降低之间关系的临床试验数据（对于血糖及胰岛素反应降低效应，这种数据是存在的，如图 6.16 所示）。考虑到黏度在降低胆固醇效应中被普遍认可的作用，这是令人奇怪的。临床试验常常使用不同剂量、不同食物甚至不同来源的 β- 葡聚糖，而且虽然黏度已经被认为是影响生理学反应最为重要的因素，但是试验食物的实际黏度数值罕有报告。Ren 及其团队（Ren 等，2003）报道了燕麦胚乳 β- 葡聚糖溶液随浓度变化的黏度特性和比黏度，Wood（2010）使用公式为以前的研究计算了黏度数据。这些方法对于分析当前现有文献而言是有价值的，尽管未来进行充分报告是必须要做的。另外，因为生理学反应是含有 β- 葡聚糖的试验食物被食入后所发生的所有过程的总和，包括在上消化道的转运以及在结肠中的发酵，所以考虑细微结构对这些特性的影响是重要的。

在结肠中发酵被认为是 β- 葡聚糖降低胆固醇效应的机制之一。一些结构特性，例如 β-(1，3) 连接和 β-(1，4) 连接的比值以及纤维三糖残基和纤维四糖残基的比值，均会影响发酵特性。因此，试验食物中 β- 葡聚糖的化学结构将会影响人体对其产生的生理学反应，这正如在临床试验中所观察到的。这对于旨在比较来自不同谷物（以及真菌）的 β- 葡聚糖的试验来说尤其重要，充分报告这些 β- 葡聚糖的结构特性对于全面分析数据而言将是必要的。

研究之间结果差异的另外一个显著原因是食物本身不同。虽然许多研究均将重点集中在 β- 葡聚糖分子量和它们生理学效应之间的关系上，但是 β- 葡聚糖的溶解性往往被忽视。已经确认，食物本身可以大大影响胃肠道中溶解的 β- 葡聚糖的数量。模拟上消化道条件的体外方法应当被采用，以便用一种精确的方式评价溶解性，从而将胃肠道内的黏度作为 β‑葡聚糖溶解性、分子量以及化学环境共同作用产生的一种结果（而不由单个孤立的因素所致）来考虑。这将为可溶性 β‑葡聚糖的数量提供一种更加准确的数值，并将对体外的流变学特性进行评价，从而对可能的体内效应进行估计。

6.6 结论及展望

燕麦可溶性膳食纤维主要由混合 β‑(1，3；1，4)‑D‑葡聚糖组成，如在大麦及小麦中所发现的。然而，燕麦 β‑葡聚糖在结构特性方面是独特的，是由大约90%的纤维三糖（DP3纤维素样组块）以及纤维四糖（DP4纤维素样组块）单元组成的，其比值范围波动在 1.5 ~ 2.3，它们沿多糖链随机排列。它们的丰度（范围一般波动在燕麦谷粒重量的 4.5% ~ 5.5%）以及分子量（范围波动在 6.5×10^4 ~ 3.1×10^6 Da）是燕麦品种的主要特性，并被环境条件及农艺实践较小程度地影响。β‑葡聚糖主要位于燕麦裸粒的淀粉胚乳中，在麸皮中则以稍低的含量存在。历史上，依靠它们和一些染料（例如 Calcofluor）之间独特的相互作用来检测。这种精确的相互作用，还使得这种特异性沉淀被用于从谷物中提取之后的纯化。提取是燕麦 β‑葡聚糖研究中最有争议的一个方面；它主要以热碱进行，并可以使用酶辅助。然而，燕麦 β‑葡聚糖并不完全可溶，提取方法常常导致降解和去多聚化，因而进一步影响特征和它们的功能特性。通常从谷物中可以回收到 60% ~ 80% 的总 β‑葡聚糖。

在分子水平上，燕麦 β‑葡聚糖具有一种随机螺旋形的构象，在溶液中易于形成聚结物。这两种特性主导了主要的物理学特性：它们在低浓度时表现为牛顿流动行为，在超过一定的临界浓度之后，具有非牛顿假塑性行为。它们在贮存时可以形成凝胶。有研究发现，这种凝胶化的能力和沿多糖链分布的 DP3 单元的丰度高度相关。

所有这些物理化学特性构成了燕麦 β‑葡聚糖生理学功能的基础。通过其膨胀和水结合能力、在溶液中的黏度和可发酵性，影响在胃肠道的转运。因此，它们可以延缓或者减少营养素的消化及吸收，并促进饱腹感。黏度、胆汁酸结合能力、可发酵性以及调控血液胰岛素水平的能力，使其具有降低血液中总胆固醇及 LDL 胆固醇的能力。燕麦因其在降低心脏病风险方面的作用而获得了 FDA 的认可。燕麦 β‑葡聚糖还可以通过相似的机制调控餐后血糖水平和血液胰岛素水平。而且，它们还具有免疫调节特性。然而，需要开展更多的研究来全面理解燕麦 β‑葡聚糖生理学特性及免疫调节能力潜在的直接机制。另外，鉴于 β‑葡聚糖作用的生理学机制的复杂性，目前的研究现状是，在这些机制、体内效应（例如胆固醇和血糖水平）以及 β- 葡聚糖的特性（物理化学特性和溶解性，因为这些与其物理化学环境相关，例如与结肠微生物菌群的相互作用）之间，尚无法建立直接的相关性。

　　为深入了解燕麦 β- 葡聚糖，临床试验中物理化学特性的充分证据对于这些关系的建立以及得到认可而言是必要的，并使在各研究之间进行比较成为可能，从而进一步得出结论。研究者以及产品开发者应该认识到这些关系的重要性，将 β- 葡聚糖的健康益处保留在食物产品中。这将导致新的观念，使燕麦 β- 葡聚糖成为目标健康益处的功能成分。

　　最后，我们在此向先驱 Peter J. Wood 致以崇高的敬意。他是加拿大农业及农业食物部的前研究员，于 2011 年去世。他在 β- 葡聚糖研究方面做出了巨大贡献。

参考文献

Adams, E. L. *et al.* (2008) Differential high-affinity interaction of Dectin-1 with natural or synthetic glucans is dependent upon primary structure and is influenced by polymer chain length and side-chain branching. *Journal of Pharmacology and Experimental Therapeutics* **325**(1): 115–123.

Agbenorhevi, J. K. *et al.* (2011) Rheological and microstructural investigation of oat β-glucan isolates varying in molecular weight. *International Journal of Biological Macromolecules* **49**(3): 369–377.

Ahmad, A. *et al.* (2010) Extraction and characterization of β-d-glucan from oat for industrial utilization. *International Journal of Biological Macromolecules* **46**(3): 304–309.

Anderson, J. W. and J. Tietyen-Clark (1986) Dietary fiber: Hyperlipidemia, hypertension, and coronary heart disease. *American Journal of Gastroenterology* **81**: 907–919.

Anderson, J. W. *et al.* (1984) Hypocholesterolemic effects of oat bran or bean intake for hypercholesterolemic men. *American Journal of Clinical Nutrition* **40**: 1146–1155.

Anderson, J. W. *et al.* (1990) Dietary fiber and coronary heart disease. *Critical Reviews in Food Science and Nutrition* **29**: 95–147.

Andersson, A. A. M. and D. Börjesdotter (2011) Effects of environment and variety on content and molecular weight of β-glucan in oats. *Journal of Cereal Science* **54**(1): 122–128.

Annapurna, A. (2011) Health benefits of barley. *Journal of Pharmaceutical Research and Health Care* **3**(2): 22.

Anonymous (1997) Food labeling: Soluble dietary fiber from certain foods and coronary heart disease. *Federal Register* **67**: 61773–61783.

Bae, I. Y. *et al.* (2010) Effect of enzymatic hydrolysis on cholesterol-lowering activity of oat β-glucan. *New Biotechnology* **27**(1): 85–88.

Barsanti, L. *et al.* (2011) Chemistry, physico-chemistry and applications linked to biological activities of beta-glucans. *Natural Product Reports* **28**: 457–466.

Battilana, P. *et al.* (2001) Mechanisms of action of beta-glucan in postprandial glucose metabolism in healthy men. *European Journal of Clinical Nutrition* **55**: 327–333.

Beck, E. J. *et al.* (2009a) Increases in peptide Y-Y levels following oat b-glucan ingestion are dose-dependent in overweight adults. *Nutrition Research* **29**: 705–709.

Beck, E. J. *et al.* (2009b) Oat beta-glucan increases postprandial cholecystokinin levels, decreases insulin response and extends subjective satiety in overweight subjects. *Molecular Nutrition and Food Research* **53**: 1343–1351.

Beck, E. J. *et al.* (2010) Oat beta-glucan supplementation does not enhance the effectiveness of an energy-restricted diet in overweight women. *British Journal of Nutrition* **103**: 1212–1222.

Beer, M. U., P. J. Wood, *et al.*, (1997a) Molecular Weight Distribution and $(1\rightarrow3)(1\rightarrow4)$-β-D-Glucan Content of Consecutive Extracts of Various Oat and Barley Cultivars. *Cereal Chem.* **74**(4): 476–480.

Beer, M. U. *et al.* (1997b) Effect of cooking and storage on the amount and molecular weight of (1,3)(1,4)-beta-D-glucan extracted from oat products by an in vitro digestion system. *Cereal Chemistry* **74**: 705–709.

Begin, F. *et al.* (1989) Effect of dietary fibres on glycemia and insulinemia and on gastrointestinal function in rats. *Canadian Journal of Physiology and Pharmacology* **67**: 1265–1271.

Behall, K. M. *et al.* (2006) Barley beta-glucan reduces plasma glucose and insulin responses compared with resistant starch in men. *Nutrition Research* **26**: 644–650.

Bellato, S. *et al.* (2011) Use of near infrared reflectance and transmittance coupled to robust calibration for the evaluation of nutritional value in naked oats. *Journal of Agricultural and Food Chemistry* **59**(9): 4349–4360.

BeMiller, J. N. (2007a) Carbohydrate nutrition, dietary fiber, bulking agents, and fat mimetics. In: *Carbohydrate Chemistry for Food Scientists*, 2nd edn (ed. J. N. BeMiller). AACC International Press, St. Paul, MN, pp. 321–346.

BeMiller, J. N. (2007b) Polysaccharides: Properties. In: *Carbohydrate Chemistry for Food Scientists*, 2nd edn (ed. J. N. BeMiller). AACC International Press, St. Paul, MN, pp. 119–172.

Benito-Román, Ó. *et al.* (2013) Ultrasound-assisted extraction of β-glucans from barley. *LWT – Food Science and Technology* **50**(1): 57–63.

Bhatty, R. S. (1992) Total and extractable β-glucan contents of oats and their relationship to viscosity. *Journal of Cereal Science* **15**(2): 185–192.

Biorklund, M. *et al.* (2005) Changes in serum lipids and postprandial glucose and insulin concentrations after consumption of beverages with beta-glucans from oats or barley: A randomized dose-controlled trial. *European Journal of Clinical Nutrition* **59**: 1272–1281.

Bohm, N. and W. M. Kulicke (1999) Rheological studies of barley $(1\rightarrow3)(1\rightarrow4)$-β-glucan in concentrated solution: Mechanistic and kinetic investigation of the gel formation. *Carbohydrate Research* **315**(3–4): 302–311.

Bourdon, I. *et al.* (1999) Postprandial lipid, glucose, insulin, and cholecystokinin responses in men fed barley pasta enriched with beta-glucan. *American Journal of Clinical Nutrition* **69**: 55–63.

Bowles, R. K. *et al.* (1996) 13C CP-MAS NMR study of the interaction of bile acids with barley beta-D-glucan. *Carbohydrate Polymers* **29**: 7–10.

Braaten, J. T. *et al.* (1991) Oat gum lowers glucose and insulin after an oral glucose load. *American Journal of Clinical Nutrition* **53**: 1425–1430.

Brummer, Y. *et al.* (2012) Glycemic response to extruded oat bran cereals processed to vary in molecular weight. *Cereal Chemistry* **89**(5): 255–261.

Buckeridge, M. S. *et al.* (1999) The mechanism of synthesis of a mixed-linkage $(1\rightarrow3),(1\rightarrow4)$β-D-glucan in maize. Evidence for multiple sites of glucosyl transfer in the synthase complex. *Plant Physiology* **120**(4): 1105–1116.

Buckeridge, M. S. *et al.* (2001) Insight into multi-site mechanisms of glycosyl transfer in $(1\rightarrow4)$ β-d-glycans provided by the cereal mixed-linkage $(1\rightarrow3),(1\rightarrow4)$β-d-glucan synthase. *Phytochemistry* **57**(7): 1045–1053.

Buckeridge, M. S. *et al.* (2004) Mixed Linkage (1→3),(1→4)-β-D-Glucans of Grasses. *Cereal Chemistry* **81**(1): 115–127.

Burton, R. A. *et al.* (2010) Heterogeneity in the chemistry, structure and function of plant cell walls. *Nature Chemical Biology* **6**(10): 724–732.

Cavallero, A. *et al.* (2002) High (1,3 1,4)-beta-glucan barley fractions in bread making and their effects on human glycemic response. *Journal of Cereal Science* **36**: 59–66.

Chan, G. C. F. *et al.* (2009) The effects of β-glucan on human immune and cancer cells. *Journal of Hematology and Oncology* **2**: 25–36.

Chen, H.-L. *et al.* (1998) Mechanisms by which wheat bran and oat bran increase stool weight in humans. *American Journal of Clinical Nutrition* **68**: 711–719.

Cho, K. C. and P. J. White (1993) Enzymatic analysis of beta-glucan content in different oat genotypes. *Cereal Chemistry* **70**(5): 539–542.

Cleary, L. and C. Brennan (2006) The influence of a (1–3)(1–4)-beta-D-glucan rich fraction from barley on the physico-chemical properties and in vitro reducing sugars release of durum wheat pasta. *International Journal of Food Science and Technology* **41**: 910–918.

Cloetens, L. *et al.* (2012) Role of dietary beta-glucans in the prevention of metabolic syndrome. *Nutrition Reviews* **70**: 444–458.

Colleoni-Sirghie, M. *et al.* (2003a) Structural features of water soluble (1,3) (1,4)-β-D-glucans from high-β-glucan and traditional oat lines. *Carbohydrate Polymers* **54**(2): 237–249.

Colleoni-Sirghie, M. *et al.* (2003b) Rheological and molecular properties of water soluble (1,3) (1,4)-β-D-glucans from high-β-glucan and traditional oat lines. *Carbohydrate Polymers* **52**(4): 439–447.

Colleoni-Sirghie, M. *et al.* (2004) Prediction of β-glucan concentration based on viscosity evaluations of raw oat flours from high β-glucan and traditional oat lines. *Cereal Chemistry* **81**(4): 434–443.

Cui, S. W. and Q. Wang (2009) Cell wall polysaccharides in cereals: Chemical structures and functional properties. *Structural Chemistry* **20**(2): 291–297.

Cui, W. and P. J. Wood (2000) Relationships between structural features, molecular weight and rheological properties of cereal β-D-glucans. In: *Hydrocolloids Vol. 1. Physical Chemistry and Industrial Applications of Gels, Polysaccharides and Proteins* (ed. N. Katsuyoshi). Elsevier Science, Amsterdam, The Netherlands, pp. 159–168.

Daou, C. and H. Zhang (2012) Oat beta-glucan: its role in health promotion and prevention of diseases. *Comprehensive Reviews in Food Science and Food Safety* **11**(4): 355–365.

Demirbas, A. (2005) β-Glucan and mineral nutrient contents of cereals grown in Turkey. *Food Chemistry* **90**(4): 773–777.

Doehlert, D. C. and S. Simsek (2012) Variation in β-glucan fine structure, extractability, and flour slurry viscosity in oats due to genotype and environment. *Cereal Chemistry* **89**(5): 242–246.

Doehlert, D. C. *et al.* (2012) Extraction of β-glucan from oats for soluble dietary fiber quality analysis. *Cereal Chemistry* **89**(5): 230–236.

Dongowski, G. (2007) Interactions between dietary fiber-rich preparations and glycoconjugated bile acids in vitro. *Food Chemistry* **104**: 390–397.

Doublier, J. L. and P. J. Wood (1995) Rheological properties of aqueous solutions of (1,3)(1,4)-beta-D-glucan from oats (*Avena sativa* L.). *Cereal Chemistry* **72**(4): 335–340.

Drzikova, B. *et al.* (2005) The composition of dietary fiber-rich extrudates from oat affects bile acid binding and fermentation in vitro. *Food Chemistry* **90**: 181–192.

Dunaif, G. and B. O. Schneeman (1981) The effect of dietary fiber on human pancreatic enzyme activity in vitro. *American Journal of Clinical Nutrition* **34**: 1034–1035.

Estrada, A. *et al.* (1997) Immunomodulatory activities of oat beta-glucan *in vitro* and *in vivo*. *Microbiology and Immunology* **41**: 991–998.

Fincher, G. B. (2009) Revolutionary times in our understanding of cell wall biosynthesis and remodeling in the grasses. *Plant Physiology* **149**(1): 27–37.

Fincher, G. B. (2011) *Fine Structure of Polysaccharides from Plant Cell Walls: From Human Health to Biofuel Production*. Belfort Lecture 2011, Whistler Center for Carbohydrate Research, Purdue University, West Lafayette, IN.

Fox, G. J. (1998) Long chained beta glucan isolates derived from viscous barley grain. Barkley Seeds, Inc., Yuma, AZ.

Genç, H. *et al.* (2001) Analysis of mixed-linked (1→3), (1→4)-β-D-glucans in cereal grains from Turkey. *Food Chemistry* **73**(2): 221–224.

Gómez, C. *et al.* (1997a) Physical and structural properties of barley (1→3),(1→4)-β-D-glucan. Part I. Determination of molecular weight and macromolecular radius by light scattering. *Carbohydrate Polymers* **32**(1): 7–15.

Gómez, C. *et al.* (1997b) Physical and structural properties of barley (1→3),(1→4)-β-D-glucan. Part II. Viscosity, chain stiffness and macromolecular dimensions. *Carbohydrate Polymers* **32**(1): 17–22.

Gómez, C. *et al.* (1997c) Physical and structural properties of barley (1→3),(1→4)-β-D-glucan – III. Formation of aggregates analysed through its viscoelastic and flow behaviour. *Carbohydrate Polymers* **34**(3): 141–148.

Gómez, C. *et al.* (2000) Determination of the apparent molecular weight cut-off for the fluorimetric calcofluor-FIA method when detecting (1→3),(1→4)-β-D-glucan using a high ionic strength eluant. *Journal of Cereal Science* **31**(2): 155–157.

Hague, A. *et al.* (1993) Sodium butyrate induces apoptosis in human colonic tumour cell lines in a p53-independent pathway: Implications for the possible role of dietary fibre in the prevention of large-bowel cancer. *International Journal of Cancer* **55**(3): 498–505.

Hague, A. *et al.* (1995) Apoptosis in colorectal tumour cells: Induction by the short chain fatty acids butyrate, propionate and acetate and by the bile salt deoxycholate. *International Journal of Cancer* **60**(3): 400–406.

Håkansson, A. *et al.* (2012) Asymmetrical flow field-flow fractionation enables the characterization of molecular and supramolecular properties of cereal β-glucan dispersions. *Carbohydrate Polymers* **87**(1): 518–523.

Havrlentová, M. and J. Kraic (2006) Content of β-D-glucan in cereal grains. *Journal of Food and Nutrition Research* **45**(3): 97–103.

Hellweg, J. H. *et al.* (2011) Methods for preparing oat bran enriched in beta-glucan and oat products prepared therefrom. General Mills IP Holdings II, LLC, Minneapolis, MN.

Hlebowicz, J. *et al.* (2008) Effect of muesli with 4 g oat beta-glucan on postprandial blood glucose, gastric emptying and satiety in healthy subjects: A randomized crossover trial. *Journal of the American College of Nutrition* **27**: 470–475.

Hughes, S. A. *et al.* (2008) *In vitro* fermentation of oat and barley derived beta-glucans by human fecal microbiota. *FEMS Microbiology Ecology* **64**: 482–493.

Hutchinson, J. B. *et al.* (1951) Location and destruction of lipase in oats. *Nature* **167**(4254): 758–759.

Izydorczyk, M. S. *et al.* (1998) Fractionation of oat (1→3), (1→4)-β-d-glucans and characterisation of the fractions 1. *Journal of Cereal Science* **27**(3): 321–325.

Jenkins, D. J. A. *et al.* (1982) Relationship between rate of digestion of foods and postprandial glycemia. *Diabetologia* **22**: 450–455.

Jenkins, D. J. A. *et al.* (1989) Nibbling versus gorging: Metabolic advantages of increased meal frequency. *New England Journal of Medicine* **321**: 929–934.

Jensen, S. Å. and S. Aastrup (1981) A fluorimetric method for measuring 1,3:1,4-β-glucan in beer, wort, malt and barley by use of Calcofluor. *Carlsberg Research Communications*

46(1–2): 87–95.

Jiang, G. and T. Vasanthan (2000) MALDI-MS and HPLC quantification of oligosaccharides of lichenase-hydrolyzed water-soluble β-glucan from ten barley varieties. *Journal of Agricultural and Food Chemistry* **48**(8): 3305–3310.

Johansen, H. N. *et al.* (1993) Molecular weight changes in the mixed linkage-beta-D-glucan of oats incurred by the digestive processes in the upper gastrointestinal tract of pigs. *Journal of Agricultural and Food Chemistry* **41**: 2347–2352.

Johansen, H. N. *et al.* (1996) Effects of varying content of soluble dietary fiber from wheat flour and oat milling fractions on gastric emptying in pigs. *British Journal of Nutrition* **75**: 339–351.

Johansen, H. N. *et al.* (1997) Physicochemical properties and the degradation of oat bran polysaccharides in the gut of pigs. *Journal of the Science of Food and Agriculture* **73**: 81–92.

Johansson, L. (2006) Structural analyses of (1→3),(1→4)-β-D-glucan of oats and barley. Academic Dissertation, University of Helsinki, Finland.

Johansson, L. *et al.* (2000) Structural characterization of water soluble β-glucan of oat bran. *Carbohydrate Polymers* **42**(2): 143–148.

Jørgensen, K. G. (1983) An improved method for determining β-glucan in wort and beer by use of Calcofluor. *Carlsberg Research Communications* **48**(5): 505–516.

Jørgensen, K. G. (1988) Quantification of high molecular weight (1→3)(1→4)-β-d-glucan using Calcofluor complex formation and flow injection analysis. I. analytical principle and its standardization. *Carlsberg Research Communications* **53**(5): 277–285.

Jørgensen, K. G. and S. Aastrup (1988) Quantification of high molecular weight (1→3)(1→4)-β-d-glucan using Calcofluor complex formation and flow injection analysis. II. determination of total β-glucan content of barley and malt. *Carlsberg Research Communications* **53**(5): 287–296.

Kazi, T. and T. J. Cahill (1969) A rapid method for the detection of residual lipase activity in oat products. *The Analyst* **94**(1118): 417.

Kelly, S. A. *et al.* (2007) Whole grain cereals for coronary heart disease. *Cochrane Database of Systematic Reviews* 2 (Art. No.: CD005051). doi: 10.1002/14651858 .CD005051.pub2.

Keogh, G. F. *et al.* (2003) Randomized controlled cross-over study of the effect of a highly beta-glucan-enriched barley on cardiovascular disease risk factors in mildly hypercholesterolemic men. *American Journal of Clinical Nutrition* **78**: 711–718.

Kerckhoffs, D. A. J. M. *et al.* (2003) Cholesterol-lowering effect of beta-glucan from oat bran in mildly hypercholesterolemic subjects may decrease when incorporated into bread and cookies. *American Journal of Clinical Nutrition* **78**: 221–227.

Kim, H. J. and P. J. White (2009) In vitro fermentation of oat flours from typical and high beta-glucan oat lines. *Journal of Agricultural and Food Chemistry* **57**: 7529–7536.

Kim, H. J. and P. J. White (2010) *In vitro* bile acid binding and fermentation of high, medium and low molecular weight beta-glucan. *Journal of Agricultural and Food Chemistry* **58**: 628–634.

Kim, H. J. and P. J. White (2011) Molecular weight of β-glucan affects physical characteristics, *in vitro* bile acid binding, and fermentation of muffins. *Cereal Chemistry* **88**: 64–71.

Kim, H. *et al.* (2006) Short-term satiety and glycemic response after consumption of whole grains with various amounts of beta-glucans. *Cereal Food World* **51**: 29–33.

Kim, S. *et al.* (2008) Content and molecular weight distribution of oat β-glucan in oatrim, nutrim, and C-trim products. *Cereal Chemistry* **85**(5): 701–705.

Kivelä, R. (2011) Non-Enzymatic Degradation of (1→3)(1→4)-β-D-Glucan in Aqueous Pocessing of Oats. Academic Dissertation, University of Helsinki, Finland.

Kivelä, R. et al. (2009) Degradation of cereal beta-glucan by ascorbic acid induced oxygen radicals. *Journal of Cereal Science* **49**(1): 1–3.

Kivelä, R. et al. (2010) Influence of homogenisation on the solution properties of oat β-glucan. *Food Hydrocolloids* **24**(6–7): 611–618.

Kivelä, R. et al. (2011) Oxidative and radical mediated cleavage of β-glucan in thermal treatments. *Carbohydrate Polymers* **85**(3): 645–652.

Kivelä, R. et al. (2012) Oxidation of oat β-glucan in aqueous solutions during processing. *Carbohydrate Polymers* **87**(1): 589–597.

Kumar, V., A. K. Sinha, et al. (2012) Dietary Roles of Non-Starch Polysachharides in Human Nutrition: A Review. *Critical Reviews in Food Science and Nutrition* **52**(10): 899–935.

Kvist, S. and J. M. Lawther (2005) Concentration of Beta-Glucans. Biovelop International B.V., Amstelveen, The Netherlands.

Lan-Pidhainy, X. et al. (2007) Reducing beta-glucan solubility in oat bran muffins by freeze-thaw treatment attenuates its hypoglycemic effect. *Cereal Chemistry* **84**: 512–517.

Lazaridou, A. and C. G. Biliaderis (2007) Molecular aspects of cereal beta-glucan functionality: Physical properties, technological applications and physiological effects. *Journal of Cereal Science* **46**: 101–118.

Lazaridou, A. et al. (2003) Molecular size effects on rheological properties of oat β-glucans in solution and gels. *Food Hydrocolloids* **17**(5): 693–712.

Lazaridou, A. et al. (2004) A comparative study on structure-function relations of mixed-linkage (1→3), (1→4) linear β-D-glucans. *Food Hydrocolloids* **18**(5): 837–855.

Li, W. et al. (2006) Solution and conformational properties of wheat β-D-glucans studied by light scattering and viscometry. *Biomacromolecules* **7**(2): 446–452.

Li, W. et al. (2012) Study of conformational properties of cereal β-glucans by computer modeling. *Food Hydrocolloids* **26**(2): 377–382.

Lia, A. and H. Andersson (1994) Glycemic response and gastric emptying rate of oat bran and semolina porridge meals in diabetic subjects. *Scandinavian Journal of Nutrition* **38**: 154–158.

Lia, A. et al. (1995) Oat beta-glucan increases bile acid excretion and a fibre-rich barley fraction increases cholesterol excretion in ileostomy subjects. *American Journal of Clinical Nutrition* **62**: 1245–1251.

Lia, A. et al. (1996) Substrates available for colonic fermentation from oat, barley and wheat bread diets: A study in ileostomy subjects. *British Journal of Nutrition* **76**: 797–808.

Lia, A. et al. (1997) Postprandial lipemia in relation to sterol and fat excretion in ileostomy subjects given oat-bran and wheat test meals. *American Journal of Clinical Nutrition* **66**: 357–365.

Lund, E. K. et al. (1989) Effect of oat gum on the physical properties of the gastrointestinal contents and on the uptake of D-galactose and cholesterol by rat small intestine *in vitro*. *British Journal of Nutrition* **62**: 92–101.

Lyly, M. et al. (2010) The effect of fiber amount, energy level, and viscosity of beverages containing oat fibre supplement on perceived satiety. *Food and Nutrition Research* **54**: 2149.

Mäkinen, O. E. et al. (2012) Formation of oxidising species and their role in the viscosity loss of cereal beta-glucan extracts. *Food Chemistry* **132**(4): 2007–2013.

Malkki, Y. and E. Virtanen (2001) Gastrointestinal effects of oat bran and oat gum: A review. *Lebensmittel Wissenschaft und Technologie* **34**: 337–347.

McCleary, B. V. (2000) Importance of enzyme purity and activity in the measurement of total dietary fiber and dietary fiber components. *Journal of AOAC International* **83**(4):

997–1005.

McCleary, B. V. and R. Codd (1991) Measurement of (1→3),(1→4)-β-D-glucan in barley and oats: A streamlined enzymic procedure. *Journal of the Science of Food and Agriculture* **55**(2): 303–312.

McCleary, B. V. and M. Glennie-Holmes (1985) Enzymic quantification of (1–3)(1–4)-β-D-glucan in barley and malt. *Journal of the Institute of Brewing* **91**: 285–295.

McCleary, B. V. and D. C. Mugford (1992) Interlaboratory evaluation of β-glucan analysis methods. Fourth International Oat Conference, Adelaide, Australia.

McCleary, B. V. and D. C. Mugford (1997) Determination of β-glucan in barley and oats by streamlined enzymatic method: summary of collaborative study. *Journal of AOAC International* **80**(3): 580–583.

McCleary, B. V. and E. J. Nurthen (1986) Measurement of (1–3)(1–4)-β-D-glucan in malt, wort and beer. *Journal of the Institute of Brewing* **92**: 168–173.

Mikkelsen, M. S. *et al.* (2010) Comparative spectroscopic and rheological studies on crude and purified soluble barley and oat β-glucan preparations. *Food Research International* **43**(10): 2417–2424.

Mikkelsen, M. S. *et al.* (2013) Molecular structure of large-scale extracted β-glucan from barley and oat: Identification of a significantly changed block structure in a high β-glucan barley mutant. *Food Chemistry* **136**(1): 130–138.

Miller, S. S. and R. G. Fulcher (1994) Distribution of (1–3),(1–4)-beta-D-glucan in kernels of oats and barley using microspectrofluorometry. *Cereal Chemistry* **71**(1): 64–68.

Miller, S. S. *et al.* (1993a) Oat β-glucans: An evaluation of eastern Canadian cultivars and unregistered lines. *Canadian Journal of Plant Science* **73**(2): 429–436.

Miller, S. S. *et al.* (1993b) Mixed linkage beta-glucan, protein content, and kernel weight in avena species. *Cereal Chemistry* **70**(2): 231–233.

Miller, S. S. *et al.* (1995) Oat Endosperm Cell Walls: I. Isolation, Composition, and Comparison with Other Tissues. *Cereal Chem.* **72**(5): 421–425.

Morgan, K. R. (2003) Beta-Glucan Products and Extraction Processes from Cereals. Gracelinc Limited, Lower Hutt, NZ.

Morris, E. R. (1989) Polysaccharide solution properties: Origin, rheological characterization and implications for food systems. In: *Frontiers in Carbohydrate Research. 1: Food Applications* (eds R.P. Millane, J.N. BeMiller, and R. Chandrasekaran). Elsevier, London, pp. 132–163.

Nauman, E. *et al.* (2006) Beta-glucan incorporated into a fruit drink effectively lowers serum LDL-cholesterol concentrations. *American Journal of Clinical Nutrition* **83**: 601–605.

Othman, R. A. *et al.* (2011) Cholesterol-lowering effects of oat beta-glucan. *Nutrition Reviews* **69**: 299–309.

Panahi, S. *et al.* (2007) Beta-glucan from two sources of oat concentrates affect postprandial glycemia in relation to the level of viscosity. *Journal of the American College of Nutrition* **26**: 639–644.

Papageorgiou, M. *et al.* (2005) Water extractable (1→3,1→4)-β-D-glucans from barley and oats: An intervarietal study on their structural features and rheological behaviour. *Journal of Cereal Science* **42**(2): 213–224.

Peng, L. *et al.* (2002) Sitosterol-β-glucoside as primer for cellulose synthesis in plants. *Science* **295**(5552): 147–150.

Peters, H. P. F. *et al.* (2009) No effect of added beta-glucan or of fructooligosaccharide on appetite or energy intake. *American Journal of Clinical Nutrition* **89**: 58–63.

Pettolino, F. A. *et al.* (2012) Determining the polysaccharide composition of plant cell walls. *Nature Protocols* **7**(9): 1590–1607.

Pihlajamaki, J. *et al.* (2004) Insulin resistance is associated with increased cholesterol synthesis and decreased cholesterol absorption in normoglycemic men. *Journal of Lipid Research* **45**: 507–512.

Potter, R. C. *et al.* (2003) Method for concentrating beta-glucan film. Nurture, Inc., Missoula, MT.

Rampitsch, C. *et al.* (2006) Early generation β-glucan selection in oat using a monoclonal antibody-based enzyme-linked immunosorbent assay. *Cereal Chemistry* **83**(5): 510–512.

Redmond, M. J. and D. A. Fielder (2011) Oat extracts: refining, compositions and methods of use. CEAPRO, Inc., Edmonton, AB.

Regand, A. *et al.* (2011) The molecular weight, solubility and viscosity of oat beta-glucan affect human glycemic response by modifying starch digestibility. *Food Chemistry* **129**: 297–304.

Ren, Y. *et al.* (2003) Dilute and semi-dilute solution properties of (1→3), (1→4)-β-D-glucan, the endosperm cell wall polysaccharide of oats (*Avena sativa* L.). *Carbohydrate Polymers* **53**(4): 401–408.

Rieder, A. *et al.* (2011) Cereal beta-glucan preparations of different molecular weights induce variable cytokine secretion in human intestinal epithelial cell lines. *Food Chemistry* **128**: 1037–1043.

Rimsten, L. *et al.* (2003) Determination of α-glucan molecular weight using SEC with calcofluor detection in cereal extracts. *Cereal Chemistry* **80**(4): 485–490.

Robertson, J. A. *et al.* (1997) Solubilization of mixed linkage (1–3)(1–4)-beta-D-glucans from barley: Effects of cooking and digestion. *Journal of Cereal Science* **25**: 275–283.

Roubroeks, J. P. *et al.* (2000) Molecular weight, structure, and shape of oat (1→3),(1→4)-β-D-glucan fractions obtained by enzymatic degradation with lichenase. *Biomacromolecules* **1**(4): 584–591.

Roubroeks, J. P. *et al.* (2001) Molecular weight, structure and shape of oat (1→3),(1→4)-β-D-glucan fractions obtained by enzymatic degradation with (1→4)-β-D-glucan 4-glucanohydrolase from *Trichoderma reesei. Carbohydrate Polymers* **46**(3), 275–285.

Rytter, E. *et al.* (1996) Changes in plasma insulin, enterostatin, and lipoprotein levels during an energy-restricted dietary regimen including a new oat-based liquid food. *Annals of Nutrition and Metabolism* **40**: 212–220.

Ryu, J. H. *et al.* (2012) Effects of barley and oat β-glucan structures on their rheological and thermal characteristics. *Carbohydrate Polymers* **89**(4): 1238–1243.

Saastamoinen, M. *et al.* (1992) Genetic and environmental variation in β-glucan content of oats cultivated or tested in Finland. *Journal of Cereal Science* **16**(3): 279–290.

Sayar, S. *et al.* (2004) *In vitro* bile acid binding of flours from oat lines varying in percentage and molecular weight distribution of beta-glucan. *Journal of Agricultural and Food Chemistry* **53**: 8797–8803.

Sibakov, J. *et al.* (2012) Minireview: β-Glucan extraction methods from oats. *Agro Food Industry Hi-Tech* **23**(1): 10–12.

Sikora, P. *et al.* (2013) Identification of high β-glucan oat lines and localization and chemical characterization of their seed kernel β-glucans. *Food Chemistry* **137**(1–4): 83–91.

Skendi, A. *et al.* (2003) Structure and rheological properties of water soluble β-glucans from oat cultivars of Avena sativa and Avena bysantina. *Journal of Cereal Science* **38**(1): 15–31.

Somerville, C. *et al.* (2004) Toward a systems approach to understanding plant cell walls. *Science* **306**(5705): 2206–2211.

Staudte, R. G. *et al.* (1983) Water-soluble (1→3), (1→4)-β-d-glucans from barley (Hordeum vulgare) endosperm. III. Distribution of cellotriosyl and cellotetraosyl residues. *Carbohydrate Polymers* **3**(4): 299–312.

Sundberg, B. *et al.* (1996) Mixed-linked beta-glucan from breads of different cereals is partly degraded in the human ileostomy model. *American Journal of Clinical Nutrition* **64**: 878–885.

Takenaka, O. and K. Shibata (1969) States of amino acid residues in proteins: XX. fluorescence of stilbene dyes adsorbed on hydrophobic regions of protein molecules. *Journal of Biochemistry* **66**(6): 805–814.

Tappy, L. *et al.* (1996) Effects of breakfast cereals containing various amounts of beta-glucan fibers on plasma glucose and insulin response in NIDDM subjects. *Diabetes Care* **19**: 831–834.

Tiwari, U. and E. Cummins (2009) Simulation of the factors affecting β-glucan levels during the cultivation of oats. *Journal of Cereal Science* **50**(2): 175–183.

Tiwari, U. and E. Cummins (2011) Meta-analysis of the effect of beta-glucan intake on blood cholesterol and glucose levels. *Nutrition* **27**: 1008–1016.

Tobin, K. A. R. *et al.* (2002) Liver X receptors as insulin-mediating factors in fatty acid and cholesterol biosynthesis. *Journal of Biological Chemistry* **277**: 10691–10697.

Torronen, R. *et al.* (1992) Effects of oat bran concentrate on serum lipids in free-living men with mild to moderate hypercholesterolemia. *European Journal of Clinical Nutrition* **46**: 621–627.

Tosh, S. M. (2007) Factors affecting bioactivity of cereal beta-glucans. In: *Dietary Fiber Components and Functions* (eds H. Salovaara, F. Gates, and M. Tenkanen). Wageningen Academic Publishers Wageningen, The Netherlands, pp. 75–89.

Tosh, S. M. *et al.* (2003) Gelation characteristics of acid-hydrolyzed oat beta-glucan solutions solubilized at a range of temperatures. *Food Hydrocolloids* **17**(4): 523–527.

Tosh, S. M. *et al.* (2004a) Evaluation of structure in the formation of gels by structurally diverse (1→3)(1→4)-β-D-glucans from four cereal and one lichen species. *Carbohydrate Polymers* **57**(3): 249–259.

Tosh, S. M. *et al.* (2004b) Structural characteristics and rheological properties of partially hydrolyzed oat β-glucan: The effects of molecular weight and hydrolysis method. *Carbohydrate Polymers* **55**(4): 425–436.

Urooj, A. *et al.* (1998) Effect of barley incorporation in bread on its quality and glycemic responses in diabetics. *International Journal of Food Science and Nutrition* **49**: 265–270.

Van Lengerich, B. H. *et al.* (2004) Beta-glucan compositions and process therefore. General Mills, Inc., Minneapolis, MN.

Vårum, K. M. and O. Smidsrød (1988) Partial chemical and physical characterisation of (1→3),(1→4)-β-d-glucans from oat (*Avena sativa* L.) aleurone. *Carbohydrate Polymers* **9**(2): 103–117.

Vårum, K. M. *et al.* (1992) Light scattering reveals micelle-like aggregation in the (1→3),(1→4)-β-D-glucans from oat aleurone. *Food Hydrocolloids* **5**(6): 497–511.

Vasanthan, T. and F. Temelli (2008) Grain fractionation technologies for cereal beta-glucan concentration. *Food Research International* **41**(9): 876–881.

Vasanthan, T. *et al.* (2010) Preparation of high viscosity beta-glucan concentrates. United States, The Governors of the University of Alberta (Edmonton, AB). **US 7,662,418 B2**.

Vitaglione, P. *et al.* (2009) Beta-glucan-enriched bread reduces energy intake and modifies plasma ghrelin and peptide YY concentrations in the short term. *Appetite* **53**: 338–344.

Wang, Q., *et al.* (2001) The effect of autoclaving on the dispersibility and stability of three neutral polysaccharides in dilute aqueous solutions. *Carbohydrate Polymers* **45**(4): 355–362.

Wang, Q. *et al.* (2003) Preparation and characterization of molecular weight standards of low polydispersity from oat and barley (1→3)(1→4)-β-D-glucan. *Food Hydrocolloids* **17**(6): 845–853.

Wasser, S. P. (2002) Medicinal mushrooms as a source of antitumor and immunomodulating polysaccharides. *Applied Microbiology and Biotechnology* **60**: 258–274.

Welch, R. W. *et al.* (1991) Variation in the kernel (1→3) (1→4)-β-D-Glucan content of oat cultivars and wild Avena species and its relationship to other characteristics. *Journal of Cereal Science* **13**(2): 173–178.

Wolever, T. M. S. *et al.* (2010) Physicochemical properties of oat beta-glucan influence its ability to reduce serum LDL cholesterol in humans: A randomized clinical trial. *American Journal of Clinical Nutrition* **92**: 723–732.

Wood, P. J. (1980) The interaction of direct dyes with water soluble substituted celluloses and cereal β-glucans. *Industrial and Engineering Chemistry Product Research and Development* **19**(1): 19–23.

Wood, P. J. (1982) Factors affecting precipitation and spectral changes associated with complex-formation between dyes and β-d-glucans. *Carbohydrate Research* **102**(1): 283–293.

Wood, P. J. (1994) Evaluation of oat bran as a soluble fibre source. Characterization of oat β-glucan and its effects on glycaemic response. *Carbohydrate Polymers* **25**(4): 331–336.

Wood, P. J. (2001) Cereal beta-glucans: Structure, properties and health claims. In: *Advanced Dietary Fiber Technology* (eds B. V. McCleary and L. Prosky). Blackwell Science Co., Oxford, pp. 315–328.

Wood, P. J. (2002) Relationships between solution properties of cereal beta-glucans and physiological effects: A review. *Trends in Food Science and Technology* **13**: 313–320.

Wood, P. J. (2007) Cereal beta-glucans in diet and health. *Journal of Cereal Science* **46**: 230–238.

Wood, P. J. (2010) Oat and rye beta glucan: Properties and function. *Cereal Chemistry* **87**: 315–330.

Wood, P. J. (2011) Oat β-Glucan: Properties and Function. *OATS: Chemistry and Technology*, 2nd edn (eds F. H. Webster and P. J. Wood). AACC Intl. Press St. Paul, MN, pp. 219–254.

Wood, P. J. and R. G. Fulcher (1978) Interaction of some dyes with cereal beta-glucans. *Cereal Chemistry* **55**(6): 952–966.

Wood, P. J. *et al.* (1978) Extraction of high-viscosity gums from oats. *Cereal Chemistry* **55**(6): 1038–1049.

Wood, P. J. *et al.* (1983) Studies on the specificity of interaction of cereal cell wall components with Congo Red and Calcofluor. Specific detection and histochemistry of (1→3),(1→4),-β-D-glucan. *Journal of Cereal Science* **1**(2): 95–110.

Wood, P. J. *et al.* (1989) Large-scale preparation and properties of oat fractions enriched in (1–3)(1–4)-beta-D-glucan. *Cereal Chemistry* **66**(2): 97–103.

Wood, P. J. *et al.* (1991a) Molecular characterization of cereal beta-D-glucans. Structural analysis of oat beta-D-glucan and rapid structural evaluation of beta-D-glucans from different sources by high-performance liquid chromatography of oligosaccharides released by lichenase. *Cereal Chemistry* **68**(1): 31–39.

Wood, P. J. *et al.* (1991b) Potential for /3-glucan enrichment in brans derived from oat (*Avena sativa* L.) cultivars of different (1-a3),(1 -4)-f3-D-glucan concentrations. *Cereal Chemistry* **68**(1): 48–51.

Wood, P. J. *et al.* (1991c) Molecular characterization of cereal beta-glucans II. Size exclusion chromatography for comparison of molecular weight. *Cereal Chemistry* **68**: 530–536.

Wood, P. J. *et al.* (1994a) Effect of dose and modification of viscous properties of oat gum on plasma glucose and insulin following an oral glucose load. *British Journal of Nutrition* **72**: 731–743.

Wood, P. J. *et al.* (1994b) Structural studies of (1–3)(1–4)-beta-D-glucans by ^{13}C-nuclear magnetic resonance spectroscopy and by rapid analysis of cellulose- like regions using high-performance anion-exchange chromatography of oligosaccharides released by lichenase. *Cereal Chemistry* **71**(3): 301–307.

Woods, S. C. (2004) Gastrointestinal satiety signals I. An overview of gastrointestinal signals that influence food intake. *American Journal of Physiology – Gastrointestinal and Liver Physiology* **286**: G7-G13.

Wu, J. *et al.* (2008) Interactions between oat β-glucan and calcofluor characterized by spectroscopic method. *Journal of Agricultural and Food Chemistry* **56**(3): 1131–1137.

Wursch, P. and F. X. Pi-Sunyer (1997) The role of viscous soluble fiber in the metabolic control of diabetes: A review with special emphasis on cereals rich in beta-glucan. *Diabetes Care* **20**: 1774–1780.

Wyatt, P. J. (1993) Light scattering and the absolute characterization of macromolecules. *Analytica Chimica Acta* **272**(1): 1–40.

Xu, J. *et al.* (2013) Viscoelastic properties of oat β-glucan-rich aqueous dispersions. *Food Chemistry* **138**(1): 186–191.

Ye, H. (2006) Simultaneous determination of protein aggregation, degradation, and absolute molecular weight by size exclusion chromatography-multiangle laser light scattering. *Analytical Biochemistry* **356**(1): 76–85.

第7章
燕麦植物化学物的健康效应

Shaowei Cui 和 **Rui Hai Liu**
Department of Food Science, Cornell University, Ithaca, New York, USA

7.1 引言

流行病学证据表明，进食全谷物及全谷物制品与多种慢性疾病风险降低相关，例如心血管疾病（Thompson，1994；Anderson 等，2000；Mellen 等，2008）、高血压（Keenan 等，2003）、2 型糖尿病（Meyer 等，2000；Liu 等，2000；Montonen 等，2003；Priebe 等，2008）、肥胖（Ripsin 等，1992）、某些癌症（Jacobs 等，1998；Kasum 等，2002；Egeberg 等，2010），还会降低全因死亡率（Jacobs 等，1999；Steffen 等，2003）。

全谷物是指完整的、碾磨的、粉碎的或者压片的谷物，其基本组成包括淀粉质胚乳、胚芽、麸皮，各组成成分的相对比例与完整谷粒一致（AACCI，1999）。美国 2010 年膳食指南将全谷物定义为全谷及全谷物类制品，由完整的谷粒组成，其中包括麸皮、胚芽和胚乳。如果谷粒已经被粉碎、碾碎或者制成片状，其保留的麸皮、胚芽和胚乳的相对比例必须和天然谷粒基本相同，才能被称为全谷物（USDA，2010）。在全世界很多谷物都可以作为全谷物的良好来源，如小麦、玉米、稻米、燕麦、小米、大麦、斯佩尔特小麦以及黑麦，它们一般被加工制成面粉、麦片、面包以及其他制品（表 7.1）。

美国 2010 年膳食指南推荐：以每日能量摄入为 2000 千卡为例，每日推荐至少摄入 3 盎司[1] 当量的全谷物食物，并且至少所推荐的总谷物摄入量的一半应当为全谷物（USDA，2010）。然而，全谷物摄入量满足最低推荐值的美国人还不到 5%，且美国人的全谷物每日平均摄入量还不到 1 盎司当量。

全谷物是膳食纤维、维生素、矿物质以及植物化学物——包括酚类、类胡萝卜素、木脂素、γ- 谷维素、β- 葡聚糖、菊糖以及甾醇——的丰富来源（Liu，2007；Okarter 和 Liu，2010）。植物化学物为植物来源的生物活性化合物，食用后，

---

[1] 译者注：1 盎司约为 28.35g。

除可以提供基础营养之外，还具有降低慢性疾病风险的特殊功效（Liu，2004）。以前的综述主要关注全谷物的植物化学物及其对健康的益处（Liu，2007；Okarter 和 Liu，2010），包括降低心血管疾病、2 型糖尿病以及某些癌症的发病风险。随着人们逐渐了解作为生物活性化合物主要膳食来源的游离及结合两种形式的植物化学物在预防疾病方面的作用，全谷物中植物化学物的抗氧化活性正在受到越来越多的关注（Adom 和 Liu，2002；Liu，2007）。

表7.1　常见全谷物及其制品

种属	通用名	常见食物制品
Triticum aestivum	小麦	面包、面粉、意大利面、烘焙食品
Zea mays	玉米	玉米糕、玉米饼、爆米花、玉米粥
Oryza sativa	稻米	精白米、糙米、速煮米
Avena sativa	燕麦	燕麦片、面粉
Panicum miliaceum	小米	鸟食、小米粥、小米
Hordeum vulgare	大麦	大麦米
Triticum aestivum spelta	斯佩尔特小麦	面包、烘焙食品
Secale cereale	黑麦	面包

来源：摘编自 Okarter 和 Liu 等（2010）。转载获得了 Taylor-Francis 公司的许可。

　　燕麦（*Avena sativa*）是人类膳食中重要的全谷物之一。它是膳食纤维、矿物质、维生素以及植物化学物（包括酚类、β- 葡聚糖、燕麦生物碱、维生素 E、木脂素以及植物甾烷醇）的良好来源。燕麦主要被人们以燕麦片、谷物早餐以及燕麦面粉的形式食用。它们还被用于多种烘焙食品中，包括燕麦蛋糕、燕麦面包以及燕麦曲奇饼，并可用于酿造啤酒。与食用燕麦相关的有益效应，部分是由燕麦中独特的植物化学物产生的。本章内容旨在对燕麦植物化学物及其健康效应的相关文献进行综述。

7.2　燕麦植物化学物

　　人们发现燕麦的健康效应是它们独特的植物化学物产生的。燕麦的植物化学物以游离及结合的形式存在（Adom 和 Liu，2002），它们是燕麦能产生健康效应的原因。燕麦植物化学物的最重要类别包括酚类、β- 葡聚糖、木脂素、燕麦生物碱、类胡萝卜素、维生素 E 以及植物甾醇。

7.2.1　酚类化合物

　　酚类化合物是指芳香烃中苯环上的氢原子被一个或多个羟基取代所生成的

一大类化合物，一般将其分为酚酸、黄酮类、二苯乙烯类、香豆素类以及单宁类（Liu，2004）。Adom 和 Liu（2002）首次报道了谷粒中游离及结合两种形式的酚类物质；在此之前，谷粒中的酚类化合物由于其不溶性通常被低估，结合形式的酚类化合物没有被包括在内。据报道，燕麦的总酚类物质含量为 6.53 ± 0.19μmol 没食子酸当量 /g 谷粒，其中游离形式约占总酚类物质的 25%，结合形式约占 75%。在燕麦中最常见的酚类化合物为酚酸类及黄酮类。

7.2.1.1　酚酸类化合物

酚酸类化合物是含有一个酚环和一个羧基基团的化合物，它们来源于苯甲酸或者肉桂酸。因此，酚酸类化合物可以被再细分为两个主要的组别：羟基苯甲酸衍生物和羟基肉桂酸衍生物（图 7.1）。羟基苯甲酸衍生物包括对羟基苯甲酸、原儿茶酸、香草酸、丁香酸以及没食子酸。它们通常以结合的形式存在，并且由一些复杂结构（例如木质素及可水解单宁）组成。它们还可以在植物性食物中作为糖和有机酸的衍生物出现。羟基肉桂酸衍生物包括对香豆酸、咖啡酸、阿魏酸以及芥子酸（图 7.1）。它们主要以结合的形式出现，通过酯键与细胞壁的结构成分（例如纤维素、木质素以及蛋白质）相连接。

(a)

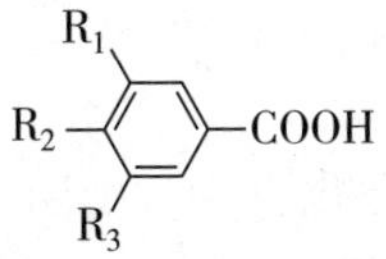

$$R_2 \underset{R_3}{\overset{R_1}{\bigcirc}} \text{—COOH}$$

苯甲酸衍生物	取代		
	R_1	R_2	R_3
对羟基苯甲酸	H	OH	H
原儿茶酸	H	OH	OH
香草酸	CH_3O	OH	H
丁香酸	CH_3O	OH	CH_3O

(b)

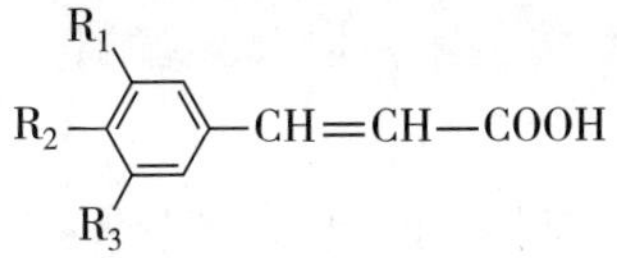

$$R_2 \underset{R_3}{\overset{R_1}{\bigcirc}} \text{—CH=CH—COOH}$$

肉桂酸衍生物	取代		
	R_1	R_2	R_3
对香豆酸	H	OH	H
咖啡酸	OH	OH	H
阿魏酸	CH_3O	OH	H
芥子酸	CH_3O	OH	CH_3O

图 7.1　燕麦中常见酚类化合物的结构：(a) 苯甲酸衍生物以及 (b) 肉桂酸衍生物。来源：摘编自 Liu（2007）。转载获得了 Elsevier 公司的许可

燕麦中常见酚酸类物质为阿魏酸、丁香酸、绿原酸、香草酸、咖啡酸以及对香豆酸，其他还包括对羟基苯甲酸、原儿茶酸以及反式芥子酸（Sosulski 等，1982）。Sosulski 等（1982）报道，燕麦中的酚酸类物质以不同的形式存在（游离态、可溶 - 结合态以及不溶态）。阿魏酸是燕麦面粉中的主要酚酸类物质；其含量为 66.3mg/kg，占燕麦面粉中总酚酸类物质的 76.2%，且反式阿魏酸的含量（＞总含量的 96%）显著高于顺式阿魏酸的含量。研究还观察到阿魏酸主要以结合（不溶性）的形式存在，在燕麦面粉中，游离态、可溶 - 结合态以及结合态阿魏酸的比例大约为 1 ∶ 3.7 ∶ 23。燕麦面粉中各酚酸类物质含量顺序为阿魏酸＞丁香酸＞绿原酸≈香草酸＞咖啡酸＞对香豆酸＞对羟基苯甲酸＞原儿茶酸。

Adom 和 Liu（2002）研究了燕麦的阿魏酸含量，结果发现燕麦谷粒中总阿魏酸含量为 185 ± 5μmol /100g，其中 97% 以上以结合的形式存在，且燕麦中游离态、可溶 - 结合态以及结合态阿魏酸的比例约为 1 ∶ 5.2 ∶ 278。

Mattilla 及其同事（2005）报道了燕麦产品中的酚酸类物质含量，发现阿魏酸含量为 250 ± 18mg/kg，芥子酸含量为 55±2.4mg/kg。据报道，虽然均含有部分胚乳，但燕麦片（全谷物）（472mg/kg）比燕麦麸皮（651mg/kg）的酚酸类物质含量少。阿魏酸是燕麦片和燕麦麸皮中的主要酚酸类物质，分别占总酚酸类物质的 76% 和 72% 以上。

7.2.1.2　黄酮类化合物

黄酮类化合物是广泛存在于植物界的一大类酚类化合物，由两个具有酚羟基的苯环（A 环及 B 环）通过 C 环 3 个碳原子相互连接而成，其中 3 个碳原子常为含氧杂环，或者杂环 C（图 7.2；Liu，2004）。按照杂环 C 的结构差异，可以将黄酮类化合物分为 6 类：黄酮醇类（例如槲皮素、山奈酚、杨梅素、高良姜素以及非瑟素）、黄酮类（例如芹菜素、白杨素以及木犀草素）、黄烷醇类（例如儿茶素、表儿茶素、表没食子儿茶素、表儿茶素没食子酸酯以及表没食子儿茶素没食子酸酯）、黄烷酮类（例如圣草素、橙皮素以及柚皮素）、花色素类（例如矢车菊色素、天竺葵色素、飞燕草色素、芍药色素以及锦葵色素）以及异黄酮类（例如染料木黄酮、大豆苷元、大豆黄素、刺芒柄花素）（图 7.3）。

目前，已经鉴别出的黄酮类化合物超过 5000 种，在自然界常以糖基化或酯化

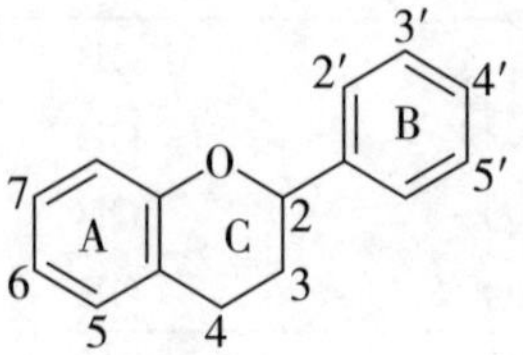

图 7.2　黄酮类化合物的通用结构

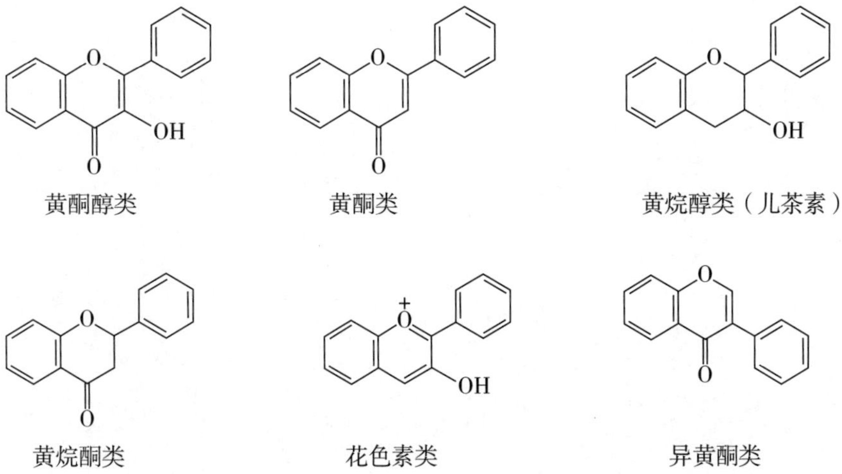

图 7.3　膳食黄酮类化合物的主要结构。来源：Liu（2004）。转载取得了美国营养协会的许可

形式存在。人类或动物无法合成黄酮类化合物；其食物来源包括水果、蔬菜、豆类、茶制品以及其他植物性食品。据估算，美国总黄酮类化合物的每日摄入量为 20（Beecher，2003）～ 189.7mg（Chun 等，2007），其中黄烷 -3- 醇类占 83.5%，之后依次为黄烷酮类（7.6%）、黄酮醇类（6.8%）以及其他黄酮类化合物（Chun 等，2007）。

美国农业部（USDA）已经报道了一些谷物中的黄酮类化合物含量。荞麦有较高含量的槲皮素（15.38mg/100g），紫色小麦中的花色素含量高（USDA，2011），但是有关燕麦中黄酮类化合物含量的报告较少。可被检测出的黄酮类化合物包括芹菜素、木犀草素、麦黄酮、山奈酚以及槲皮素（Peterson，2001；USDA，2011）（图 7.4）。

作为抗氧化剂，黄酮类化合物的健康效应主要包括预防癌症和心血管疾病，此外还具有抗炎、抗癌和对胃有保护作用等健康效应（Kim 等，2004；Zayachkivska 等，2005；Kyle 等，2010）。Mink 及其同事（2007）开展了一项关于黄酮类化合物摄入量与心血管疾病死亡率的前瞻性研究，该研究来源于 3 个 USDA 数据库，样本为 34 489 例绝经后女性。结果显示，黄酮类化合物的摄入量与冠心病（coronary heart disease，CHD）、心血管疾病（cardiovascular disease，CVD）风险以及总死亡率均呈显著负相关。在摄入花色素的情况下，CVD、CHD 及总死亡的相对危险度分别为 0.91（95% CI 为 0.83 ～ 0.99）、0.88（95% CI 为 0.78 ～ 0.99）以及 0.90（95% CI 为 0.86 ～ 0.95）。黄烷酮摄入量的最高五分位数组和最低五分位数组相比，CHD 的相对危险度为 0.78（95% CI 为 0.65 ～ 0.94）；黄酮摄入量的最高五分位数组与最低五分位数组相比，总死亡的相对危险度下降

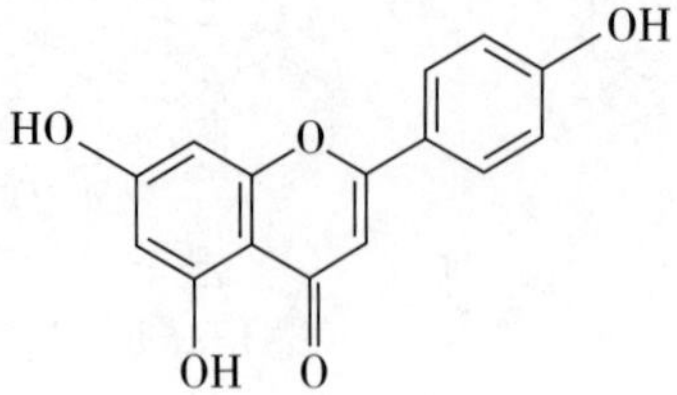

芹菜素

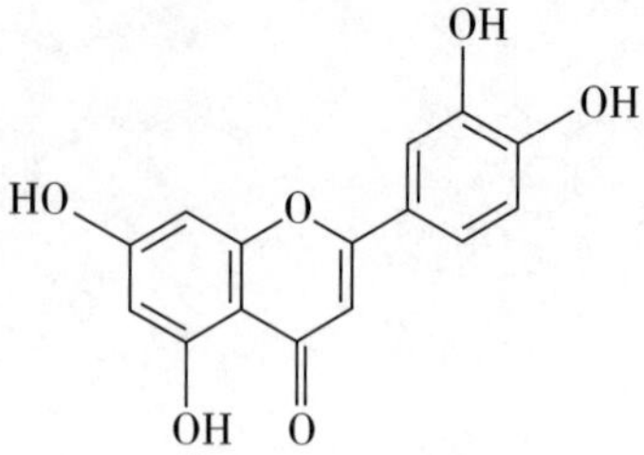

木犀草素

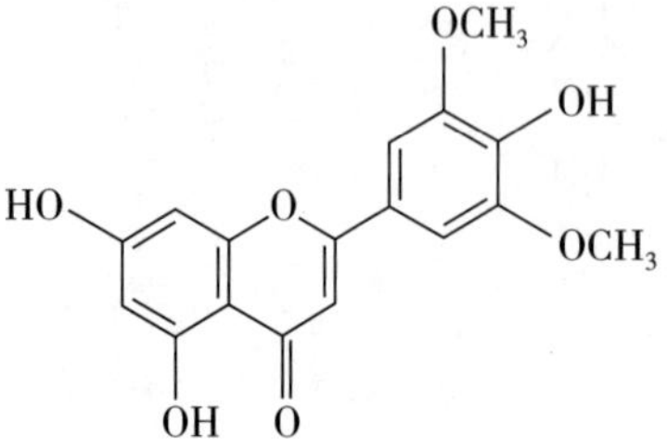

麦黄酮

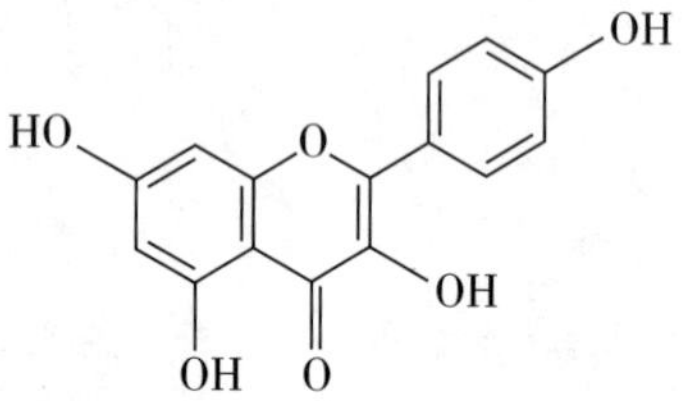

山柰酚

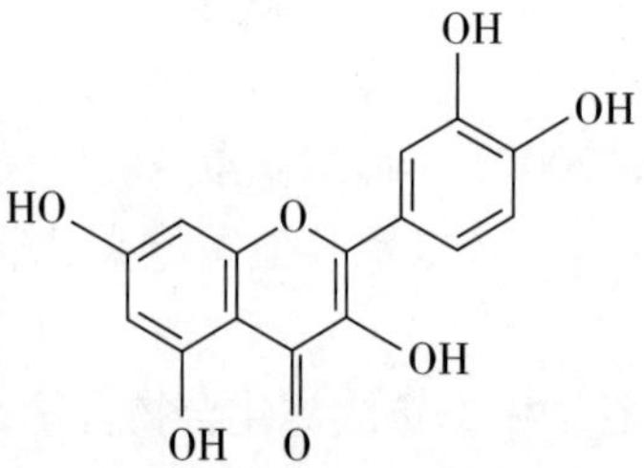

槲皮素

图 7.4　燕麦中常见膳食黄酮类化合物的化学结构

至 0.88（95% CI 为 0.82 ~ 0.96）。Hooper 及其同事（2008）针对富含黄酮类化合物的食物摄入量与 CVD 的关系进行了 meta 分析，结果显示，摄入富含黄酮类化合物的食物（例如大豆蛋白质及绿茶）和 LDL 胆固醇水平降低相关。

7.2.2　β- 葡聚糖

β- 葡聚糖是 D- 葡萄糖单体通过 β- 糖苷键相连的多聚糖。它们最常存在于谷物、面包酵母、真菌以及细菌的细胞壁中。真菌中的 β- 葡聚糖一般由以 β-（1–3）糖苷键相连的线性葡萄糖链以及以 β-（1–6）糖苷键相连的支链组成，而细菌中的 β- 葡聚糖则具有以 β-（1–4）糖苷键相连的支链。据报道，这些 β- 葡聚糖具有增强免疫力和抗肿瘤作用（Ooi 和 Liu，2000；Chan 等，2009）。

燕麦 β- 葡聚糖是由单体葡萄糖通过约 70% 的 β- (1–4) 以及 30% 的 β- (1–3) 糖苷键连接而形成的一种线性高分子聚合物 (图 7.5),属于可溶性膳食纤维。与纤维素相比,燕麦 β- 葡聚糖具有更好的弹性、可溶性和黏性,这源于其 β- (1–3) 糖苷键连接,这种键可以为其提供独特的黏度以及在健康促进方面其他有益的物理化学特性。谷物 β- 葡聚糖常见的膳食来源包括燕麦、大麦、黑麦以及小麦,其中燕麦和大麦的 β- 葡聚糖含量最高。FDA 已经批准了 β- 葡聚糖的健康声称,即每天摄入大约 3g 的 β- 葡聚糖可溶性纤维可以降低血胆固醇水平 (FDA,1997)。

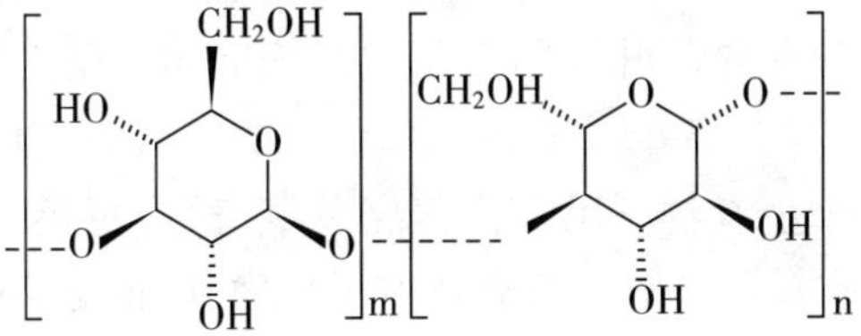

图 7.5 燕麦 β- (1-3) (1-4) - 葡聚糖的结构

燕麦中的可溶性 β- 葡聚糖含量取决于燕麦的品种,不同的分离、纯化以及检测方法对含量测量结果也有影响。Wood (1994) 发现带有外壳的燕麦其 β- 葡聚糖含量一般为干重的 2.2% ~ 4.2%,而去壳燕麦 (燕麦裸粒) 的 β- 葡聚糖含量则一般为干重的 2.7% ~ 6.8%。对于市售燕麦麸皮,高质量燕麦麸皮通常要求含有 7% ~ 10% 的 β- 葡聚糖。Johansson 及其同事 (2000) 使用 AOAC 方法测得燕麦麸皮中的 β- 葡聚糖含量为 9.5%。Wood (1994) 对 11 种不同燕麦品种的 β- 葡聚糖含量进行了测定,结果显示,在燕麦裸粒中 β- 葡聚糖含量为干重的 3.9% ~ 6.8%,而燕麦麸皮中 β- 葡聚糖含量为干重的 5.8% ~ 8.9%。为了探讨环境和燕麦品种对 β- 葡聚糖含量及其分子量的影响,Andersson 和 Börjesdotter (2011) 进行了一项田间试验,将 4 种燕麦种植在 11 种不同环境下。结果发现,燕麦中 β- 葡聚糖的含量为 2.3% ~ 3.2% (全谷物)。

燕麦 β- 葡聚糖的主要健康效应包括降低血液胆固醇水平、控制血糖以及提高免疫力 (Liu,2007)。Wolever 及其同事 (2010) 对不同分子量的燕麦 β- 葡聚糖降低 LDL 胆固醇的作用进行了比较,结果发现在摄入等量燕麦 β- 葡聚糖的情况下,高分子量 β- 葡聚糖膳食比低分子量 β- 葡聚糖膳食能更有效地降低 LDL 胆固醇水平。Tiwari 和 Cummins (2011) 对燕麦和大麦来源的 β- 葡聚糖与血胆固醇及血糖水平之间的关系进行了 meta 分析。在 126 项临床研究中,20 项研究显示,摄入 β- 葡聚糖可显著降低总胆固醇 (0.60mmol/L,95% CI 为 0.34 ~ 0.85) 及 LDL 胆固醇 (0.66mmol/L,95% CI 为 0.36 ~ 0.96) 水平。另外,49 项临床研究显示血糖水平发生了显著变化 (–2.58mmol/L,95% CI 为 –3.22 ~ –1.84)。剂量反应模型显示,当每日进食 3g β- 葡聚糖时,总胆固醇水平下降了 0.30 mmol/L,这与 FDA

的推荐意见相符。Othman 及其同事（2011）对 1997—2000 年开展的燕麦 β- 葡聚糖降低胆固醇效应的研究进行了综述，并得出了如下结论，即这些科学研究结果与 FDA 对燕麦食用的推荐意见一致。Daou 和 Zhang（2012）对燕麦 β- 葡聚糖预防 CVD、控制糖尿病以及刺激免疫功能方面的健康效应进行了综述。燕麦 β- 葡聚糖的健康效应可以用它们的物理化学特性（例如黏度及分子量）来解释。

7.2.3　木脂素

　　木脂素是含有两个相连的 C_6C_3 单元的一类膳食植物雌激素化合物。膳食中常见的植物木脂素包括开环异落叶松脂素、罗汉松脂素、落叶松脂素、松脂素以及丁香脂素（图 7.6）。

　　木脂素广泛存在于全谷物（黑麦、荞麦及燕麦）、豆类、蔬菜（芦笋及茄子）以及水果（柠檬、菠萝、奇异果、葡萄及橙子）中（Thompson 等，1991；Penalvo 等，2005）。亚麻籽是植物木脂素最丰富的膳食来源（Thompson 等，1991）。据估

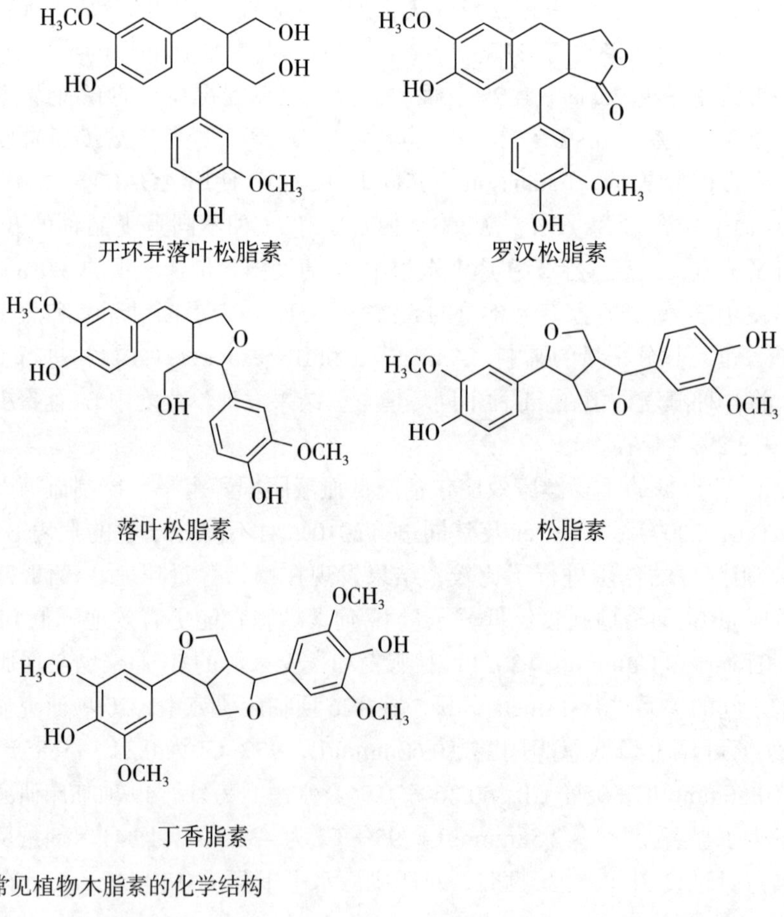

开环异落叶松脂素　　　　　　　　罗汉松脂素

落叶松脂素　　　　　　　　松脂素

丁香脂素

图 7.6　常见植物木脂素的化学结构

算，美国绝经后女性的木脂素每日摄入量为 578μg（416 ～ 796μg）；在所有木脂素中，罗汉松脂素的摄入量为 19μg，开环异落叶松脂素的摄入量为 560μg（de Kleijn 等，2001）。木脂素人均每日摄入量为 106 ～ 579μg（Peterson 等，2010）。

Penalvo 等（2005）对全谷物、蔬菜及水果中的木脂素含量进行了定量分析，发现丁香脂素是燕麦中的主要木脂素（352μg/100g），其次是松脂素（194μg/100g）及落叶松脂素（183μg/100g）。燕麦中的总木脂素含量（859μg/100g）高于小麦、大麦以及小米，但是低于亚麻籽（335mg/100g）、黑麦以及荞麦。Smeds 及其同事（2009）的研究显示，在 5 种不同春季燕麦品种中，总木脂素含量在 820 ～ 2550μg/100g 范围内波动。丁香脂素、落叶松脂素以及松脂素是燕麦中的主要木脂素，其他木脂素还包括皮树脂醇、开环异落叶松脂素以及罗汉松脂素。

植物木脂素可以被小肠微生物转化成哺乳动物木脂素（例如肠二醇和肠内酯）。哺乳动物木脂素的健康效应与它们的强抗氧化活性以及抗雌激素特性有关（Thompson 等，1991；Landete，2012）。研究发现，哺乳动物木脂素（肠二醇和肠内酯）具有预防癌症、降低 CVD 风险、保护肝的作用。Johnsen 及其同事（2010）对年龄为 50 ～ 64 岁的 57 053 例受试者进行了队列研究，探讨了血浆肠内酯与结肠及直肠癌患病风险之间的关系。结果显示，在女性中，血浆肠内酯浓度增加 1 倍和结肠癌风险降低有关（IRR = 0.76，95% CI 为 0.60 ～ 0.96），但是在男性中没有发现同样的结果。Lin 及其同事（2012）针对膳食木脂素摄入量与食管及胃食管交界处腺癌发生风险之间的关系开展了一项病例对照研究。结果显示，木脂素暴露最高四分位数组与最低四分位数组相比，食管腺癌的比值比为 0.65（95% CI 为 0.38 ～ 1.12），提示风险降低了 35%。与木脂素暴露最低四分位数组相比，木脂素食用最高四分位数组发生胃食管交界处腺癌的风险降低了 63%。

Peterson 及其同事（2010）对有关膳食木脂素摄入与 CVD 患病风险之间关系的流行病学研究进行了综述。在所综述的 11 项人类流行病学研究中，5 项研究显示，当木脂素的摄入增加或者血清肠内酯水平升高时，CVD 风险降低。Milder 等（2006）发现，罗汉松脂素的摄入量与 CHD 风险（RR = 0.72，95% CI 为 0.53 ～ 0.98）、CVD 风险（RR = 0.83，95% CI 为 0.69 ～ 1.00）以及全因死亡风险（RR = 0.86，95% CI 为 0.76 ～ 0.97）呈负相关关系。这项研究结果被另外一项研究所支持，据后一项研究报道，随着罗汉松脂素摄入的增加，流量介导的血管扩张从 4.1% 增加到了 8.1%（Pellegrini 等，2010；Peterson 等，2010）。

7.2.4　燕麦生物碱

燕麦生物碱是一类由加拿大科学家 Collins（1989）在燕麦籽粒及其麸皮中首次鉴定出的生物碱。它们由邻氨基苯甲酸衍生物通过含氮键与羟基肉桂酸衍生物相连而成。燕麦是唯一含有燕麦生物碱的谷物，燕麦中含量最丰富的燕麦生物碱为燕麦生物碱 A（Bp）、燕麦生物碱 B（Bf）以及燕麦生物碱 C（Bc）（图 7.7）。

燕麦中燕麦生物碱的含量与燕麦品种和加工过程有关（Dimberg 等，1996）。Dimberg 及其同事（1996）对 3 种不同的燕麦品种（Kapp、Mustang 及 Svea）中的燕麦生物碱含量进行了分析。结果发现，燕麦籽粒中燕麦生物碱 B（Bf）含量为 21 ～ 43mg/kg，燕麦生物碱 C（Bc）含量为 28 ～ 62mg/kg，而燕麦生物碱 A（Bp）含量则为 25 ～ 47mg/kg。热处理（100℃蒸汽处理 10 分钟，以及 100℃干燥处理 4 小时）可以使燕麦生物碱 B 的含量下降 18.2%，使燕麦生物碱 C 的含量下降 18.8%，而燕麦生物碱 A 的含量下降得更明显，其含量下降 44.0%。这说明燕麦生物碱 B 和 C 的热稳定性相对于燕麦生物碱 A 更好。

燕麦生物碱的健康效应主要与它们的抗氧化活性相关（Emmons 等，1999；Peterson 等，2002；Bratt 等，2003）。有研究回顾了其抗增殖、抗炎症、抗瘙痒、细胞保护以及血管扩张等功能的可能机制（Meydani，2009）。结果显示，燕麦生物碱可以抑制黏附分子如 ICAM-1，进而抑制单核细胞向主动脉内皮细胞的黏附，并减少炎性细胞因子的产生。数项研究对燕麦生物碱抗血管平滑肌细胞增殖的作用进行了研究，结果显示，燕麦生物碱可以通过调控 p53、p21cip1、p27kip1 以及 pRb 等细胞周期相关蛋白的表达，抑制细胞周期信号传导，将细胞阻滞在 G1-S 期（Nie 等，2006a，2006b；Meydani，2009）。Chen 及其同事（2007）通过给成人服用 0.5g 或者 1.0g 富含燕麦生物碱的混合物（avenanthramide-enriched mixture，

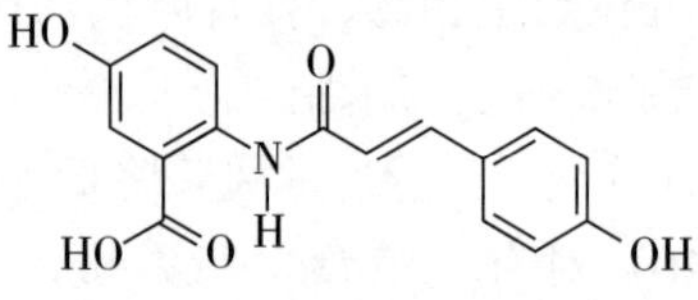

燕麦生物碱A（Bp）

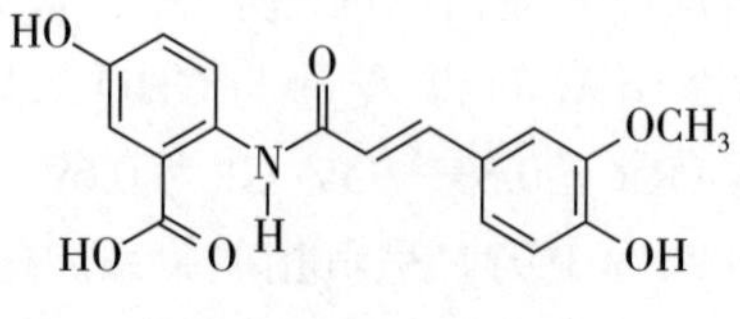

燕麦生物碱B（Bf）

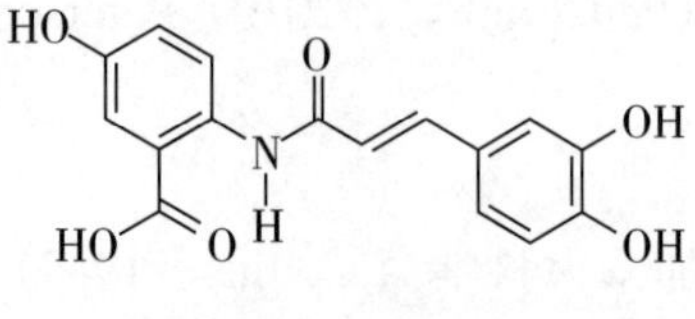

燕麦生物碱C(Bc)

图 7.7　常见燕麦生物碱的化学结构

AEM）后，收集血浆燕麦生物碱浓度数据，对燕麦生物碱的生物利用度进行检测。利用血浆燕麦生物碱浓度随时间变化曲线的曲线下面积（AUC）和每个 AEM 剂量下燕麦生物碱的数量的比值，来对生物利用度进行评价。燕麦生物碱 A 在 0.5g 和 1.0g AEM 剂量下，生物利用度均最高（AEM 中燕麦生物碱 A 的量分别为 77μmol 和 154μmol）。在 0.5g AEM 剂量下，燕麦生物碱 B 的生物利用度最低，但是在 1.0g AEM 剂量时，达到了和燕麦生物碱 C 相同的生物利用度。在抗氧化活性研究中，与安慰剂相比，服用 1.0g AEM 的受试者血浆还原型谷胱甘肽增加了 12%，这与燕麦生物碱增强了体内一些抗氧化防御功能有关。

7.2.5　类胡萝卜素

类胡萝卜素可分为烃类化合物（例如 α- 胡萝卜素及 β- 胡萝卜素）以及它们的氧化衍生物（例如 β- 隐黄素、叶黄素以及玉米黄素）（图 7.8）。它们具有一个由 40 个碳原子组成的骨架，并可能在一端或两端被环化。其分子的中心部分由一系列的共轭双键组成，这种特征在它们的化学活性及光吸收特性方面扮演着重要角色。类胡萝卜素通常存在于黄色、橙色以及红色的水果、蔬菜以及全谷物中，并以全反式形式存在。

燕麦中的类胡萝卜素通常为叶黄素、玉米黄素以及 α- 和 β- 胡萝卜素（Panfili 等，2004）（图 7.8）。燕麦中叶黄素、玉米黄素以及胡萝卜素的平均含量分别为 0.23、0.12 以及 0.01mg/kg 干重。

类胡萝卜素是天然抗氧化剂。它们主要的健康效应包括抑制癌症、增强免疫力、预防黄斑变性、降低白内障风险以及预防 CVD（Dutta 等，2005）。α- 胡萝卜素、β- 胡萝卜素以及 β- 隐黄素具有维生素 A 原活性，其中 β- 胡萝卜素是维生素 A 的主要前体物质。玉米黄素和叶黄素可以吸收近紫外线，以保护视网膜的黄斑。Männistö 及其同事（2007）对膳食类胡萝卜素和结直肠癌风险之间的关系进行了研究，将来自 11 项队列研究的数据进行汇总分析。结果显示，在不考虑是否服用多种维生素补充剂的情况下，各种类胡萝卜素的摄入量与结直肠癌多因素相对危险度之间均没有相关性，结直肠癌的相对危险度对于 α- 胡萝卜素来说为 1.06（95% CI 为 0.95 ～ 1.17），对于 β- 胡萝卜素来说为 1.00（95% CI 为 0.90 ～ 1.12），而对于 β- 隐黄素来说则为 1.03（95% CI 为 0.93 ～ 1.14）（Männistö 等，2007）。在将番茄酱的食用作为番茄红素主要来源的研究中，结果表明结直肠癌的相对危险度为 1.08（95% CI 为 0.98 ～ 1.20）。如果以叶黄素加玉米黄素摄入量小于 1000μg/d 作为对照组，则摄入量大于或者等于 4000μg/d（其数量相当于约 200g 西兰花）者结直肠癌的合并多因素相对危险度为 0.87（95% CI 为 0.78 ～ 0.98）。

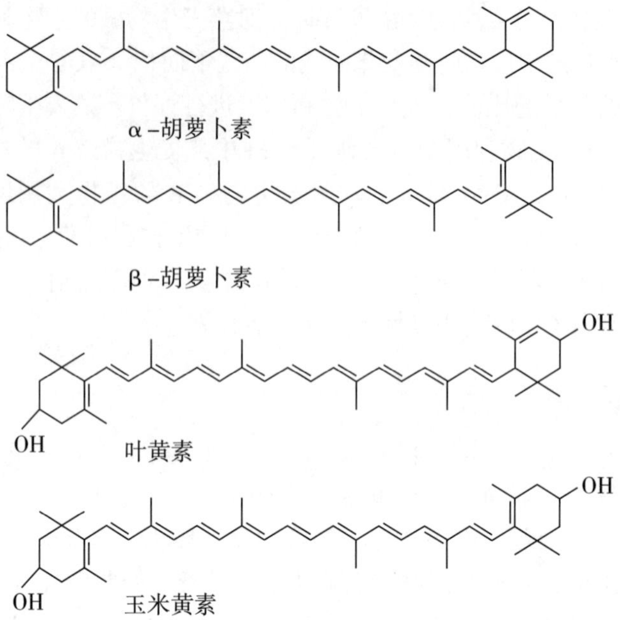

图 7.8 燕麦中常见膳食类胡萝卜素的化学结构

7.2.6 维生素 E

维生素 E 是 8 种脂溶性抗氧化剂的通用名称，它可以被分成两种类型：生育酚（α-T、β-T、γ-T 及 δ-T）和生育三烯酚（α-TT、β-TT、γ-TT 及 δ-TT）（图 7.9）。其化学结构由一个 6- 羟苯并氢化吡喃基团和一个叶绿醇尾组成。生育酚含有饱和的叶绿醇侧链，而生育三烯酚则在叶绿醇侧链中有 3 个非共轭双键。维生素 E 化合物通常存在水果、蔬菜以及全谷物中，特别是小麦胚芽中。

Panfili 及其同事（2003）对燕麦中总维生素 E 含量及特定的同效维生素进行了测定。α- 生育三烯酚是燕麦中含量最多的同效维生素（56.4mg/kg 干重），占燕麦中总维生素 E 的 78% 以上。燕麦中含量排名第二的同效维生素为 α- 生育酚（14.9mg/kg 干重）。燕麦中存在的其他同效维生素还包括 β- 生育酚、γ- 生育酚以及 β- 生育三烯酚。与其他全谷物相比，燕麦的 α- 生育三烯酚含量以及维生素 E 活性最高（33.6mg 生育酚当量 /kg 干重）。在谷物中，仅燕麦、玉米及大麦含有 γ- 生育酚，γ- 生育酚是维生素 E 的一个良好来源。

维生素 E 在人体内最重要的生理功能是抗氧化活性和维持膜的完整性。维生素 E 的健康效应包括预防光诱导的炎症以及降低患 2 型糖尿病的风险（Konger，2006；Liu 等，2006）。最近的一项研究探讨了维生素 E 摄入量对女性 CVD 和癌症的防治作用，结果发现心血管病死亡风险显著降低（RR = 0.76，95% CI 为

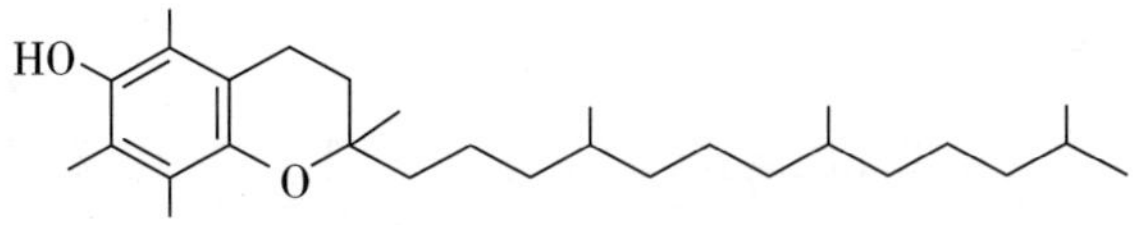

α –生育酚

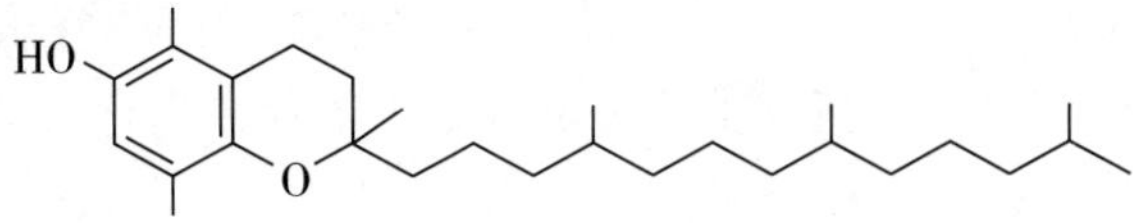

β –生育酚

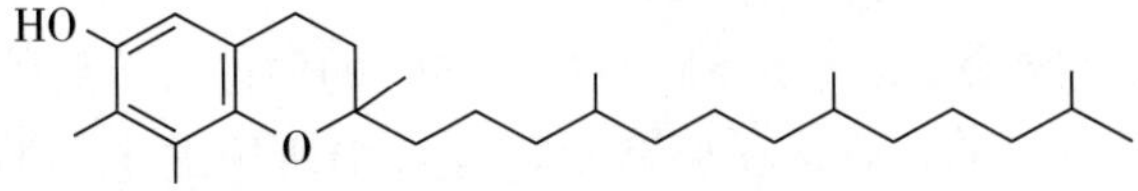

γ –生育酚

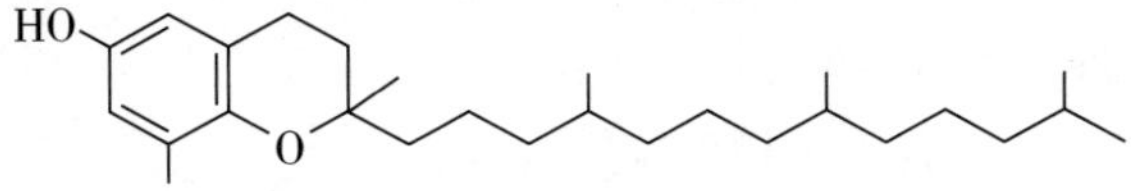

δ –生育酚

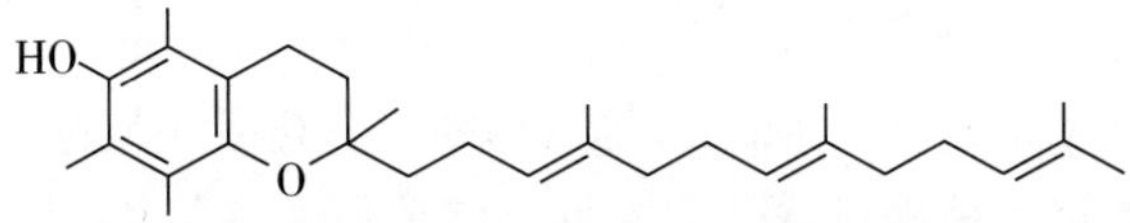

α –生育三烯酚

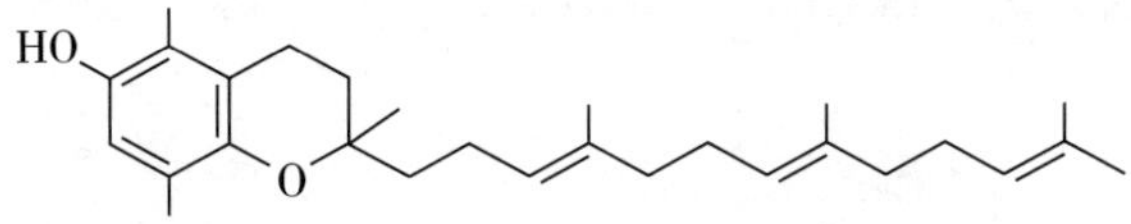

β –生育三烯酚

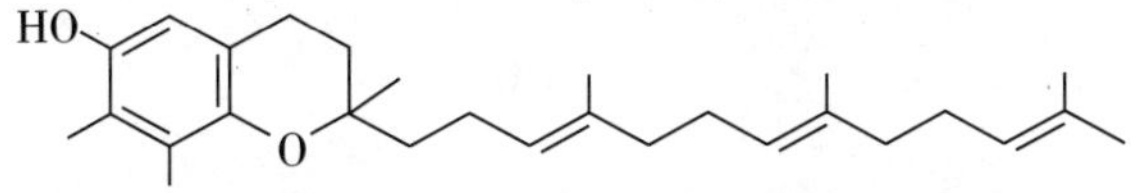

γ –生育三烯酚

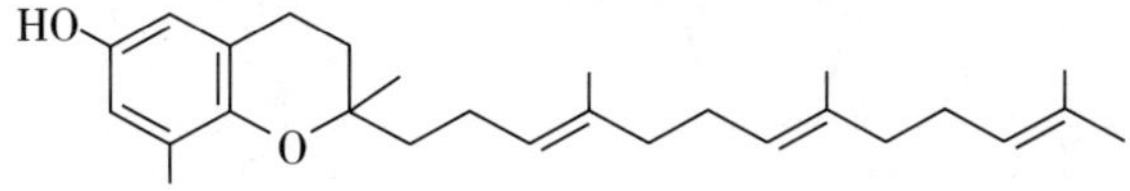

δ –生育三烯酚

图 7.9　生育酚及生育三烯酚的化学结构。来源：摘编自 Liu（2007）。转载获得了 Elsevier 公司的许可

0.59 ～ 0.98），但是对于总体的癌症风险（RR = 1.01，95% CI 为 0.94 ～ 1.08），或者患乳腺癌、肺癌或结肠癌的风险，均没有显著的影响（Lee 等，2005）。另外一项研究评价了长期摄入维生素 E 及维生素 C 在男性 CVD 预防中的作用，结果表明，维生素 E 摄入量对于总体心血管病死亡率没有显著影响（Sesso 等，2008）。

7.2.7 植物甾醇类

植物甾醇类是植物甾醇和甾烷醇的总称，它们在结构上和胆固醇相似。植物甾烷醇是相应甾醇的氢化产物，甾醇在其甾醇环中有一个双键。最常见的植物甾醇为谷甾醇、菜油甾醇和豆甾醇，它们相应的植物甾烷醇为谷甾烷醇、菜油甾烷醇以及豆甾烷醇（图7.10）。植物甾醇及甾烷醇主要存在于含油种子、未精炼植物油、全谷物、坚果以及豆类中。

西方饮食模式中成人植物甾醇的平均每日摄入量为150～400mg（Ntanios，2001）。这低于可以使LDL胆固醇下降8%～15%的估计有效剂量，即1.5～3.0g/d（Quílez等，2003）。目前，临床试验和食物强化中所用的主要形式为酯化的植物甾烷醇，这是由于酯化可以增加植物甾醇及甾烷醇的脂溶性，从而使它们更容易添加到含有脂肪的食物中，如人造黄油和沙拉酱。摄入的酯化植物甾烷醇在小肠中可被脂肪酶分解，并释放出植物甾烷醇残基。

燕麦中发现的植物甾醇类包括β-谷甾醇、谷甾烷醇、菜油甾醇、菜油甾烷醇、Δ^5-燕麦甾醇、Δ^7-燕麦甾醇以及豆甾醇（Knights和Laurie，1967；Määttä等，1999；Jiang和Wang，2005）。Määttä等（1999）分析了不同品种和环境对燕麦中植物甾醇含量的影响，结果显示，燕麦籽仁中总甾醇含量为350～491μg/g干重，其中β-谷甾醇的含量最丰富（237～321μg/g干重），占燕麦籽仁总甾醇的53%以

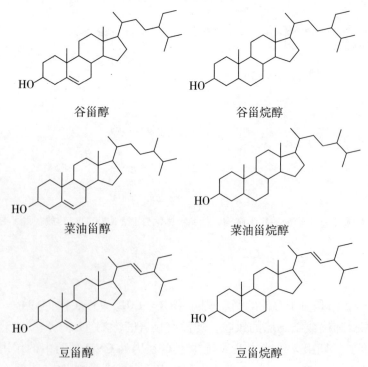

谷甾醇　　　　　　　　　　　　谷甾烷醇

菜油甾醇　　　　　　　　　　　菜油甾烷醇

豆甾醇　　　　　　　　　　　　豆甾烷醇

图7.10 常见植物甾醇及甾烷醇的化学结构

上。Jiang 和 Wang（2005）的研究发现，谷甾醇在燕麦麸皮及籽壳中均是含量最为丰富的植物甾醇，在燕麦麸皮中占总植物甾醇的 45.7%，在燕麦籽壳中占总植物甾醇的 50%。

植物甾醇及甾烷醇的健康效应主要为降低血清总胆固醇和低密度脂蛋白胆固醇（LDL-C）水平，植物甾醇可竞争性地参与肠腔中微团的形成，并抑制胆固醇的吸收（两者化学结构的相似性是其主要作用机制）（Nissinen 等，2002；Quílez 等，2003）。Demonty 等（2009）对植物甾醇降低低密度脂蛋白水平的随机对照试验进行了 meta 分析，结果显示，每天摄入 2.15g 植物甾醇，LDL-C 可下降 0.34mmol/L（95% CI 为 0.31 ~ 0.36）。

7.3　燕麦植物化学物的健康效应：流行病学证据

7.3.1　心血管疾病（CVD）

进食全谷物（包括燕麦）和 CVD 风险降低相关，一系列流行病学研究均得出了一致结论。Ripsin 等（1992）对 1991 年以前发表的探讨燕麦摄入量和血清总胆固醇水平之间关系的研究进行了 meta 分析，共包括 10 项试验。结果发现，燕麦可以使血清总胆固醇水平降低 0.13mmol/L（95% CI 为 0.017 ~ 0.19mmol/L）。对于初始血清胆固醇水平更高的受试者，如果每日同时进食 3g 以上可溶性纤维，血清胆固醇水平下降更明显。

Liu 及其同事（1999）报道的护士健康研究的结果显示，校正体质指数、吸烟、饮酒、总能量摄入以及其他可能的混杂因素后，进食熟燕麦粥（每周 2 ~ 4 次）可使年龄为 38 ~ 63 岁的美国护士的 CHD 发生风险降低（RR = 0.70，95% CI 为 0.49 ~ 0.98）。每周进食 2 ~ 4 次燕麦片与每周进食 2 ~ 4 次面包、大米、小麦胚芽相结合，CHD 风险的降低效果更好。Wolk 等（1999）的研究显示，与不进食冷燕麦早餐相比，每周进食冷燕麦早餐大于等于 5 次可使 CHD 风险降低 29%（RR = 0.71，95% CI 为 0.38 ~ 1.34）。对心血管病危险因素与燕麦摄入量之间关系的相关研究（1990—2008 年）进行综述发现（Ruxton 和 Derbyshire，2008）：在 21 个随机对照试验中，其中 10 个研究对象为美国成人，2 个为澳大利亚成人，2 个为新西兰人，5 个为欧洲人，1 个为加拿大人，1 个为墨西哥人；13 个研究结果发现燕麦可明显降低血清总胆固醇水平，14 个研究表明燕麦可使 LDL-C 显著下降。

7.3.2　高血压

据报道，燕麦具有降血压作用。美国的 Pins 等（2002）针对 88 例患有轻度或中度高血压 [血压（blood pressure，BP）120/80mmHg 至 160/100mmHg] 的成人开展了一项历时 12 周的随机对照平行试验。结果发现，燕麦片治疗组中 73% 的受试者减少了降压药的用量，而低膳食纤维谷物对照组中该比例仅为42%。没有减少降压药用量的受试者中，燕麦片治疗组受试者的收缩压（systolic blood pressure，SBP）和舒张压（diastolic blood pressure，DBP）下降幅度均大于对照组。

Keenan 等（2003）通过在 22 例轻度或临界高血压（SBP 130 ～ 160mmHg、DBP 85 ～ 100mmHg）的成人中开展一项历时 6 周的随机对照平行研究，探讨将全麦添加到标准的美国饮食中对高血压的影响，共有 18 例成人受试者完成了该试验。结果显示，在燕麦片治疗组中，SBP 下降了 7.5mmHg，DBP 下降了 5.5mmHg，而在低膳食纤维谷物对照组中，SBP 或 DBP 均未发生显著变化。

Maki 及其同事（2007）对收缩压和（或）舒张压升高的成人进行了一项随机对照临床试验，以评价含燕麦 β- 葡聚糖的饮食对血压的影响。该试验中燕麦 β- 葡聚糖饮食组给予即食（ready-to-eat，RTE）燕麦麸皮、燕麦片以及 β- 葡聚糖粉治疗 12 周。结果发现，与对照组相比，在体质指数超过 $31.5kg/m^2$ 的受试者中，燕麦 β- 葡聚糖饮食组的 SBP（下降 8.3mmHg，$P = 0.008$）和 DBP（下降 3.9mmHg，$P = 0.018$）均显著下降。

为探讨谷物早餐对高血压的影响，Kochar 等（2012）对医师健康研究 Ⅰ 中 13 368 名男性参与者的数据进行分析。该研究中全谷物是指含有至少 25% 燕麦或麸皮的早餐谷物。结果发现，对年龄、吸烟、饮酒、进食水果及蔬菜、体力活动以及糖尿病史进行校正后，随着全谷物摄入量的增加，高血压的相对危险度出现下降。对于每周进食全谷物超过 7 次者，当体质指数小于 $25kg/m^2$ 时，高血压的相对危险度为 0.81（95% CI 为 0.75 ～ 0.89），当体质指数大于 $25kg/m^2$ 时，高血压的相对危险度为 0.80（95% CI 为 0.72 ～ 0.90），这提示全谷物降低高血压风险的作用对于偏瘦及超重的受试者均有效。

7.3.3   2 型糖尿病 / 血糖稳定

数项流行病学研究发现，燕麦食品的摄入和 2 型糖尿病风险降低及血糖稳定有关。Liu 等（2000）对燕麦粥和 2 型糖尿病之间的关系进行了研究，该研究包括 75 521 名年龄为 38 ～ 63 岁的美国女护士。结果发现，校正年龄、体质指数、体力活动、总能量摄入以及其他可能的混杂因素后，摄入煮熟的燕麦粥和 2 型糖尿病的风险之间存在着一种显著的负相关关系。每周进食煮熟的燕麦粥 5 ～ 6 次可以使 2 型糖尿病的风险降低 39%（RR = 0.61；95% CI 为 0.32 ～ 1.15）。

Jenkins 及其同事（2008）在 210 例 2 型糖尿病的受试者中开展了一项随机平行试验，研究了燕麦作为低升糖指数饮食对 2 型糖尿病的影响。低升糖指数饮食主要是指大片燕麦片、燕麦麸皮、豆类、坚果、干碎麦以及亚麻等。该试验将糖化血红蛋白 A_{1c}（HbA_{1c}）作为血浆葡萄糖浓度的一种评价指标，发现在完成试验的 155 例受试者中，低升糖指数组的 HbA_{1c} 下降了 0.50%（绝对值，95% CI 为

0.39% ~ 0.61%），与之相比，高谷物纤维组 HbA_{1c} 仅下降 0.18%。结果提示，燕麦是有助于降低血糖水平的多种低升糖指数食物之一。

Post 等（2012）对 1980—2010 年之间发表的、关于膳食纤维摄入量增加对 2型糖尿病患者 HbA_{1c} 和空腹血糖影响的文献进行了 meta 分析，共纳入 15 项研究。结果显示，与安慰剂组相比，膳食纤维组 HbA_{1c} 下降了 0.26%（95% CI 为 0.02% ~ 0.51%），空腹血糖下降了 0.85mmol/L（95% CI 为 0.46 ~ 1.25）。

7.3.4　肥胖及体重控制

研究报道，燕麦有助于肥胖人群的体重控制。Saltzman 等（2001）在 43 例健康成人中开展了一项历时 8 周的试验，探索添加或不添加燕麦的低热量饮食对体重、血压和血脂的影响。结果发现，添加燕麦组和对照组均出现了体重的下降（添加燕麦组 –3.9 ± 1.6kg，对照组 –4.0 ± 1.1kg）；但是与对照组（–1 ± 10mmHg）相比，添加燕麦组（–6 ± 7mmHg）收缩压的下降更加明显（Saltzman 等，2001）。此外，添加燕麦组的总胆固醇及 LDL-C 水平发生了显著下降。

Maki 及其同事（2010）开展了一项随机对照试验，就全谷物即食燕麦片作为部分膳食补充对超重及肥胖成人的影响进行了探索。该试验包含 204 例 LDL-C 在 130 ~ 200mg/dl 之间的肥胖成人，经过 12 周的膳食干预后，与能量匹配、低纤维膳食对照组相比，全谷物即食燕麦片膳食组 LDL-C 和总胆固醇水平下降幅度更大。虽然在燕麦片组和对照组均观察到了体重下降和腰围减少，但是全谷物即食燕麦片组腰围减少程度更大（下降幅度分别为 –3.3 ± 0.4cm 和 –1.9 ± 0.4cm）。

7.3.5　消化系统健康

燕麦的特性之一为含有可以促进肠道健康的 β- 葡聚糖。Janatuinen 等（1995）研究了燕麦膳食对缓解期乳糜泻患者小肠健康的影响，随机试验结果显示，在无麸质饮食的基础上，无论添加燕麦与否，缓解期乳糜泻患者十二指肠绒毛结构均未发生恶化。提示燕麦对小肠健康无不良影响，因此，推荐乳糜泻患者可在无麸质饮食基础上适量添加燕麦。

Mälkki 和 Virtanen（2001）对燕麦麸皮及燕麦胶对胃肠道健康的影响进行了综述，发现燕麦中的膳食纤维有助于降低胃排空速率，进而影响饱腹感，并且其在小肠中几乎保持完整。

7.3.6　癌症

对于膳食纤维与癌症发生风险之间的关系，人们已经进行了许多流行病学研究（Cummings 等，1992；Fuchs 等，1999；Terry 等，2001），但是关于燕麦纤维和癌症风险之间关系的研究却很少。文献常将燕麦食品归到全谷物或膳食纤维中，进而研究其在癌症预防方面的潜在健康效应。美国国家卫生研究院对美国退休人员协会 185 598 例绝经后妇女进行了历时 7 年的膳食及健康研究，结果显示，膳食纤维摄入量与乳腺癌风险呈负相关关系（RR = 0.87，95% CI 为 0.77 ~ 0.98）（Park 等，2009）。

Suzuki 等（2009）针对膳食纤维与前列腺癌风险的关系，对欧洲癌症和营养研究中的 142 590 名男性进行了前瞻性分析。结果发现，谷物纤维摄入量增加 1/5，前列腺癌的发病率比值比没有显著下降，提示膳食纤维的摄入与前列腺癌风险没有相关性。

Dahm 等（2010）通过 7 项英国队列研究，对膳食纤维和结直肠癌风险之间的关系开展了一项前瞻性病例对照研究。结果显示，校正年龄、饮酒、热量及其他因素后，膳食纤维的摄入与结直肠癌和结肠癌的风险呈负相关。

Aune 等（2011）对膳食纤维和全谷物与结直肠癌之间的关系进行了综述，其中 6 项全谷物摄入剂量反应的 meta 分析结果显示，每天增加 90g 全谷物摄入，结直肠癌的相对危险度为 0.83（95% CI 为 0.78 ~ 0.89），结肠癌相对危险度为 0.86（95% CI 为 0.79 ~ 0.94），直肠癌的相对危险度为 0.80（95% CI 为 0.56 ~ 1.14）。8 项队列研究对谷物纤维与结直肠癌风险的剂量反应关系进行了探讨，结果表明每天摄入 10g 谷物纤维，结直肠癌的相对危险度为 0.90（95% CI 为 0.83 ~ 0.97）。

7.4 小结

流行病学研究一致显示，经常食用全谷物可降低一些慢性疾病（如 CVD、2 型糖尿病和某些癌症）的发病风险。作为一种全谷物，燕麦及燕麦制品可以通过其所含的植物化学物（例如酚类、类胡萝卜素、β- 葡聚糖、燕麦生物碱、木脂素、维生素 E 以及植物甾醇）发挥多种健康效应，包括降血压、控制体重、维持血糖平衡以及改善消化系统健康。燕麦植物化学物的健康效应还需进一步的研究。

参考文献

AACCI (1999) AACC members agree on difinition of whole grain. American Association of Cereal Chemists International, St. Paul, MN.
Adom, K.K. and Liu, R.H. (2002) Antioxidant activity of grains. *Journal of Agricultural and Food Chemistry* **50**, 6182–6187.
Anderson, J.W., Hanna, T.J., Peng, X., and Kryscio, R.J. (2000) Whole grain foods and heart disease risk. *Journal of the American College of Nutrition* **19**, 291S–299S.
Andersson, A.A.M. and Börjesdotter, D. (2011) Effects of environment and variety on content and molecular weight of β-glucan in oats. *Journal of Cereal Science* **54**, 122–128.
Aune, D., Chan, D.S., Lau, R., *et al.* (2011) Dietary fibre, whole grains, and risk of colorec-

tal cancer: Systematic review and dose-response meta-analysis of prospective studies. *British Medical Journal* **343**, d6617.

Beecher, G.R. (2003) Overview of dietary flavonoids: Nomenclature, occurrence and intake. *Journal of Nutrition* **133**, 3248S–3254S.

Bratt, K., Sunnerheim, K., Bryngelsson, S., *et al.* (2003) Avenanthramides in oats (*Avena sativa* L.) and structure−antioxidant activity relationships. *Journal of Agricultural and Food Chemistry* **51**, 594–600.

Chan, G.C., Chan, W.K., and Sze, D.M. (2009) The effects of beta-glucan on human immune and cancer cells. *Journal of Hematologyand Oncology* **2**, 25.

Chen, C.-Y.O., Milbury, P.E., Collins, F.W., and Blumberg, J.B. (2007) Avenanthramides are bioavailable and have antioxidant activity in humans after acute consumption of an enriched mixture from oats. *Journal of Nutrition* **137**, 1375–1382.

Chun, O.K., Chung, S.J., and Song, W.O. (2007) Estimated dietary flavonoid intake and major food sources of U.S. adults. *Journal of Nutrition* **137**, 1244–1252.

Collins, F.W. (1989) Oat phenolics: avenanthramides, novel substituted N-cinnamoylanthranilate alkaloids from oat groats and hulls. *Journal of Agricultural and Food Chemistry* **37**, 60–66.

Cummings, J.H., Bingham, S.A., Heaton, K.W., and Eastwood, M.A. (1992) Fecal weight, colon cancer risk, and dietary intake of nonstarch polysaccharides (dietary fiber). *Gastroenterology* **103**, 1783–1789.

Dahm, C.C., Keogh, R.H., Spencer, E.A., *et al.* (2010) Dietary fiber and colorectal cancer risk: A nested case–control study using food diaries. *Journal of the National Cancer Institute* **102**, 614–626.

Daou, C. and Zhang, H. (2012) Oat beta-glucan: Its role in health promotion and prevention of diseases. *Comprehensive Reviews in Food Science and Food Safety* **11**, 355–365.

de Kleijn, M.J.J., van der Schouw, Y.T., Wilson, P.W.F., *et al.* (2001) Intake of dietary phytoestrogens is low in postmenopausal women in the United States: The Framingham Study1-4. *Journal of Nutrition* **131**, 1826–1832.

Demonty, I., Ras, R.T., van der Knaap, H.C.M., *et al.* (2009) Continuous dose-response relationship of the LDL-cholesterol-lowering effect of phytosterol intake. *Journal of Nutrition* **139**, 271–284.

Dimberg, L.H., Molteberg, E.L., Solheim, R., and Frølich, W. (1996) Variation in oat groats due to variety, storage and heat treatment. I: Phenolic compounds. *Journal of Cereal Science* **24**, 263–272.

Dutta, D., Chaudhuri, U.R., and Chakraborty, R. (2005) Structure, health benefits, antioxidant property and processing and storage of carotenoids. *African Journal of Biotechonology* **4**, 1510–1520.

Egeberg, R., Olsen, A., Loft, S., *et al.* (2010) Intake of wholegrain products and risk of colorectal cancers in the diet, cancer and health cohort study. *British Journal of Cancer* **103**, 730–734.

Emmons, C.L., Peterson, D.M., and Paul, G.L. (1999) Antioxidant capacity of oat (*Avena sativa* L.) extracts. 2. *In vitro* antioxidant activity and contents of phenolic and tocol antioxidants. *Journal of Agricultural and Food Chemistry* **47**, 4894–4898.

FDA (1997) Food labeling: Health claims; Oats and coronary heart disease; Rules and regulations. *Federal Register* **62**, 3584–3601.

Fuchs, C.S., Giovannucci, E.L., Colditz, G.A., *et al.* (1999) Dietary fiber and the risk of colorectal cancer and adenoma in women. *New England Journal of Medicine* **340**, 169–176.

Hooper, L., Kroon, P.A., Rimm, E.B., *et al.* (2008) Flavonoids, flavonoid-rich foods, and cardiovascular risk: A meta-analysis of randomized controlled trials. *American Journal of Clinical Nutrition* **88**, 38–50.

Jacobs, D.R., Marquart, L., Slavin, J., and Kushi, L.H. (1998) Whole-grain intake and cancer: An expanded review and meta-analysis. *Nutrition and Cancer* **30**, 85–96.

Jacobs, D.R., Meyer, K.A., Kushi, L.H., and Folsom, A.R. (1999) Is whole grain intake associated with reduced total and cause-specific death rates in older women? The Iowa Women's Health Study. *American Journal of Public Health* **89**, 322–329.

Janatuinen, E.K., Pikkarainen, P.H., Kemppainen, T.A., *et al.* (1995) A comparison of diets with and without oats in adults with celiac disease. *New England Journal of Medicine* **333**, 1033–1037.

Jenkins, D.J.A., Kendall, C.W.C., McKeown-Eyssen, G., *et al.* (2008) Effect of a low-glycemic index or a high-cereal fiber diet on type 2 diabetes: A randomized trial. *Journal of the American Medical Association* **300**, 2742–2753.

Jiang, Y. and Wang, T. (2005) Phytosterols in cereal by-products. *Journal of the American Oil Chemists' Society* **82**, 439–444.

Johansson, L., Virkki, L., Maunu, S., *et al.* (2000) Structural characterization of water soluble β-glucan of oat bran. *Carbohydrate Polymers* **42**, 143–148.

Johnsen, N., Olsen, A., Thomsen, B., *et al.* (2010) Plasma enterolactone and risk of colon and rectal cancer in a case-cohort study of Danish men and women. *Cancer Causes and Control* **21**, 153–162.

Kasum, C.M., Jacobs, D.R., Nicodemus, K., and Folsom, A.R. (2002) Dietary risk factors for upper aerodigestive tract cancers. *International Journal of Cancer* **99**, 267–272.

Keenan, J.M., Pins, J.J., Frazel, C., *et al.* (2003) Oat ingestion reduces systolic and diastolic blood pressure in patients with mild or borderline hypertension: A pilot trial. *Journal of Family Practice* **51**, 369–374.

Kim, H.P., Son, K.H., Chang, H.W., and Kang, S.S. (2004) Anti-inflammatory plant flavonoids and cellular action mechanisms. *Journal of Pharmacological Sciences* **96**, 229–245.

Knights, B.A. and Laurie, W. (1967) Application of combined gas-liquid chromatography-mass spectrometry to the identification of sterols in oat seed. *Phytochemistry* **6**, 407–416.

Kochar, J., Gaziano, J.M., and Djoussé, L. (2012) Breakfast cereals and risk of hypertension in the Physicians' Health Study I. *Clinical Nutrition* **31**, 89–92.

Konger, R.L. (2006) A new wrinkle on topical vitamin E and photo-inflammation: Mechanistic studies of a hydrophilic gamma-tocopherol derivative compared with alpha-tocopherol. *Journal of Investigative Dermatology* **126**, 1447–1449.

Kyle, J.A., Sharp, L., Little, J., *et al.* (2010) Dietary flavonoid intake and colorectal cancer: A case-control study. *British Journal of Nutrition* **103**, 429–436.

Landete, J.M. (2012) Plant and mammalian lignans: A review of source, intake, metabolism, intestinal bacteria and health. *Food Research International* **46**, 410–424.

Lee, I.-M., Cook, N.R., Gaziano, J.M., *et al.* (2005) Vitamin E in the primary prevention of cardiovascular disease and cancer: The women's health study: A randomized controlled trial. *Journal of the American Medical Association* **294**, 56–65.

Lin, Y., Yngve, A., Lagergren, J., and Lu, Y. (2012) Dietary intake of lignans and risk of adenocarcinoma of the esophagus and gastroesophageal junction. *Cancer Causes and Control* **23**, 837–844.

Liu, R.H. (2004) Potential synergy of phytochemicals in cancer prevention: Mechanism of action. *Journal of Nutrition* **134**, 3479S–3485S.

Liu, R.H. (2007) Whole grain phytochemicals and health. *Journal of Cereal Science* **46**, 207–219.

Liu, S., Stampfer, M.J., Hu, F.B., *et al.* (1999) Whole-grain consumption and risk of coronary heart disease: Results from the Nurses' Health Study. *American Journal of Clinical Nutrition* **70**, 412–419.

Liu, S., Manson, J.E., Stampfer, M.J., *et al.* (2000) A prospective study of whole-grain intake and risk of type 2 diabetes mellitus in US women. *American Journal of Public Health* **90**, 1409–1415.

Liu, S., Lee, I.-M., Song, Y., *et al.* (2006) Vitamin E and risk of type 2 diabetes in the Women's Health Study randomized controlled trial. *Diabetes* **55**, 2856–2862.

Määttä, K., Lampi, A.-M., Petterson, J., *et al.* (1999) Phytosterol content in seven oat cultivars grown at three locations in Sweden. *Journal of the Science of Food and Agriculture* **79**, 1021–1027.

Maki, K.C., Beiseigel, J.M., Jonnalagadda, S.S., *et al.* (2010) Whole-grain ready-to-eat oat cereal, as part of a dietary program for weight loss, reduces low-density lipoprotein cholesterol in adults with overweight and obesity more than a dietary program including low-fiber control foods. *Journal of the American Dietetic Association* **110**, 205–214.

Maki, K.C., Galant, R., Samuel, P., *et al.* (2007) Effects of consuming foods containing oat beta-glucan on blood pressure, carbohydrate metabolism and biomarkers of oxidative stress in men and women with elevated blood pressure. *European Journal of Clinical Nutrition* **61**, 786–795.

Mälkki, Y. and Virtanen, E. (2001) Gastrointestinal effects of oat bran and oat gum: A review. *Food Science and Technology* **34**, 337–347.

Männistö, S., Yaun, S.-S., Hunter, D.J., *et al.* (2007) Dietary carotenoids and risk of colorectal cancer in a pooled analysis of 11 cohort studies. *American Journal of Epidemiology* **165**, 246–255.

Mattila, P., Pihlava, J.-m., and Hellstrom, J. (2005) Contents of phenolic acids, alkyl- and alkenylresorcinols, and avenanthramides in commercial grain products. *Journal of Agricultural and Food Chemistry* **53**, 8290–8295.

Mellen, P.B., Walsh, T.F., and Herrington, D.M. (2008) Whole grain intake and cardiovascular disease: A meta-analysis. *Nutrition, Metabolism and Cardiovascular Diseases* **18**, 283–290.

Meydani, M. (2009) Potential health benefits of avenanthramides of oats. *Nutrition Reviews* **67**, 731–735.

Meyer, K.A., Kushi, L.H., Jacobs, D.R., *et al.*, 2000. Carbohydrates, dietary fiber, and incident type 2 diabetes in older women. *American Journal of Clinical Nutrition* **71**, 921–930.

Milder, I.E., Feskens, E.J., Arts, I.C., *et al.*, 2006. Intakes of 4 dietary lignans and cause-specific and all-cause mortality in the Zutphen Elderly Study. *American Journal of Clinical Nutrition* **84**, 400–405.

Mink, P.J., Scrafford, C.G., Barraj, L.M., *et al.* (2007) Flavonoid intake and cardiovascular disease mortality: A prospective study in postmenopausal women. *American Journal of Clinical Nutrition* **85**, 895–909.

Montonen, J., Knekt, P., Järvinen, R., *et al.* (2003) Whole-grain and fiber intake and the incidence of type 2 diabetes. *American Journal of Clinical Nutrition* **77**, 622–629.

Nie, L., Wise, M., Peterson, D., and Meydani, M. (2006a) Mechanism by which avenanthramide-c, a polyphenol of oats, blocks cell cycle progression in vascular smooth muscle cells. *Free Radical Biology and Medicine* **41**, 702–708.

Nie, L., Wise, M.L., Peterson, D.M., and Meydani, M. (2006b) Avenanthramide, a polyphenol from oats, inhibits vascular smooth muscle cell proliferation and enhances nitric oxide production. *Atherosclerosis* **186**, 260–266.

Nissinen, M., Gylling, H., Vuoristo, M., and Miettinen, T.A. (2002) Micellar distribution of cholesterol and phytosterols after duodenal plant stanol ester infusion. *American Journal of Physiology – Gastrointestinal and Liver Physiology* **282**, G1009–G1015.

Ntanios, F. (2001) Plant sterol-ester-enriched spreads as an example of a new functional food. *European Journal of Lipid Science and Technology* **103**, 102–106.

Okarter, N. and Liu, R.H. (2010) Health benefits of whole grain phytochemicals. *Critical Reviews in Food Science and Nutrition* **50**, 193–208.

Ooi, V.E. and Liu, F. (2000) Immunomodulation and anti-cancer activity of polysaccharide-protein complexes. *Current Medicinal Chemistry* **7**, 715–729.

Othman, R.A., Moghadasian, M.H., and Jones, P.J.H. (2011) Cholesterol-lowering effects of oat β-glucan. *Nutrition Reviews* **69**, 299–309.

Panfili, G., Fratianni, A., and Irano, M. (2003) Normal phase high-performance liquid chromatography method for the determination of tocopherols and tocotrienols in cereals. *Journal of Agricultural and Food Chemistry* **51**, 3940–3944.

Panfili, G., Fratianni, A., and Irano, M. (2004) Improved normal-phase high-performance liquid chromatography procedure for the determination of carotenoids in cereals. *Journal of Agricultural and Food Chemistry* **52**, 6373–6377.

Park, Y., Brinton, L.A., Subar, A.F., *et al.* (2009) Dietary fiber intake and risk of breast cancer in postmenopausal women: the National Institutes of Health–AARP Diet and Health Study. *American Journal of Clinical Nutrition* **90**, 664–671.

Pellegrini, N., Valtueña, S., Ardigò, D., *et al.*, 2010. Intake of the plant lignans matairesinol, secoisolariciresinol, pinoresinol, and lariciresinol in relation to vascular inflammation and endothelial dysfunction in middle age-elderly men and post-menopausal women living in Northern Italy. *Nutrition, Metabolism, and Cardiovascular Diseases* **20**, 64–71.

Penalvo, J.L., Haajanen, K.M., Botting, N., and Adlercreutz, H. (2005) Quantification of lignans in food using isotope dilution gas chromatography/mass spectrometry. *Journal of Agricultural and Food Chemistry* **53**, 9342–9347.

Peterson, D.M. (2001) Oat antioxidants. *Journal of Cereal Science* **33**, 115–129.

Peterson, D.M., Hahn, M.J., and Emmons, C.L. (2002) Oat avenanthramides exhibit antioxidant activities in vitro. *Food Chemistry* **79**, 473–478.

Peterson, J., Dwyer, J., Adlercreutz, H., *et al.* (2010) Dietary lignans: Physiology and potential for cardiovascular disease risk reduction. *Nutrition Reviews* **68**, 571–603.

Pins, J.J., Geleva, D., Keenan, J.M., *et al.* (2002) Do whole-grain oat cereals reduce the need for antihypertensive medications and improve blood pressure control? *Journal of Family Practice* **51**, 353–359.

Post, R.E., Mainous, A.G., King, D.E., and Simpson, K.N.,(2012) Dietary fiber for the treatment of type 2 diabetes mellitus: A meta-analysis. *Journal of the American Board of Family Medicine* **25**, 16–23.

Priebe, M., Binsbergen, J.v., Vos, R.d., and Vonk, R.J. (2008) Whole grain foods for the prevention of type 2 diabetes mellitus. *Cochrane Database of Systematic Reviews* **1** (Art. No.: CD006061). doi: 10.1002/14651858.CD006061.pub2.

Quílez, J., García-Lorda, P., and Salas-Salvadó, J. (2003) Potential uses and benefits of phytosterols in diet: Present situation and future directions. *Clinical Nutrition* **22**, 343–351.

Ripsin, C.M., Keenan, J.M., Jacobs, J., *et al.* (1992) Oat products and lipid lowering: A meta-analysis. *Journal of the American Medical Association* **267**, 3317–3325.

Ruxton, C.H.S. and Derbyshire, E. (2008) A systematic review of the association between cardiovascular risk factors and regular consumption of oats. *British Food Journal* **110**, 1119–1132.

Saltzman, E., Das, S.K., Lichtenstein, A.H., *et al.* (2001) An oat-containing hypocaloric diet reduces systolic blood pressure and improves lipid profile beyond effects of weight loss in men and women. *Journal of Nutrition* **131**, 1465–1470.

Sesso, H.D., Buring, J.E., Christen, W.G., *et al.* (2008) Vitamins E and C in the prevention of cardiovascular disease in men: The physicians' health study II randomized controlled trial. *The Journal of the American Medical Association* **300**, 2123–2133.

Smeds, A.I., Jauhiainen, L., Tuomola, E., and Peltonen-Sainio, P. (2009) Characterization of variation in the lignan content and composition of winter rye, spring wheat, and spring oat. *Journal of Agricultural and Food Chemistry* **57**, 5837–5842.

Sosulski, F., Krygier, K., and Hogge, L. (1982) Free, esterified, and insoluble-bound phenolic acids. 3. Composition of phenolic acids in cereal and potato flours. *Journal of Agricultural and Food Chemistry* **30**, 337–340.

Steffen, L.M., Jacobs, D.R., Stevens, J., *et al.* (2003) Associations of whole-grain, refined-grain, and fruit and vegetable consumption with risks of all-cause mortality and incident coronary artery disease and ischemic stroke: The Atherosclerosis Risk in Communities (ARIC) Study. *American Journal of Clinical Nutrition* **78**, 383–390.

Suzuki, R., Allen, N.E., Key, T.J., *et al.* (2009) A prospective analysis of the association between dietary fiber intake and prostate cancer risk in EPIC. *International Journal of Cancer* **124**, 245–249.

Terry, P., Giovannucci, E., Michels, K.B., *et al.* (2001) Fruit, vegetables, dietary fiber, and risk of colorectal cancer. *Journal of the National Cancer Institute* **93**, 525–533.

Thompson, L.U. (1994) Antioxidants and hormone-mediated health benefits of whole grains. *Critical Reviews in Food Science and Nutrition* **34**, 473–497.

Thompson, L.U., Robb, P., Serraino, M., and Cheung, F. (1991) Mammalian lignan production from various foods. *Nutrition and Cancer* **16**, 43–52.

Tiwari, U. and Cummins, E. (2011) Meta-analysis of the effect of β-glucan intake on blood cholesterol and glucose levels. *Nutrition* **27**, 1008–1016.

USDA (2010) *Dietary Guidelines for Americans, 2010*, 7th edn. US Department of Agriculture, Department of Health and Human Services, Washington, DC.

USDA Agricultural Research Service (2011) USDA Database for the Flavonoid Content of Selected Foods, Release 3.0. http://www.ars.usda.gov/SP2UserFiles/Place/12354500/Data/Flav/Flav_R03.pdf (last accessed 16 May 2013).

Wolever, T.M., Tosh, S.M., Gibbs, A.L., *et al.* (2010) Physicochemical properties of oat β-glucan influence its ability to reduce serum LDL cholesterol in humans: A randomized clinical trial. *American Journal of Clinical Nutrition* **92**, 723–732.

Wolk, A., Manson, J.E., Stampfer, M.J., *et al.* (1999) Long-term intake of dietary fiber and decreased risk of coronary heart disease among women. *JAMA: Journal of the American Medical Association* **281**, 1998–2004.

Wood, P.J. 1994. Evaluation of oat bran as a soluble fibre source. Characterization of oat β-glucan and its effects on glycemic response. *Carbohydrate Polymers* **25**, 331–336.

Zayachkivska, O.S., Konturek, S.J., Drozdowicz, D., *et al.* (2005) Gastroprotective effects of flavonoids in plant extracts. *Journal of Physiology and Pharmacology* **56**, 219–231

第 8 章

燕麦生物碱：化学和生物合成

Mitchell L. Wise

United States Department of Agriculture, Agricultural Research Service, Cereal Crops Research, Madison, WI, USA

8.1　引言

燕麦生物碱是一组酚类生物碱，最早在燕麦（*Avena sativa*）中发现，是一种植物抗毒素（即因感染而产生的抗微生物化合物）。这些天然产品是苯丙素类化合物（对香豆酸、阿魏酸或咖啡酸）和邻氨基苯甲酸 [或者邻氨基苯甲酸的羟基化和（或）甲氧基化衍生物] 的轭合物的一种。燕麦生物碱及相关化合物也存在于欧洲粉蝶（*Pieris brassicae* 及 *P.rapae*）（Blaakmeer 等，1994）的卵中，在被真菌感染的康乃馨（*Dianthus caryophyllus*）中也曾分离到，这说明单子叶植物和双子叶植物均可以产生这些代谢产物（Ponchet 等，1988）。与燕麦不同的是，康乃馨在合成这些植物抗毒素时，一般使用苯甲酸而不是肉桂酸衍生物作为酰基供体。

Shigeyuki Mayama 研究了冠锈病（禾冠柄锈菌）对燕麦产生植物抗毒素的影响，结果发现，被禾冠柄锈菌的一种非亲和性小种（小种 226）感染的燕麦品种 Shokan-1，通过 LH-20 色谱方法对其叶子的甲醇提取物进行检测，可见叶子产生了一小部分可以吸收紫外线的化合物。而在健康的叶子中或者以亲和性小种感染的叶子中没有发现这些化合物。对这个组分进行进一步检测显示，存在 3 种新型代谢产物，其中每种代谢产物均具有苯并噁嗪 -4 酮空间结构，被称为燕麦植保素（图 8.1）（Mayama 等，1981a）。进一步研究表明，纯化的燕麦植保素可以抑制体外真菌的生长。这些研究者们人工合成了这些代谢产物，并且发现合成的化合物对于禾冠柄锈菌亲和性及非亲和性小种均有毒性，说明它们是首次在单子叶植物中分离的植物抗毒素。另外，在燕麦籽粒中也发现了燕麦生物碱。然而，与叶组织中不同（它们在缺乏真菌接种的情况下无法检测到或者以极低的浓度存在），籽粒燕麦生物碱似乎存在基础性表达（浓度变化较大）。

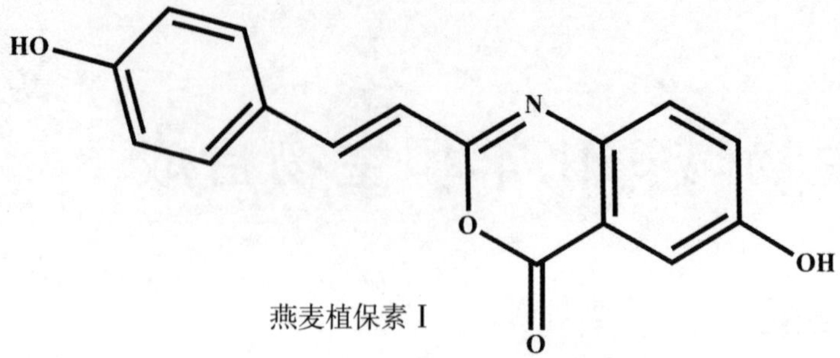

燕麦植保素 Ⅰ

燕麦植保素 Ⅱ

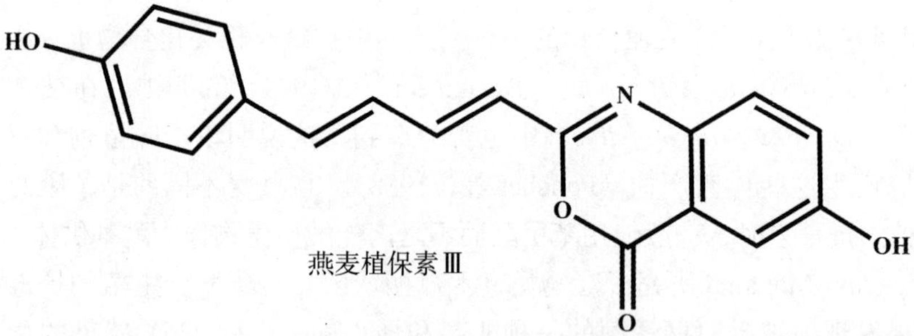

燕麦植保素 Ⅲ

图 8.1 最初由 Mayama（Mayama 等，1981b）描述的燕麦植保素结构，由 USDA 提供

8.2 命名法

燕麦生物碱有多种命名法。Collins 在燕麦籽粒提取物中发现了多种与燕麦植保素结构相似的化合物，这些化合物最初被命名为燕麦植保素Ⅰ、Ⅱ及Ⅲ（Mayama 等，1981a），后来被他称为燕麦生物碱（Collins，1989 年）。Collins 为每个燕麦生物碱同系物分配了一个字母描述符（表 8.1）。随后，Dimberg 开发出一种更为系统的命名法，其中邻氨基苯甲酸衍生物被分配了一个字母（例如，A= 邻氨基苯甲酸，B=5- 羟基邻氨基苯甲酸），伴随的苯丙素以 c（咖啡酸）、f（阿魏酸）或者 p（对香豆酸）表示。后来对这种命名法进行了改良，对邻氨基苯甲酸基团使

用一种数字描述符。因此，Collins 的燕麦生物碱 C=Dimberg 的 Bc 或者 2c。在本章中，使用的是 Dimberg 的字符数字式命名法。事实上 Mayama 的燕麦植保素Ⅰ、Ⅱ及Ⅲ分别对应燕麦生物碱 2p、2f 及 2pd 的开环酰胺（Crombie 和 Mistry，1990；Miyagawa 等，1995）。尽管已经不再使用燕麦植保素的术语，但是其他 3 种命名法在当前的文献中均可以找到。

表8.1　燕麦生物碱的一般结构（按照Collins和Dimberg所使用的命名法）

Dimberg	Collins	n	R_1	R_2	R_3	R_4	R_5
1p	D	1	H	H	H	OH	H
1p$_d$	L	2	H	H	H	OH	H
1f	E	1	H	H	OCH$_3$	OH	H
1f$_d$	M	2	H	H	OCH$_3$	OH	H
1c	F	1	H	H	OH	OH	H
1c$_d$	N	2	H	H	OH	OH	H
*1a		1	H	H	H	H	H
*1s		1	H	H	OCH$_3$	OH	OCH$_3$
2p	A	1	H	OH	H	OH	H
2p$_d$	**O	2	H	OH	H	OH	H
2f	B	1	H	OH	OCH$_3$	OH	H
2f$_d$	P	2	H	OH	OCH$_3$	OH	H
2c	C	1	H	OH	OH	OH	H
2c$_d$	Q	2	H	OH	OH	OH	H
*2a		1	H	OH	H	H	H
*2s		1	H	OH	OCH$_3$	OH	OCH$_3$
3p	X	1	OCH$_3$	OH	H	OH	H
3p$_d$	U	2	OCH$_3$	OH	H	OH	H
3f	Y	1	OCH$_3$	OH	OCH$_3$	OH	H

（续表）

Dimberg	Collins	n	R_1	R_2	R_3	R_4	R_5
$3f_d$	V	2	OCH_3	OH	OCH_3	OH	H
3c	Z	1	OCH_3	OH	OH	OH	H
$3c_d$	W	2	OCH_3	OH	OH	OH	H
*3a		1	OCH_3	OH	H	H	H
*3s		1	OCH_3	OH	OCH_3	OH	OCH_3
4p	G	1	OH	H	H	OH	H
$4p_d$	**R	2	OH	H	H	OH	H
4f	H	1	OH	H	OCH_3	OH	H
$4f_d$	S	2	OH	H	OCH_3	OH	H
4c	K	1	OH	H	OH	OH	H
$4c_d$	T	2	OH	H	OH	OH	H
5p	AA	1	OH	OH	H	OH	H
$5p_d$	OO	2	OH	OH	H	OH	H
5f	BB	1	OH	OH	OCH_3	OH	H
$5f_d$	PP	2	OH	OH	OCH_3	OH	H
5c	CC	1	OH	OH	OH	OH	H
$5c_d$	QQ	2	OH	OH	OH	OH	H

以一个星号（*）标记的化合物已知不会自然形成，以两个星号（**）标记的化合物在一些报告中被冠以术语"L"。

8.3　合成

在 1989 年的一篇综合报告中，Collins 以结构分析为基础，描述了多种燕麦生物碱的结构，并利用它们的合成加以证实（Collins，1989）。为了合成燕麦生物碱，Collins 对 Bain 和 Smalley（1968）描述的方法进行了改良。首先将市售的肉桂酸（例如对香豆酸）和无水乙酸进行反应，以保护羟基基团，从而产生乙酸基衍生物。然后使乙酸基肉桂酸和氯化亚砜反应，形成高活性的酸性氯化物，然后使其与邻氨基苯甲酸或者 5- 羟基邻氨基苯甲酸反应（均为市售产品，尽管最初 Collins 是从 5- 氯 -2- 硝基苯甲酸合成而得到 5- 羟基邻氨基苯甲酸盐），产生乙酸基燕麦生物碱。通过含有 10% 氢氧化铵的 50% 甲醇溶液回流完成保护性基团的水解，一般可以获得 50% ~ 60% 的产量（Collins，1989）。燕麦生物碱合成的另外一种方法为：在和邻氨基苯甲酸或者 5- 羟基邻氨基苯甲酸盐反应之前，使用肽偶联试剂——例如二环己基碳二亚胺（Ishihara 等，1998）或者苯并三唑 -1- 基氧代三（二甲氨基）六氟磷酸盐（BOP）（Wise，2011）——激活苯丙素部分上的羧酸根。因为燕麦生物碱——特别是咖啡酸衍生物——对高碱性具有一定程度的敏感性，因此与 BOP 反应之前进行乙酰化并利用有机碱（例如在二氯甲烷中稀释的吡咯烷）去除对羟基基团的保护作用，可以明显地提高产量。还应当注意的是，Collins 方法中的中间产物酸性氯化物对水高度敏感。合成的燕麦生物碱可以通过 LH-20 色谱的方法从反应副产物中进行纯化（Collins，1989）。

8.4　化学稳定性

由于燕麦生物碱可以表现出一些特定的营养学特性（Meydani，2009），所以它们的稳定性十分重要，因为这与这些植物营养素在加工食品中的保留相关。燕麦加工通常将水热处理作为一个前期步骤，以灭活会导致酸败的一些特定酶（例如脂肪酶及脂加氧酶）（Girardet 和 Webster，2011）。在实验室中，燕麦生物碱具有相对热稳定性。例如，在一项确定 2p、2f 及 2c 的 pH 及温度稳定性的研究中，Dimberg 及其同事发现，在室温下或者在 95℃水浴 3 小时后，磷酸钠缓冲液中的 2p 浓度基本不变；当 pH 为 7 及 12 时，2p 的浓度在 95℃下有轻度的损失。燕麦生物碱 2f 则在 pH 为 7 及 12 时对较高的温度更为敏感。另一方面，当 pH 为 12 时，两种温度下燕麦生物碱 2c 均完全降解，95℃时降解超过 80%，即使在 pH 为 7 时也是如此（Dimberg 等，2001）。在这项报告中，对紫外线对燕麦生物碱顺反异构的效应也进行了评价。尽管已知肉桂酸及其衍生物在紫外光照射下会发生异构化（Kort 等，1996），但是 Dimberg 却发现，在 254 nm 紫外光下暴露 18 小时之后，所测试的 3 种燕麦生物碱仍然全部为反式构象。相反，Collins 则报道，燕麦生物碱在日光或者紫外线暴露下会发生异构化（Collins 和 Mullin，1988）。

使用从位于瑞典的商业燕麦加工厂获得的样本，Bryngelsson 及其同事（Bryngelsson 等，2002）对商业热加工——亦即蒸汽灭活（100℃下顺序处理两次，首先处理 1 小时，然后处理 20 分钟）、高压灭菌（2.4 个大气压、120℃下 16 分钟并于 100℃下干燥）以及转鼓式干燥（滚压麦片或者磨制全麦）——对燕麦生物碱含量的影响进行了研究。他们发现燕麦生物碱 2f 及 2c 的含量基本不受蒸汽处理的影响，而 2p 有大约 30% 的损失。高压灭菌同样降低了 2c 及 2p 的含量（大约 30%）；2f 则在高压灭菌时没有变化，但在经过干燥后有轻微损失。所测试的 3 种燕麦生物碱含量在转鼓式干燥的滚压燕麦中均显著下降，但是磨制全麦中的含量则没有变化。作者推测转鼓式干燥磨制全麦中的燕麦生物碱是相对稳定的，因为之前进行的高压灭菌将它们的含量降到了最低，这与之前经过蒸汽灭活的转鼓式干燥滚压燕麦相反。这些发现说明燕麦生物碱具有相对热稳定性，但是在一定程度上，特别是燕麦生物碱 2c，易受碱性条件的影响。事实上，在一些情况下，烹饪特定的以燕麦为基础的产品确实会增加燕麦生物碱的水平，其可能的途径是通过释放代谢产物的结合形式或者促进燕麦生物碱的再合成（Dimberg 等，2001）。

8.5　抗氧化特性

燕麦含有具有抗氧化特性的多种化合物（Emmons 和 Peterson，1999；Peterson，2001）。事实上，在 20 世纪早期，通常通过使用燕麦面粉涂纸包装食物产品，或者将燕麦面粉掺入食物产品本身来防止这些食物产品发生氧化破坏（Peters，1937）。和其他天然酚类产物一样，燕麦生物碱也具有抗氧化特性。数项研究证实，燕麦生物碱对于燕麦的整体抗氧化能力具有显著的贡献（Peterson，2001；Bratt 等，2003；Fagerlund 等，2009）。然而，抗氧化活性的体外测定在一定程度上是一个有争议的话题；现有的多种方法均无法可靠地测量总抗氧化能力（Peterson，2001；Huang 等，2005）。然而，有数项测量结果显示，燕麦生物碱是强效的抗氧化剂，其中燕麦生物碱 2c 通常具有最强的抗氧化活性，其次则依次为燕麦生物碱 2f 及 2p（Peterson 等，2002）。

在一项对燕麦生物碱抗氧化功能结构因素所起作用的详细研究中，Fagerlund 及其同事（Fagerlund 等，2009）合成了一系列天然产生的燕麦生物碱以及一些非生物类似物。这些化合物包括邻氨基苯甲酸（1）、5- 羟基（2）以及 5- 羟基 -4- 甲氧基（3）邻氨基苯甲酸的轭合物肉桂酸（a）、阿魏酸（f）、对香豆酸（p）、咖啡酸（c）以及芥子酸（s）（表 8.1）。对于这些合成的燕麦生物碱，使用 2，2- 二苯基 -1- 苦基肼试验法，进行自由基清除活性的测定，使用偶氮介导的亚油酸氢过氧化物生成试验法（通过二烯烃形成的分光光度法测定）进行抗氧化活性的测定。正如所预期的那样，燕麦生物碱 1a 对二烯烃的形成几乎没有抑制作用，即没有自由基清除活性，而 3s——在 A（邻氨基苯甲酸）环上具有一个羟基及邻甲氧基基团，并在 B 环上的 4- 羟基基团两侧均有甲氧基基团——则是亚油酸氧化的最强效抑制物。含有邻苯二酚的 1c、2c 及 3c 化合物是最强的自由基清除剂，但是和它们的 s 系列对应物相比，差异并不明显。具有邻羟基、甲氧基基团的化合物 3f 比任何一种 1c,s 或者 2c,s 同系物所显示的自由基清除活性均更强。因此，对于抗氧化活性来说，取代酚羟基邻位甲氧基似乎比含有这些基团更加重要。这可能是超共轭使所生成的自由基变得稳定造成的（Fagerlund 等，2009）。缺乏 B 环羟基的 2a 效果几乎和 3c 或 3p 相同，说明邻氨基苯甲酸的羟基基团对于亚油酸氧化的抑制也有重要作用。因为酰胺基团可以表现出双键的特性，所以研究者们最初假设，环结构之间扩展的轭合可能会增强抗氧化作用。然而，从头开始计算的结果并不支持这个假设（Fagerlund 等，2009）。尽管燕麦生物碱的抗氧化活性可能具有一些营养学价值，并且几乎可以有效地减少贮存过程中酸败的发生，但是许多它们被声称的健康效应并不能直接归因于它们的抗氧化特性（Meydani，2009；第 11 章）。

8.6　燕麦生物碱的溶解度

燕麦生物碱可以溶解在乙酸乙酯、乙醚、含水丙酮和甲醇中，但是在氯仿和苯中则相对不溶（Collins，1989）。它们在水中的溶解度取决于 pH。较高 pH 下 A 环羧基基团的电离可以促进其溶解。这种电离还可以造成条带 I 最大吸收波长发生红移（波长更长），导致一些燕麦生物碱呈现独特的绿色（Collins，1989）。事实上，有传言说，燕麦产品在烹饪时变成了一种不讨人喜欢的灰绿色（Doehlert 等，2009）。Doehlert 及其同事发现，用来烹饪燕麦餐的溶液中的高 pH 或者亚铁离子（Fe^{2+}）可以产生出一种独特的绿色色调。其他二价阳离子（例如 Ca^{2+} 或 Mg^{2+}）则不具有这种效应。尽管亚铁离子在大气氧存在的情况下会被快速氧化成基本上不溶的正铁（Fe^{3+}）状态，但据推测，在一定条件下——例如使用从井内抽取的水——足够多的亚铁离子可能被保留下来，从而产生灰绿色，并且一些酚类化合物——特别是燕麦生物碱——可能是发色团的一种重要来源（Doehlert 等，2009）。

8.7　燕麦生物碱的分析

燕麦籽粒及燕麦产品中燕麦生物碱的含量一般通过溶剂提取，高效液相色谱联合紫外吸收法或者液相色谱 / 质谱法进行分析。通过简单的紫外吸收法对各个燕麦生物碱进行鉴定存在着真性标准品的来源有限的问题。直到最近，一家位于瑞士的特殊化学品公司开始提供这些代谢产物的商业销售，包括燕麦生物碱 2c、2f 及 2p 等。早些时候，研究者们只能在他们的实验室中合成这些代谢产物，或者从能够进行合成的其他实验室获得。然而，燕麦生物碱在 340 nm 下具有相对较高的消光系数（23 000 ~ 28 000 L/mol-cm）（Collins，1989；Wise，未发表数据）。因此，紫外吸收法是一种相当敏感的检测方法。即使是这样，最终鉴定也仅对存在真性标准品（以确定保留时间特性）的燕麦生物碱才有可能进行。

质谱检测可以为这些代谢产物的鉴定提供一种更加强大的方式。对燕麦生物碱的检测可以通过液相色谱和质谱联用顺利完成（Jastrebova 等，2006）。它们可以容易地被正、负两种模式的电喷雾电离离子化。合适的电离条件可以使化合物在酰胺键处产生部分裂解，从而提供额外的结构信息。串联质谱法或离子阱也可以提供裂解数据。正离子模式下的裂解可以产生苯丙素部分的酰基碳正离子，而负离子模式下的裂解则可以产生邻氨基苯甲酸部分的异氰酸酯衍生物（图 8.2）。因此，这些电离模式的应用使得一些同分异构燕麦生物碱（例如 2c 和 5p）的鉴别成为可能（Wise，2011）。

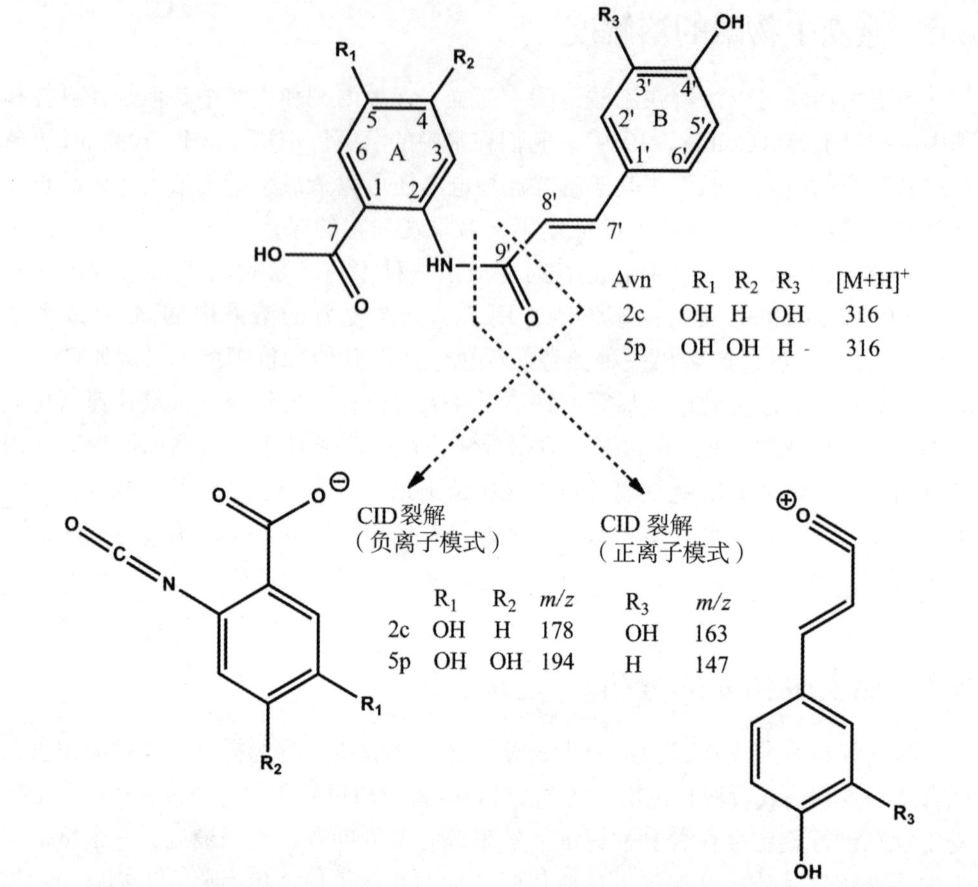

Avn	R_1	R_2	R_3	$[M+H]^+$
2c	OH	H	OH	316
5p	OH	OH	H -	316

CID 裂解
（负离子模式）

	R_1	R_2	m/z	R_3	m/z
2c	OH	H	178	OH	163
5p	OH	OH	194	H	147

CID 裂解
（正离子模式）

图 8.2   燕麦生物碱在电喷雾电离作用下的裂解。裂解可以以喷雾室合适的条件设置或者通过串联质谱的方法产生。正或负离子模式的电离可以产生不同的键断裂。图中展示了质子化的分子离子以及从同分异构燕麦生物碱 2c 和 5p 中观察到的典型碎片，以说明这些代谢产物是如何被鉴别的。CID= 碰撞诱导解离反应

8.8   燕麦生物碱的生物合成

燕麦生物碱的生物合成来自于邻氨基苯甲酸及其衍生物对香豆酸、阿魏酸、咖啡酸辅酶 A 硫酯的酰化，这个过程经羟基肉桂酰辅酶 A: 羟基邻氨基苯甲酸 N-羟基肉桂酰基转移酶催化（HHT，EC 2.3.1）。所有这些底物均来源于经莽草酸通路的碳水化合物代谢过程（Mann，1987）。因此，来源于磷酸戊糖代谢的 4- 磷酸赤藓糖，以及来源于糖酵解的磷酸烯醇式丙酮酸，于莽草酸通路的第一个关键步骤被 DAHP 合成酶缩合成 3- 脱氧 -D- 阿拉伯糖型 - 庚酮糖酸 -7- 磷酸（DAHP）（图 8.3）。大多数研究表明，这种代谢被限制在质粒体内进行（Tzin 和 Galili，

2010）。然而，有一些证据表明，在细胞液中也可以发现所需要的酶（Maeda 和 Dudareva，2012）。5 个附加的酶促反应可以产生分支酸，分支酸可以被邻氨基苯甲酸合成酶转化成邻氨基苯甲酸，或者被分支酸变位酶转化成预苯酸。邻氨基苯甲酸在随后被转化成色氨酸，而色氨酸则是酪氨酸或者苯丙氨酸的前体物质。

这种重要的生物合成通路不仅可以提供芳香族氨基酸，而且可以提供木质素的前体物质以及参与生物和非生物应激反应的多种天然产物。因此，在植物生理学中，通过此通路对碳通量进行调控十分重要，尽管所涉及的数种酶的表达增加会受到病原体感染以及其他环境因素的影响（Tzin 和 Galili，2010；Maeda 和 Dudareva，2012）。但目前对这方面的认识仍然不够深入（Tzin 和 Galili，2010）。导致分支酸生成的次末级生物合成步骤是由 5- 烯醇丙酮莽草酸 -3- 磷酸合成酶（EC 2.5.1.19）催化的，它是草甘膦的靶点，而草甘膦则是世界上使用最广泛的除草剂之一，因而该酶一直被广泛研究。

苯丙氨酸（或者酪氨酸）转化成苯丙素类化合物是燕麦生物碱合成的下一阶段。由于木质素在木材化学中的重要性以及它们抑制纤维素生物燃料产生的倾向，多年来木质素生物合成中的这些关键步骤受到了持续的关注。苯丙氨酸解氨酶（PAL，EC 4.3.1.24）可以介导氨基酸向反式肉桂酸的转化，这是苯丙素类生物合成的第一个关键步骤（图 8.4）。和其他参与苯丙素类代谢的许多酶一样，PAL 也

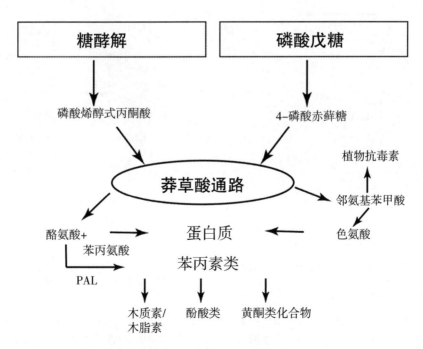

图 8.3　流入及流出莽草酸通路的碳水化合物代谢的一般流程图

以一个酶家族的形式出现，在拟南芥中至少有 4 种已知的同分异构体。PAL 的不同异构体可能是组成性表达的，亦有可能是由一些环境因素（包括紫外线、病原体侵袭、损伤以及植物生长调控因子）诱导产生的（Jones，1984；Dixon 和 Paiva，1995）。PAL 异构体的不同表达可以调控化合物通过莽草酸通路向它们的最终代谢（即木质素生物合成或者次级代谢）流动（Cochrane 等，2004；Rohde 等，2004）。

苯丙素类代谢的下一个步骤是经一种 P-450 单加氧酶——肉桂酸 4- 羟化酶（C4H，EC 1.14.13.11）——催化的反式肉桂酸羟基化，从而转化成对香豆酸。C4H 由可以影响 PAL 表达的多种环境因素诱导产生。在一些单子叶植物中，酪氨酸直接向对香豆酸的转化也由 PAL 催化（Rösler 等，1997）。对香豆酸可以由对香豆酸 3- 羟基化酶（C3H，EC 1.14.13）于位点 3 进行进一步羟基化修饰，产生咖啡酸。和 PAL 及 4- 香豆酰辅酶 A 连接酶（参见下文）相反，C4H 和 C3H 均由拟南芥中的单个基因进行编码。它们还在木质素单体的生物合成中具有限速作用，木质素单体对于木质素及木质素产品均是重要的前体物质（Costa 等，2003）。阿魏

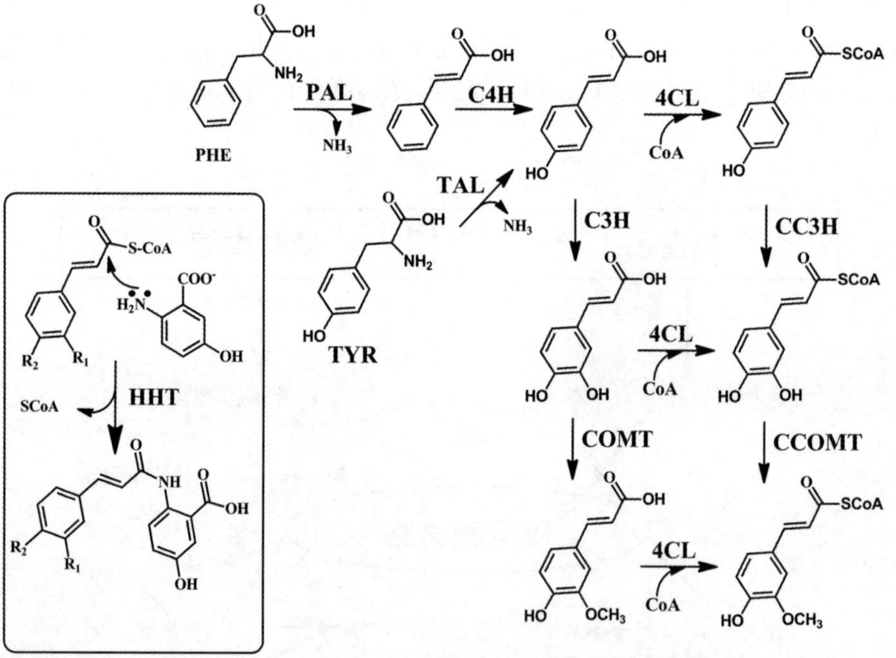

PAL=苯丙氨酸解氨酶；TYR=酪氨酸；TAL=酪氨酸解氨酶；C3H=对香豆酸3-羟化酶；C4H=肉桂酸4-羟化酶；CC3H=对香豆酸–辅酶A 3-羟化酶；COMT=咖啡酸O–甲基转移酶；CCOMT=咖啡酰基–辅酶A O–甲基转移酶。

图 8.4 作为燕麦生物碱生物合成前体物质的苯丙素类的生物合成。框内显示的是燕麦生物碱生物合成的最后步骤中经羟基肉桂酰辅酶 A: 羟基邻氨基苯甲酸 N- 羟基肉桂酰基转移酶（HHT）催化的肉桂酰辅酶 A 中间产物和一种邻氨基苯甲酸衍生物的反应

酸由咖啡酸或者咖啡酰辅酶 A 产生，分别经咖啡酸 O- 甲基转移酶（EC 2.1.1.68）或者咖啡酰 - 辅酶 A O- 甲基转移酶（EC 2.1.1.104）催化。

　　进一步的生物化学反应一般需要肉桂酸羧酸酯的活化，例如还原成相应的醛，并在随后生成木质素，或产生出在多种天然产物合成过程中使用的肉桂醇。这种活化由一个与辅酶 A 结合的硫酯键介导，这种硫酯键的形成又由被称为 4- 香豆酸辅酶 A 连接酶（4CL，EC 6.2.1.12）的 ATP 依赖性酶催化。大多数维管植物均含有这一家族的酶，它们的异构体可能在指示苯丙素类前体物质的最终分配中扮演着关键角色。大多数 4CL 均仅能以香豆酸、咖啡酸和阿魏酸作为底物（Schneider 等，2003），尽管有报告称 4CL 亚型能够以芥子酸（4- 羟基 -3，5- 二甲氧基肉桂酸）作为底物（Lindermayr 等，2002；Hamberger 和 Hahlbrock，2004）。4CL 基因的多样性使得这些酶可以被多种发育及环境因素所诱导。对改变用于制造生物燃料的各原料中木质素含量的兴趣，已经激发出大量针对这类酶的特异性的研究（Vanholme 等，2008）。尽管还有很多内容需要确定，但是 4CL 在决定苯丙素类去向方面的关键作用已经很明确。燕麦生物碱生物合成的最后步骤由 HHT 催化，在下文对其进行详细叙述。

　　初级及次级代谢中的生物化学过程尚有未能解释清楚之处：经多种酶催化的生物合成通路如何能够使特定的代谢中间产物形成它们最终的产品？合成次级代谢产物的苯丙素类通路提供了有价值的线索。除了将代谢通路划分入亚细胞结构之中，代谢通道也可能是另外一种机制，通过这种机制，协同酶可进行共定位，并产生高浓度的反应产物，用于下一个生物合成步骤。代谢通道可以解释植物的以下能力，即引导代谢流通过参与初级及次级代谢的大量生物合成通路，同时很少损失至细胞外（Hrazdina 和 Jensen，1992）。有关这个问题的全面综述参见其他论文（Winkel，2004）。简而言之，这个观点认为，许多次级代谢产物来自于多种酶复合体"通道控制"的中间产物从一种酶构象到另外一种酶构象的短暂组合，这可以解释某些化合物的前体物质虽然在细胞中以非常低的浓度存在，但该化合物仍可进行高效生物合成的现象。越来越多的实验证据支持这个观点，特别是证明了其与苯丙素的生物合成相关（Achnine 等，2004；Winkel，2004）。这种特异的蛋白质组合有可能可以反映在不同的生物合成通路中催化同一反应的酶亚型的初级结构变化上。例如，华盛顿州立大学 Lewis 小组对 PAL 酶家族的表达序列标签数据进行的生物信息学分析显示，在组织类型和特定同工酶的表达之间，存在着明确的关系（Costa 等，2003）。然而，代谢通道控制是否参与燕麦生物碱的生物合成尚没有经过任何详细的研究。

　　如本章引言部分所简要提及的，关于燕麦生物碱生物合成的早期研究是由对它们植物抗毒素特性的兴趣所引发的。因此，Mayama 及其同事们对带有已知冠锈病抵抗性基因的一系列燕麦品种进行了评价（Mayama 等，1982）。他们用禾冠柄锈菌的两种小种对这些品种进行攻击——这些品种对这两种小种具有不同的易感性——并测量真菌菌丝生长的长度和速率。他们还对叶子中燕麦生物碱 2p 和 2f（在原始论文中被称为燕麦植保素 I 和 II）的含量进行了定量检测。在最初 24 小时中，菌丝生长速率在品种间基本上是相同的，但是随后在高、中等抵抗性品种中变慢。尽管品种之间对这两种不同小种的易感性存在着一些差异，但是燕麦生物碱 2p 和 2f 的产生和菌丝生长受阻高度相关。在燕麦生物碱的产生速度以及它们的最终浓度（感染 144 小时后）方面，均观察到了这种现象。

Mayama 还通过一种抵抗品种（Shokan-1）和两种易感品种（Kanota 和 CW-491-4）的杂交分析，对禾冠柄锈菌的抗性遗传进行了进一步的研究（Mayama 等，1982）。F_1 子代显示出中等强度的抵抗性，由感染叶子上菌丝生长及夏孢子外观所确定，而两种杂交的 F_2 子代中的比例均为单一半显性基因所预期出现的 3：1。另外，2p 水平与对冠锈病的抵抗性高度相关。

8.9　维多利亚长蠕孢毒素敏感性

对携带 *Pc-2* 等位基因的品种进行的研究揭示了燕麦单基因抗性的一个有趣方面，即携带 *Pc-2* 等位基因可以提供对特定冠锈病菌小种的抵抗力。携带 *Pc-2* 基因的燕麦对维多利亚疫病易感，它由真菌维多利亚旋孢腔菌造成，并表现出对维多利亚长蠕孢毒素的敏感性，这种毒素是该真菌（*Vb* 表型）产生的一种宿主特异性毒素。将这两种特征分离的多次尝试均没有成功，说明 *Pc-2* 和 *Vb* 基因为同一基因或者联系非常紧密，且是同一基因的可能性更大（Rines 和 Luke，1985；Mayama 等，1995；Navarre 和 Wolpert，1999）。以极低浓度的纯化维多利亚长蠕孢毒素处理 *Pc-2* 燕麦叶子可以诱导燕麦生物碱 2p 的生物合成（Mayama 等，1986）。

为了确定冠锈病抵抗性、维多利亚长蠕孢毒素敏感性以及燕麦生物碱生物合成的可遗传性，对维多利亚品种（携带 *Pc-2*）和非 *Pc-2* 品种（Kanota、CW-491-4和 Shokan-1）进行了杂交。维多利亚品种和禾冠柄锈菌小种 202 及 226 不相容，Kanota 和 CW-491-4 则和这两种小种均相容，而 Shokan-1 则与 202 相容、与 226不相容。F_1 代的维多利亚 ×Kanota 杂交后代在它们被禾冠柄锈菌小种 226 攻击后可产生燕麦生物碱 2p，并且显示出一种基因 - 剂量效应关系（Mayama 等，1995）。所有这些杂交后代均在维多利亚长蠕孢毒素敏感性方面显示出了预期的 1：2：1比例（敏感、中度敏感以及不敏感），在对禾冠柄锈菌小种 202 的抵抗性方面显示出了 3：1 的比例，其中显示易感的杂交后代几乎全部对维多利亚长蠕孢毒素毒性不敏感。一小部分对维多利亚长蠕孢毒素不敏感的植物显示出对禾冠柄锈菌小种 202 的部分抵抗，而对维多利亚长蠕孢毒素敏感的植物则均不易感。于小种 202

接种 72 小时后对维多利亚 ×Shokan-1 杂交的 F_2 杂交后代中 2p 的累积情况进行的分析显示，维多利亚长蠕孢毒素敏感性（*Pc-2* 纯合子）植物产生了大量的 2p，中等敏感（*Pc-2* 杂合子）植物产生出了大约 1/3 数量的 2p，而不敏感植物则仅产生出微量的 2p。为了进一步评价维多利亚长蠕孢毒素敏感性和冠锈病抵抗性的分离，对维多利亚 ×CW-491-4 杂合子植物两个品系的 F_3 后代进行了维多利亚长蠕孢毒素敏感性和对禾冠柄锈菌小种 202 抵抗性的检测。再次观察到了维多利亚长蠕孢毒素敏感性的 1：2：1 比例以及冠锈病抵抗性的 3：1 比例。因此，冠锈病抵抗性、燕麦生物碱的产生以及维多利亚长蠕孢毒素敏感性似乎均表现为共分离，证实了 *Pc-2* 基因和这些性状之间的关系。

维多利亚长蠕孢毒素可同时作为一种毒素和一种植物抗毒素诱导剂的事实令人费解。在一项使用荧光素标记的维多利亚长蠕孢毒素以及牛血清白蛋白（BSA）-维多利亚长蠕孢毒素 - 荧光素复合物（BSA 用于防止维多利亚长蠕孢毒素穿过细胞膜转运）的研究中，Tada 及其同事（Tada 等，2005）证实维多利亚长蠕孢毒素介导的细胞死亡发生于维多利亚长蠕孢毒素进入燕麦叶子叶肉细胞之前。他们还发现，BSA- 维多利亚长蠕孢毒素的亚致死浓度可以诱导 *Pc-2* 阳性叶子中高水平的燕麦生物碱 2p 合成。Ca^{2+} 内流的药理学抑制剂强烈地抑制了维多利亚长蠕孢毒素诱导的细胞死亡。以抗霉素——可以耗竭贮存的 ATP——进行预处理，同样可以减少细胞死亡。根据这些结果（若需获取更多的证据，请参见 Akimitsu 等，1993），他们提出，维多利亚长蠕孢毒素通过和一种细胞表面受体结合起作用，这种受体可能是 *Pc-2/Vb* 的基因产物，这种结合随后又可以刺激 ATP 依赖的 Ca^{2+} 内流，从而为植物抗毒素生物合成及细胞凋亡提供信号（Tada 等，2005）。燕麦叶子对维多利亚长蠕孢毒素的反应表现出细胞凋亡的许多特征（Tada 等，2001），并与以禾冠柄锈菌不相容菌株的感染所诱导者相似。

有关燕麦生物碱生物合成的许多早期工作均聚焦于它们在营养组织中因真菌诱导而产生。使用表皮层被剥去并漂浮在化学诱导剂溶液之上的离体叶片的数项研究显示，模拟真菌感染及某些特定非生物胁迫因子的化学模拟物可以急剧上调燕麦生物碱的生物合成（Bordin 等，1991；Ishihara 等，1996，1997，1998，1999；Miyagawa 等，1996a，1996b）。燕麦愈伤组织的悬浮培养也可以因应用螃蟹壳几丁质处理而产生燕麦生物碱，其中主要是 2p 和 4p（但是其他种类也存在）（Wise 等，2009）。几丁质——多聚 β-（1，4）连接（2- 乙酰氨基）-2- 脱氧 -D- 葡萄糖——是真菌细胞壁以及甲壳动物外骨骼的一种成分。几丁质及其部分或完全脱乙酰形式——称为几丁聚糖——可作为一种信号分子触发植物的防御机制（Hahn，1996）。这些植物基础免疫的诱导剂目前被以微生物（或者病原体）相关的分子模式命名（Boller 和 Felix，2009）。Ca^{2+} 载体也可以在燕麦叶子片段中诱导燕麦生物碱 2p 的生物合成（Ishihara 等，1996）。

8.10 环境对燕麦生物碱合成的影响

除了燕麦叶子外，燕麦生物碱还存在于燕麦籽粒中（Collins，1986，1989），燕麦籽粒含有燕麦生物碱生物合成所需要的所有必需的酶（Matsukawa 等，2000；Peterson 和 Dimberg，2008；Dimberg 和 Peterson，2009）。然而，和营养组织不同，燕麦籽粒可以组成性地产生燕麦生物碱，尽管它们的含量有高度变化的趋势（Dimberg 等，1996；Emmons 和 Peterson，2001）。Emmons 和 Peterson（2001）对环境和籽粒燕麦生物碱合成之间的关系开展了研究。他们在美国中西部整个威斯康星地区的 7 个地点种植了改良的 3 个品种（Belle、Gem 和 Dane），并持续了 3 年的时间，发现籽粒中燕麦生物碱水平存在着强烈的基因型 × 环境交互效应。对所有地点、每个品种的总燕麦生物碱含量进行比较后显示，在 3 年研究期间，Belle 的含量显著高于 Gem，Gem 的含量显著高于 Dane（$P = 0.05$）。值得关注的是，当将 3 个品种的总燕麦生物碱合并，对两个不同地点（威斯康星州的斯特金贝和阿灵顿）的平均数值进行比较时，斯特金贝的数值远高于阿灵顿的数值。但导致种植在斯特金贝地区的燕麦籽粒中燕麦生物碱含量特别高的环境因素尚未确定。

在一项对种植在美国西部地区的 33 种燕麦基因型的农业性状进行分析的研究中，Peterson 等（2005）也观察到环境对燕麦籽粒的燕麦生物碱含量的重大影响。然而，在这项研究中，燕麦生物碱的水平比在中西部地区观察到的水平低得多。造成这种差异的可能原因为美国西部地区更加干燥，而这种环境不利于冠锈病的发生。这些研究结果，以及先前对瑞典燕麦品种在不同环境下生长的研究（Mannerstedt-Fogelfors，2001）得出的结果，说明冠锈病和籽粒的燕麦生物碱水平之间存在相关性（Peterson 等，2005）。

Wise 及其同事（Wise 等，2008）对在 3 个地点种植超过 2 年的 18 种燕麦品系进行了冠锈病发病率及籽粒燕麦生物碱含量的评价。这些实验是在北达科他地区进行的，在这个地区，冠锈病的负荷根据季节性的湿度变化而波动，从高负荷至不存在冠锈病。在这项研究中，有两种环境（2005 年的法戈及卡林顿）出现了严重的冠锈病菌侵染；另外 4 种环境基本上没有出现冠锈病。如表 8.2 中所示，所有品种的总燕麦生物碱含量均为存在冠锈病菌感染的环境明显高于无冠锈病感染的环境。例如，种植于法戈地区的 Maida 品种中的总燕麦生物碱水平在有冠锈病条件下比非冠锈病条件下高 17 倍。总体来看，所观察到的冠锈病抵抗性和籽粒燕麦生物碱含量相关（尽管发现了一些例外）。这些研究表明，环境条件，尤其是冠锈病发病率（但可能并非完全如此），与籽粒燕麦生物碱水平之间存在着一种关系。这是一个有趣的发现，因为冠锈病菌不直接感染燕麦籽粒。有两种潜在的机制可以解释这一点：一种为和系统性获得的抵抗性相似的可移动信号机制上调了籽粒中燕麦生物碱的生物合成，一种为燕麦生物碱从叶部组织向填充的籽粒转运。

表8.2　18种籽粒基因型中燕麦生物碱的浓度以及遗传性冠锈病抵抗性[a]

基因型	法戈		卡林顿		威利斯顿		冠锈病抵抗性[b]
	2005	2006	2005	2006	2005	2006	
	总燕麦生物碱浓度（mg/kg）						
ND030291	79.7 a	5.5 b	70.0 a	7.0 b	6.4 d–f	6.3 c–h	5
HiFi	62.0 b	4.4 bc	32.5 c–e	4.9 cd	6.0 e–g	5.3 d–i	5
AC Assiniboia	44.5 c	3.3 c–e	36.4 c	9.5 a	11.5 a	33.2 a	4
Gem	37.8 cd	2.7 d–g	28.6 c–f	2.2 h	4.1 i–k	3.1 h–j	3
AC Pinnacle	37.2 cd	8.1 a	52.3 b	10.2 a	7.9 c	12.6 b	4
Maida	35.2 c–e	2.0 e–i	26.8 c–f	4.2 d–f	7.2 cd	6.8 c–f	4
Beach	32.2 d–f	2.8 d–g	17.4 f–i	5.0 cd	4.8 g–i	9.0 c	2
Brawn	30.6 d–g	2.3 d–i	19.8 f–i	3.2 e–h	3.8 i–k	4.9 e–i	1
CDC Weaver	27.1 d–g	2.5 d–h	34.1 cd	4.4 c–e	5.7 e–g	7.3 c–f	3
Killdeer	25.4 e–g	3.6 cd	24.2 d–g	5.8 bc	8.6 b	8.1 c–e	1
CDC Dancer	22.0 f–h	3.2 c–f	22.2 e–h	4.0 d–f	4.4 h–k	4.3 f–j	2
Ronald	21.3 f–i	1.9 f–i	13.0 g–i	3.8 d–g	4.2 l–k	5.1 d–i	3
Morton	20.5 g–i	1.4 hi	15.0 g–i	1.9 h	3.0 j–l	3.3 g–j	5
ND021612	12.6 h–j	1.5 g–i	10.2 i	2.2 h	2.2 l	1.8 i–j	5
AC Morgan	10.8 ij	2.7 d–g	17.3 f–i	3.2 e–h	6.8 c–e	8.4 cd	0
Leonard	10.4 ij	1.2 i	8.7 i	2.1 h	2.2 l	1.2 j	1
Otana	7.7 j	1.7 g–i	12.1 h–i	2.8 f–h	5.6 f–h	5.3 d–h	0
Triple Crown	6.6 j	2.5 d–h	9.9 i	2.4 gh	3.2 j–l	6.7 c–g	1
平均值	29.1	3.0	25.0	4.4	5.4	7.4	
冠锈病环境	是	否	是	否	否	否	
与冠锈病抵抗性的相关性	0.615**	0.295[ns]	0.475*	0.236[ns]	−0.011[ns]	−0.008[ns]	

[a] 一列中带有不同字母的数值差异显著，$P < 0.05$。[b] 2005 年在法戈测定的遗传性冠锈病抵抗性（0 代表严重感染，5 代表完全抵抗）。**$P < 0.001$，*$P < 0.05$，ns = 不显著。

转载自 Wise 等（2008），USDA 提供。

8.11　羟基肉桂酰基 - 辅酶 A: 羟基邻氨基苯甲酸 N- 羟基肉桂酰基转移酶（HHT）

Ishihara 及其同事（Ishihara 等，1997）首次描述了 HHT（燕麦生物碱生物合成酶）的活性。粗酶制剂从维多利亚长蠕孢毒素 C 诱导的燕麦叶子中制备，首先通过使用磷酸盐缓冲液对酶制剂提取物进行硫酸铵沉淀（30% ~ 45% 组分），然后在 Sephadex-25 上进行脱盐。使用这些酶制剂进行了 HHT 底物特异性的表征研究。HHT 所使用的羟基肉桂酰基 - 辅酶 A 酯类在市场上是没有的；因此，如 Stöckigt 和 Zenk（1975）所描述的，它们通过合适的羟基肉桂酰基 -N- 羟基琥珀酰亚胺转酯制备。使用下述底物作为酰基受体：邻氨基苯甲酸、5- 羟基邻氨基苯甲酸、酪胺、3- 及 4- 羟基邻氨基苯甲酸。前三种底物在市场上可买到，后两种的来源在报告中没有提供。

使用对香豆酰 - 辅酶 A 作为通用酰基供体，对这些底物进行分析。对于酰基受体而言，以邻氨基苯甲酸作为底物可获得最大相对速度（relV_{max}），然后依次以 5- 羟基邻氨基苯甲酸（59% relV_{max}）和 4- 羟基邻氨基苯甲酸（41% relV_{max}）作为底物获得。3- 羟基邻氨基苯甲酸及酪胺不能作为底物使用。5- 羟基邻氨基苯甲酸的 K_m 最低（12μmol/L），然后是 3- 羟基邻氨基苯甲酸（120μmol/L）及邻氨基苯甲酸（340μmol/L）。因此，与 4- 羟基邻氨基苯甲酸（relV_{max}/K_m = 0.34）和邻氨基苯甲酸（relV_{max}/K_m = 0.29）相比，5- 羟基邻氨基苯甲酸被证明是最有效的底物，其 relV_{max}/K_m = 4.9。至于酰基供体，使用 5- 羟基邻氨基苯甲酸作为底物时，阿魏酰 - 辅酶 A 在 relV_{max} 及 K_m（4μmol/L）方面均是最佳的底物，然后是肉桂酰 - 辅酶 A（65% relV_{max}，K_m = 27μmol/L）以及对香豆酰 - 辅酶 A（24% relV_{max}，K_m = 16μmol/L）。值得关注的是，咖啡酰 - 辅酶 A（燕麦生物碱 2c 的可能底物）的 relV_{max} 仅为阿魏酰 - 辅酶 A 的 9%，其 K_m =18μmol/L。燕麦生物碱 2c 通常在真菌感染或化学诱导植物的叶子提取物中含量并不丰富（Mayama 等，1981b；Ishihara 等，1997，1999；Wise，2011），但是燕麦籽粒中燕麦生物碱含量却最丰富（Peterson 和 Dimberg，2008；Ren 和 Wise，2012）。燕麦植保素酰 - 辅酶 A [5-（4'- 羟苯基）- 五 -2E，4E- 二烯酸 - 辅酶 A] 也是一种相当好的底物（16% relV_{max}，K_m = 4.4 μmol/L）。HHT 的最佳 pH 为 7.0。

同一研究团队进行了一项类似的研究，在燕麦叶子片段中使用不同的几丁质寡聚体（从单聚体到六聚体）诱导 HHT，并再次使用硫酸铵沉淀的蛋白质作为酶的来源（Ishihara 等，1998）。几丁质五聚体（五 -N- 乙酰几丁戊糖）被证实为最佳的诱导剂，酶的特征和以前的报告中所描述的相似，尽管邻氨基苯甲酸的 K_m 低得多（63μmol/L vs. 340 μmol/L）。作者们认为可能诱导出了具有不同底物亲和性的不同同工酶（Ishihara 等，1997）。尽管阿魏酰 - 辅酶 A 在这些研究中均被证实是

最佳的底物，但是在维多利长蠕孢毒素处理的组织中，燕麦生物碱 2f（阿魏酰 -
辅酶 A 的产物）未检出，且在几丁质处理的叶子中，燕麦生物碱 2f 仅占总燕麦
生物碱的 11%。目前为止，燕麦生物碱 2p 是在叶子片段中产生最多的燕麦生物
碱，占总燕麦生物碱的 78%（1p、4p 及 4pd 占剩余部分）。对于这些结果，存在
以下两种解释：①有可用底物造成了 2p 的主导性，或者② 2f 的代谢去向可能与
2p 不同（Ishihara 等，1998）。如 8.13 节所讨论的，第二种理由似乎更有可能。

　　Ishihara 及其同事对燕麦籽粒中的 HHT 活性进行了研究，发现了燕麦可以产
生一种上述 HHT 同工酶的证据（Matsukawa 等，2000）。将干燥及发芽的燕麦种子
均置入液氮中分别研磨，磷酸盐缓冲液提取，硫酸铵沉淀，然后脱盐，以阴离子
交换色谱进行分离 [二乙氨基乙醇（DEAE）- 琼脂糖凝胶加 Mono Q]。从 DEAE 柱
获得了两个独立的 HHT 活性峰，其动力学常数（K_m 及 relV_{max}）在酰基 - 辅酶 A 供
体方面相当相似，但是在邻氨基苯甲酸受体方面存在显著差异。有一个组分的邻
氨基苯甲酸的 K_m 几乎比其他组分高 5 倍。用凝胶过滤色谱法（Superdex 75）对两
种阴离子交换 HHT 组分进行分析，所得出的分子量均为约 40 kDa，表明它们不是
酶的多聚体形式。用五 -N- 乙酰几丁戊糖诱导的幼苗叶片，然后分离出 HHT，结
果发现洗脱特性和 DEAE 柱相似的同工酶出现。种子发芽也可以增加 HHT 活性。
对切开的发芽幼苗进行的分析显示，HHT 活性主要位于盾片和胚乳中。很少在新
发芽嫩枝中发现 HHT 活性，在根部组织中没有发现 HHT 活性。对籽粒燕麦生物
碱进行的分析显示，2c 是主要的同系物，2f 及 2p 的浓度几乎相等，它们的浓度
大约是 2c 的一半。吸胀的种子随着重量的翻倍，总燕麦生物碱增加了大约 2.5 倍，
但是同系物的相对分布几乎保持不变（Matsukawa 等，2000）。

8.12　HHT 的克隆

　　在 HHT 存在数种同分异构体被证实后，即开始了对燕麦中的 3 条全长 HHT
cDNA 以及一部分基因片段的克隆工作。这大部分是以先前的工作为基础完成
的，即从康乃馨中克隆一种羟基肉桂酰 / 苯甲酰 - 辅酶 A: 邻氨基苯甲酸 N- 羟基
肉桂酰 / 苯甲酰转移酶（HCBT）（Yang 等，1997）。HHT 及 HCBT 均属于酰基转
移酶的大家族，它们一起被称为 BAHD 转移酶。BAHD 是这个家族前四种特征性
酶的首字母缩略语（BEAT、AHCT、HCBT 以及 DAT）（D'Auria，2006）。康乃
馨酶使用来自负责瞿麦生物碱生物合成的酶的胰酶消化肽段进行克隆（Reinhard
和 Matern，1989）。瞿麦生物碱是邻氨基苯甲酸和苯甲酰 - 辅酶 A 的轭合物，由
HCBT 催化。

　　从经过诱导的康乃馨悬浮培养物中分离出 poly-A RNA，利用简并引物进行反
转录 - 聚合酶链反应（RT-PCR），可得到一条长 0.8 kb 的 cDNA。使用这个片段

作为探针对经诱导的康乃馨培养物的 cDNA 文库进行筛选。3 条独立的 cDNA（编码全长酰基转移酶）被成功克隆，其中一条在大肠埃希菌中进行了功能性的表达（Yang 等，1997）。这三条 cDNA 显示出很高的序列同源性（95%～97%），说明它们是同一蛋白质的不同异构体。天然及克隆 HCBT 对肉桂酰 - 及 4- 羟基肉桂酰 - 辅酶 A 的亲和力均高于对苯甲酰 - 辅酶 A 的亲和力，说明在植物中可能出现了某些形式的燕麦生物碱。然而，在康乃馨悬浮培养物中未发现任何一种形式的燕麦生物碱，它们仅是天然植物的次要组分。因此，这些代谢产物并不是燕麦所特有的（Ponchet 等，1988），并且已经从康乃馨中分离及克隆出它们的生物合成所需要的酶。值得关注的是，HCBT 以邻氨基苯甲酸作为底物的亲和力比以瞿麦生物碱中发现的衍生物 3- 或 4- 羟基邻氨基苯甲酸作为底物的亲和力高很多。Reinhard 和 Matern（1989）在康乃馨植物抗毒素生物合成的研究中发现，甲氧基瞿麦生物碱的形成可以被一种以 4- 羟基瞿麦生物碱、而不是 4- 羟基邻氨基苯甲酸作为底物的微粒体制剂所催化。但他们还无法检测到任何针对邻氨基苯甲酸的羟化酶活性。这使他们得出了如下结论，即康乃馨植物抗毒素中的邻氨基苯甲酸部分的修饰发生于 N- 苯甲酰邻氨基苯甲酸形成之后。但如下面的章节所述，在燕麦中燕麦生物碱的生物合成方面，情况似乎并非如此。

Yang 及其同事使用 HCBT 及相关酰基转移酶的保守序列设计了一些简并引物，以在一个 cDNA 文库中使用（这个 cDNA 文库从以一种植物生长促进性根际细菌——荧光假单胞菌 FPT 9601——的提取物处理的燕麦叶子中产生）（Yang 等，2004）。他们扩增得到一个 0.4kb 大小的 DNA 片段，该片段翻译后的蛋白质序列显示出了与预测的 HCBT 片段间很高的序列相似性。使用这个 PCR 扩增产物作为探针对 cDNA 文库进行了筛选，结果得到了 3 个全长的 HHT 克隆（AsHHT1-3）以及一个部分 cDNA 克隆。尽管 DNA 序列的同源性并不大，但这四个克隆相互之间仍显示出 95%～97% 的氨基酸序列同源性，且与 HCBT1 基因产物之间具有 42%～43% 的同源性（60% 的相似性）（图 8.5）。全长克隆意味着将产生 440 或 441 个氨基酸组成的蛋白质，其分子量为 47.8～47.9 kDa；然而，在大肠埃希菌中表达 AsHHT1 的努力仅获得了有限的成功。重组质粒导致一种可溶性 48kDa 的蛋白质过度表达，但是以 5- 羟基邻氨基苯甲酸以及阿魏酰 - 辅酶 A 作为底物时，其酶活性相当低。使用 AsHHT1 特异性抗体对来自经过诱导的燕麦叶子的粗蛋白质提取物进行免疫印迹分析，显示出了分子量大约为 28、39 及 47 kDa 的蛋白质条带。因此，为了成为具有完全活性的蛋白质，HHT 似乎需要经过翻译后裂解或者其他一些修饰（Yang 等，2004）。在该研究中，从燕麦中还克隆出一种咖啡酰 - 辅酶 A 3-O- 甲基转移酶。

对 Shokan-1 及 PC-38 受禾冠柄锈菌感染时的响应进行的研究得到了很有意思的结果。以亲和性小种 203 及非亲和性小种 226 感染 Shokan-1 均导致 HHT mRNA

上调（利用基于 AsHHT1 的探针的 RNA 杂交试验）。在非亲和作用下，mRNA 增加得更快，但是在感染小种 203 细菌 24 小时后，受感染的燕麦叶子也显示出 HHT mRNA 水平的增加。尽管在亲和性感染的叶子中几乎没有检测到燕麦生物碱，但是在非亲和作用的叶子中却检测到了非常高的燕麦生物碱 2p 水平（> 1600 mg/g 鲜重）。这些结果表明，存在着一些转录后因素调控着燕麦生物碱的生物合成。另

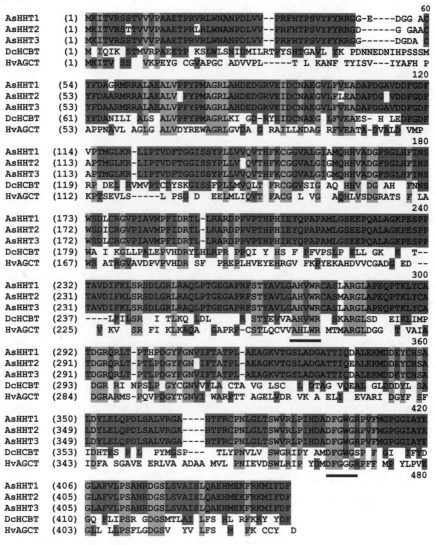

图 8.5　AsHHT 1-3、康乃馨羟基肉桂酰 / 苯甲酰 - 辅酶 A: 邻氨基苯甲酸 N- 羟基肉桂酰 / 苯甲酰转移酶（DcHBTC）以及一种大麦胍丁胺对香豆酰 - 辅酶 A 转移酶（HvAGCT）推导的序列对比。带下划线的序列被用于设计克隆燕麦羟基肉桂酰 - 辅酶 A: 羟基邻氨基苯酸 N- 羟基肉桂酰转移酶的简并引物

外，以一种 AsHHT4 探针（以 AsHHT1-3 分离的部分序列，参见前文）进行的杂交分析显示，该种 mRNA 的产生是组成性的；亲和性 PC-38/ 小种 226 以及非亲和性 Shokan-1/ 小种 226 相互作用均在真菌感染前产生出了蛋白质条带，其强度在感染后增强。作者们得出了以下结论，即 AsHHT4 可能参与了除植物抗毒素之外的一些化合物的生物合成进程。BADH 酰基转移酶类显然是一个重要的基因家族，其被人们识别的成员列表正在不断扩展。一项 2006 年的综述报告提出，拟南芥基因组具有至少 64 个家族代表，大米基因组中则具有 119 个代表（D'Auria，2006）。因此，燕麦基因组可能具有带有未知功能的其他 BAHD 成员。还存在以下可能，即所报道的 HHT 可以在植物中催化其他酰基转移酶的活性。

8.13　燕麦生物碱的代谢流

多数关于燕麦生物碱生物合成的研究均显示，根据 $relV_{max}/K_m$ 比值，HHT 使用阿魏酰 - 辅酶 A 作为底物最有效（Ishihara 等，1997，1998；Matsukawa 等，2000）。即使是燕麦叶子粗提取物中的 4CL 活性，也在和阿魏酸生成阿魏酰 - 辅酶 A 时最高效（Ishihara 等，1999）。然而，在经过诱导的叶子中，燕麦生物碱 2p 的量最大，而 2f 的数量则少一些。另外，燕麦生物碱可以很容易地穿过细胞膜。例如，漂浮在诱导剂溶液上的离体燕麦叶子可以将燕麦生物碱分泌到溶液中（Miyagawa 等，1996a）。类似地，燕麦愈伤组织悬浮培养物在几丁质的诱导下，可以将燕麦生物碱 2p 和 4p 分泌到培养基质中（Wise 等，2009）。值得关注的是，在两种实验系统中，溶液中及组织中的燕麦生物碱水平均随时间延长而降低。

在对燕麦生物碱代谢进行的一项详细及严谨的研究中，Okazaki（2004b）监测了经过标记的燕麦生物碱（2p 和 2f）的去向。将 ^{13}C- 标记的燕麦生物碱加入至燕麦叶子（Shokan-1）片段所悬浮的诱导剂溶液后，组织中未标记与标记的燕麦生物碱的比值非常快速地达到了和诱导溶液中相匹配的水平，说明在组织和外部环境之间存在着快速平衡的现象。假设外源性燕麦生物碱的加入不会干扰正常的代谢，并且溶液中的燕麦生物碱浓度可以反映叶片中的浓度，他们测定了随时间变化溶液中标记与未标记燕麦生物碱的比值，以将燕麦生物碱的生物合成（新燕麦生物碱的产生）和燕麦生物碱的代谢（游离燕麦生物碱的消失）分开。结果发现，2f 的生物合成速率高于 2p，其代谢速率也更高。这些研究有助于解释参与燕麦生物碱生物合成的酶的体外动力学数据与在经过诱导的叶子中发现的燕麦生物碱体内水平之间的差异。

研究者们还通过将几丁质诱导的叶子片段悬浮在 ^{14}C- 标记的 2f 溶液之上，发现一些燕麦生物碱被转化成了以前 Okazaki（2004a）所描述的一种脱氢二聚体（图 8.6），其中一些脱氢二聚体可能被融合到了叶子的细胞壁中。尽管这些代谢产物的身份尚没有确定，但是通过加碱水解（皂化），已经从细胞壁分离物中释放出了一部分放射活性。随后报道了燕麦生物碱 2f 的其他二聚化形式（Okazaki 等，2007）。乙酸乙酯提取的放射性标记代谢产物均可用反相色谱及聚丙烯酰胺葡聚糖凝胶过滤的方式洗脱出来，存在多种组分，并且洗脱方式符合分子量相对较高的方式。向诱导剂溶液中加入过氧化物酶抑制剂可显著降低燕麦生物碱 2f 的代谢速率。这

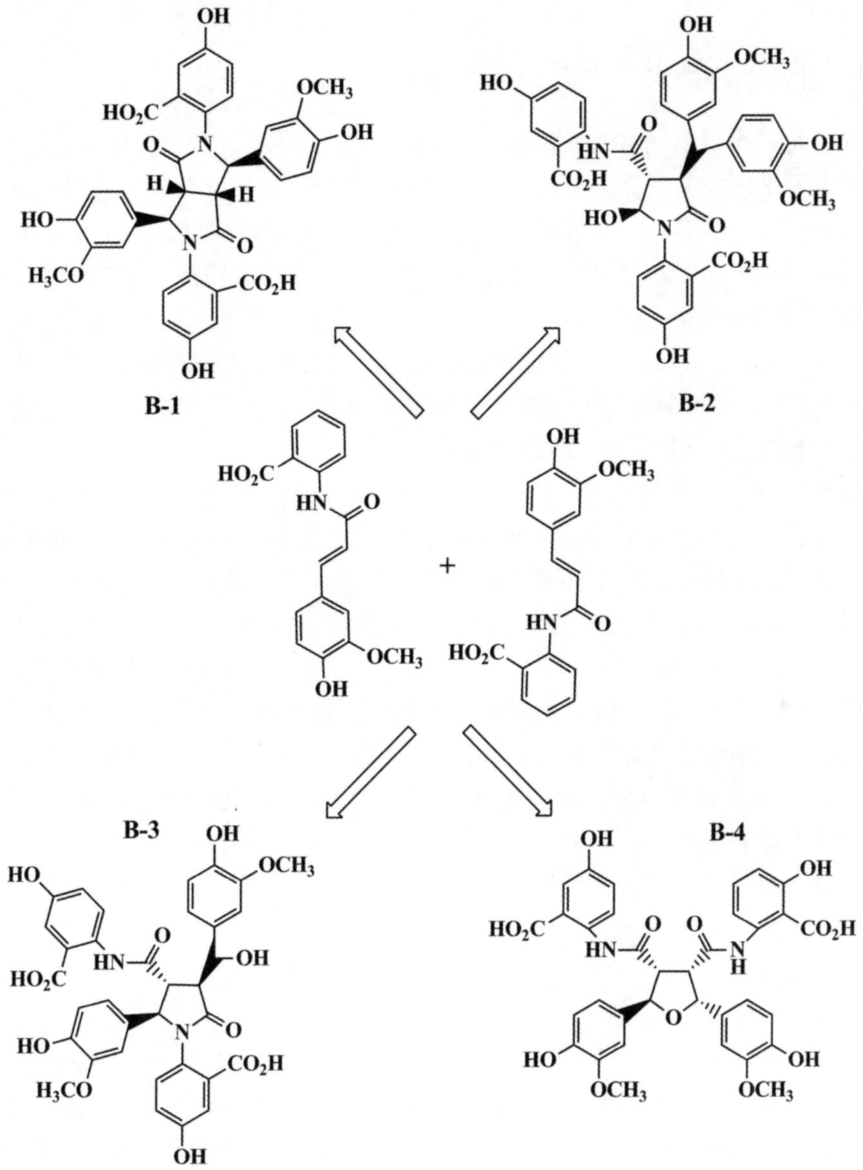

图 8.6　燕麦生物碱 2f 数种二聚体（Ishihara 称之为二聚燕麦生物碱）的结构（Okazaki 等，2004a，2007）。所显示的是二聚燕麦生物碱 B-1 至 B-4

些发现提示，燕麦生物碱在融合进细胞壁之前，可能通过一种过氧化物酶介导的自由基机制进一步代谢。在燕麦籽粒及发芽燕麦种子的缓冲液提取物中，也发现了酚氧化酶活性（Bryngelsson 等，2003b；Skoglund 等，2008）。燕麦生物碱 2f 向脱氢二聚体的转化以及它们向细胞壁的整合可能可以起到机械加固细胞壁以防止病原体侵袭的作用。对于禾冠柄锈菌感染的燕麦叶子中的二聚阿魏酸，也观察到了相似的现象（Ikegawa 等，1996）。

8.14　燕麦生物碱生物合成的定位

　　最近人们使用不同的方法对燕麦生物碱合成的时间及空间变化进行了研究。一项使用了线扫描荧光显微技术配合激光微取样以及纳米高效液相色谱法的研究（Kajiyama 等，2006），分析了个体细胞中的燕麦生物碱浓度，并确定了它们的亚细胞定位（Izumi 等，2009）。通过对以五 -N- 乙酰几丁质诱导的离体燕麦叶子（Shokan-1 品种）中的叶肉细胞进行研究，发现燕麦生物碱的生物合成发生在过敏反应（hypersensitive response，HR）的细胞中。利用燕麦生物碱和叶绿素在荧光光谱方面的差异，观察到来自燕麦生物碱的荧光的空间分布和叶绿素的荧光相重合，说明燕麦生物碱的生物合成发生在叶绿体中。

　　在 Uchihashi 等开展的另一项研究中，使用燕麦生物碱 2p 及 AsHHT 的特异性抗体，对感染禾冠柄锈菌的燕麦叶子的组织进行了免疫染色研究（Uchihashi 等，2011）。燕麦生物碱 2p 及 AsHHT 均在感染早期阶段（感染后 36 ~ 48 小时）发生 HR 的细胞附近积累。在感染 120 小时后，2p 免疫染色显示其围绕着 HR 分布范围更宽，延伸到了 AsHHT 不明显的一些区域。正如透射电镜技术所检测到的，燕麦生物碱积累在发生 HR 的组织及其邻近细胞的细胞壁内（图 8.7），这说明燕麦生物碱向细胞壁融合或者发生质外体运输。后者似乎更有可能，因为所使用的抗体对燕麦生物碱 2p 高度特异。如前文所讨论的，2f 似乎在很大程度上是与细胞壁强化相关的燕麦生物碱，并且可能以二聚燕麦生物碱的形式存在。和 Izumi 的研究相反，Uchihashi 及其同事没有观察到 HHT 或燕麦生物碱在细胞壁内的定位。另外，已发表的克隆燕麦生物碱的序列不含公认的转运肽。然而，从翻译的 cDNA 中可以截缩出天然酶；因此，燕麦生物碱生物合成的区域化问题仍然不清楚。

　　Uchihashi 等使用定量 RT-PCR 的方法对以禾冠柄锈菌的一种相容性小种（203）及一种不相容性小种（226）感染的燕麦（Shokan-1 品种）叶子中的 HHT mRNA 水平进行了评价（Uchihashi 等，2011）。使用和 AsHHT1-3 的保守序列相匹配的引物，发现感染后 12 小时，不相容性相互作用中的 HHT mRNA 增加了大约 5 倍，但是相容性相互作用中的 HHT mRNA 却没有增加。这些结果和以前使用 RNA 杂交方法测定 mRNA 的研究所获得的结果相矛盾（Yang 等，2004）。到

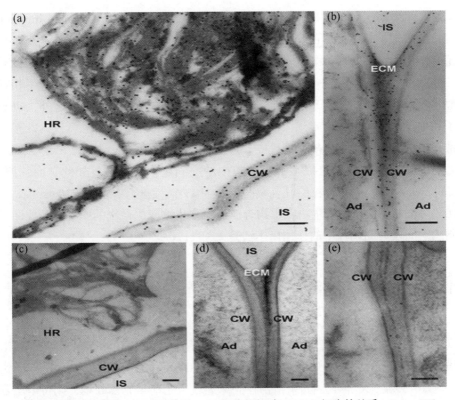

Ad=HR细胞的邻近细胞，CW=细胞壁，IS=细胞间间隙，ECM=细胞外基质。Bar = 200 nm

图 8.7　燕麦生物碱在以冠锈病真菌的不相容小种（226）感染的燕麦叶子的超薄切片中的免疫定位。被感染的燕麦叶子于接种后 48 小时取样，并使用抗燕麦生物碱抗体及金标记二级抗体以透射电镜技术分析。实验至少重复两次，显示代表性图像。(a) 发生过敏反应（HR）的细胞。(b) HR 邻近细胞。(c–e) 阴性对照：(c) 在无抗燕麦生物碱抗体的情况下处理的 HR 细胞；(d) 在无抗燕麦生物碱抗体的情况下处理的 HR 邻近细胞；(e) 模拟接种对照。来源：Uchihashi 等 (2011)。转载获得了 Elsevier 公司的许可

感染后 24 小时，HHT mRNA 降低到了基线水平，但是在感染后 36 小时至 120 小时之间，再次出现了上升。对病程相关蛋白 -10（pathogenesis-related protein-10, PR-10）进行的一项相似的分析显示，不相容及相容性相互作用中均出现了 10 倍的增加；然而，在相容性相互作用中，感染 120 小时后，PR-10 mRNA 下降到了基线水平及以下。在不相容系统中，PR-10 mRNA 在感染 24 小时后发生了轻微的下降，但是随后出现了反弹，并在实验过程中保持在高水平。这可能反映了 Jones 和 Dangl（2006）所描述的锯齿形免疫响应模型。在这种模型中，植物因病原体相关分子的模式触发免疫（pattern-triggered immunity，PTI）而上调特定的生物合成通路。病原体做出的反应为产生效应子以抑制 PTI。在有些情况下，植物通过胞质

受体的作用启动次级免疫响应，导致效应子触发免疫（effector-triggered immunity，ETI）。在禾冠柄锈菌感染的案例中，PR-10 响应与这个模型相符。在不相容及相容性相互作用中，PTI 似乎均上调了这种蛋白质的产生。ETI 在相容性关系中没有成功，推测可能是 Shokan-1 品种对效应子攻击响应不充分造成的。然而，不相容小种似乎诱导出了 ETI。对于 HHT，除了相容性相互作用中没有 PTI 之外，也观察到了相似的响应。这些结论在一定程度上是推测性的，燕麦冠锈病菌感染相容性关系和不相容性关系本质的牢固确立，还需要做大量的工作。

燕麦生物碱的生物合成在燕麦籽粒中的空间定位没有经过如此全面的研究。Matsukawa 对成熟燕麦籽粒的胚乳及胚中的 HHT 活性进行了描述（Matsukawa 等，2000）。HHT 亚型在燕麦生物碱生物合成、燕麦生物碱同系物的产生以及代谢通路控制的空间及时间调控中的作用尚不清楚。

8.15 植物防御激活剂

植物防御激活剂是可以通过刺激系统获得性免疫激活植物免疫的农业化学物质（Ryals 等，1996）。它们实质上是给植物接种疫苗，防止潜在病原体攻击的手段。Ciba-Geigy 公司的研究者们于 20 世纪 90 年代早期发现一种水杨酸的类似物——2,6- 二氯 - 异烟酸，如果植物在病原体攻击之前得到了处理，则可以增强疾病抵抗能力（Kessmann 等，1994）。但是由于许多重要的作物均对其不能很好地耐受，这种化合物从未上市销售。然而，它确实激发了对这种作物保护策略的研究，导致有数种苯并噻二唑衍生物被发现，例如以 Actigard™ 商品名上市销售的苯并（1,2,3）噻二唑 -7- 硫代羧酸 -S- 甲酯（BTH）。近期作者所在的实验室所开展的工作表明，在温室实验中，BTH 灌根处理大幅增加了燕麦幼苗叶部组织中的燕麦生物碱水平（Wise，2011）。这种增加伴随着如 RNA 杂交分析所显示的HHT 及 PR-10 mRNA 的上调，这与系统获得性反应相一致。与温室种植（无锈病）幼苗相比，模拟处理的燕麦叶子也显示出其燕麦生物碱水平的增加。这可能是由来自 BTH 处理植物的空气传播信号造成的。在对经 BTH 处理的邻近植物来源的空气传播信号做出响应的利马豆（*Phaseolus lunatus*）中，清楚地展现了系统获得性响应的元素（Yi 等，2009）。空气传播信号在诱发植物防御响应中的作用正越来越多地被人们所认可（Shulaev 等，1997；Heil 和 Ton，2008），尽管使用谷物对这种现象开展研究的报道尚少。

BTH 处理对不同品种燕麦中燕麦生物碱合成动力学和合成量的影响有明显差异（Ren 和 Wise，2012）。尽管这项研究中所有 4 个品种的叶片中燕麦生物碱水平均明显增加，但是有些品种反应得更快，且总量在品种间存在着显著差异。如本章前面内容所述，正常情况下燕麦在籽粒中合成燕麦生物碱，但是浓度变化范围为 2 ～ 300 mg/kg 或者更高。环境对籽粒燕麦生物碱水平也有重要影响，其中冠锈病菌感染可能是一种重要的因素。因此，为了探索 BTH 对籽粒燕麦生物碱水平的影响，在孕穗期之前利用 BTH 处理植物，2 周之后，对填充籽粒中的燕麦生物碱浓度进行分析。结果发现，BTH 处理的植物总燕麦生物碱水平均显著高于模拟处理的对照组，但是有一个品种的结果处于统计学显著性的边缘（图 8.8）。例如，在 Kame 品种中，经过处理的籽粒中的总燕麦生物碱水平几乎比模拟处理的籽粒高 3 倍，但是变异性很大，削弱了统计学意义上的差异。

值得注意的是，经 BTH 处理植物的填充籽粒中燕麦生物碱同系物的成分谱和同一品种（但是没有作为该实验的一部分种植）的成熟籽粒存在不同。特别是燕麦生物碱 5p 在填充籽粒中含量更丰富，而 2c 则在成熟籽粒中含量更为丰富；尚无法评价这是正常的成熟过程，还是 BTH 处理的副产物。Peterson 和 Dimberg（2008）先前对填充籽粒中燕麦生物碱产生动力学方面进行了研究，结果显示，在所检测的 9 个燕麦品种中，在籽粒填充的最早期阶段，2p 含量最为丰富，并检测到了一些 2f。2c 仅在抽穗后大约 21 或 22 天可以观察到显著的数量。但没有研究报道过 5p 的结果，也不清楚是否没有对 5p 进行观察，还是只是没有认识到 5p 的存在。值得关注的是，任何燕麦品种的籽粒样本中均没有检测到 HHT 活性，直到抽穗后至少 21 天。这些研究者还对 7 日龄温室种植幼苗中的燕麦生物碱及 HHT 活性进行了评价。他们意外地发现了含量显著的燕麦生物碱，特别是 2p 和 2f，以及较少含量的 2c，但是没有检测到 HHT 活性。因此，他们推测燕麦生物碱在燕麦的根部产生，然后转运到燕麦的叶部。Wise 得到了相反的结果，他们在 BTH 处理的幼苗的根部组织中检测到了燕麦生物碱，但是只在处理 7 天后才有相当含量存在，然后连续增加至 21 天实验结束时。根部组织中 HHT 活性在任何时间均没有检测到（Wise，2011）。根部 HHT 活性的缺乏——根部是和诱导剂发生作用的第一种组织（因而推测是做出反应的第一种组织），加上其燕麦生物碱积聚的延迟，提示燕麦生物碱是在 BTH 处理后从叶部组织转运到根部的。

8.16　假发芽

众所周知，燕麦生物碱的生物合成在发芽燕麦籽粒中增多（Matsukawa 等，2000）。燕麦生物碱浓度在全谷物或者碾磨 / 高压蒸汽处理的谷物中增加，在一定的温度和时间范围内，浸泡发芽的全谷物中也增加，但是增加程度最大的是在适度热度条件下（20℃）浸泡及发芽的全谷物（Bryngelsson 等，2003a）。燕麦生物碱在发芽过程中的产量受一定的遗传因素影响（Skoglund 等，2008）。F. William Collins 博士近期开展的工作在增加燕麦籽粒中燕麦生物碱水平方面做出了创新。Collins 及其同事开发出了一种称为"假发芽"的方法。这意味着许多生物化学

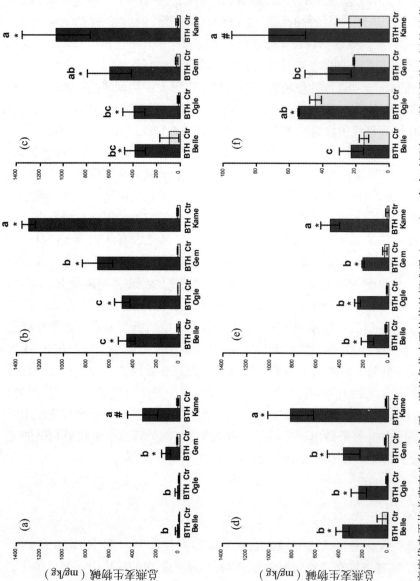

图 8.8 根部以 1.0 mmol/L BTH（活性成分）浸泡后，成熟燕麦（Belle、Ogle、Gem、Kame 品种）中的总燕麦生物碱水平。处理后 (a) 24 小时，(b) 48 小时，(c) 96 小时，(d) 168 小时收获的叶子中总燕麦生物碱含量。(e) 336 小时收获的叶子中总燕麦生物碱含量。(f) 处理后 336 小时填充籽粒中的总燕麦生物碱含量。柱高度代表平均总燕麦生物碱水平。误差条代表平均值的标准误（n = 3）。各个时间点 BTH 处理品种之间的显著性差异（α = 0.05）以柱上方不同的字母表示。*P <0.05，每个品种的处理和对照（Ctr）相比；# P<0.10，每个品种的处理和对照相比。来源：Ren 和 Wise（2012）。转载获得了 Akademiai 出版社的许可

过程的开始与发芽有关，但是"第二次休眠"阻止了种子的发芽。因此，将非休眠籽粒进行两个阶段的热处理，即 37℃ 处理大约 70 小时，然后 70℃ 处理 140 小时。冷却至室温后，在 32℃ 下将籽粒无氧浸泡 18 小时。这种处理可以将萌发率降至 1% 以下。用 1% 次氯酸钠进行表面消毒之后，在室温下使籽粒发芽 4 天。有些情况下在浸泡过程中加入 1% ～ 2% Ca^{2+}（以 $CaCl_2$ 的形式）可以增加燕麦生物碱的产生。总燕麦生物碱含量取决于燕麦的品种差异和上述处理过程的改良，可以增加到接近 2000 mg/kg，或者达到起始水平的 7.5 倍以上（Collins 和 Burrows，2010）。在干燥后，经过处理的燕麦籽粒可适用于大多数商业食品加工工艺。

8.17　结论

　　燕麦生物碱是燕麦中重要的植物化学物。这些新的代谢产物可以提供重要的营养益处以及具有强抗氧化剂特性的同系物。燕麦生物碱是在受到病原体侵袭时于营养组织中表达产生的，并且在保护植物不受冠锈病菌感染方面起重要作用。尚未报道过燕麦生物碱参与对抗其他微生物病原体或者害虫，但是低水平的来自真菌性病原体维多利亚旋孢腔菌的宿主特异性毒素维多利亚长蠕孢毒素可以强烈地诱导出燕麦生物碱。燕麦生物碱在谷物组织中的特异性功能尚不清楚。

　　拥有这些天然产物是燕麦的独有特性，但是为了利用这一特性，需要对燕麦生物碱生物合成的调控进行深入研究。环境对燕麦生物碱的合成具有重要影响，这使得培育具有高含量燕麦生物碱的燕麦种质变得复杂。利用植物防御激活剂可以解决这一难题。市面上有一系列的植物防御激活剂，但是它们在农业界中的接受度有所限制，特别是在谷物作物中的使用。除了投资经费以外，接受度低的原因是田间试验未得到一致的结果（Walters 和 Fountaine，2009），以及在某些情况下，诱导会导致不可接受的损失（Heil 等，2000），造成产量降低。这些农业化学品的实际应用还需继续努力实践，也许最终将证明其应用是值得的。例如，如果植物反应可以与籽粒水平相关，则可利用 BTH（或者其他植物防御激活剂）处理，从而获得产生燕麦生物碱的燕麦幼苗表型。

　　Collins 发现的假发芽是一个令人振奋的突破性进展。鉴于燕麦生物碱的营养益处不断被证明并发表，毫无疑问，利用燕麦籽粒开发出高燕麦生物碱含量的补充性食品将提高燕麦的市场价值。影响假发芽效果的遗传因素目前还不清楚。

　　天然高水平的燕麦生物碱可以延长燕麦的贮存期限，并可能可以防止产毒型真菌的侵袭。因此，需要更加详细地了解调控燕麦生物碱产生的分子过程，这将有益于燕麦产业的发展。燕麦生物碱的生物合成是如何调控的？如何通过育种对其进行操控或者改良？这些均是尚待解决的问题。经过 Mayama 和 Ishihara 及其同事们所开展的工作，燕麦生物碱作为植物抗毒素的作用已经得到了确认。燕麦生物碱在燕麦中是否还有其他生理功能？它们是否从植物的某一部位传输到另一部位？另外，对燕麦生物碱在籽粒中的功能尚无法轻易地做出解释。它们是否作为自由基清除剂起作用？在发芽过程中其含量的增加提示了这种可能性。它们是否具有植物激素或信号分子的功能？它们拥有抑制哺乳动物细胞炎症过程的能力，提示这种功能可能存在。它们在化学诱导后为何出现在根部组织中？这些都是燕麦生物碱在燕麦生理作用方面尚待解决的问题。

参考文献

Achnine, L., *et al.* (2004) Colocalization of L-phenylalanine ammonia-lyase and cinnamate 4-hydroxylase for metabolic channeling in phenylpropanoid biosynthesis. *Plant Cell* **16**, 3098–3109.

Akimitsu, K., *et al.* (1993) Immunological evidence for a cell surface receptor of victorin using anti-victorin anti-idiotypic polyclonal antibodies. *Molecular Plant-Microbe Interactions* **6**, 429–433.

Bain, D.I. and Smalley, R.K. (1968) Synthesis of 2-substituted-4H-3,1-benzoxazin-4-ones. *Journal of the Chemical Society C* 1593–1597.

Blaakmeer, A., *et al.* (1994) Isolation, identification, and synthesis of miriamides, new host-markers from eggs of *Pieris brassicae*. *Journal of Natural Products* **57**, 90–99.

Boller, T. and Felix, G. (2009) A renaissance of elicitors: perception of microbe-associated molecular patterns and danger signals by pattern-recognition receptors. *Annual Review of Plant Biology* **60**, 379–406.

Bordin, A.P.A., *et al.* (1991) Potential elicitor for avenalumin accumulation in oat leaves. *Annals of the Phytopathological Society of Japan* **57**, 688–695.

Bratt, K., *et al.* (2003) Avenanthramides in oats (*Avena sativa* L.) and structure-antioxidant activity relationships. *Journal of Agriculture and Food Chemistry* **51**, 594–600.

Bryngelsson, S., *et al.* (2002) Effects of commercial processing on levels of antioxidants in oats (*Avena sativa* L.). *Journal of Agriculture and Food Chemistry* **50**, 1890–1896.

Bryngelsson, S., *et al.* (2003a) Levels of avenanthramides and activity of hydroxycinnamoyl-CoA:hydroxyanthranilate *N*-hydroxycinnamoyl transferase (HHT) in steeped or germinated oat samples. *Cereal Chemistry* **80**, 356–360.

Bryngelsson, S., *et al.* (2003b) Tentative avenanthramide-modifying enzyme in oats. *Cereal Chemistry* **80**, 361–364.

Cochrane, F.C., *et al.* (2004) The Arabidopsis phenylalanine ammonia lyase gene family: kinetic characterization of the four PAL isoforms. *Phytochemistry* **65**, 1557–1564.

Collins, F.W. (1986) Oat phenolics: structure, occurrence, and function. In: *Oats Chemistry and Technology* (ed. F.W. Webster). American Association of Cereal Chemists, St Paul, MN.

Collins, F.W. (1989) Oat phenolics: avenanthramides, novel substituted *N*-cinnamoylanthranilate alkaloids from oat groats and hulls. *Journal of Agriculture and Food Chemistry* **37**, 60–66.

Collins, F.W. and Burrows, V.D. (2010) Method for increasing concentration of avenanthramides in oats. *World Intellectual Property Organization*. Patent Cooperation Treaty PCT/CA2010/000458 Canada.

Collins, F.W. and Mullin, W.J. (1988) High-performance liquid chromatographic determination of avenanthramides, n-aroylanthranilic acid alkaloids from oats. *Journal of Chromatography A* **445**, 363–370.

Costa, M.A., *et al.* (2003) An *in silico* assessment of gene function and organization of the phenylpropanoid pathway metabolic networks in Arabidopsis thaliana and limitations thereof. *Phytochemistry* **64**, 1097–1112.

Crombie, L. and Mistry, J. (1990) The phytoalexins of oat leaves: 4-3,1-benzoxazin-4-ones or amides? *Tetrahedron Letters* **31**, 2647–2648.

D'Auria, J.C. (2006) Acyltransferases in plants: a good time to be BAHD. *Current Opinion in Plant Biology* **9**, 331–340.

Dimberg, L.H. and Peterson, D.M. (2009) Phenols in spikelets and leaves of field-grown oats (*Avena sativa*) with different inherent resistance to Crown Rust (*Puccinia coronata f. sp. avenae*). *Journal of the Science of Food and Agriculture* **89**, 1815–1824.

Dimberg, L.H., *et al.* (1996) Variation in oat groats due to variety, storage and heat treatment. I: Phenolic compounds. *Journal of Cereal Science* **24**, 263–272.

Dimberg, L.H., *et al.* (2001) Stability of oat avenanthramides. *Cereal Chemistry* **78**, 278–281.

Dixon, R.A. and Paiva, N.L. (1995) Stress-induced phenylpropanoid metabolism. *Plant Cell* **7**, 1085–1097.

Doehlert, D.C., *et al.* (2009) The green oat story: possible mechanisms of green color formation in oat products during cooking. *Journal of Food Science* **74**, S226–S231.

Emmons, C.L. and Peterson, D.M. (1999) Antioxidant activity and phenolic contents of oat groats and hulls. *Cereal Chemistry* **76**, 902–906.

Emmons, C.L. and Peterson, D.M. (2001) Antioxidant activity and phenolic content of oat as affected by cultivar and location. *Crop Science* **41**, 1676–1681.

Fagerlund, A., *et al.* (2009) Radical-scavenging and antioxidant activity of avenanthramides. *Food Chemistry* **113**, 550–556.

Girardet, N. and Webster, F.H. (2011) Oat milling: Specifications, storage, and processing. In: *Oats Chemistry and Technology* (eds F.H. Webster and P.J. Wood), 2nd edn. American Association of Cereal Chemists, St. Paul, MN.

Hahn, M.G. (1996) Microbial elicitors and their receptors in plants. *Annual Review of Phytopathology* **34**, 387–412.

Hamberger, B. and Hahlbrock, K. (2004) The 4-coumarate:CoA ligase gene family in Arabidopsis thaliana comprises one rare, sinapate-activating and three commonly occurring isoenzymes. *Proceedings of the National Academy of Sciences of the United States of America* **101**, 2209–2214.

Heil, M. and Ton, J. (2008) Long-distance signalling in plant defence. *Trends in Plant Science* **13**, 264–272.

Heil, M., *et al.* (2000) Reduced growth and seed set following chemical induction of pathogen defence: does systemic acquired resistance (SAR) incur allocation costs? *Journal of Ecology* **88**, 645–654.

Hrazdina, G. and Jensen, R. A. (1992) Spatial organization of enzymes in plant metabolic pathways. *Annual Review of Plant Physiology and Plant Molecular Biology* **43**, 241–267.

Huang, D., *et al.* (2005) The chemistry behind antioxidant capacity assays. *Journal of Agricultural and Food Chemistry* **53**, 1841–1856.

Ikegawa, T., *et al.* (1996) Accumulation of diferulic acid during the hypersensitive response of oat leaves to *Puccinia coronata f. sp. avenae* and its role in the resistance of oat tissues to cell wall degrading enzymes. *Physiological and Molecular Plant Pathology* **48**, 245.

Ishihara, A., *et al.* (1997) Induction of hydroxycinnamoyl-CoA:hydroxyanthranilate N-hydroxycinnamoyl transferase (HHT) activity in oat leaves by victorin C. *Zeitschrift fur Naturforschung* **52c**, 756–760.

Ishihara, A., *et al.* (1996) Involvement of Ca^{2+} ion in phytoalexin induction in oats. *Plant Science* **115**, 9–16.

Ishihara, A., *et al.* (1998) Induction of hydroxyanthranilate hydroxycinnamoyl transferase by oligo-*N*-acetylchitooligosaccharides in oats. *Phytochemistry* **47**, 969–974.

Ishihara, A., *et al.* (1999) Induction of biosynthetic enzymes for avenanthramides in elicitor-treated oat leaves. *Planta* **208**, 512–518.

Izumi, Y., *et al.* (2009) High-resolution spatial and temporal analysis of phytoalexin production in oats. *Planta* **229**, 931–943.

Jastrebova, J., *et al.* (2006) Selective and sensitive LC-MS determination of avenanthramides in oats. *Chromatographia* **63**, 419–423.

Jones, D.H. (1984) Phenylalanine ammonia-lyase: Regulation of its induction, and its role in plant development. *Phytochemistry*, 23, 1349–1359.

Jones, J.D.G. and Dangl, J.L. (2006) The plant immune system. *Nature* **444**, 323–329.

Kajiyama, S., *et al.* (2006) Single cell-based analysis of torenia petal pigments by a combination of ArF excimer laser micro sampling and nano-high performance liquid chromatography (HPLC)-mass spectrometry. *Journal of Bioscience and Bioengineering* **102**, 575–576.

Kessmann, H., *et al.* (1994) Induction of systemic acquired disease resistance in plants by chemicals. *Annual Review of Phytopathology* **32**, 439–459.

Kort, R., *et al.* (1996) Evidence for *trans-cis* isomerization of the *p*-coumaric acid chromophore as the photochemical basis of the photocycle of photoactive yellow protein. *FEBS Letters* **382**, 73–78.

Lindermayr, C., *et al.* (2002) Divergent members of a soybean (Glycine max L.) 4-coumarate:coenzyme A ligase gene family. *European Journal of Biochemistry* **269**, 1304–1315.

Maeda, H. and Dudareva, N. (2012) The shikimate pathway and aromatic amino acid biosynthesis in plants. *Annual Review of Plant Biology* **63**, 73–105.

Mann, J. (1987) *Secondary Metabolism.* Oxford University Press, USA.

Mannerstedt-Fogelfors, B. (2001) Antioxidants and lipids in oat cultivars as affected by environmental factors. Ph.D. Thesis, Swedish University of Agricultural Sciences, Uppsala.

Matsukawa, T., *et al.* (2000) Occurrence of avenanthramides and hydroxycinnamoly-CoA:hydroxyanthranilate N-hydroxycinnamoyltransferase activity in oat seeds. *Zeitschrift für Naturforschung C* **55**, 30–36.

Mayama, S., *et al.* (1981a) The production of phytoalexins by oat in response to Crown Rust, *Puccinia coronata* f. sp. *avenae. Physiological Plant Pathology* **19**, 217–226.

Mayama, S., *et al.* (1981b) Isolation and structure elucidation of genuine oat phytoalexin, avenalumin I. *Tetrahedron Letters* **22**, 2103–2106.

Mayama, S., *et al.* (1982) The role of avenalumin in the resistance of oat to Crown Rust, *Puccinia coronata* f. sp *avenae. Physiological Plant Pathology* **20**, 189–199.

Mayama, S., *et al.* (1986) The purification of victorin and its phytoalexin elicitor activity in oat leaves. *Physiological and Molecular Plant Pathology* **29**, 1–18.

Mayama, S., *et al.* (1995) Association of avenalumin accumulation with co-segregation of victorin sensitivity and Crown Rust resistance in oat lines carrying the Pc-2 gene. *Physiological and Molecular Plant Pathology* **46**, 263–274.

Meydani, M. (2009) Potential health benefits of avenanthramides of oats. *Nutrition Reviews* **67**, 731–735.

Miyagawa, H., *et al.* (1996a) Comparative studies of elicitors that induce phytoalexin in oats. *Journal of Pesticide Science* **21**, 203–207.

Miyagawa, H., *et al.* (1996b) A stress compound in oats induced by Victorin, a host-specific toxin from Helminthosporium victoriae. *Phytochemistry* **41**, 1473–1475.

Miyagawa, H., *et al.* (1995) Induction of avenanthramides in oat leaves inoculated with Crown Rust fungus, *Puccinia coronata* f. sp *avenae. Bioscience, Biotechnology and Biochemistry* **12**, 2305–2306.

Navarre, D.A. and Wolpert, T.J. (1999) Victorin induction of an apoptotic/senescence-like response in oats. *Plant Cell* **11**, 237–250.

Okazaki, Y., *et al.* (2004a) Identification of a dehydrodimer of avenanthramide phytoalexin in oats. *Tetrahedron* **60**, 4765–4771.

Okazaki, Y., *et al.* (2004b) Metabolism of avenanthramide phytoalexins in oats. *Plant Journal* **39**, 560–572.

Okazaki, Y., *et al.* (2007) New dimeric compounds of avenanthramide phytoalexin in oats. *Journal of Organic Chemistry* **72**, 3830–3839.

Peters, F.N. (1937) Oat flour as an antioxidant. *Industrial and Engineering Chemistry* **29**, 146–151.

Peterson, D.M. (2001) Oat antioxidants. *Journal of Cereal Science* **33**, 115–129.

Peterson, D.M. and Dimberg, L.H. (2008) Avenanthramide concentrations and hydroxycinnamoyl-CoA:hydroxyanthranilate N-hydroxycinnamoyltransferase activities in developing oats. *Journal of Cereal Science* **47**, 101–108.

Peterson, D. M., *et al.* (2002) Oat avenanthramides exhibit antioxidant activities in vitro. *Food Chemistry* **79**, 473–478.

Peterson, D.M., *et al.* (2005) Relationships among agronomic traits and grain composition in oat genotypes grown in different environments. *Crop Science* **45**, 1249–1255.

Ponchet, M., *et al.* (1988) Dianthramides (N-benzoyl and N-paracoumarylanthranilic acid derivatives) from elicited tissues of *Dianthus caryophyllus. Phytochemistry* **27**, 725–730.

Reinhard, K. and Matern, U. (1989) The biosynthesis of phytoalexins in *Dianthus caryophyllus* L. cell cultures: induction of benzoyl-CoA:anthranilate N-benzoyltransferase activity. *Archives of Biochemistry and Biophysics* **275**, 295–301.

Ren, Y. and Wise, M.L. (2012) Avenanthramide biosynthesis in oat cultivars treated with systemic acquired resistance elicitors. *Cereal Research Communications.* doi: 10.1556/CRC.2012.0035. http://www.akademiai.com/content/b7407t5672j8k6x1/?p=97ebb42381554769a8928d47b47a297d&pi=29 (last accessed 15 May 2013).

Rines, H.W. and Luke, H.H. (1985) Selection and regeneration of toxin-insensitive plants from tissue cultures of oats (*Avena sativa*) susceptible to Helminthosporium victoriae. *Theoretical and Applied Genetics* **71**, 16–21.

Rohde, A., *et al.* (2004) Molecular phenotyping of the pal1 and pal2 mutants of Arabidopsis thaliana reveals far-reaching consequences on phenylpropanoid, amino acid, and carbohydrate metabolism. *The Plant Cell* **16**, 2749–2771.

Rösler, J., *et al.* (1997) Maize phenylalanine ammonia-lyase has tyrosine ammonia-lyase activity. *Plant Physiology* **113**, 175–179.

Ryals, J.A., *et al.* (1996) Systemic acquired resistance. *Plant Cell* **8**, 1809–1819.

Schneider, K., *et al.* (2003) The substrate specificity-determining amino acid code of 4-coumarate:CoA ligase. *Proceedings of the National Academy of Sciences* **100**, 8601–8606.

Shulaev, V., *et al.* (1997) Airborne signalling by methyl salicylate in plant pathogen resistance. *Nature* **385**, 718–721.

Skoglund, M., *et al.* (2008) Avenanthramide content and related enzyme activities in oats as affected by steeping and germination. *Journal of Cereal Science* **48**, 294–303.

Stöckigt, J. and Zenk, M.H. (1975) Chemical synthesis and properties of hydroxycinnamoyl-coenzyme A derivatives. *Zeitschrift für Naturforschung C* **30**, 352–358.

Tada, Y., *et al.* (2001) Induction and signaling of an apoptotic response typified by DNA laddering in the defense response of oats to infection and elicitors. *Molecular Plant-Microbe Interactions* **14**, 477–486.

Tada, Y., *et al.* (2005) Victorin triggers programmed cell death and the defense response via interaction with a cell surface mediator. *Plant Cell Physiology* **46**, 1787–1798.

Tzin, V. and Galili, G. (2010) New insights into the shikimate and aromatic amino acids biosynthesis pathways in plants. *Molecular Plant* **3**, 956–972.

Uchihashi, K., *et al.* (2011) *In situ* localization of avenanthramide A and its biosynthetic enzyme in oat leaves infected with the Crown Rust fungus, *Puccinia coronata f. sp. avenae*. *Physiological and Molecular Plant Pathology* **76**, 173–181.

Vanholme, R., *et al.* (2008) Lignin engineering. *Current Opinion in Plant Biology* **11**, 278–285.

Walters, D.R. and Fountaine, J.M. (2009) Practical application of induced resistance to plant diseases: an appraisal of effectiveness under field conditions. *The Journal of Agricultural Science* **147**, 523–535.

Winkel, B.S. (2004) Metabolic channeling in plants. *Annual Review of Plant Biology* **55**, 85–107.

Wise, M.L. (2011) Effect of chemical systemic acquired resistance elicitors on avenanthramide biosynthesis in oat (*Avena sativa*). *Journal of Agricultural and Food Chemistry* **59**, 7028–7038.

Wise, M.L., *et al.* (2008) Association of avenanthramide concentration in oat (*Avena sativa* L.) grain with Crown Rust incidence and genetic resistance. *Cereal Chemistry* **85**, 639–641.

Wise, M.L., *et al.* (2009) Biosynthesis of avenanthramides in suspension cultures of oat (*Aven sativa*). *Plant Cell, Tissue and Organ Culture* **97**, 81–90.

Yang, Q., *et al.* (1997) Characterization and heterologous expression of hydroxycinnamoly/benzoyl-CoA:anthranilate N-hydroxycinnamoyl/benzoyltransferase from elicited cell cultures of carnation, *Dianthus caryophyllus L. Plant Molecular Biology* **35**, 777–789.

Yang, Q., *et al.* (2004) Analysis of the involvement of hydroxyanthranilate hydroxycinnamoyltransferase and caffeoyl-CoA 3-O-methyltransferase in phytoalexin biosynthesis in oat. *Molecular Plant-Microbe Interactions* **17**, 81–89.

Yi, H.-S., *et al.* (2009) Airborne induction and priming of plant defenses against a bacterial pathogen. *Plant Physiology* **151**, 2152–2161.

第IV部分
燕麦营养及健康研究前沿

第 9 章

燕麦及燕麦 β- 葡聚糖对血脂蛋白及心血管疾病风险的影响

Tia M. Rains 和 **Kevin C. Maki**
Biofortis Clinical Research, Addison, IL, USA

9.1　引言

在美国，冠心病（coronary heart disease，CHD）是导致死亡和终生残疾的主要原因（CDC，2011）。总胆固醇（total cholesterol，TC）及低密度脂蛋白胆固醇（LDL-C）升高是 CHD 的主要危险因素，并且可以通过营养干预得到改善（Roger等，2012）。根据美国心脏协会的数据，美国 20 岁以上成年人（占所有美国成人的 44%）中约有 9900 万呈现 TC 升高（Roger 等，2012）。LDL-C 水平也呈现类似的趋势（Roger 等，2012）。2005—2008 年美国国家健康及营养调查的数据显示，基于全美胆固醇教育计划成人治疗组Ⅲ的指南进行评估，预计有 7100 万（33.5%）美国成人出现 LDL-C 升高（CDC，2011）。另外，在 12 ~ 19 岁年龄段的美国青少年中，有 20.3% 出现过至少一次血脂异常（CDC，2011）。

降低 LDL-C 可以降低冠心病的发病率和死亡率（LRC-CPPT Writing Group，1984；Canner 等，1986；Scandinavian Simvastatin Survival Study Group，1994；Shepherd 等，1995；LaRosa 等，2005）。有证据表明，LDL-C 每升高 1% 就可以使 CHD 终生风险增加 3%（Brown 和 Goldstein，2006；Cohen 等，2006）。LDL-C降低 10%，且维持较长的一段时间，可以使 CHD 风险降低多达 30%（Brown 和Goldstein，2006；Cohen 等，2006）。这些研究说明，有助于个体降低 LDL-C 的膳食干预对公众健康有重大影响。

9.2　膳食纤维的降胆固醇作用

从 1963 年起，黏性可溶性膳食纤维的降脂效果就被文献记载了（De Groot

等，1963）。1999 年的一篇 meta 分析对来自 67 项临床试验的结果进行了综合分析，结果显示，从燕麦、洋车前子、瓜尔豆或者果胶中摄入的黏性纤维每增加 1g，LDL-C 将降低 2 mg/dl（0.05 mmol/L），且对高密度脂蛋白胆固醇（high-density lipoprotein cholesterol，HDL-C）或三酰甘油（triglyceride，TG；甘油三酯）水平没有不良效应（Brown 等，1999）。这意味着每摄入 1g 膳食纤维，美国人的平均 LDL-C 水平将会下降大约 1.7%（Carroll 等，2012）。2006 年，美国心脏协会对以下内容表示了认可，即当可溶性纤维作为低饱和脂肪、低反式脂肪、低胆固醇膳食的一部分被经常食用时，可以降低心血管疾病的风险（Lichtenstein 等，2006）。这与美国（Food and Drug Administration，2003）及欧洲（European Food Safety Authority，2011）监管部门得出的结论一致，因此批准了含燕麦纤维的产品可以降低胆固醇的健康声称。

人们已经提出了数项机制来解释黏性可溶性纤维的降胆固醇效应。胆固醇稳态涉及小肠吸收和消除之间的平衡，以及内源性胆固醇的合成。每日有 2000 ~ 3000 mg 的胆固醇进入小肠。这些胆固醇包括来自食物的外源性胆固醇（10% ~ 15%）以及随胆汁释放的内源性胆固醇（85% ~ 90%）（Chen 和 Huang，2009）。可溶性膳食纤维，例如燕麦纤维，在小肠中可以形成一种黏性溶液，这些黏性溶液可以破坏微团的形成，减少胆固醇向小肠刷状缘转运（Marlett，2001），将胆固醇分子阻挡在肠道中，防止其通过 Niemann-Pick C1-Like1 转运蛋白的作用进入肠上皮细胞（Kritchevsky 和 Story，1974；Marlett，1994；Chen 和 Huang，2009）。此外，胆固醇可转化为胆汁酸，而可溶性纤维还可以抑制胆汁酸的重吸收，并干扰它们的肠肝循环（Lia 等，1995）。这种肝中胆固醇及胆汁酸水平的下降可以引起 LDL 受体增加，导致肝将更多的 LDL 以及其他含载脂蛋白 B（Apo B）的脂蛋白从循环中清除，最终降低血中 LDL 及其他具有潜在致动脉粥样硬化作用的脂蛋白颗粒的水平。

黏性纤维另外一种可能的有益作用是减少内源性胆固醇的产生，其机制可能为增加肝对肠道中发酵产生的短链脂肪酸（SCFAs），特别是丙酸的暴露（Schneeman，2002）。乙酸及丙酸是结肠菌群发酵不可消化性碳水化合物所产生的两种 SCFAs，它们被认为可以影响血脂水平。乙酸可增强肝中胆固醇的合成，但是这种合成可以被丙酸阻断或者逆转（Wong 等，2006）。血液中乙酸与丙酸的比值随年龄的增加而增加，这可能可以部分解释与高龄有关的较高 LDL-C 水平（Wolever 等，1996）。食用可发酵纤维，如燕麦 β- 葡聚糖，可能可以提高血液循环中丙酸与乙酸的比值，为 LDL-C 水平带来有利影响，但对其机制研究较少；因此，发酵释放的 SCFAs 在燕麦降低胆固醇效应中的作用（如果有的话）仍不确定。

黏性纤维可以降低胆固醇浓度的另外一种机制涉及餐后胰岛素水平。胰岛素可以刺激 HMG-CoA 还原酶（胆固醇合成的限速酶）和极低密度脂蛋白的合成

（Ness 和 Chambers，2000；Reaven，2003）。Jenkins 等（1989）研究发现，将一日三餐分成 17 份小餐，使营养负荷在时间上分散开，这与胰岛素浓度降低 28% 以及 LDL-C 浓度降低 13.5% 相关。食用黏性纤维可以延缓餐后胰岛素应答，可能有助于降低胆固醇。另外，结肠发酵膳食纤维所释放的 SCFAs 可能可以抑制脂肪组织中游离脂肪酸的释放，并改善胰岛素敏感性（Robertson 等，2003，2005；Weickert 等，2008；Al-Lahham 等，2010）。我们和其他一些研究者发现，含有燕麦 β- 葡聚糖的膳食可以延缓餐后胰岛素应答，且长期食用可以增强这种作用（Maki 等，2007；Panahi 等，2007；Alminger 和 Eklund-Jonsson，2008）。这些结果和以下假设相符合，即存在两种独立的、降低血糖和胰岛素反应的机制：①肠道内黏度的增加可以生成一种机械屏障，这种机械屏障可以延缓肠腔中的糖分子向刷状缘转运，以及消化酶类向其靶点接近，从而延缓糖的吸收；② β- 葡聚糖在结肠中发酵所产生的 SCFAs 可以抑制循环游离脂肪酸水平，从而增加外周胰岛素敏感性。但是还需开展更多的研究以便更好地解释含 β- 葡聚糖的燕麦产品的降胆固醇机制。

9.3 燕麦及燕麦 β- 葡聚糖的降胆固醇作用

燕麦 β- 葡聚糖是胆固醇代谢方面研究得最多的黏性纤维之一。很多研究报道，每天摄入 2.8 ~ 6.0 g 燕麦 β- 葡聚糖可以显著地降低 LDL-C 浓度，特别是 LDL-C 基线水平较高的个体（Pomeroy 等，2001；Saltzman 等，2001；Davy 等，2002；Keenan 等，2002；Pins 等，2002；Berg 等，2003；Kerckhoffs 等，2003；Maki 等，2003a，2003b，2007，2010；Karmally 等，2005；Naumann 等，2006；Queenan 等，2007；Reyna-Villasmil 等，2007；Theuwissen 和 Mensink，2007；Liatis 等，2009；Wolever 等，2010；Charlton 等，2012）。数项 meta 分析对燕麦 β- 葡聚糖摄入和胆固醇水平降低之间的关系进行了系统评价（Ripsin 等，1992；Brown 等，1999；Tiwari 和 Cummins，2011）。在一篇包括 10 项试验的 meta 分析中，每天进食 3g 来自燕麦产品的可溶性纤维使 TC 降低了 5 mg/dl（–0.13 mmol/L；95% CI：–0.19 ~ –0.07mmol/L），其中高胆固醇血症受试者的 TC 降低程度更大（Ripsin 等，1992）。另一篇包括 25 项研究的 meta 分析也发现类似的结果，分析显示，每进食 1g 可溶性纤维，TC 降低 1.5 mg/dl（–0.040 mmol/L；95% CI：–0.054 ~ –0.026mmol/L），LDL-C 降低 1.4 mg/dl（–0.037 mmol/L；95% CI：–0.040 ~ –0.034mmol/L）（Brown 等，1999）。最近的一篇 meta 分析（Tiwari 和 Cummins，2011）包含了 14 项干预研究，对每天进食 2 ~ 10 g 燕麦 β- 葡聚糖的效应进行了评价，结果显示，TC 降低了 21 mg/dl（–0.55 mmol/L；95%CI：–0.80 ~ –0.30mmol/L），LDL-C 降低了 22 mg/dl（–0.58 mmol/L；95% CI：–0.84 ~

–0.33mmol/L）。

　　值得注意的是，也有数项研究没有发现燕麦β-葡聚糖的降胆固醇作用（Reyna等，2003；Frank等，2004；Biörklund等，2005，2008；Mårtensson等，2005；Robitaille等，2005；Chen等，2006；Beck等，2010；Cugnet-Anceau等，2010；Tighe等，2010）。总之，进食β-葡聚糖后，在胆固醇基线水平较高的受试者中，观察到了LDL-C降低程度更大的现象；因此，胆固醇水平正常的受试者，LDL-C水平的变化可能并不显著（Ripsin等，1992）。另外，燕麦β-葡聚糖的降胆固醇特性可以被食物基质和（或）加工方法改变（Kerckhoffs等，2003；El Khoury等，2012）。例如，水解后的β-葡聚糖，其分子量和在溶液中的黏度均会下降，对胆固醇水平的影响很小（Wolever等，2010）。

　　致动脉粥样硬化的脂蛋白颗粒（包括LDL以及富含TG脂蛋白的残粒）均含有一个分子的Apo B，而Apo B是CHD的强预测因子（Pischon等，2005；Kastelein等，2008；Mora等，2009；Ramjee等，2011）。因此，Apo B浓度是血液循环中致动脉粥样硬化脂蛋白颗粒总数目的直接指示指标（Maki和Dicklin，2008）。非HDL-C和Apo B的相关性比LDL-C更强，因为它反映了所有含Apo B脂蛋白颗粒所携带的胆固醇（Ramjee等，2011）。与LDL-C相比，Apo B和非HDL-C都是更强的CHD风险预测因子（Pischon等，2005；Mora等，2009；Ramjee等，2011）。

　　最近有少数研究报道了燕麦麸皮及燕麦β-葡聚糖对Apo B及非HDL-C的有利影响（Berg等，2003；Liatis等，2009；Kristensen和Bügel，2011）。Berg等（2003）以超重男性为研究对象，将燕麦麸皮（35～50 g/d）作为低脂肪饮食的一部分进行膳食干预，发现Apo B下降了28%。Kristensen和Bügel（2011）发现了同样的结果，利用燕麦麸皮（102 g/d）干预2周后，非HDL-C水平比对照组平均低16%（2011年）。对2型糖尿病受试者的研究发现，进食β-葡聚糖（3 g/d）可使非HDL-C降低15%（Liatis等，2009）。

　　HDL-C水平和CHD风险呈负相关，但HDL-C增加对CHD风险的影响尚不清楚（Mahdy等，2012）。多篇文献（Reyna等，2003；Robitaille等，2005；Reyna-Villasmil等，2007）均报道，每日进食6g燕麦β-葡聚糖、28g燕麦麸皮或者Oatrim®（含有β-葡聚糖的脂肪替代物）可显著增加HDL-C水平。Cugnet-Anceau（2010）同样发现，患有2型糖尿病的轻度肥胖受试者连续8周每日进食富含β-葡聚糖（3.5 g）的汤，其HDL-C水平显著上升。但超重成人在连续6周每日进食含有燕麦β-葡聚糖（0、1.5或3.0 g）的谷物或者谷物棒后，HDL-C却发生了显著的下降（Charlton等，2012）。然而，让非肥胖的轻度高胆固醇血症患者连续4周进食燕麦麸皮β-葡聚糖制品（5.9 g/d，加入面包或者曲奇饼或者橙汁中），结果显示，燕麦麸皮的添加没有使HDL-C水平发生显著变化（Reyna等，2003）。

Beck 等（2010）发现，作为低热量饮食的一部分，超重受试者连续 2 个月每日进食 β-葡聚糖（5 ~ 6 g 或者 8 ~ 9 g），其 HDL-C 水平没有发生变化。因此，关于进食燕麦 β-葡聚糖对 HDL-C 浓度的影响，近期发表的文献没有得到一致的结论，这与一篇 meta 分析（Brown 等，1999；Tiwari 和 Cummins，2011）的结论一致，即摄入燕麦 β-葡聚糖不会使 HDL-C 浓度升高。

燕麦 β-葡聚糖摄入量和血清 TG 浓度之间的关系也仍不清楚。系列研究发现，燕麦 β-葡聚糖（≤ 6 g/d）对血清 TG 没有影响（Kerckhoffs 等，2003；Reyna 等，2003；Chen 等，2006；Reyna-Villasmil 等，2007；Charlton 等，2012）。 但 Cugnet-Anceau 等（2010）发现了相反的结果：连续 6 周每日进食添加了 3.5g β-葡聚糖的汤后，TG 水平降低了 3.8%，这与对照组 TG 水平升高 11.2% 存在显著差异。最近一项随机交叉试验的数据显示，受试者在连续 2 周进食含燕麦麸皮（102 g/d）的饮食后，TG 下降了 21%，而低纤维膳食对照组中，TG 仅下降了 10%（Kristensen 和 Bügel，2011）。然而，meta 分析的结果却表明燕麦纤维对 TG 浓度没有影响（Brown 等，1999；Tiwari 和 Cummins，2011）。

9.4　结论

黏性纤维特别是燕麦纤维和燕麦 β-葡聚糖的降胆固醇作用已经得到了广泛的研究。每日摄入 ≥ 3 g 燕麦 β-葡聚糖可以使 TC 及 LDL-C 水平降低，每克燕麦 β-葡聚糖可以使 TC 及 LDL-C 水平降低 1.3% ~ 1.8%。与胆固醇水平正常者相比，高胆固醇血症患者下降幅度更大。但摄入燕麦纤维并不影响 HDL-C 或 TG 浓度。燕麦纤维的降胆固醇特性已经得到美国及欧洲的公众健康组织及管理机构的认证。

参考文献

Al-Lahham, S.H., *et al.* (2010) Biological effects of propionic acid in humans; metabolism, potential applications and underlying mechanisms. *Biochimica et Biophysica Acta* **1801**, 1175–1183.

Alminger, M. and Eklund-Jonsson, C. (2008) Whole-grain cereal products based on a high-fibre barley or oat genotype lower post-prandial glucose and insulin responses in healthy humans. *European Journal of Nutrition* **47**, 294–300.

Beck, E.J., *et al.* (2010) Oat beta-glucan supplementation does not enhance the effectiveness of an energy-restricted diet in overweight women. *British Journal of Nutrition* **103**, 1212–1222.

Berg, A., *et al.* (2003) Effect of an oat bran enriched diet on the atherogenic lipid profile in patients with an increased coronary heart disease risk. A controlled randomized lifestyle intervention study. *Annals of Nutrition and Metabolism* **47**, 306–311.

Biörklund, M., *et al.* (2005) Changes in serum lipids and postprandial glucose and insulin concentrations after consumption of beverages with beta-glucans from oats or barley: a randomized dose-controlled trial. *European Journal of Clinical Nutrition* **59**, 1272–1281.

Biörklund, M., *et al.* (2008) Serum lipids and postprandial glucose and insulin levels in hyperlipidemic subjects after consumption of an oat beta-glucan-containing ready meal. *Annals of Nutrition and Metabolism* **52**, 83–90.

Brown, M.S. and Goldstein, J.L. (2006) Biomedicine. Lowering LDL – not only how low, but how long? *Science* **311**, 1721–1723.

Brown, L., *et al.* (1999) Cholesterol-lowering effects of dietary fiber: a meta-analysis. *American Journal of Clinical Nutrition* **69**, 30–42.

Canner, P.L., *et al.* (1986) Fifteen-year mortality in Coronary Drug Project (CDP) patients: long-term benefit with niacin. *Journal of American College of Cardiology* **8**, 1245–1255.

Carroll, M.D., *et al.* (2012) Trends in lipids and lipoproteins in US adults, 1988–2010. *Journal of the American Medical Association* **308**, 1545–1554.

CDC (2011) Vital signs: prevalence, treatment, and control of high levels of low-density lipoprotein cholesterol. United States, 1999–2002 and 2005–2008. *Morbidity and Mortality Weekly Report* **60**, 109–114.

Charlton, K.E. *et al.* (2012) Effect of 6 weeks' consumption of β-glucan-rich oat products on cholesterol levels in mildly hypercholesterolaemic overweight adults. *British Journal of Nutrition* **107**, 1037–1047.

Chen, J. and Huang, X. (2009) The effects of diets enriched in beta-glucans on blood lipoprotein concentrations. *Journal of Clinical Lipidology* **3**, 154–158.

Chen, J., *et al.* (2006) A randomized controlled trial of dietary fiber intake on serum lipids. *European Journal of Clinical Nutrition* **60**, 62–68.

Cohen, J.C., *et al.* (2006) Sequence variations in PCSK9, low LDL, and protection against coronary heart disease. *New England Journal of Medicine* **354**, 1264–1272.

Cugnet-Anceau, C., *et al.* (2010) A controlled study of consumption of beta-glucan-enriched soups for 2 months by type 2 diabetic free-living subjects. *British Journal of Nutrition* **103**, 422–428.

Davy, B.M., *et al.* (2002) High-fiber oat cereal compared with wheat cereal consumption favorably alters LDL-cholesterol subclass and particle numbers in middle-aged and older men. *American Journal of Clinical Nutrition* **76**, 351–358.

De Groot, A.P., *et al.* (1963) Cholesterol-lowering effect of rolled oats. *Lancet* **1**, 303–304.

European Food Safety Authority (2011) Scientific Opinion on the substantiation of health claims related to beta-glucans from oats and barley and maintenance of normal blood LDL-cholesterol concentrations (ID 1236, 1299), increase in satiety leading to a reduction in energy intake (ID 851, 852), reduction of post-prandial glycaemic responses (ID 821, 824), and "digestive function" (ID 850) pursuant to Article 13(1) of Regulation (EC) No 1924/2006. *EFSA Journal* **9**, 2207.

El Khoury, D., *et al.* (2012) Beta glucan: health benefits in obesity and metabolic syndrome. *Journal of Nutrition and Metabolism.* **2012**, 851362.

Food and Drug Administration, HHS. (2003) Food labeling: health claims; soluble dietary fiber from certain foods and coronary heart disease. Final rule. *Federal Register* **68**, 44207–44209.

Frank, J. *et al.* (2004) Yeast-leavened oat breads with high or low molecular weight beta-glucan do not differ in their effects on blood concentrations of lipids, insulin, or glucose in humans. *Journal of Nutrition* **134**, 1384–1388.

Jenkins, D.J., *et al.* (1989) Nibbling versus gorging: metabolic advantages of increased meal frequency. *New England Journal of Medicine* **321**, 929–934.

Karmally, W. *et al.* (2005) Cholesterol-lowering benefits of oat-containing cereal in Hispanic Americans. *Journal of American Dietetic Association* **105**, 967–970.

Kastelein, J.J., *et al.* (2008) TNT Study Group. Lipids, apolipoproteins, and their ratios in relation to cardiovascular events with statin treatment. *Circulation* **117**, 3002–3009.

Keenan, M.D., *et al.* (2002) Oat ingestion reduces systolic and diastolic pressure in patients with mild or borderline hypertension: a pilot study. *Journal of Family Practice* **51**, 369.

Kerckhoffs, D.A., *et al.* (2003) Cholesterol-lowering effect of beta-glucan from oat bran in mildly hypercholesterolemic subjects may decrease when beta-glucan is incorporated into bread and cookies. *American Journal of Clinical Nutrition* **78**, 221–227.

Kristensen, M. and Bügel, S. (2011) A diet rich in oat bran improves blood lipids and hemostatic factors, and reduces apparent energy digestibility in young healthy volunteers. *European Journal of Clinical Nutrition* **65**, 1053–1058.

Kritchevsky, D. and Story, J.A. (1974) Binding of bile salts *in vitro* by nonnutritive fiber. *Journal of Nutrition* **104**, 458–462.

LaRosa, J.C., *et al.* (2005) Treating to New Targets (TNT) investigators. Intensive lipid lowering with atorvastatin in patients with stable coronary disease. *New England Journal of Medicine* **352**, 1425–1435.

Lia, A., *et al.* (1995) Oat beta-glucan increases bile acid excretion and a fiber-rich barley fraction increases cholesterol excretion in ileostomy subjects. *American Journal of Clinical Nutrition* **62**, 1245–1251.

Liatis, S., *et al.* (2009) The consumption of bread enriched with betaglucan reduces LDL-cholesterol and improves insulin resistance in patients with type 2 diabetes. *Diabetes and Metabolism* **35**, 115–120.

Lichtenstein, A.H., *et al.* (2006) Diet and lifestyle recommendations revision 2006: a scientific statement from the American Heart Association Nutrition Committee. *Circulation* **114**, 82–96. [Erratum in: *Circulation* 2006; **114**, e27.]

LRC-CPPT Writing Group. (1984) The Lipid Research Clinics Coronary Primary Prevention Trial results. I. Reduction in incidence of coronary heart disease. *Journal of the American Medical Association* **251**, 351–364.

Mahdy Ali, K., *et al.* (2012) Cardiovascular disease risk reduction by raising HDL cholesterol-current therapies and future opportunities. *British Journal of Pharmacology* **167**, 1177–1194

Maki, K.C. and Dicklin, M.R. (2008) How well do various lipids and lipoprotein measures predict cardiovascular disease morbidity and mortality. In: *Clinical Challenges in Lipid Disorders* (eds P.P. Toth and D. Sica), pp. 1–16. Clinical Publishing, Oxford.

Maki, K.C., *et al.* (2003a) Food products containing free tall oil-based phytosterols and oat beta-glucan lower serum total and LDL cholesterol in hypercholesterolemic adults. *Journal of Nutrition* **133**, 808–813.

Maki, K.C., *et al.* (2003b) Lipid responses to consumption of a beta-glucan containing ready-to-eat cereal in children and adolescents with mild-to-moderate primary hypercholesterolemia. *Nutrition Research* **23**,1527–1535.

Maki, K.C., *et al.* (2007) Effects of high-fiber oat and wheat cereals on postprandial glucose and lipid responses in healthy men. *International Journal for Vitamin and Nutrition Research* **77**, 347–356.

Maki, K.C., *et al* (2010) Whole-grain ready-to-eat oat cereal, as part of a dietary program for weight loss, reduces low-density lipoprotein cholesterol in overweight and obese adults more than a dietary program including low-fiber control foods. *Journal of American Dietetic Association* **110**, 205–214.

Marlett, J.A, *et al.* (1994) Mechanism of serum cholesterol reduction by oat bran. *Hepatology* **20**, 1450–1457.

Marlett, J.A. (2001) Dietary fiber and cardiovascular disease. In: *Handbook of dietary fiber* (eds S.S. Cho and M.L. Dreher), pp. 17–25. Marcel Dekker, New York.

Mårtensson, O., *et al.* (2005) Fermented, ropy, oat-based products reduce cholesterol levels. *Nutrition Research* **25**, 429–442.

Mora, S., *et al.* (2009) Lipoprotein particle profiles by nuclear magnetic resonance compared with standard lipids and apolipoproteins in predicting incident cardiovascular disease in women. *Circulation* **119**, 931–939.

Naumann, E., *et al.* (2006) Beta-glucan incorporated into a fruit drink effectively lowers serum LDL-cholesterol concentrations. *American Journal of Clinical Nutrition* **83**, 601–605.

Ness, G.C. and Chambers, C.M. (2000) Feedback and hormonal regulation of hepatic 3-hydroxy-3-methylglutaryl coenzyme A reductase: the concept of cholesterol buffering capacity. *Proceedings of the Society for Experimental Biology and Medicine* **224**, 8–19.

Panahi, S., *et al.* (2007) Beta-glucan from two sources of oat concentrates affect postprandial glycemia in relation to the level of viscosity. *Journal of the American College of Nutrition* **26**, 639–644.

Pischon, T., *et al.* (2005) Non-high-density lipoprotein cholesterol and apolipoprotein B in the prediction of coronary heart disease in men. *Circulation* **112**, 3375–3383.

Pins, J.J., *et al.* (2002) Do whole-grain cereals reduce the need for antihypertensive medications and improve blood pressure control? *Journal of Family Practice* **51**, 353–359

Pomeroy, S., *et al.* (2001) Oat beta-glucan lowers total and LDL-cholesterol. *Australian . Journal of Nutrition and Dietetics* **58**, 51–55.

Queenan, K.M., *et al.* (2007) Concentrated oat beta-glucan, a fermentable fiber, lowers serum cholesterol in hypercholesterolemic adults in a randomized controlled trial. *Nutrition Journal* **6**, 6.

Ramjee, V., *et al.* (2011) Non-high-density lipoprotein cholesterol versus apolipoprotein B in cardiovascular risk stratification: do the math. *Journal of the American College of Cardiology* **58**, 457–463.

Reaven, G.M. (2003) Insulin resistance/compensatory hyperinsulinemia, essential hypertension and cardiovascular disease. *Journal of Clinical Endocrinology and Metabolism* **88**, 2399–2403.

Reyna, N.Y., *et al.* (2003) Sweeteners and beta-glucans improve metabolic and anthropometrics variables in well controlled type 2 diabetic patients. *American Journal of Therapeutics* **10**, 438–443.

Reyna-Villasmil, N., *et al.* (2007) Oat-derived beta-glucan significantly improves HDLC and diminishes LDLC and non-HDL cholesterol in overweight individuals with mild hypercholesterolemia. *American Journal of Therapeutics* **14**, 203–212.

Ripsin, C.M., *et al.* (1992) Oat products and lipid lowering. A meta-analysis. *Journal of the American Medical Association* **267**, 3317–3325.

Robertson, M.D., *et al.* (2003) Prior short-term consumption of resistant starch enhances postprandial insulin sensitivity in healthy subjects. *Diabetologia* **46**, 659–665.

Robertson, M.D., *et al.* (2005) Insulin-sensitizing effects of dietary resistant starch and effects on skeletal muscle and adipose tissue metabolism. *American Journal of Clinical Nutrition* **82**, 559–567.

Robitaille, J., *et al.* (2005) Effect of an oat bran-rich supplement on the metabolic profile of overweight premenopausal women. *Annals of Nutrition and Metabolism* **49**, 141–148.

Roger, V.L., *et al.* (2012) Executive summary: heart disease and stroke statistics – 2012 update: a report from the American Heart Association. *Circulation* **125**, 188–197. [Erratum in: *Circulation* 2012;**125**, e1001.]

Saltzman, E., *et al.* (2001) An oat-containing hypocaloric diet reduces systolic blood pressure and improves lipid profile beyond effects of weight loss in men and women. *Journal of Nutrition* **131**, 1465–1470.

Scandinavian Simvastatin Survival Study Group (1994) Randomised trial of cholesterol lowering in 4444 patients with coronary heart disease: the Scandinavian Simvastatin Survival Study (4S). *Lancet* **344**, 1383–1389.

Schneeman, B.O. (2002) Gastrointestinal physiology and functions. *British Journal of Nutrition* **88**, S159–S163.

Shepherd, J., *et al.* (1995) Prevention of coronary heart disease with pravastatin in men with hypercholesterolemia. West of Scotland Coronary Prevention Study (WOSCOPS) group. *New England Journal of Medicine* **333**, 1301–1307.

Theuwissen, E. and Mensink, R.P. (2007) Simultaneous intake of β-glucan and plant stanol esters affects lipid metabolism in slightly hypercholesterolemic subjects. *Journal of Nutrition* **137**, 583–588.

Tighe, P., *et al.* (2010) Effect of increased consumption of whole-grain foods on blood pressure and other cardiovascular risk markers in healthy middle-aged persons: a randomized controlled trial. *American Journal of Clinical Nutrition* **92**, 733–740.

Tiwari, U. and Cummins, E. (2011) Meta-analysis of the effect of β-glucan intake on blood cholesterol and glucose levels. *Nutrition* **27**, 1008–1016.

Weickert, M.O., *et al.* (2008) Impact of cereal fibre on glucose-regulating factors. *Diabetologia* **48**, 2343–2353.

Wolever, T.M.S., *et al.* (1996) Serum acetate:propionate ratio is related to serum cholesterol in men but not women. *Journal of Nutrition* **126**, 2790–2797.

Wolever, T.M., *et al.* (2010) Physicochemical properties of oat β-glucan influence its ability to reduce serum LDL cholesterol in humans: a randomized clinical trial. *American Journal of Clinical Nutrition* **92**, 723–732.

Wong, J.M., *et al.* (2006) Colonic health: fermentation and short chain fatty acids. *Journal of Clinical Gastroenterology* **40**, 235–243.

第 10 章

燕麦及燕麦 β- 葡聚糖对血压和高血压的作用

Tia M. Rains 和 **Kevin C. Maki**
Biofortis Clinical Research, Addison, IL, USA

10.1 引言

高血压的定义为平均收缩压（SBP）≥ 140mm Hg 以及（或者）舒张压（DBP）≥ 90 mmHg，它是脑卒中、动脉粥样硬化心血管疾病以及早期死亡的重要危险因素（National High Blood Pressure Education Program，2003；Appel 等，2006；Wright 等，2011）。在美国，大约每 3 位成人中就有 1 位患有高血压（预计有 7640 万），且患病率随着年龄的增长而增加。因此，超过 2/3 的 60 岁以上成人患有高血压（Wright 等，2011；Roger 等，2012）。大约 21% 的人患有未被确诊的高血压，另外 25% 处于高血压前期。高血压前期定义为 SBP 120 ~ 139 mmHg 以及（或者）DBP 80 ~ 89 mmHg，两者均未超过高血压的临界值。预计到 2030 年底，将新增 2700 万人罹患高血压，和 2010 年相比患病率上升 9.9%（Roger 等，2012）。

改变生活方式是预防及治疗高血压的一种有效措施。饮食改变、身体活动以及社会心理因素均被证明可以适度降低血压，并降低相关并发症的患病风险（Appel 等，2006）。血压即使轻微下降也可以降低罹患疾病的风险。例如，SBP 下降 3mmHg 与脑卒中死亡率下降 8% 以及冠心病死亡率下降 5% 相关（Stamler，1991）。与非高血压个体相比，高血压个体改变生活方式的血压降低效果更明显（Appel 等，2006）。

10.2 膳食模式与血压

多种饮食行为与血压相关。血压控制方面研究最为充分的膳食干预方案之一为终止高血压膳食疗法（Dietary Approaches to Stop Hypertension，DASH）。DASH 饮食计划富含全谷物产品、水果和蔬菜以及低脂奶制品，无论受试者是否患有高血压，它都可以显著降低受试者的血压（Sacks 等，1995）。正如素食人群血压低于杂食人群，摄入大量水果及蔬菜者的血压也低于摄入少的人群（Sacks 等，1974；Haines 等，1980；Rouse 等，1984；Beilin 等，1987；Rodenas 等，2011）。而且，前瞻性流行病学研究还显示，进食全谷物与高血压发病率呈负相关（表 10.1）（Esmaillzadeh 等，2005；Wang 等，2007；Flint 等，2009）。例如，一项针对女性的健康研究（n= 28 926 例女性）显示，在 10 年的随访过程中，每日进食至少 4 份全谷物的女性比每日进食少于半份的女性罹患高血压的相对风险平均降低 23%（Wang 等，2007）。针对健康专业人士的随访研究（n = 31 684 例男性）也获得了类似的结果，在 18 年的随访过程中，与每日摄入全谷物 ≤ 6.5 g 相比，每日全谷物摄入量 ≥ 34 g 时，罹患高血压的风险降低 21%（Flint 等，2009）。

从 20 世纪 70 年代开始，观察性研究显示，增加膳食纤维摄入量有助于血压控制（表 10.1）。例如，一项以 30 861 例未确诊高血压的男性健康专业人士为研究对象，校正年龄、体重及酒精和能量摄入等因素后显示，4 年的随访过程中，膳食纤维摄入量和高血压的发生呈负相关（Ascherio 等，1992）。与高膳食纤维摄入量（> 24 g/d）的男性相比，每日摄入膳食纤维 < 12 g 的男性罹患高血压的相对风险为 1.57（95% CI：1.20 ~ 2.05）。Alonso 等（2006）对 5880 例男性及女性进行了一项为期 28 个月的随访研究，结果发现，谷物纤维摄入量位于最高五分位数的受试者与位于最低五分位数的受试者相比，罹患高血压的风险降低 40%。

摄食控制研究也报道了类似的结果。一项针对 1996—2003 年间发表的共计 24 项随机对照试验（N = 1404）进行的 meta 分析显示，平均每天补充 11.5g 膳食纤维与 SBP（–1.1 mm Hg）及 DBP（–1.3mmHg）的轻度下降相关（Streppel 等，2005）。而且，可溶性纤维对 SBP（–1.3 mmHg）及 DBP（–0.8 mmHg）的影响比不可溶性纤维（分别为 –0.2 及 –0.6 mmHg）更好。较年长的受试者（> 40 岁）以及患有高血压的受试者血压降低的幅度更大。另外一篇 meta 分析（Whelton 等，2005）也得出了类似结论，该研究包括 25 项随机对照试验（共计 1477 例受试者），结果发现，每日膳食纤维摄入量在 7.2 ~ 18.9 g 范围时，与 SBP（–1.2 mmHg）的非显著性降低以及 DBP（–1.7 mmHg）的显著性降低相关。然而，高血压患者摄入更多膳食纤维与 SBP（–6.0 mmHg）及 DBP（–4.2 mmHg）的显著降低均相关（Whelton 等，2005）。

膳食纤维降低血压的机制尚不清楚，但可能与碳水化合物代谢的调控有关。可以增加胰岛素敏感性的化合物，例如噻唑烷二酮类和双胍类药物，也可以降低动物模型以及人类的血压（Landin 等，1991；Fonseca，2003）。尽管这种作用的潜在机制尚不明确，但是代偿性高胰岛素血症会损害与内皮细胞依赖性血管松弛

表10.1　燕麦、膳食纤维及全谷物对血压影响的观察性研究

作者、年度	设计、随访	人群	燕麦／全谷物／膳食纤维的摄入量	结果
燕麦				
He 等, 1995	终生膳食模式	$N=850$ 彝族人（中国）	• Q1: 0 g/d 燕麦 • Q4: > 90 g/d 燕麦	• SBP (Q1 vs. Q4): 109.7 vs. 100.4 mmHg ($P < 0.05$) • DBP (Q1 vs. Q4): 68.3 vs. 52.6 mmHg ($P < 0.05$) • 100 g/d 燕麦与降低 SBP (−3.1 mmHg) 及 DBP (−1.3 mmHg) 相关
膳食纤维				
Lichtenstein 等, 1986	横断面	$N=2512$ 男性	• Q1: ≤ 4.0 g/d 谷物纤维 • Q5: ≥ 10.5 g/d 谷物纤维	• SBP (Q1 vs. Q5): 142.1 vs. 138.8 mmHg • DBP (Q1 vs. Q5): 72.9 vs. 71.5 mmHg 谷物纤维摄入量和 SBP ($r = -0.053$, $P < 0.01$) 及 DBP ($r = -0.057$, $P < 0.01$) 呈负相关
Jenner 等, 1988	横断面	$N=884$ 年龄为 9 岁的儿童	• Q1 (男孩): 12.7 g/d 膳食纤维 • Q5 (男孩): 27.0 g/d 膳食纤维	• 在男孩中, 膳食纤维摄入量和 SBP 之间没有相关性; 但和 DBP 之间存在负相关 ($P < 0.01$), Q5 DBP 比 Q1 低 2.5 mmHg • 在女孩中, 膳食纤维摄入量和 SBP 或 DBP 之间均没有相关性
Witteman 等, 1989	前瞻性队列, 4 年	$N=58\,218$ 女性	• Q1: < 10 g/d 膳食纤维 • Q5: ≥ 25 g/d 膳食纤维	• Q5 vs. Q1 的高血压 RR: 0.76 ($P = 0.002$)[1] • Q5 vs. Q1 的高血压 RR: 0.87 ($P = 0.14$)[2] [1]仅校正年龄, BMI 和饮酒情况; [2]进一步校正钙, 镁及钾的摄入情况
Ascherio 等, 1992	前瞻性队列, 4 年	$N=30\,681$ 男性	• 最低五分位数: < 12 g 膳食纤维 • 最高五分位数: ≥ 24 g 膳食纤维	• Q1 vs.Q5 的高血压 RR: 1.57 ($P < 0.0001$)[1] • Q1 vs.Q5 的高血压 RR: 1.46 ($P = 0.015$)[2] [1]仅校正年龄, BMI 和饮酒情况; [2]进一步校正镁及钾的摄入情况

（续）

表10.1（续）

作者，年度	设计，随访	人群	燕麦/全谷物/纤维的摄入量	结果
Ascherio 等 1996	前瞻性队列，4年	N=121 700 女性	• 最低五分位数：<10 g/d 膳食纤维 • 最高五分位数：≥25 g/d 膳食纤维	• Q5 vs. Q1 的高血压 RR：1.01（P=0.75）[1] [1]校正年龄，BMI 和饮酒情况
Stamler 等 1997	前瞻性队列，6年	N=11 342 男性	未说明	• SBP：$R=-0.061$（NS）[1] • DBP：$R=-0.070$（$P<0.001$）[1] [1]校正年龄，种族，教育情况，血清胆固醇，吸烟情况，BMI 及饮酒情况
Ludwig 等 1999	前瞻性队列，10年	N=1516 白人男性及女性	• Q1：<5.9 g 膳食纤维/4184 kJ/d • Q5：>10.5 g 膳食纤维/4184 kJ/d	• SBP（Q1 vs. Q5）：109.1 vs. 106.9 mmHg（$P<0.01$）[1,2] • DBP（Q1 vs. Q5）：72.4 vs. 69.7 mmHg（$P<0.001$）[1,2] [1]校正性别，年龄，区域中心，教育，能量摄入，体力活动，吸烟情况，饮酒情况以及维生素补充剂的使用情况，[2]在对任何下述方面进行校正后发现了 NS：总脂肪，饱和脂肪酸，不饱和脂肪酸，碳水化合物或者蛋白质摄入情况
Ludwig 等 1999	前瞻性队列，10年	N=1215 黑人男性及女性	• Q1：<5.9 g 膳食纤维/（4184 kJ·d） • Q5：>10.5 g 膳食纤维/（4184 kJ·d）	• SBP（Q1 vs. Q5）：111.6 vs. 111.5 mmHg（$P=0.77$）[1] • DBP（Q1 vs. Q5）：74.0 vs. 73.3 mmHg（$P=0.70$）[1] [1]校正性别，年龄，区域中心，教育，能量摄入，体力活动，吸烟情况，饮酒情况以及维生素补充剂的使用情况
Bazzano 等 2003	前瞻性队列，19年	N=9776 男性及女性	• Q1：<7.7 g 膳食纤维/1735 kcal • Q4：>15.9 g 膳食纤维/1735 kcal	• SBP（Q1 vs. Q5）：135.4 vs. 134.4 mmHg（$P<0.05$）[1] • DBP（Q1 vs. Q5）：83.9 vs. 82.9 mmHg（$P<0.002$）[1] [1]校正年龄

（续）

表10.1（续）

作者，年度	设计，随访	人群	燕麦/全谷物/纤维的摄入量	结果
Alonso 等，2006	前瞻性队列，2 年	N=5880 男性和女性	Q1: 最低谷物纤维摄入（数量 NR） Q5: 最高谷物纤维摄入（数量 NR）	• Q5 vs. Q1 的高血压 HR: 0.7 (P=0.18)[1] • Q5 vs. Q1 的高血压 HR: 0.6 (P=0.05)[2] [1] 校正年龄，性别，BMI，体力活动，饮酒情况，钠摄入情况，总能量摄入情况，吸烟以及高胆固醇血症；[2] 进一步校正摄入情况 镁，钾，低脂奶，MUFA 以及 SFA 的摄入
Newby 等，2007	横断面	N=1516 男性和女性	Q1: 2.2 g/d 谷物纤维 Q5: 9.5 g/d 谷物纤维	• DBP (Q1 vs. Q5): 80.8 vs. 77.8 (P=0.009)[1] • DBP (Q1 vs. Q5): 79.5 vs. 79.2 (P=0.90)[2] • SBP (Q1 vs. Q5): 130.8 vs. 127.6 (P=0.06)[1] • SBP (Q1 vs. Q5): 128.7 vs. 129.7 (P=0.27)[2] [1] 校正年龄，性别，总能量以及访视的年代，[2] 进一步校正种族，教育程度，维生素补充剂的使用，吸烟情况，饱和脂肪供能比，饮酒情况，精制谷物摄入情况，BMI，降低血脂药物的使用情况以及高胆固醇血症
全谷物				
Esmaillzadeh 等，2005	横断面	N=827 男性和女性	Q1: <10 g/d 全谷物 Q2: 10~71 g/d 全谷物 Q3: 71~143 g/d 全谷物 Q4: ≥143 g/d 全谷物	• SBP (Q1 vs. Q4): 115 vs. 115 (P>0.05) • DBP (Q1 vs. Q4): 81 vs. 77 (P<0.05) 高血压的 OR: Q1, 1.00; Q5, 0.84 (95% CI, 0.73~0.99, P=0.03)[1] [1] 校正年龄，总能量摄入情况，吸烟情况，雌激素的使用情况，降压药的使用情况，脂肪供能比，体力活动，肉类及鱼类的食用情况以及水果/蔬菜的摄入情况
Steffen 等，2005	前瞻性队列，15 年	N=4304 男性和女性	Q1: 每天<0.4 份全谷物 Q2: 每天0.4~0.7份全谷物 Q3: 每天0.7~1.2份全谷物 Q4: 每天1.2~1.9份全谷物 Q5: 每天>1.9份全谷物	偶发高血压的 HR: • Q1: 1.00 • Q5: 0.83 (95% CI, 0.67~1.03，有趋势)

（续）

表10.1（续）

作者，年度	设计，随访	人群	燕麦/全谷物/纤维的摄入量	结果
Newby 等，2007	横断面	N=1464 男性和女性	• Q1: 0.68 g/d 全谷物 • Q5: 45.8 g/d 全谷物	• DBP (Q1 vs. Q5): 79.8 vs. 79.1 ($P=0.04$)[1] • DBP (Q1 vs. Q5): 79.8 vs. 79.2 ($P=0.42$)[2] • SBP (Q1 vs. Q5): 130.9 vs. 127.8 ($P=0.12$)[1] • SBP (Q1 vs. Q5): 129.2 vs. 128.3 ($P=0.79$)[2] [1] 校正年龄、性别、访视年代、总能量、维生素补充剂的使用、维生素补充剂摄入情况、BMI、降脂药使用情况 [2] 进一步校正种族、教育程度、吸烟情况、饱和脂肪供能比、饮酒情况、精制谷物摄入情况、高胆固醇血症
Wang 等，2007	前瞻性队列，10年	N=28 926 女性	• Q1: <每天 0.5 份全谷物 • Q5: ≥每天 4 份全谷物	• Q5 vs. Q1 的高血压 RR: 0.86[1] • Q5 vs. Q1 的高血压 RR: 0.88 ($P=0.001$)[2] • Q5 vs. Q1 的高血压 RR: 0.87 ($P=0.0009$)[3] • Q5 vs. Q1 的高血压 RR: 0.89 ($P=0.007$)[4] [1] 校正年龄、种族、能量摄入以及治疗情况（阿司匹林、维生素 E、胡萝卜素或安慰剂） [2] 在模型 1 的基础上校正吸烟情况、饮酒情况、锻炼、停经、停经后激素使用情况以及多种维生素的使用情况 [3] 在模型 2 的基础上校正 BMI、糖尿病史以及高胆固醇血症家族史、心肌梗死家族史 [4] 在模型 3 的基础上校正水果及蔬菜、肉类以及奶制品的摄入情况
Flint 等，2009	前瞻性队列，18年	N=31 684 男性	• Q1: 0 ~ 6.5 g/d 全谷物 • Q5: 34.3 ~ 326.4 g/d 全谷物	• Q5 vs. Q1 的高血压 RR: 0.72 ($P<0.0001$)[1] • Q5 vs. Q1 的高血压 RR: 0.81 ($P<0.0001$)[2] [1] 校正年龄及能量摄入情况 [2] 在模型 1 的基础上校正冠心病家族史、高血压家族史、吸烟情况、饮酒情况、婚姻状况、专业、身高、水果及蔬菜摄入情况、钠摄入情况、体力活动、多种维生素使用情况以及胆固醇筛查情况

缩略语：BMI, 体质指数；BP, 血压；DBP, 舒张压；M, 男性；MUFA, 单不饱和脂肪酸；NR, 没有报告；OR, 比值比；Q, 四分位数；RR, 相对危险度；SBP, 收缩压；SFA, 饱和脂肪酸；W, 女性。

相关的细胞内信号通路，导致血管收缩及血压升高（Kotchen 等，1996）。高胰岛素血症还可通过其他途径调节血压，包括增强远端肾小管肾单位对钠及水的重吸收，以及刺激交感神经系统（Landsberg，1999；Fonseca，2003；Ferrinnini 和 Cushman，2012）。

黏性纤维（例如燕麦 β- 葡聚糖）可以延缓葡萄糖在胃肠道的吸收，进而降低餐后血糖及胰岛素水平，上调外周组织中的胰岛素受体，随着时间的延长可能会改善胰岛素敏感性（Wolever 等，1999；Keenan 等，2002；Maki 等，2007）。另外，结肠菌群可以发酵膳食纤维，产生短链脂肪酸（SCFAs）（Wolever 等，1991）。血液中高水平的 SCFAs 可以抑制脂肪组织释放游离脂肪酸（FFA）（Wolever 等，1991）。大量的临床研究数据表明，FFAs 的长期升高可以引起胰岛素抵抗（Ferrannini 等，1983；Kashyap 等，2003；Homko 等，2003）。例如，注射 Intralipid® 脂肪乳剂（这样可以升高 FFA 浓度）可诱导健康儿童产生胰岛素抵抗（Arslanianhe 和 Suprasongsin，1997）。相反，利用烟酸类似物阿昔莫司抑制 FFA 的释放则可以改善胰岛素敏感性（Ferrannini 等，1983）。因此，增加可发酵膳食纤维（例如抗性淀粉、瓜尔胶、燕麦 β- 葡聚糖）的摄入与胰岛素敏感性的改善相关，这种胰岛素敏感性的改善可以通过多种方法进行评价，包括正葡萄糖钳夹技术以及食物耐受试验的数学模型（Landin 等，1992；Robertson 等，2003，2005；Weickert 等，2006）。

其他可能的机制包括血胆固醇和内皮功能之间的关系。低密度脂蛋白胆固醇水平的升高可以导致血管收缩，而血管收缩可以干扰血压的调控（Vakkilainen 等，2000）。因此，较低的血胆固醇浓度和内皮功能及血压的改善相关（Anderson 等，1995）。黏性纤维例如 β- 葡聚糖对血胆固醇浓度的有益作用已经得到了广泛的证实（第 9 章）。

10.3　燕麦和燕麦 β- 葡聚糖：对血压及高血压的影响

一系列分别以正常血压及高血压人群为受试对象的人群干预试验评价了燕麦及 β- 葡聚糖的摄入对血压的影响（表 10.2）。Saltzman 等（2001）发现，若正常血压的健康成人连续 6 周采用低热量饮食方案（每天能量限制在 1000kcal），并且每日摄入 45g 燕麦，6 周后其 SBP 降低了 6 mmHg。而仅遵循低热量饮食方案但不进食燕麦的受试者，SBP 仅下降了 1 mmHg。两组的 DBP 及体重下降没有差异。Tighe 等（2010）的研究结果同样表明，健康成人连续 12 周每天进食 3 份全谷物和燕麦，其 SBP 下降程度（–5 mmHg）显著高于进食精制谷物产品（–1.3 mmHg）的成人；DBP 在组间没有差异。然而，其他多数研究均未发现进食燕麦可以改善正常血压受试者的血压。例如，一项针对高脂血症患者（N=28）的研究（Jenkins 等，2008）

表10.2　燕麦/燕麦β-葡聚糖对血压的影响的随机对照试验

作者，年度	设计	持续时间（周）	人群	治疗措施	SBP（和基线相比的△）[1]	DBP（和基线相比的△）[1]
未基于血压招募受试者的研究						
Saltzman 等，2001	RCT, P	6	N=43，体重稳定的 M/W	· 45 g 燕麦/1000 kcal · 不含燕麦的安慰剂食物 * 低热量膳食方案	· ↓（燕麦组 vs. 对照组：−6 mmHg vs. −1 mmHg）	· ↔
Van Horn 等，1991	RCT, P	8	N=80，M/W	· 56.7 g/d 即食燕麦 · 对照	· ↔	· ↔
Tighe 等，2010	RCT, P	12	N=206，M/W	· 每天 1 份小麦 +2 份燕麦 · 每天 3 份小麦 · 每天 3 份精制食物	· ↓（燕麦组 vs. 对照组：−6 mmHg vs. −1 mmHg）	· ↔
Kestin 等，1990	RCT, C	4	N=24，高胆固醇血症 M	· 95 g/d 燕麦麸皮（12 g NSP）· 35 g/d 小麦麸皮（12 g NSP）· 60 g/d 大米麸皮（12 g NSP）	· ↔	· ↔
Swain 等，1990	RCT, C	6	N=20，M/W	· 100 g/d 燕麦麸皮（17g 膳食纤维）· 100 g/d 小麦（2.3g 膳食纤维）	· ↔	· ↔
Jenkins 等，2008	RCT, C	4	N=28，采用"组合饮食"2.5年后的高脂血症 M/W	· 燕麦麸皮面包（2 g/d β-葡聚糖）· 454 g/d 草莓（0 g β-葡聚糖）	· ↔	· ↔

（续）

表10.2　（续）

作者，年度	设计	持续时间（周）	人群	治疗	SBP（和基线相比的△）[1]	DBP（和基线相比的△）[1]
Liatis 等，2009	RCT, P	3	N = 41，患有 2 型糖尿病及高胆固醇血症的 M/W	• 燕麦面包（3 g/d β- 葡聚糖） • 白面包	• ↓（燕麦组 vs. 对照组：−12 mmHg vs. −2 mmHg）在基线为高血压的亚组中（N=12）	• ↔
Charlton 等，2012	RCT, P	6	N = 87，高胆固醇血症及超重 M/W	谷物 / 谷物棒，含有： • 3.0 g/d β- 葡聚糖 • 1.5 g/d β- 葡聚糖 • 0 g/d β- 葡聚糖	• ↔	• ↔
Wolever 等，2010	RCT, P	4	N = 367，M/W	2 份 / 天即食谷物，含有： • 3 g/d 高 MW β- 葡聚糖 • 3 g/d 中等 MW β- 葡聚糖 • 3 g/d 低 MW β- 葡聚糖 • 小麦麸皮	• ↔	• ↔
Maki 等，2010	RCT, P	12	N = 204，高胆固醇血症及超重 M/W	2 份 / 天即食食物，含有： • 3 g/d β- 葡聚糖 • 0 g/d β- 葡聚糖	• ↔	• ↔
基于 BP 升高招募的受试者的研究						
Davy 等，2002	RCT, P	6	N = 36，高血压 M	• 60 g/d 燕麦餐 + 76 g/d 即食燕麦麸皮麦片（14 g 总膳食纤维，5.5g β- 葡聚糖） • 60 g/d 热小麦麦片 + 81 g/d 即食小麦麦片（14 g 总膳食纤维）	• ↔	• ↔

（续）

表10.2（续）

作者，年度	设计	持续时间（周）[1]	人群	治疗	SBP（和基线相比的△）[1]	DBP（和基线相比的△）[1]
Pins 等，2002	RCT, P	12	N = 88，正在接受治疗的高血压 M/W	• 60 g/d 燕麦餐 + 77 g/d 燕麦谷物棒（5.4 g β-葡聚糖） • 65 g/d 热即食小麦麦片 + 81 g/d 即食小麦麦片（0 g β-葡聚糖）	• ↔ • 燕麦组及小麦组分别有 73% 和 42% 有停用了降血压药物	• ↔
Maki 等，2007	RCT, P	12	N = 97，患有未经治疗或控制欠佳的高血压，超重 M/W	• 90 g/d 燕麦麸皮即食麦片 + 60 g/d 燕麦餐 + 20 g/d β-葡聚糖精粉末（17 g 总膳食纤维；7.7 g β-葡聚糖） • 90 g/d 低纤维即食麦片 + 65 g/d 热麦片 + 12 g/d 总膳食纤维（1.9 g 总膳食纤维）麦芽糊精	• ↔ • ↓（-8mmHg）在 BMI > 31.5 kg/m² 的亚组中	• ↔ • ↓（-4mmHg）在 BMI > 31.5 kg/m² 的亚组中
He 等，2004	RCT, P	12	N = 110，患有高于最佳 BP 或者高血压且未经治疗的 M/W	• 60 g/d 燕麦麸皮松饼 + 84 g/d 谷物棒（7.3 g β-葡聚糖） • 93 g/d 精制小麦松饼 + 42 g/d 玉米片（0 g β-葡聚糖）	• ↔	• ↔

[1] 研究结果为与对照组和基线相比的结果，分别为收缩压及舒张压显著降低（↓）或者没有显著性变化（↔）。

缩略语：BMI，体质指数；BP，血压；C，交叉；DBP，舒张压；M，男性；MW，分子量；NSP，非淀粉多糖；P，平行；RCT，随机对照试验；SBP，收缩压；W，女性。

发现，连续摄入 4 周燕麦麸皮面包（2 g/d β- 葡聚糖）后，没有观察到 SBP 或者 DBP 的任何变化。在一项以 87 例患有高胆固醇血症并超重的男性和女性为对象的研究中，连续 6 周每日摄入燕麦片（1.5 g/d β- 葡聚糖）或者燕麦粥（3.0 g/d β- 葡聚糖），对受试者血压没有造成影响（Charlton 等，2012）。在其他以全燕麦或者燕麦麸皮浓缩物进行的人体摄食试验中，也未能发现其对基线血压正常的受试者有降血压作用（Kestin 等，1990；Swain 等，1990；Van Horn 等，1991；Maki 等，2007，2010；Liatis 等，2009；Wolever 等，2010）。

尽管前瞻性队列研究结果表明，燕麦的降血压效应可能在患有高血压或者血压升高的个体中更明显，但是以血压变化作为主要结局的人体干预研究，未得到一致结论。例如，Davy 等（2002）以 36 位患有高血压且超重或者肥胖的中年男性为受试者，比较了每日摄入热燕麦片和即食燕麦片（提供 5.5 g/d β- 葡聚糖）与每日摄入谷物制品对血压的影响。6 周干预期结束时，没有观察到 SBP 或者 DBP 方面的差异。一项针对患有高血压的超重成人（未经治疗或者控制欠佳）进行的研究（Maki 等，2007）也得到类似结果，与进食组合的小麦食物（低纤维冷麦片、热麦片以及麦芽糊精粉末）的对照组相比，每天进食 3 份燕麦产品（燕麦麸皮冷麦片、燕麦粥以及燕麦 β- 葡聚糖粉末）的受试者，在血压响应方面并没有变化。但是，一项亚组分析则显示，在体质指数超过研究样本中位数（> 31.5 kg/m^2）的受试者中，SBP（–8.3 mmHg）及 DBP（–3.9 mmHg）均出现了显著的下降。

Pins 等（2002）以 88 例高血压男性及女性为受试者，就燕麦（燕麦餐和含燕麦的零食，每天提供 5.4 g β- 葡聚糖）和小麦（热小麦麦片和即食麦片，不含 β- 葡聚糖）对血压的影响进行了比较，12 周干预结束时，发现 SBP 或者 DBP 没有出现组间差异。但 73% 进食燕麦的受试者能够停用降压药或者将其剂量减半，而进食小麦组仅有 42% 的受试者能够做到（Pins 等，2002）。另外，继续服用同样剂量降压药的燕麦组受试者，SBP 下降了 7 mmHg，DBP 下降了 4 mmHg。

和全燕麦相比，燕麦麸皮浓缩物及 β- 葡聚糖分离物含有更高比例的 β- 葡聚糖及总膳食纤维。然而，以这些成分进行的高血压成人患者摄食试验同样得出了相互矛盾的结果。He 等（2004）选择了 110 例血压高于正常值且未经治疗的成人，对每日摄入 8 g 燕麦麸皮浓缩物（7.3 g/d β- 葡聚糖）和对照品（低纤维小麦）的降血压作用进行了比较。经过 12 周干预，没有观察到 SBP 或 DBP 的组间差异。Liatis 等（2009）在 41 例 2 型糖尿病的患者中比较了富含 β- 葡聚糖的面包（3.0 g/d β- 葡聚糖）和白面包对血压的影响。结果发现，两组整体之间血压变化没有差异，但是在连续摄食 3 周后，在高血压亚组中（n=31）发现进食 β- 葡聚糖和 SBP 降低相关 [β- 葡聚糖组（–12.2 mmHg）vs. 对照组（–2.0 mmHg）]。

10.4 结论

大量的研究证据显示，膳食因素可以影响血压以及（或者）高血压风险。多项前瞻性队列研究显示，进食全谷物及膳食纤维与血压呈负相关关系。但是利用全燕麦或者浓缩 β- 葡聚糖（3.0 ～ 7.7 g/d β- 葡聚糖）进行的人群干预却得出不一致的结论。然而，在高血压以及（或者）高脂血症的个体中，血压降低幅度似乎更大。为更好地明确进食全燕麦及 β- 葡聚糖对血压及高血压风险的影响，还需开展更多的研究。

参考文献

Alonso, A., *et al.* (2006) Vegetable protein and fiber from cereal are inversely associated with the risk of hypertension in a Spanish cohort. *Archives of Medical Research* **37**, 778–786.

Anderson, T.J., *et al.* (1995) Systemic nature of endothelial dysfunction in atherosclerosis. *American Journal of Cardiology* **75**, 71B–74B.

Appel, L.J., *et al.* (2006) Dietary approaches to prevent and treat hypertension: A scientific statement from the American Heart Association. *Hypertension* **47**, 296–308.

Arslanian, S. and Suprasongsin, C. (1997) Glucose-fatty acid interactions in prepubertal and pubertal children: effects of lipid infusion. *American Journal of Physiology* **272**, E523–E529.

Ascherio, A., *et al.* (1992) A prospective study of nutritional factors and hypertension among US men. *Circulation* **86**, 1475–1484.

Ascherio, A., *et al.* (1996) Prospective study of nutritional factors, blood pressure, and hypertension among US women. *Hypertension* **27**, 1065–1072.

Bazzano, L.A., *et al.* (2003) Dietary fiber intake and reduced risk of coronary heart disease in US men and women: the National Health and Nutrition Examination Survey I Epidemiologic Follow-up Study. *Archives of Internal Medicine* **163**, 1897–1904.

Beilin, L.J., *et al.* (1987) Vegetarian diet and blood pressure. *Nephron* **47**, 37–41.

Charlton, K.E., *et al.* (2012) Effect of 6 weeks' consumption of β-glucan-rich oat products on cholesterol levels in mildly hypercholesterolaemic overweight adults. *British Journal of Nutrition* **107**, 1037–1047.

Davy, B.M., *et al.* (2002) Oat consumption does not affect resting casual and ambulatory 24-h arterial blood pressure in men with high-normal blood pressure to stage I hypertension. *Journal of Nutrition* **132**, 394–398.

Esmaillzadeh, A., *et al.* (2005) Whole-grain consumption and the metabolic syndrome: a favorable association in Tehranian adults. *European Journal of Clinical Nutrition* **59**, 353–362.

Ferrannini, E., *et al.* (1983) Effect of fatty acids on glucose production and utilization in man. *The Journal of Clinical Investigation* **72**, 1737–1747.

Ferrannini, E. and Cushman, W.C. (2012) Diabetes and hypertension: the bad companions. *Lancet* **380**, 601–610.

Flint, A.J., *et al.* (2009) Whole grains and incident hypertension in men. *The American Journal of Clinical Nutrition* **90**, 493–498.

Fonseca, V.A. (2003) Management of diabetes mellitus and insulin resistance in patients with cardiovascular disease. *American Journal of Cardiology* **92**, 50J–60J.

Haines, A.P., *et al.* (1980) Haemostatic variables in vegetarians and non-vegetarians.

Thrombosis Research **19**, 139–148.

He, J., *et al.* (1995) Dietary macronutrients and blood pressure in southwestern China. *Journal of Hypertension* **13**, 1267–1274.

He, J., *et al.* (2004) Effect of dietary fiber intake on blood pressure: a randomized, double-blind, placebo-controlled trial. *Journal of Hypertension* **22**, 73–80.

Homko, C.J., *et al.* (2003) Effects of free fatty acids on glucose uptake and utilization in healthy women. *Diabetes* **52**, 487–491.

Jenkins, D.J., *et al.* (2008) The effect of strawberries in a cholesterol-lowering dietary portfolio. *Metabolism* **57**, 1636–1644.

Jenner, D.A., *et al.* (1988) Diet and blood pressure in 9-year-old Australian children. *The American Journal of Clinical Nutrition* **47**, 1052–1059.

Kashyap, S., *et al.* (2003) A sustained increase in plasma free fatty acids impairs insulin secretion in nondiabetic subjects genetically predisposed to develop type 2 diabetes. *Diabetes* **52**, 2461–2474.

Keenan, J.M., *et al.* (2002) Oat ingestion reduces systolic and diastolic blood pressure in patients with mild or borderline hypertension: a pilot trial. *The Journal of Family Practice* **51**, 369.

Kestin, M., *et al.* (1990) Comparative effects of three cereal brans on plasma lipids, blood pressure, and glucose metabolism in mildly hypercholesterolemic men. *The American Journal of Clinical Nutrition* **52**, 661–666.

Kotchen, T.A., *et al.* (1996) Insulin and hypertensive cardiovascular disease. *Current Opinion in Cardiology* **11**, 483–489.

Landin, K., *et al.* (1991) Treating insulin resistance in hypertension with metformin reduces both blood pressure and metabolic risk factors. *Journal of Internal Medicine* **229**, 181–187.

Landin, K., *et al.* (1992) Guar gum improves insulin sensitivity, blood lipids, blood pressure, and fibrinolysis in healthy men. *The American Journal of Clinical Nutrition* **56**, 1061–1065.

Landsberg, L. (1999) Role of the sympathetic adrenal system in the pathogenesis of the insulin resistance syndrome. *Annals of the New York Academy of Sciences* **892**, 84–90.

Liatis, S., *et al.* (2009) The consumption of bread enriched with betaglucan reduces LDL-cholesterol and improves insulin resistance in patients with type 2 diabetes. *Diabetes and Metabolism* **35**, 115–120.

Ludwig, D.S., *et al.* (1999) Dietary fiber, weight gain, and cardiovascular disease risk factors in young adults. *JAMA: The Journal of the American Medical Association* **282**, 1539–1546.

Lichtenstein, M.J., *et al.* (1986) Heart rate, employment status, and prevalent ischaemic heart disease confound relation between cereal fibre intake and blood pressure. *Journal of Epidemiology and Community Health* **40**, 330–333.

Maki, K.C., *et al.* (2007) Effects of consuming foods containing oat B-glucan on blood pressure, carbohydrate metabolism and biomarkers of oxidative stress in men and women with elevated blood pressure. *European Journal of Clinical Nutrition* **61**, 786–795.

Maki, K.C., *et al.* (2010) Whole-grain ready-to-eat oat cereal, as part of a dietary program for weight loss, reduces low-density lipoprotein cholesterol in adults with overweight and obesity more than a dietary program including low-fiber control foods. *Journal of the American Dietetic Association* **110**, 205–214.

National High Blood Pressure Education Program (2003) *The seventh report of the Joint National Committee on Prevention, Detection, Evaluation, and Treatment of High Blood Pressure. National Institutes of Health, Publication Number* 03-5233.

Newby, P.K., *et al.* (2007) Intake of whole grains, refined grains, and cereal fiber measured with 7-d diet records and associations with risk factors for chronic disease. *The American Journal of Clinical Nutrition* **86**, 1745–1753.

Pins, J.J., *et al.* (2002) Do whole-grain cereals reduce the need for antihypertensive medications and improve blood pressure control? *The Journal of Family Practice* **51**, 353–359.

Robertson, M.D., *et al.* (2003) Prior short-term consumption of resistant starch enhances postprandial insulin sensitivity in healthy subjects. *Diabetologia* **46**, 659–665.

Robertson, M.D., *et al.* (2005) Insulin-sensitizing effects of dietary resistant starch and effects on skeletal muscle and adipose tissue metabolism. *The American Journal of Clinical Nutrition* **82**, 559–567.

Rodenas, S., *et al.* (2011) Blood pressure of omnivorous and semi-vegetarian postmenopausal women and their relationship with dietary and hair concentrations of essential and toxic metals. *Nutrición Hospitalaria* **26**, 874–883

Roger, V.L., *et al.* (2012) Heart disease and stroke statistics – 2012 update: a report from the American Heart Association. *Circulation* **125**, e2–e220.

Rouse, I.L., *et al.* (1984) Vegetarian diet, blood pressure and cardiovascular risk. *Australian and New Zealand Journal of Medicine* **14**, 439–443.

Sacks, F.M., *et al.* (1974) Blood pressure in vegetarians. *American Journal of Epidemiology* **100**, 390–398.

Sacks, F.M., *et al.* Rationale and design of the Dietary Approaches to Stop Hypertension trial (DASH). (1995) A multicenter controlled-feeding study of dietary patterns to lower blood pressure. *Annals of Epidemiology* **5**, 108–118.

Saltzman, E., *et al.* (2001) An oat-containing hypocaloric diet reduces systolic blood pressure and improves lipid profile effects of weight loss in men and women. *Journal of Nutrition* **131**, 1465–1470.

Stamler, J. (1991) Blood pressure and high blood pressure. Aspects of risk. *Hypertension* **18**, I95–I107.

Stamler, J., *et al.* (1997) Relation of body mass and alcohol, nutrient, fiber, and caffeine intakes to blood pressure in the special intervention and usual care groups in the Multiple Risk Factor Intervention Trial. *The American Journal of Clinical Nutrition* **65**, 338S–365S.

Steffen, L.M., *et al.* (2005) Associations of plant food, dairy product, and meat intakes with 15-y incidence of elevated blood pressure in young black and white adults: the Coronary Artery Risk Development in Young Adults (CARDIA) Study. *The American Journal of Clinical Nutrition* **82**, 1169–1177.

Streppel, M.T., *et al.* (2005) Dietary fiber and blood pressure: a meta-analysis of randomized placebo-controlled trials. *Archives of Internal Medicine* **165**, 150–156.

Swain, J.F., *et al.* (1990) Comparison of the effects of oat bran and low-fiber wheat on serum lipoprotein levels and blood pressure. *New England Journal of Medicine* **322**, 147–152.

Tighe, P., *et al.* (2010) Effect of increased consumption of whole-grain foods on blood pressure and other cardiovascular risk markers in healthy middle-aged persons: a randomized controlled trial. *The American Journal of Clinical Nutrition* **92**, 733–740.

Vakkilainen, J., *et al.* (2000) Endothelial dysfunction in men with small LDL particles. *Circulation* **102**, 716–721.

Van Horn, L., *et al.* (1991) Effects on serum lipids of adding instant oats to usual American diets. *American Journal of Public Health* **81**, 183–188.

Wang, L., *et al.* (2007) Whole- and refined-grain intakes and the risk of hypertension in women. *The American Journal of Clinical Nutrition* **86**, 472–479.

Weickert, M.O., *et al.* (2006) Cereal fiber improves whole-body insulin sensitivity in overweight and obese women. *Diabetes Care* **29**, 775–780.

Whelton, S.P., *et al.* (2005) Effect of dietary fiber intake on blood pressure: a meta-analysis of randomized, controlled clinical trials. *Journal of Hypertension* **23**, 475–481.

Witteman, J.C., *et al.* (1989) A prospective study of nutritional factors and hypertension among US women. *Circulation* **80**, 1320–1327.

Wolever, T.M., *et al.* (1991) Effect of method administration of psyllium on glycemic response and carbohydrate digestibility. *Journal of the American College of Nutrition* **10**, 364–371.

Wolever, T.M., *et al.* (1999) Day-to-day consistency in amount and source of carbohydrate intake associated with improved blood glucose control in type 1 diabetes. *Journal of the American College of Nutrition* **18**, 242–247.

Wolever, T.M., *et al.* (2010) Physicochemical properties of oat β-glucan influence its ability to reduce serum LDL cholesterol in humans: a randomized clinical trial. *The American Journal of Clinical Nutrition* **92**, 723–732.

Wright, J.D., *et al.* (2011) Mean systolic and diastolic blood pressure in adults aged 18 and over in the United States, 2001–2008. *National Health Statistics Reports* **25**, 1–22, 24.

第 11 章

燕麦生物碱，具有潜在健康效应的燕麦特征成分

Mohsen Meydani
Vascular Biology Laboratory, Jean Mayer USDA Human Nutrition Research Center on Aging at Tufts University, Boston, MA, USA

11.1 引言

　　流行病学及临床研究表明，提高全谷物类食物的摄入量与有效降低冠心病（CHD）、糖尿病、结肠癌、炎症以及全因死亡率的风险相关（Burkitt 等，1972；Reddy 等，1992；Burkitt，1993；Gillman 等，1995；Ness 和 Powles，1997；Slattery 等，1997；Anderson，2000；Joshipura 等，2001）。高纤维含量被认为是全谷物类食物对健康有益的主要贡献因素。早先对多项对照研究进行的 meta 分析显示，就降低 CHD 的风险而言，摄食全谷物类（包括小麦、大米、玉米及燕麦）甚至略优于进食水果或蔬菜（Anderson，2003）。

　　燕麦被认为是谷物类食物中降低胆固醇、促进心脏功能健康最有效的食物。尽管小麦麸皮及大米麸皮均含有较高水平的膳食纤维，但是它们含有的主要是不溶性纤维，而其不具有降低低密度脂蛋白胆固醇（LDL-C）的作用。Kelly 等（2007）的文献综述表明，在临床干预试验中，进食全谷物对 CHD 的有益效应主要归功于全籽粒燕麦。而且，高可溶性膳食纤维（即 β- 葡聚糖）含量是燕麦健康促进效应的主要因素，它可以通过增加胆固醇向胆汁的转化而降低血液 LDL-C 的水平（Jenkins 等，2002）。因此，美国食品药品监督管理局于 1997 年批准了进食含可溶性纤维的燕麦及相关产品可以降低心脏疾病风险的健康声称。所需要量为每份食物 0.75g β- 葡聚糖，并且每日进食 3g 燕麦 β- 葡聚糖能有效降低血液 LDL-C 水平。最近，一项对流行病学研究进行的 meta 分析得出了如下结论，即每天摄入 3g 燕麦或大麦 β- 葡聚糖足以降低血液中的胆固醇水平，但也有研究报道 3g β- 葡聚糖可能无法使血液中的胆固醇水平降低。Wolff 等（1998）认为这种不一致结果可能与黏度有关。另外，一项双盲、平行设计、多中心临床试验结果显示，在降

低血液 LDL-C 水平方面，高、中分子量 β- 葡聚糖比低分子量 β- 葡聚糖更加有效。

除了通过降低 LDL-C 促进心脏健康之外，研究表明进食富含 β- 葡聚糖的燕麦麸皮也可以降低 2 型糖尿病患者摄入葡萄糖或者复合碳水化合物后的血糖、胰岛素以及胰高血糖素反应水平（Hallfrisch 等，1995；Jenkins 等，2002）。另外，可溶性黏性纤维（例如 β- 葡聚糖）还可以改善胃肠道动力以及促进胃排空，并刺激参与饱腹感信号传导的胃部激素的分泌，例如胆囊收缩素、胰高血糖素样肽 -1、多肽 YY 以及胃饥饿素（Juvonen 等，2009）。全谷物也是多种营养素的丰富来源，包括复合碳水化合物、淀粉、低聚糖、矿物质、维生素以及植物化学物（Slavin 等，1997；Anderson，2000）。除了膳食纤维之外，这些全谷物食物的健康效应及其机制尚未充分阐明。

除了降低胆固醇的作用之外，维生素 E 和维生素 C 联合燕麦麸皮还可以改善内皮细胞功能（Katz 等，2001）以及降低血压（Saltzman 等，2001）。尽管这些效应的潜在机制尚不明了，但是这些效应可能是由于燕麦所含有的 β- 葡聚糖或者抗氧化剂或植物化学物使覆盖血管壁的平滑肌细胞发生松弛，从而降低血脂水平。这些植物化学物可以分成两个类型：游离的酚类，其分子量低，可溶且易吸收，并且具有抗氧化活性（例如生育酚、生育三烯酚、黄酮类以及羟基肉桂酸类）；以及结合酚类，它们以共价键连接到复杂的、高分子量的不溶性细胞成分上 [例如木质素、细胞壁多糖、结构性和（或）贮存蛋白]，并需要在肠道内经过进一步代谢才能发挥作用。

11.2 燕麦生物碱，燕麦中的生物活性酚类物质

燕麦中的抗氧化成分包括生育酚、生育三烯酚、植酸以及其他酚类化合物 [包括燕麦生物碱（Avns）]，它们是燕麦所特有的一些低分子量、可溶性的酚类化合物（Collins 和 Mullin，1988；Collins，1989）。这些化合物在燕麦植株中是为了抵抗病原菌（如真菌）而生成的一种植物抗毒素（抗病原体性物质）（Matsukawa 等，2000；Okazaki 等，2004）。燕麦生物碱是含羟基肉桂酸（对香豆酸、咖啡酸、阿魏酸以及芥子酸）和邻氨基苯甲酸或者 5- 羟基邻氨基苯甲酸的共轭化合物，包括 20 多种不同构型，最主要的是燕麦生物碱 -A、燕麦生物碱 -B 和燕麦生物碱 -C 3 种（图 11.1）（Peterson 等，2002）。然而，在商业化加工过程中，燕麦生物碱的浓度可能会发生变化（Reddy 等，1992）。例如，蒸制及制片可以使脱壳燕麦片的燕麦生物碱 -A 含量轻度降低，但是燕麦生物碱 -C 及燕麦生物碱 -B 的含量不会改变。另外，燕麦籽粒的高压灭菌以及蒸制滚压燕麦的转鼓式干燥可以降低燕麦生物碱的含量。目前，高燕麦生物碱含量的燕麦作物品种和提高人类食用的燕麦产品及制品中的多酚类物质含量的方法均在研发过程中。

燕麦与其他谷物相比具有更高的抗氧化活性。事实上，在发现合成抗氧化剂

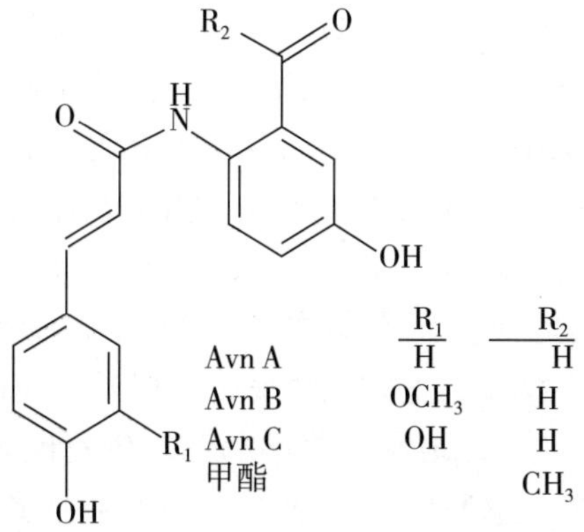

图 11.1　燕麦生物碱（Avns）的化学结构

之前，燕麦面粉被用于防止其他食物发生酸败（Lee-Manion 等，2009）。燕麦生物碱是燕麦抗氧化活性的主要来源，在体外及体内研究中，燕麦生物碱均显示出强抗氧化活性（Dimberg 等，1992；Peterson 等，2002；Bratt 等，2003；Chen 等，2004，2005）。燕麦中燕麦生物碱的抗氧化活性比其他酚类抗氧化剂（例如阿魏酸、咖啡酸）高 10 ~ 30 倍（Dimberg 等，1992）。研究结果表明，当其抗氧化活性以 DPPH（1，1- 二苯基 -2- 三硝基苯肼）来衡量时，从 5- 羟基苯胺酸中提取的燕麦生物碱的抗氧化活性比从邻氨基苯甲酸中提取的燕麦生物碱更强（Bratt 等，2003）。在针对燕麦生物碱进行的抗氧化活性（使用 DPPH 及铁还原抗氧化）以及预防 DNA 损伤能力测试中，燕麦生物碱 -C（燕麦生物碱 -2c）表现出的活性最高。燕麦生物碱 -C 是燕麦中所发现的 3 种主要燕麦生物碱之一，约占燕麦中燕麦生物碱总含量的 1/3（Peterson 等，2002）。

　　Ji 等（2003）研究结果表明，以富含燕麦生物碱的燕麦提取物（AvExO）饲喂大鼠（以 100 mg/kg 饲料喂养，可以提供大约 20 mg 燕麦生物碱 /kg 体重），可以增加骨骼肌、肝以及肾中的超氧化物歧化酶活性，并增强心脏及骨骼肌中的谷胱甘肽过氧化物酶活性。将双倍剂量的 AvExO 给予大鼠后，可以减少运动诱导的活性氧簇的产生（O'Moore 等，2005）。Ren 等（2011）研究表明，AvExO 在小鼠中可以预防 D- 半乳糖诱导的氧化损伤，增加抗氧化酶的活性，并上调它们的基因表达。尽管从以 0.25g AvExO 饲养的叙利亚金黄地鼠中分离的 LDL 不存在显著的对体外铜诱导氧化的抵抗能力，但是加入 5 μmol 的抗坏血酸（它可以对地鼠 LDL 发挥抗氧化活性）后，可以协同性地增加对 LDL 的抗氧化作用（Chen 等，2004）。在一项随机对照、交叉设计研究中，急性给予口服剂量的 AvExO，也可以使血液中的还原型谷胱甘肽增加，说明血液的抗氧化能力得到了提高（Chen 等，2007）。从人类受试者分离的 LDL 的铜诱导体外氧化反应，可被体外加入的燕麦酚类物质抑制，且具有剂量依赖性，并且向燕麦酚类物质中加入抗坏血酸协同性地抑制了铜诱导的 LDL 的氧化（Chen 等，2004）。在一项随机对照研究中，Sen 等（2011）发现，40 例健康受试者补充摄入 3.12 mg AvExO /d 1 个月后，其血清中超氧化物歧化酶以及谷胱甘肽的水平显著增加，同时作为氧化负荷标志物的血清丙二醛水平降低。另外，有研究还发现摄入 AvExO 1 个月后，血清中总胆固醇、三酰甘油以及 LDL-C 水平显著降低。

上述这些研究直接地证实了在叙利亚金黄地鼠以及在健康人类志愿者中（Chen 等，2007）燕麦生物碱的生物利用度，大鼠试验也间接证实了燕麦生物碱的生物利用度（Ji 等，2003）。地鼠血浆中的燕麦生物碱峰值浓度出现于 AvExO 弹丸式给药后的 40 分钟内（Chen 等，2004），而人类血浆中的峰值浓度则出现于 AvExO 弹丸式给药后 2 小时（Chen 等，2007）。

11.3　燕麦生物碱的抗炎症及抗增殖活性

食物中有许多具有抗氧化活性的成分（例如维生素 E、维生素 C、类胡萝卜素、多酚类物质），可以调控炎症细胞的功能。体外研究表明，燕麦生物碱对炎症细胞功能的调节，不仅通过它们的抗氧化活性实现，还通过和主导炎症反应的分子及信号通路的相互作用来实现。在培养系统中使用人主动脉内皮细胞（human aortic endothelial cells，HAECs）和平滑肌细胞（smooth muscle cells，SMCs），我们首先研究了燕麦生物碱对动脉炎症和动脉粥样硬化发展中涉及的细胞和分子过程的潜在影响。结果表明 AvExO（≤ 40 ng/ml）没有毒性，且不会影响 HAEC 的活力。但在培养基质中加入 AvExO 后，其对抑制白介素（IL）-1β 诱导的几种血管内皮细胞黏附分子的表达显示出剂量依赖性，包括细胞间黏附分子（ICAM）-1、血管细胞黏附分子（VCAM）-1 以及 E 选凝素（Liu 等，2004）。AvExO 通过抑制这些黏附分子进而抑制了 HAEC 对 U937 单核细胞的黏附。另外，AvExO 还降低了 IL-1β 诱导的数种细胞因子及趋化因子（例如 IL-6、IL-8 以及单核细胞趋化蛋白1）的产生（呈剂量依赖性），这些因子参与动脉中脂纹发生相关的炎症过程（Liu 等，2004）。

黏附分子、促炎症细胞因子以及趋化因子的内皮细胞表达受氧化还原敏感信号通路的调控，这种通路包括转录因子核因子 -kappa B（NF-κB）的激活（Collins，1993；Collins 和 Cybulsky，2001）。进一步对 AvExO 抑制炎症因子及黏附分子的分子机制进行研究，结果发现抑制 NF-κB 与内皮细胞中 κB 抑制剂（IκB）及 IκB 激酶磷酸化的削弱、蛋白酶体活性以及 IκB 的降解有关（Guo 等，2008）。另外，Lv 等（2009）的研究也证实合成燕麦生物碱类似物 [二氢燕麦生物碱（DHAvn）] 可以抑制细胞因子诱导的 NF-κB 通路的激活，并防止胰腺 β 细胞出现损伤。近年，Lee 等（2011）的研究结果表明，DHAvn 可以通过抑制基质金属蛋白酶 9 以及丝裂原活化蛋白激酶介导的 NF-κB 的活化，从而抑制乳腺 MCF-7 癌症细胞的侵袭。

虽然目前作用机制尚不明了，但燕麦抗炎症及抗搔痒特性已广为人所知。燕麦餐在治疗常春藤中毒、橡树中毒、晒伤、湿疹和银屑病方面得到了广泛认可。另外，胶状燕麦提取物（也含有燕麦生物碱）具有抗组织胺及抗瘙痒作用（Kurtz 和 Wallo，2007）。体外分子及动物研究证实了燕麦生物碱对敏感皮肤的缓解作用。Sur 等（2008）的研究结果表明，燕麦生物碱在浓度低于 1 ppb 的情况下，可以有效抑制角质细胞中 NF-κB 的活化，减少 IL-8（一种促炎症趋化因子）的释放。另外，动物实验结果表明，局部施用燕麦生物碱（1 ~ 3 ppm）减轻了神经源性炎症以及致痒原诱导的搔抓现象，可能原因为其抗组织胺及抗炎症特性。相似地，DHAvn 减少了组织胺相关皮肤病（例如发红及瘙痒）的发生（Heuschkel 等，2008）。

Spiecker 等（2002）发现另外一种在结构上和燕麦生物碱相似的合成药物——曲尼司特 [N-（3'，4'- 二甲氧基肉桂酰）- 邻氨基苯甲酸]（图 11.2），它可以通过抑制 NF-κB 活性以及抑制 ICAM-1、VCAM-1、E-selectin 及 IL-6 的内皮细胞表达，减轻炎症反应。这种药物还可以抑制细胞因子诱导的 VCAM-1 及趋化因子在角膜成纤维细胞中的表达（Adachi 等，2010）。另外，曲尼司特还可以抑制血管平滑肌细胞（vascular smooth muscle cells，VSMC）的增殖，在动物模型中预防血管成形术后的再狭窄，并呈一定的剂量依赖性（Azuma 等，1976；Suzawa 等，1992；Tanaka 等，1994；Isaji 等，1998；Tamai 等，1999）。

AvExO，一种合成燕麦生物碱 -C，其甲基化衍生物还可以抑制大鼠 A-10 SMCs 以及人类 VSMCs 的增殖，而这种增殖是血管成形术后出现动脉粥样硬化及再狭窄的重要病理生理学过程（Ross，1999；Libby，2002；Nie 等，2006a）。另外，Nie 等发现燕麦生物碱 -C 的甲基化形式（图 11.1）可以显著降低 VSMC 的增殖。使用合成的燕麦生物碱 -C 对燕麦生物碱 -C 抑制 SMC 增殖的分子机制进行研究，结果发现燕麦生物碱 -C 可以调控数种细胞周期调控蛋白（例如 p53、$p21^{Cip1}$、$p27^{Kip1}$ 以及 cyclin D1），从而抑制 G1 期至 S 期进展的细胞周期信号（Nie 等，2006b）。另外，研究发现燕麦生物碱 -C 可以抑制视网膜母细胞瘤蛋白的过度磷酸化，从而抑制细胞由 G1 期向 S 期转换。研究结果提示，燕麦生物碱对 VSMC 增

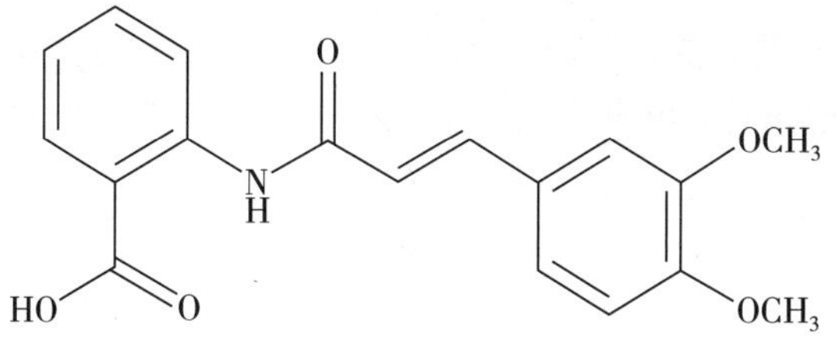

图 11.2　曲尼司特的化学结构

殖的抑制效应是由 p21^{Cip1} 细胞周期素 - 依赖性激酶抑制剂的上调以及细胞周期素 D1 的下调介导的。另外，燕麦生物碱 -C 还可以增加 VSMC 中 P53 蛋白的表达及稳定性，可使 p21^{Cip1} 的表达增加。燕麦生物碱对 VSMCs 的这种抗增殖效应，连同其在 HAEC 中的抗炎症效应，均表明它们具有抗动脉粥样硬化的潜在特性。

　　另外，燕麦生物碱通过对细胞周期蛋白例如 p53（癌症细胞增殖中的一个主要参与者）的调控抑制 VSMC 的增殖，这和以前揭示的含有全谷物的膳食与结直肠癌风险降低相关的流行病学数据及动物研究一致（Burkitt 等，1972；Burkitt，1993；Reddy 等，1992；Slattery 等，1997）；因此，研究人员决定对燕麦生物碱抑制癌症细胞增殖的能力进行进一步的评价。全谷物食物的可溶性及不可溶性纤维被认为可以直接地（通过稀释结肠中的致癌物或者减少转送时间）或间接地（通过调控微生物菌群）产生健康效应；然而，也可能是全谷物中的非纤维及酚类抗氧化成分对肠道健康发挥了有益效应（Burkitt 等，1972；Reddy 等，1987，2000 年；Sakata，1987；Howe 等，1992）。一项前瞻性研究为这种假设提供了支持，该研究表明，来源于水果、蔬菜及谷物的纤维对于防治结肠癌没有效果（Fuchs 等，1999）。另外，一项基于大规模人群的队列研究显示，在对纤维的效应进行调整后，进食全谷物仍然显著地降低了结肠癌的风险（Larsson 等，2005）。因此，全谷物的其他成分，例如一些具有抗炎症特性的成分，可能是全谷物针对结直肠癌具有防护作用的原因。大约 30% 的癌症与慢性炎症相关，因此，全谷物中具有抗炎症特性的成分可能是它们潜在的抗癌症效应的重要物质来源。

　　针对燕麦生物碱的抗炎症及抗增殖特性（Liu 等，2004；Nie 等，2006a），研究者评价了燕麦生物碱对环氧化酶 2（COX-2）表达的效应（COX-2 参与了结肠上皮细胞的上皮癌变、增殖及肿瘤生长），并对其是否也具有抗癌作用进行了探索（Guo 等，2010）。结果发现，AvExO 抑制了活化小鼠腹腔巨噬细胞中的 COX 酶活性及前列腺素 E2 的产生。AvExO、燕麦生物碱 -C 以及燕麦生物碱 -C 的甲基酯衍生物没有抑制前列腺癌或乳腺癌细胞系的增殖，但是能有效抑制 COX-2 阳性 Caco-2、HT29 及 LS174T 人类结肠癌细胞系以及 COX-2 阴性 HCT116 人类结肠癌细胞系的增殖（Guo 等，2009）。然而，燕麦生物碱对这些细胞中 COX-2 的表达或者前列腺素 E2 的产生却没有影响。上述结果表明，燕麦生物碱可以通过抑制结肠癌细胞的增殖及炎症而不是 COX-2 信号通路，以及通过它们对巨噬细胞的影响，从而预防结肠癌的发生。另外，值得一提的是，燕麦生物碱对分化的结肠癌细胞（这种细胞表现出正常结肠上皮细胞的特征）没有细胞毒性效应。

11.4　结论

　　燕麦作为一种健康谷物，不仅是因为它们通过 β- 葡聚糖降低血清胆固醇水平，还因为其独特的多酚类物质燕麦生物碱（Avns）而具有强大的抗氧化活性。这些燕麦多酚类物质可以在体外及体内发挥抗炎症及抗增殖作用，从而加强了进食燕麦的健康益处。对于血管细胞，燕麦生物碱可以减少炎症因子及黏附分子的产生，减弱单核细胞对内皮细胞的黏附，并可以抑制参与动脉粥样硬化形成的血管 SMCs 的增殖。另外，燕麦生物碱还可以抑制数种结肠癌细胞系的增殖，同时不对正常的结肠上皮细胞产生细胞毒效应。在体内，燕麦生物碱似乎可以增加细胞的内源性抗氧化能力，并显示出抗瘙痒效果，这些效应可能是通过其抗组胺及抗炎症作用产生的。燕麦生物碱的这些生物学活性可能可以解释众所周知的燕麦对敏感皮肤的舒缓作用。总而言之，燕麦生物碱潜在的生物学功能值得进一步探索，这对深入研究规律进食燕麦的健康效应具有重大意义。

致谢

本研究获得了美国农业部的支持（58-1950-7-707），其中所表达的任何观点、发现、结论或者推荐意见均属于作者本人，不一定反映美国农业部的观点。另外，对 Stephanie Marco 在这篇手稿的编写过程中所提供的协助表示感谢。

参考文献

Adachi, T., *et al.* (2010) Inhibition by tranilast of the cytokine-induced expression of chemokines and the adhesion molecule VCAM-1 in human corneal fibroblasts. *Investigative Ophthalmology and Visual Science* **51**, 3954–3960.

Anderson, J.W. (2000) Dietary fiber prevents carbohydrate-induced hypertriglyceridemia. *Current Atherosclerosis Reports* **2**, 536–541.

Anderson, J.W. (2003) Whole grains protect against atherosclerotic cardiovascular disease. *Proceedings of the Nutrition Society* **62**, 135–142.

Azuma, H., *et al.* (1976) Pharmacological properties of N-(3′,4′-dimethoxycinnamoyl) anthranilic acid (N-5′), a new anti-atopic agent. *British Journal of Pharmacology* **58**, 483–488.

Bratt, K., *et al.* (2003) Avenanthramides in oats (*Avena sativa* L.) and structure–antioxidant activity relationships. *Journal of Agricultural Food Chemistry* **51**, 594–600.

Burkitt, D.P. (1993) Epidemiology of cancer of the colon and rectum. 1971. *Diseases of the Colon and Rectum* **36**, 1071–1082.

Burkitt, D.P., *et al.* (1972) Effect of dietary fibre on stools and the transit-times, and its role in the causation of disease. *Lancet* **2**, 1408–1412.

Chen, C.Y., *et al.* (2004) Avenanthramides and phenolic acids from oats are bioavailable and act synergistically with vitamin C to enhance hamster and human LDL resistance to oxidation. *The Journal of Nutrition* **134**, 1459–1466.

Chen, C.-Y., *et al.* (2005) Antioxidant capacity and bioavailability of oat avenanthramides. *The FASEB Journal* **19**, A1477.

Chen, C.Y., et al. (2007) Avenanthramides are bioavailable and have antioxidant activity in humans after acute consumption of an enriched mixture from oats. *The Journal of Nutrition* **137**, 1375–1382.

Collins, F.W. (1989) Oat phenolics: avenanthramides, novel substituted N-cinnamoylanthranilate alkaloids from oat groats and hulls. *Journal of Agricultural Food Chemistry* **37**, 60–66.

Collins, F.W. and Mullin, W.J. (1988) High-performance liquid chromatographic determination of avenanthramides, N-aroylanthranilic acid alkaloids from oats. *Journal of Chromatography* **45**, 363–370.

Collins, T. (1993) Biology of disease: Endothelial nuclear factor-κB and the initiation of the atherosclerotic lesion. *Laboratory Investigations* **68**, 499–508.

Collins, T. and Cybulsky, M.I. (2001) NF-kB: pivotal mediator or innocent bystander in atherosclerosis? *The Journal of Clinical Investigation* **107**, 255–264.

Dimberg, L.H., et al. (1992) Avenanthramides-a group of phenolic antioxidants in oats. *Cereal Chemistry* **70**, 637–641.

Fuchs, C.S., et al. (1999) Dietary fiber and the risk of colorectal cancer and adenoma in women. *The New England Journal of Medicine* **340**, 169–176.

Gillman, M.W., et al. (1995) Protective effect of fruits and vegetables on development of stroke in men. *JAMA* **273**, 1113–1117.

Guo, W., et al. (2008) Avenanthramides, polyphenols from oats, inhibit IL-1beta-induced NF-kappaB activation in endothelial cells. *Free Radical Biology and Medicine* **44**, 415–429.

Guo, W., et al. (2009) Dietary polyphenols, inflammation, and cancer. *Nutrition and Cancer* **61**, 807–810.

Guo, W., et al. (2010) Avenanthramides inhibit proliferation of human colon cancer cell lines *in vitro*. *Nutrition and Cancer* **62**, 1007–1016.

Hallfrisch, J., et al. (1995) Diets containing soluble oat extracts improve glucose and insulin responses of moderately hypercholesterolemic men and women. *The American Journal of Clinical Nutrition* **61**, 379–384.

Heuschkel, S., et al. (2008) Modulation of dihydroavenanthramide D release and skin penetration by 1,2-alkanediols. *European Journal of Pharmaceutics and Biopharmaceutics* **70**, 239–247.

Howe, G.R., et al. (1992) Dietary intake of fiber and decreased risk of cancers of the colon and rectum: evidence from the combined analysis of 13 case-control studies. *Journal of the National Cancer Institute* **84**, 1887–1896.

Isaji, M., et al. (1998) Tranilast: A new application in the cardiovascular field as an antiproliferative drug. *Cardiovascular Drug Reviews* **16**, 288–299.

Jenkins, D.J., et al. (2002) Soluble fiber intake at a dose approved by the US Food and Drug Administration for a claim of health benefits: serum lipid risk factors for cardiovascular disease assessed in a randomized controlled crossover trial. *The American Journal of Clinical Nutrition* **75**, 834–839.

Ji, L.L., et al. (2003) Effect of avenanthramides on oxidant generation and antioxidant enzyme activity in exercised rats. *Nutrition Research* **23**, 1579–1590.

Joshipura, K.J., et al. (2001) The effect of fruit and vegetable intake on risk for coronary heart disease. *Annals of Internal Medicine* **134**, 1106–1114.

Juvonen, K.R., et al. (2009) Viscosity of oat bran-enriched beverages influences gastrointestinal hormonal responses in healthy humans. *The Journal of Nutrition* **139**, 461–466.

Katz, D.L., et al. (2001) Effects of oat and wheat cereals on endothelial responses. *Preventive Medicine* **33**, 476–484.

Kelly, S.A., et al. (2007) Wholegrain cereals for coronary heart disease. *Cochrane Database of Systematic Reviews* **2** (Art. No.: CD005051). doi: 10.1002/14651858.CD005051.pub2.

Kurtz, E.S. and Wallo, W. (2007) Colloidal oatmeal: history, chemistry and clinical properties. *The Journal of Drugs in Dermatology* **6**, 167–170.

Larsson, S.C., *et al.* (2005) Whole grain consumption and risk of colorectal cancer: a population-based cohort of 60,000 women. *British Journal of Cancer* **92**, 1803–1807.

Lee, Y.R., *et al.* (2011) Dihydroavenanthramide D inhibits human breast cancer cell invasion through suppression of MMP-9 expression. *Biochemical and Biophysical Research Communications* **405**, 552–557.

Lee-Manion, A.M., *et al.* (2009) *In vitro* antioxidant activity and antigenotoxic effects of avenanthramides and related compounds. *Journal of Agricultural Food Chemistry* **57**, 10619–10624.

Libby, P. (2002) Inflammation in atherosclerosis. *Nature* **420**, 868–874.

Liu, L., *et al.* (2004) The antiatherogenic potential of oat phenolic compounds. *Atherosclerosis* **175**, 39–49.

Lv, N., *et al.* (2009) Dihydroavenanthramide D protects pancreatic beta-cells from cytokine and streptozotocin toxicity. *Biochemistry and Biophysical Research Communications* **387**, 97–102.

Matsukawa, T., *et al.* (2000) Occurrence of avenanthramides and hydroxycinnamoyl-CoA:hydroxyanthranilate N-hydroxycinnamoyltransferase activity in oat seeds. *Zeitschrift für Naturforschung C* **55**, 30–36.

Ness, A.R. and Powles, J.W. (1997) Fruit and vegetables, and cardiovascular disease: a review. *International Journal of Epidemiology* **26**, 1–13.

Nie, L., *et al.* (2006a) Avenanthramide, a polyphenol from oats, inhibits vascular smooth muscle cell proliferation and enhances nitric oxide production. *Atherosclerosis* **186**, 260–266.

Nie, L., *et al.* (2006b) Mechanism by which avenanthramide-c, a polyphenol of oats, blocks cell cycle progression in vascular smooth muscle cells. *Free Radical Biology and Medicine* **41**, 702–708.

O'Moore, K.M., *et al.* (2005) Effect of Avenanthramides on rat skeletal muscle injury induced by lengthening contraction. *Medicine and Science in Sports and Exercise* **37**, S466.

Okazaki, Y., *et al.* (2004) Metabolism of avenanthramide phytoalexins in oats. *The Plant Journal* **39**, 560–572.

Peterson, D.M., *et al.* (2002) Oat avenanthramides exhibit antioxidant activities in vitro. *Food Chemistry* **79**, 473–478.

Reddy, B.S., *et al.* (1987) Metabolic epidemiology of colon cancer: effect of dietary fiber on fecal mutagens and bile acids in healthy subjects. *Cancer Research* **47**, 644–648.

Reddy, B.S., *et al.* (1992) Effect of dietary fiber on colonic bacterial enzymes and bile acids in relation to colon cancer. *Gastroenterology* **102**, 1475–1482.

Reddy, B.S., *et al.* (2000) Preventive potential of wheat bran fractions against experimental colon carcinogenesis: implications for human colon cancer prevention. *Cancer Research* **60**, 4792–4797.

Ren, Y., *et al.* (2011) Chemical characterization of the avenanthramide-rich extract from oat and its effect on D-galactose-induced oxidative stress in mice. *Journal of Agricultural and Food Chemistry* **59**, 206–211.

Ross, R. (1999) Atherosclerosis: an inflammatory disease. *New England Journal of Medicine* **340**, 115–126.

Sakata, T. (1987) Stimulatory effect of short-chain fatty acids on epithelial cell proliferation in the rat intestine: a possible explanation for trophic effects of fermentable fibre, gut microbes and luminal trophic factors. *The British Journal of Nutrition* **58**, 95–103.

Saltzman, E., *et al.* (2001) An oat-containing hypocaloric diet reduces systolic blood pressure and improves lipid profile beyond effects of weight loss in men and women. *The Journal of Nutrition* **131**, 1465–1470.

Sen, L., *et al.* (2011) Antioxidant effects of oat avenanthramides on human serum. *Agricultural Sciences in China* **10**, 1301–1305.

Slattery, M.L., *et al.* (1997) Diet diversity, diet composition, and risk of colon cancer (United States). *Cancer Causes and Control: CCC* **8**, 872–882.

Slavin, J., *et al.* (1997) Whole-grain consumption and chronic disease: protective mechanisms. *Nutrition and Cancer* **27**, 14–21.

Spiecker, M., *et al.* (2002) Tranilast inhibits cytokine-induced nuclear factor kappaB activation in vascular endothelial cells. *Molecular Pharmacology* **62**, 856–863.

Sur, R., *et al.* (2008) Avenanthramides, polyphenols from oats, exhibit anti-inflammatory and anti-itch activity. *Archives Dermatological Research* **300**, 569–574.

Suzawa, H., *et al.* (1992) Inhibitory action of tranilast, an anti-allergic drug, on the release of cytokines and PGE2 from human monocytes-macrophages. *The Japanese Journal of Pharmacology* **60**, 85–90.

Tamai, H., *et al.* (1999) Impact of tranilast on restenosis after coronary angioplasty: tranilast restenosis following angioplasty trial (TREAT). *American Heart Journal* **138**, 968–975.

Tanaka, K., *et al.* (1994) Prominent inhibitory effects of tranilast on migration and proliferation of and collagen synthesis by vascular smooth muscle cells. *Atherosclerosis* **107**, 179–185.

Wolff, H., *et al.* (1998) Expression of cyclooxygenase-2 in human lung carcinoma. *Cancer Research* **58**, 4997–5001.

第 12 章

燕麦对肥胖、体重控制以及饱腹感的影响

Chad M. Cook, Tia M. Rains 和**Kevin C. Maki**
Biofortis Clinical Research, Addison, IL, USA

12.1　引言

在 2010 年，美国成人超重 [体质指数（BMI）为 25.0 ~ 29.99 kg/m²] 或者肥胖（BMI ≥ 30.0kg/m²）比例占到 2/3（Flegal 等，2010）。同时，如果按照目前的发展趋势，预计到 2030 年，超重或者肥胖者比例将会达到 86%（Wang 等，2008）。减少饥饿感或者增强饱食感（决定进餐量及抗饿时间）及饱腹感（决定两餐之间进食间隔）的饮食策略，可能有助于人们减轻体重，或者防止体重增加（Blundell 和 MacDiarmid，1997；Mattes 等，2005）。饮食策略之一就是增加全谷物、高纤维食物的进食量。

多项横断面及前瞻性队列研究显示，平时摄入较多的全谷物（例如燕麦）和 BMI 呈负相关关系（Giacco 等，2011）。例如，在"护士健康研究"（$n = 74\ 091$）中，全谷物摄入量基线处于第 80 百分位数的女性 [1.62 份 /（1000kcal·d）]，体重比处于第 20 百分位数的女性 [0.07 份 /（1000kcal·d）] 平均低 0.9kg（Liu 等，2003）。另外，增加全谷物的摄入量能有效减少一定时间内体重的增加量。在"健康专业人员随访研究"中，27 082 例男性在 8 年的时间里体重平均增加约 2kg（Koh-Banerjee 等，2004）；然而，多因素分析显示，全谷物的摄入量每增加 40g/d，体重增加量减少 0.49kg。在"男医生健康研究"中，也报告了相似的结果（$n = 17\ 881$）。多因素分析的结果显示，每日进食全谷物早餐麦片 ≥ 1 份的男性，和很少或者从不进食这些食物的男性相比，在 8 年随访期间，体重的增加量更少（分别为 1.13kg 及 1.55kg）（Bazzano 等，2005）。增加全谷物摄入量可减少体重增加量的作用机制可能与全谷物的高膳食纤维含量有关。例如，在"护士健康研究"报道中，尽管在 12 年随访期间（1984—1996 年）女性出现了体重的增加，但每日增加 12g 膳食纤维摄入量与体重增加量减少约 3.5kg（7.7 磅）有关。"成人冠状动脉风险研

究进展"（CARDIA）也得出了相似的结果。经过 10 年的随访，年龄在 18 岁至 30 岁之间的成人，与进食膳食纤维不足 5.9g/1000 kcal 的人相比，每日进食膳食纤维超过 10.5g/1000kcal 者体重低 3.65kg（8.1 磅）（Ludwig 等，1999）。

　　综上所述，燕麦作为一种富含膳食纤维（燕麦 β- 葡聚糖）的全谷物食物，其摄入量增加可以减少体重的增加，并可能是一种有助于超重或者肥胖者控制体重的饮食策略。本章汇总分析了燕麦或者燕麦膳食纤维（β- 葡聚糖）对体重控制及食欲指标测定效应的临床干预研究结果。

12.2　燕麦及燕麦 β- 葡聚糖对体重的影响

　　多项人体干预试验评价了燕麦（以燕麦为基础的食物或者富含燕麦 β- 葡聚糖的食物如面包）对体重的影响（表 12.1）。一项关于燕麦可有效控制体重的早期研究报告显示，作为热量限制性饮食的一部分，每日进食 1 ～ 2 次以燕麦为基础、含 4g 膳食纤维的汤作为主餐的肥胖受试者，在 23 周的时间里，体重大约下降了 6kg（Rytter 等，1996）。试验者将体重的减轻归因于摄入燕麦汤羹增加的饱腹感；然而，遗憾的是，本项研究并没有设立相应的对照组。最近，Maki 及其同事评价了超重 / 肥胖者连续 12 周摄入轻度限制能量的饮食（目标能量减少 500kcal/d）对体重的影响（Maki 等，2010）。结果显示，与能量相同的低纤维麦片相比，每日摄入 2 份即食燕麦片（3g/d β- 葡聚糖）与腰围下降程度相关性更大（分别为 –1.9cm 和 –3.3cm，$P = 0.01$）。尽管两组之间的体重减少量相似（燕麦片组，–2.2kg；对照组，–1.7kg），但是进食燕麦片对腰围产生的影响和在一些人群中研究所得出的数据一致，在这些人群研究中，习惯性摄入较高比例的全谷物（例如燕麦）与腰围呈负相关关系（Newby 等，2007；Williams 等，2008）。

　　大量干预试验数据和前瞻性队列研究的结果表明，高纤维全谷物食物可以减少体重增加量（Liu 等，2003；Koh-Banerjee 等，2004；Bazzano 等，2005）。He 等研究结果表明，进食以燕麦为基础的食物可以减少体重的增加量（He 等，2004）。在这项随机双盲对照试验中，在高血压受试者日常饮食中添加高纤维燕麦麸皮松饼外加一种以燕麦为基础的麦片（7.3g β- 葡聚糖），或者低纤维精制小麦松饼外加一种玉米片（0g β- 葡聚糖）。观察 12 周后，对照组体重增加了 0.8kg（95% CI 为 0.2 ～ 1.4kg），而试验组体重却保持稳定（体重增加 0.1kg，95% CI 为 –0.5 ～ 0.7kg；△体重为燕麦组 – 对照组 = –0.7kg，95% CI 为 –1.6 ～ 0.1kg，$P = 0.07$）。然而，并非所有的干预研究均表明燕麦的进食量增加对体重产生了有益的效应。

　　在两项相似的研究中，Saltzman 及其同事对进食燕麦对 BMI 范围在 20.5 ～ 33.9kg/m² 之间的男性及女性体重的影响进行了评价，但是与无燕麦低纤维对照饮食相比较，连续 6 周进食热量限制性压缩燕麦 [45g/（1000kcal・d）] 组并未

表 12.1　有关燕麦或者燕麦 β- 葡聚糖对体重影响研究的汇总表

参考文献	研究设计	燕麦干预（一种或多种）	对照处理（一种或多种）	持续时间	样本量 n=M/F	基线体重（kg）	和基线相比体重变化量（kg）
燕麦食品							
Rytter 等, 1996	单组, 未随机化	以燕麦为基础的汤羹 1～2 次/日	没有对照	23 周	O: 9/23	O: 83.5 ± 2.2	O: -6.0 ± NR
Maki 等, 2010	R, P	2 份/天 WG-RTE 燕麦片 (3g/d β- 葡聚糖)	能量相同的低纤维食物	12 周 CRD	O: 19/58 C: 12/55	O: 88.7 ± 1.9 C: 87.6 ± 1.8	BW O: -2.2 ± 0.3* C: -1.7 ± 0.3* WC (cm) O: -3.3 ± 0.4*† C: -1.9 ± 0.4*
He 等, 2004	R, DB, PC	以燕麦为基础的松饼及麦片 (8g/d β- 葡聚糖)	小麦松饼及玉米片（不含 β- 葡聚糖）	12 周 UD + 松饼及麦片	O: 22/34 C: 22/32	O: 82.1 ± 2.2 C: 83.6 ± 2.1	O: 0.1 (-0.4, 0.7)[a] C: 0.6 (0.1, 1.1)
Saltzman 等, 2001a	R, P	含压缩麦片的饮食 45g/ (1000kcal · d)	无燕麦, 低可溶纤维饮食	2 周 WMD 6 周 CRD	O: 11/11 C: 9/12	O: 74.9 ± 3.1 C: 78.0 ± 3.2	O: -3.90 ± 0.34* C: -4.00 ± 0.05*
Saltzman 等, 2001b	R, P	含压缩麦片的饮食 45g/ (1000kcal · d)	无燕麦, 低可溶纤维饮食	2 周 WMD 6 周 CRD	O: 11/10 C: 9/11	O: 75.7 ± 3.2 C: 77.8 ± 3.3	O: -4.35 ± 0.37* C: -4.43 ± 0.27*
De Oliveira 等, 2003[b]	R, SB, P	每天 3 片燕麦曲奇饼 (60g/d)	每天 3 个苹果或 3 个梨 (300g/d)	12 周 CRD	O: 9F C: 26F	O: 78.9 ± 3.2 C: 77.7 ± 2.1	O: -0.88 ± 0.65 C: -1.21 ± 0.38*†
Robitaille 等, 2005	R, P	每天 2 个燕麦麸皮松饼（每天摄入 8g 燕麦）	没有松饼	2 周 NCEP 步骤 I 饮食（试行） 4 周 NCEP 步骤 I 饮食 + 松饼	O: 18F C: 16F	O: 76.5 ± 3.1 C: 79.9 ± 3.0	O: 0.36 ± 0.33 C: -0.66 ± 0.27*

（续）

表12.1（续）

参考文献	研究设计	燕麦干预（一种或多种）	对照处理（一种或多种）	持续时间	样本量 n = M/F	基线体重（kg）	和基线相比体重变化量（kg）
Charlton 等, 2012	R, SB, P	组1 (G1): RTE 燕麦片 • 1.5g/d β-葡聚糖 组2 (G2): 燕麦餐及以燕麦为基础的谷物棒 • 3.2g/d β-葡聚糖	玉米片、爆米花以及小麦谷物棒	6周 WMD + 促进健康饮食习惯的教育	G1: 11/15 G2: 15/15 C: 15/16	G1: 77.9 ± 3.1 G2: 77.1 ± 2.0 C: 81.1 ± 2.5	G1: 3.9 ± NR* G2: 1.5 ± NR* C: 0.8 ± NR*
Maki 等, 2007	R, DB, P	1份/天: • RTE 燕麦麸皮麦片 • 燕麦餐 • 粉状燕麦β-葡聚糖	1份/天: • RTE 基干小麦的麦片 • 低纤维热麦片 • 麦芽糊精精粉	12周 NCEP TLC 饮食，研究食物进食 3×/周	O: 14/12 C: 19/15	O: 92.9 ± 3.5 C: 93.1 ± 2.9	数据 NR，作者声明在组内或组间同体重没有差异 c
燕麦纤维							
Reyna-Villasmil 等, 2007	R, P	面包 (6g β-葡聚糖) + 60min/d 步行	全小麦面包 +60min/d 步行	1周 试行 8周 AHA 步骤II饮食	O: 19 M C: 19 M	O: 76.8 ± 2.6 C: 76.0 ± 2.2	O: -5.8 ± NR*† C: -3.8 ± NR*
Liatis 等, 2009	R, DB, P	30g/d 面包/燕麦β-葡聚糖 (3g/d)	30g/d 白小麦面包	3周 UD	O: 12/11 C: 11/7	O: 81.6 ± 2.5 C: 74.4 ± 2.9	O: -1.03 ± 1.64* C: -0.39 ± 1.18
Björklund 等, 2008	R, PC, SB, P	含燕麦β-葡聚糖的汤 (4g)	不含燕麦β-葡聚糖的汤羹	3周引导 UD + 对照汤羹 5周 UD+汤羹	O: 22 性别 NR C: 21 性别 NR	BMI (kg/m²) O: 25.3 ± 3.5 C: 24.7 ± 2.7	BMI (% △) O: 0.41 C: 0.40

（续）

表 12.1　（续）

参考文献	研究设计	燕麦干预（一种或多种）	对照处理（一种或多种）	持续时间	样本量 n=M/F	基线体重（kg）	和基线相比体重变化量（kg），作者声明在组内或组间没有差异
Wolever 等，2010	R, DB, P	含 3~4g β-葡聚糖（不同 MW）的燕麦片	小麦麸皮麦片	4 周 UD+麦片	3M: 36/51[d] 3H: 27/37 4L: 43/43 4M: 33/34 C: 87	基线 BW 为 NR	NR, 作者声明在组内或组间没有差异
Beck 等，2010	R, P	组 1 (G1) ·高纤维饮食+5~6g/d 燕麦 β-葡聚糖 组 2 (G2) ·高纤维饮食+8~9g/d 燕麦 β-葡聚糖	高纤维饮食，不含燕麦 β-葡聚糖	3 个月	G1: 21F G2: 19F C: 16F	G1: 80.9 ± 1.8 G2: 77.6 ± 1.5 C: 77.0 ± 2.0	G1: −4.3 ± 0.8 G2: −3.9 ± 0.7 C: −4.0 ± 0.6
Cugnet-Anceau 等，2010	R, DB, PC, P	含 3.5g 燕麦 β-葡聚糖的汤	不含燕麦 β-葡聚糖的汤囊	3 周试行 C 汤囊 8 周 UD+汤囊	O: 29M 及 F C: 24M 及 F	BMI (kg/m²) O: 30.5 ± 0.8 C: 29.0 ± 0.8	BMI (kg/m²) O: 0.2 ± 0.2 C: 0.4 ± 0.3

数据以平均值 ± 标准误差表示。

* 与基线相比，组内体重的显著变化（P < 0.05）。

† 与基线相比，燕麦组和对照组之间体重变化存在显著性差异（P < 0.05）。

a 主要结局是血压变化，没有鼓励或对照组之间体重变化值减轻。数据以平均值和 95% 置信区间的形式表示。

b 对苹果及梨处理组的数据进行了合并（受试者基线特征没有差异）。

c 主要结局包括血压变化。餐后血糖和胰岛素水平以及氧化的生物标志物。在整个试验过程中需要告知受试者保持其体重以及常规水平的体力活动。

d 3H, 3g/d 高分子量（MW）燕麦 β-葡聚糖；4M, 4g/d 中等 MW 燕麦 β-葡聚糖；3M, 3g/d 中等 MW 燕麦 β-葡聚糖；4L, 4g/d 低 MW 燕麦 β-葡聚糖。

缩略语：AHA, 美国心脏协会；BMI, 体质指数；BW, 体重；C, 对照处理；CRD, 热量限制性饮食；DB, 双盲；F, 女性；H, 高；LF, 低纤维；M, 男性；MW, 分子量；N, 正常；NCEP, 国家胆固醇教育项目；NR, 没有报告；O, 燕麦处理；P, 平行；PC, 安慰剂对照；R, 随机化；RTE, 即食；SB, 单盲；TLC, 治疗性生活方式转变饮食；UD, 常规饮食；WC, 腰围；WG, 全谷物；WMD, 体重维持性饮食。

观察到进食燕麦对体重的影响（Saltzman 等，2001a，2001b）。De Oliveira 等以每日进食 3 片燕麦曲奇饼干代替相似热量值的食物，连续观察 12 周，并没有发现增加热量限制性饮食对超重、高胆固醇血症女性有影响（De Oliveira 等，2003）。一项利用富含燕麦麸皮的松饼（28g/d 燕麦麸皮，6.2g/d 总膳食纤维，376kcal/d）进行 4 周的干预试验，对遵循国家胆固醇教育项目（NCEP）步骤Ⅰ饮食的绝经前超重妇女的空腹血脂进行了评价。富含燕麦麸皮的食物改善了受试者的血脂谱，但是受试者体重并未出现明显变化（0.36kg，$P > 0.05$）；然而，遵循 NCEP 饮食但不给予附加干预的对照组的体重却有所下降（–0.66kg，$P < 0.001$）（Robitaille 等，2005）。

相反，两项关于摄入富含燕麦 β- 葡聚糖的面包的研究结果则表现出阳性效应。Liatis 等（2009）开展的一项针对患有 2 型糖尿病且低密度脂蛋白胆固醇水平升高（> 130mg/dl）的男性及女性、为期 3 周的研究中，在常规饮食中分别添加小麦及燕麦面粉（3g/d β- 葡聚糖）强化面包。食用 β- 葡聚糖强化面包的受试者，体重（–1.0kg，$P= 0.006$）及腰围（–1.6cm，$P = 0.02$）显著下降，而食用白面包的受试者，体重及腰围则没有变化。在另一项持续时间更长的研究中，持续 8 周采用美国心脏协会步骤Ⅱ饮食外加燕麦 β- 葡聚糖（6g/d）强化面包的超重及肥胖男性，与单独采用上述步骤Ⅱ饮食的个体相比，体重减轻更多（和基线相比，分别变化 –4.9% 和 –7.9%）（Reyna-Villasmil 等，2007）。

Beck 等研究了一种能量限制性饮食外加 0、5 ~ 6 或者 8 ~ 9g/d 冷麦片及市售加热麦片（含有 22% 的燕麦 β- 葡聚糖）对 66 例超重女性的影响。结果表明：在所有组别中，3 个月之后体重比基线减轻了大约 5%，腰围也出现了下降（$P < 0.001$），但是在组间差异没有显著性。另外，采用燕麦 β- 葡聚糖强化汤羹的研究表明，在连续 5 周食用 β- 葡聚糖（4g/d）后的高胆固醇血症男性及女性中（Biörklund 等，2008），或者连续 8 周摄入 β- 葡聚糖（3.5g/d）、患有 2 型糖尿病的肥胖男性及女性中（Cugnet-Anceau 等，2010），其体重或者腰围均没有显著变化。Charlton 等研究了轻度高胆固醇血症以及超重的男性和女性摄入含 β- 葡聚糖（0、1.5 或者 3.0g/d）谷物棒对体重的影响（Charlton 等，2012）。结果表明：6 周后，所有受试者的体重均减轻，但是组间体重变化差异不显著。Maki 等的研究结果也表明，在血压升高的超重男性及女性中，连续 12 周摄入一种高 β- 葡聚糖饮食（7.7g/d），对其体重或热量摄入没有影响（Maki 等，2007）。然而，该项研究的主要目的是评价燕麦 β- 葡聚糖对血压的影响；另外，受试者被要求在遵循 NCEP 治疗性生活方式转变（TLC）饮食时，要保持恒定的体重。需要注意的是，在前面所述的试验中，诸如体重、BMI 或腰臀比变化均是次要结果，这些试验的设计均旨在确定增加燕麦或燕麦 β- 葡聚糖的进食对空腹血脂谱或血压的影响。

12.3　燕麦对食欲的影响

主观性食欲（例如饥饿感或饱腹感）常常使用视觉模拟量表（visual analog scale，VAS）进行评价，该表包括一条笔直的、长度为 100 mm 的垂线，其两端各赋予一种极端状态。例如，评价饥饿感的量表询问的问题为"您感觉有多饥饿"，在直线的一端赋予"一点也不饿"，在直线的另外一端赋予"和往常一样饿"。受试者在这条长 100mm 的直线上做标记，以指示他们饥饿的程度。为了对饥饿感觉进行定量，使用一把尺子测定受试者在直线上的标记到直线上被赋予"一点也不饿"的一端的距离。急性食欲反应的其他指标还包括在进食预先定义的试验餐后，测定受试者自行选择的食物摄入量（通常称为预负荷试验餐范式）并进行 VAS 评价。

澳大利亚悉尼大学研究者早期开展的一项研究表明，燕麦（以燕麦餐的形式）可以增强短时间饱腹感。Holt 等选取了 BMI 正常的大学生，每组 11 ~ 13 例，进食 6 类 38 种等热量食物（均为 240kcal），作为非限制性饮食者（Holt 等，1995）。受试者进食后，每 15 分钟使用 VAS 对其饱腹感进行评价，持续 120 分钟。以占白面包（参考食物）产生的饱腹感反应的百分比表示，计算出每种食物的饱腹感指数评分。每种食物类别的最低及最高评分如图 12.1 所示。结果表明，在早餐麦

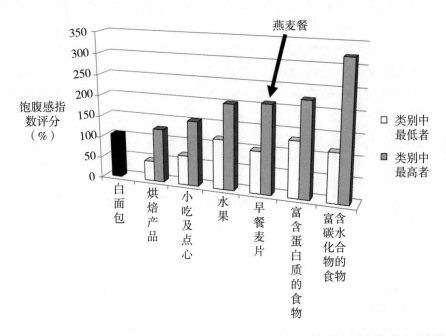

图 12.1　相对于 6 种不同食物类别中的其他食物，燕麦餐饱腹感指数评分。各种试验食物的饱腹感指数评分均以相对于参考食物的百分比表示，白面包 =100%。[图片摘自 Holt 等（1995）发表的数据]

片类别中燕麦餐的饱腹感指数评分最高，在所有类别中其饱腹感指数评分排名第三，位居白鱼及煮土豆之后。在已经发表的文献中，没有发现其他关于燕麦餐对主观性食欲产生影响的急性试验，但是有采用以燕麦为基础的麦片、面包及意大利面和餐食替代棒进行研究的报道。

在一项随机、双盲、交叉设计研究中，Hlebowicz 等（2007）发现，全膳食燕麦片（50g，总纤维4g）和玉米片（50g，总纤维1.5g）或者全麸皮麦片（50g，总纤维7.5g）对短时间（120min）饱腹感的影响并没有差别。他们开展的一项类似研究发现，在健康个体中，进食酸奶酪加燕麦麸皮麦片和进食酸奶酪加玉米片之间，在短时间（90min）的饱腹感方面没有差异（Hlebowicz 等，2008）。然而，这两项研究均存在样本量较小的限制（各包括12例受试者）。另外两项以预负荷/试验餐范式进行的独立实验发现，燕麦面包（而不是燕麦意大利面）和相应的基于小麦的对应食物（小麦面包或小麦意大利面）相比，所引起的饱腹感更强。然而，在一项随意进食试验中，所观察到的燕麦面包对饱腹感的增加作用并没有减少给予预负荷两小时后的食物摄取量（Berti 等，2005）。

在一项随机、单盲、交叉设计研究中（Weickert 等，2006），14名女性进食了三种能量相等且宏量营养素相匹配的食物，即低纤维白面包（对照组）、富含燕麦麸皮纤维的面包（每份10.6g燕麦纤维）以及富含小麦纤维的面包（每份10.5g小麦纤维）。在进食后5小时内，对主观性食欲评分进行了评价，同时对食欲抑制性激素酪酪肽（peptide tyrosine trosine，PYY）及食欲刺激性激素胃饥饿素进行了测定。结果显示，与对照相比，小麦纤维（而不是燕麦纤维）降低了餐后血浆中PYY及胃饥饿素的浓度。然而，主观性饱腹感没有受到任何影响。PYY及胃饥饿素的改变可能会互相抵消，因为PYY降低会增加饱腹感，而血浆胃饥饿素水平降低则会降低饱腹感。因为样本量小，并且缺乏随后的随意进食试验以确定燕麦或小麦纤维对自主选择食物摄入的影响，所以不足以对这些结果进行合理解释。Peters 等在健康个体中对6.8g燕麦（含0.3g β-葡聚糖）、8g大麦（含0.9g β-葡聚糖）、8g低聚果糖或0.9g大麦来源β-葡聚糖外加8g低聚果糖的等热量早餐膳食替代棒的效应进行了评价（Peters 等，2009）。240分钟后进行的随意进食午餐试验中，受试者的食欲评分或食物摄取量没有显著差异。

其他急性试验餐研究被用于测定燕麦β-葡聚糖对短时间主观食欲的影响。在同一项随机、交叉、急性试验餐研究的两篇独立报告中，14例超重男性及女性在5种不同的情况下进食了5种不同的早餐膳食（Beck 等，2009a，2009b）。每种膳食均含有200ml脱脂奶以及一种基于玉米的对照谷物或者4种以燕麦为基础的麦片，这四种以燕麦为基础的麦片含有不同浓度及分子量的燕麦β-葡聚糖。在餐后240分钟内，对血浆中食欲调控激素的水平进行测定，并对主观食欲进行评估，随后进行随意进食松饼试验。研究显示，β-葡聚糖的剂量＞3g时显著地降低了胰岛素水平，并增加了主观性饱腹感的评分。另外，血浆 PYY 及胆囊收缩素（cholecysto-kinin，CCK；具有食欲抑制功能的另一种胃肠激素）的含量在进食后前 4 个小时的时间里，随 β- 葡聚糖剂量的增加而线性增加（R^2 分别为 0.994 及 0.970），说明燕麦 β- 葡聚糖可以调控血浆中这些激素的浓度。另外，和对照相比，进食 β- 葡聚糖含量最高（约 5.5g）的麦片的参试者，他们午餐摄入松饼的能量降低了大约 110kcal（$P = 0.033$）。

Lyly 等为 19 位健康受试者提供了含有膳食纤维（燕麦 β- 葡聚糖、小麦麸皮、瓜尔胶）的等热量饮料（约 239kcal）或者不含纤维的对照饮料（Lyly 等，2009）。根据 120 分钟曲线下面积值，和对照饮料相比，仅含有瓜尔胶（7.8g 纤维）的饮料使饱腹感增加并使进食意愿减少。虽然燕麦 β- 葡聚糖饮料似乎可以增加饱腹感并减少进食意愿，但是和对照饮料相比并没有显著差异。因此得出如下结论，即饮料黏度是饱腹感反应差异的部分原因。另外，Lyly 等在一项针对 29 例健康男性及女性受试者的随访研究中，评价了不同燕麦纤维（0、5 或 10g 总纤维，50% β- 葡聚糖）、能量含量 [700kJ (167kcal) 或 1400kJ (335kcal)] 及黏度（高或低）组合的饮料对饱腹感的影响（Lyly 等，2010）。发现能量含量对主观食欲评分没有影响，但是较高的黏度和餐后 180 分钟期间较低的饥饿感及增加的饱腹感相关。这一结果与 Mattes 和 Rothacker 发现饮料黏度与餐后饥饿感呈负相关相一致（Mattes 和 Rothacker，2001）。另外，相关的综述也表明黏性较大的纤维（例如 β- 葡聚糖）可以比黏性较小的纤维更为频繁地降低食欲及能量摄入（Wanders 等，2011）。

Juvonen 等（2009）对具有相同化学成分但是黏度不同（低或高）的两种等热量的、以燕麦麸皮为基础的液态餐进行了比较。结果表明，低黏度液态餐可引起饱腹感及餐后血液食欲抑制性激素 [CCK、胰高血糖素样肽 -1 (GLP-1) 以及 PYY] 水平的增加，以及血液食欲刺激性激素胃饥饿素水平的降低。而在其他主观食欲评价指标（饥饿感、进食意愿或者饱腹感）或者饮料摄入 3 小时后随意进食试验中自主选择食物摄取量方面，没有观察到显著性差异。Biörklund 等发现，与无纤维的对照饮料相比，连续 5 周饮用含 5g β- 葡聚糖（来源于燕麦或大麦）饮料对餐后饱腹感具有相同的影响。然而需要注意的是，在这项研究中，并没有对饮料的黏度进行检测（Biörklund 等，2008）。除了黏度之外，食物基质的类型也影响 β- 葡聚糖对体重的效应。Wolever 等将不同剂量及分子量（低黏度 vs 高黏度）的燕麦 β- 葡聚糖掺入一种即食麦片中，结果表明在 4 周的时间里，对体重变化没有影响（Wolever 等，2010）。

针对燕麦或燕麦 β- 葡聚糖与饱腹感相关反应之间关系的急性进食试验得出不一致的结果，从而无法得出确定的结论。数据显示，和燕麦或者燕麦 β- 葡聚糖相关的主观饱腹感评分或者胃肠道食欲调节激素的变化，可能无法解释自主选择食物摄入量的相应减少。也就是说，不同研究之间结果的差异可能由研究设计的差异引起,例如主观食欲评价方式不同或者燕麦或燕麦纤维提供方式不同(例如,作为全燕麦或者作为补充剂混合到液体、烘焙面包中,或者作为全食物如烹饪燕麦的一部分)。另外,前面所讨论的研究,在所使用的全燕麦或燕麦纤维的量、对照组的设立(或者缺乏)、干预的持续时间、基础饮食以及研究人群方面存在着显著的差异。这也许可以解释为什么急性进食试验没能明确地反映进食燕麦可以影响饱腹感。另外,饱腹感增加与燕麦膳食纤维在结肠内发酵增加有关的机制也是常常被忽略的关键因素。因此,单次试验餐研究可能无法反映燕麦进食量增加对食欲指标所产生的任何潜在益处。

12.4　可能的作用机制

尽管现有研究结果并不一致,但是从生理学的角度,可以解释燕麦进食增加调控食欲并最终影响体重的机制。燕麦是膳食纤维的丰富来源(10 ~ 15g/100g),并含有可溶性黏性纤维,每 100g 可以提供大约 5g(燕麦餐)至 7g(燕麦麸皮)的燕麦 β- 葡聚糖(Glore 等,1994;Anderson 和 Bridges,1988)。两篇关于膳食纤维饱腹感特性的综述得出了以下结论,即纤维黏度是抑制食欲的主要因素(Kristensen 和 Jensen,2011;Wanders 等,2011),进食可溶性纤维(例如燕麦 β- 葡聚糖)可以形成一种黏性溶液,这种溶液可以延迟胃排空,对消化酶形成一种屏障,并减慢葡萄糖分子从小肠腔至刷状缘的转移(Marciani 等,2000,2001),从而降低葡萄糖被吸收的速率,钝化餐后血糖及胰岛素的上升。因为胰岛素是一种脂源性激素,通过在餐食中多次掺入燕麦 β- 葡聚糖,使全天的胰岛素水平降低,并减少脂肪的形成 / 贮存以及增强脂肪的氧化,进而随时间推移,使体重的增加量减少(图 12.2)。然而,餐后胰岛素具有急性食欲抑制性效应(Menéndez 和 Atrens,1991;Air 等,2002);因此,血浆胰岛素水平对体重调控的短期及较长期效应,仍然有待进一步阐明。

另外,在小肠内没有被消化的燕麦纤维可以为结肠发酵提供原料。这种过程可以产生短链脂肪酸(SCFA),例如乙酸、丁酸以及丙酸,并可因呼气氢增加而被检测到。增加膳食纤维摄入量所引起的 SCFA 增加和食欲抑制性激素 GLP-1 及 PYY 的餐后浓度增加相关,这两种激素来源于回肠(小肠的远端部分)以及结肠的内分泌 L- 细胞(图 12.2)(Wen 等,1995;Zhou 等,2008;Cani 等,2009)。共存于人类胃肠道的 L- 细胞中,由 SCFA 激活的游离脂肪酸受体 FFAR2 及 FFAR3 可能有助于 PYY 及 GLP-1 随纤维进食增加而释放(Chambers 等,2011)。尽管在动物实验中都观察到了进食可发酵纤维后 GLP-1 增加的现象,但是这种反应难以在人体中得到验证,可能是因为人体存在可对 GLP-1 [其在循环中的半衰期较短(< 2min)] 产生反应的高度发达的神经通路。另外,肠道菌群的个体间差

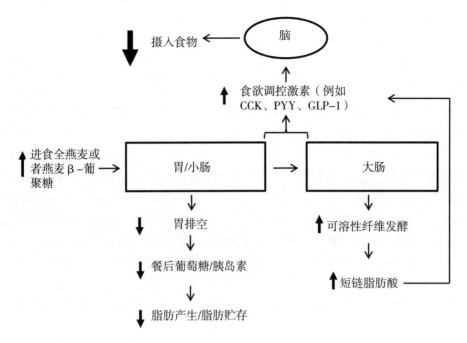

图 12.2　燕麦影响食欲及体重可能的作用机制

异也可能影响进食燕麦对食欲及体重 / 肥胖的结果，因为可发酵纤维的摄入可以改变肠道菌群的短期及长期菌种组成（Flint 等，2012）。

在人类脂肪细胞中也发现了 FFAR2 及 FFAR3。有证据表明，循环中的 SCFA可以引起以下反应：①通过抑制脂肪组织中的脂肪溶解而降低非酯化（游离）脂肪酸的血浆水平；②减少促炎症脂联素的分泌；③增加脂肪细胞的分化（Chambers等，2011）。这些效应可能可以通过降低全天胰岛素水平而减少脂质生成及脂肪的贮存，从而改善全身胰岛素敏感性，并有助于体重的控制。

胃肠道分泌的数种激素（例如胃饥饿素及 CCK）也可以影响食欲，但是很少有研究对燕麦或燕麦纤维的摄入对这些激素的影响进行长期评价。急性进食试验的研究数据显示，黏性纤维可以促进更多的 CCK 释放，可能原因为高纤维餐延缓了消化的速度，从而延长了脂肪与小肠细胞接触的时间。例如，在健康的男性中，与低纤维对照餐食相比，摄入含有高 β- 葡聚糖纤维的大麦面食的餐食（Bourdon等，1999）或者含有白豆的餐食（Bourdon 等，2001），受试者的 CCK 峰值浓度更高，餐后 CCK 水平升高的持续时间更长。因此得出以下结论，即进食燕麦将会产生相似的急性反应。在前述的许多试验中，均没有检测出食欲调节性激素；因此，难于确定主观食欲变化潜在的机制。未来有关燕麦的研究应当测定胃肠道来源激素的血液水平，以确定进食燕麦或燕麦 β- 葡聚糖后循环激素浓度的变化是否与主观食欲评分或者随意进食试验实际测定食物摄入量的变化相关。

12.5　结论

　　总之，针对燕麦或燕麦纤维（主要是 β- 葡聚糖）效应的临床干预研究，在全燕麦或燕麦 β- 葡聚糖进食增加对成人主观食欲评分、食物摄入或者体重下降的影响方面，得出了不一致的结果。然而，增加可发酵膳食纤维的摄入似乎可以增加食欲抑制性胃肠激素的血浆水平，这可能会降低能量摄入，促进长期的体重调控。另外，许多研究没有对相关干扰因素进行控制，这可能会掩盖燕麦对体重控制的任何效应。例如，习惯性进食高含量燕麦的人，可能更易于采用其他健康的生活方式，例如遵循营养均衡的饮食以及规律参加体力活动。进一步的研究应仔细考虑对照饮食的能量及膳食纤维含量、研究人群的潜在民族 / 种族差异以及年龄（特别是老年人）或者其他膳食因素（例如膳食脂肪）可能的影响。总之，需要开展更多设立良好对照的临床试验，来阐明燕麦摄入量增加与食欲及体重调控之间的关系。

参考文献

Air, E.L., *et al.* (2002) Acute third ventricular administration of insulin decreases food intake in two paradigms. *Pharmacology Biochemistry and Behavior* **72**, 423–429.

Anderson, J.W. and Bridges, S.R. (1988) Dietary fiber content of selected foods. *American Journal of Clinical Nutrition* **47**, 440–447.

Bazzano, L.A., *et al.* (2005) Dietary intake of whole and refined grain breakfast cereals and weight gain in men. *Obesity Research* **13**, 1952–1960.

Beck, E.J., *et al.* (2009a) Increases in peptide Y-Y levels following oat beta-glucan ingestion are dose-dependent in overweight adults. *Nutrition Research* **29**, 705–709.

Beck, E.J., *et al.* (2009b) Oat beta-glucan increases postprandial cholecystokinin levels, decreases insulin response and extends subjective satiety in overweight subjects. *Molecular Nutrition and Food Research* **53**, 1343–1351.

Beck, E.J., *et al.* (2010) Oat beta-glucan supplementation does not enhance the effectiveness of an energy-restricted diet in overweight women. *British Journal of Nutrition* **103**, 1212–1222.

Berti, C., *et al.* (2005) Effect on appetite control of minor cereal and pseudocereal products. *British Journal of Nutrition* **94**, 850–858.

Biörklund, M., *et al.* (2008) Serum lipids and postprandial glucose and insulin levels in hyperlipidemic subjects after consumption of an oat beta-glucan-containing ready meal. *Annals of Nutrition and Metabolism* **52**, 83–90.

Blundell, J.E. and MacDiarmid, J.I. (1997) Fat as a risk factor for overconsumption: satiation, satiety, and patterns of eating. *Journal of the American Dietetic Association* **97**, S63–S69.

Bourdon, I., *et al.* (1999) Postprandial lipid, glucose, insulin, and cholescyctokinin responses in men fed barley pasta enriched with β-glucan. *American Journal of Clin-*

ical Nutrition **69**, 55–63.

Bourdon, I., *et al.* (2001) Beans, as a source of dietary fiber, increase cholescystokinin and apolipoprotein B48 response to test meals in men.*Journal of Nutrition* **131**, 1485–1490.

Cani, P.D., *et al.* (2009) Gut microbiota fermentation of prebiotics increases satietogenic and incretin gut peptide production with consequences for appetite sensation and glucose response after a meal. *American Journal of Clinical Nutrition* **90**, 1236–1243.

Chambers, E., *et al.* (2011). Dietary startch and fiber: potential benefits to body weight and glucose metabolism. *Diabetes Management* **1**, 521–528.

Charlton, K.E., *et al.* (2012) Effect of 6 weeks' consumption of beta-glucan-rich oat products on cholesterol levels in mildly hypercholesterolaemic overweight adults. *British Journal of Nutrition* **107**, 1037–1047.

Cugnet-Anceau, C. *et al.* (2010) A controlled study of consumption of beta-glucan-enriched soups for 2 months by type 2 diabetic free-living subjects. *British Journal of Nutrition* **103**, 422–428.

De Oliveira, M., *et al.* (2003) Weight loss associated with a daily intake of three apples or three pears among overweight women. *Nutrition* **19**, 253–256.

Flegal, K.M., *et al.* (2010) Prevalence and trends in obesity among US adults, 1999–2008. *Journal of the American Medical Aassociation* **303**, 235–241.

Flint, H.J., *et al.* (2012) The role of the gut microbiota in nutrition and health. *Nature Reviews. Gastroenterology and Hepatology* **9**, 577–589.

Giacco, R., *et al.* (2011) Whole grain intake in relation to body weight: from epidemiological evidence to clinical trials. *Nutrition, Metabolism, and Cardiovascular Diseases* **21**, 901–908.

Glore, S.R., *et al.* (1994) Soluble fiber and serum lipids: a literature review. *Journal of the American Dietetic Association* **94**, 425–436.

He, J., *et al.* (2004) Effect of dietary fiber intake on blood pressure: a randomized, double-blind, placebo-controlled trial. *Journal of Hypertension* **22**, 73–80.

Hlebowicz, J., *et al.* (2007) Effect of commercial breakfast fibre cereals compared with corn flakes on postprandial blood glucose, gastric emptying and satiety in healthy subjects: a randomized blinded crossover trial. *Nutrition Journal* **6**, 22.

Hlebowicz, J., *et al.* (2008) Effect of muesli with 4 g oat beta-glucan on postprandial blood glucose, gastric emptying and satiety in healthy subjects: a randomized crossover trial. *Journal of the American College of Nutrition* **27**, 470–475.

Holt, S.H., *et al.* (1995) A satiety index of common foods. *European Journal of Clinical Nutrition* **49**, 675–690.

Juvonen, K.R., *et al.* (2009) Viscosity of oat bran-enriched beverages influences gastrointestinal hormonal responses in healthy humans. *Journal of Nutrition* **139**, 461–466.

Koh-Banerjee, P., *et al.* (2004) Changes in whole-grain, bran, and cereal fiber consumption in relation to 8-y weight gain among men. *American Journal of Clinical Nutrition* **80**, 1237–1245.

Kristensen, M. and Jensen, M.G. (2011) Dietary fibres in the regulation of appetite and food intake. Importance of viscosity. *Appetite* **56**, 65–70.

Liatis, S., *et al.* (2009). The consumption of bread enriched with betaglucan reduces LDL-cholesterol and improves insulin resistance in patients with type 2 diabetes. *Diabetes and Metabolism* **35**, 115–120.

Liu, S., *et al.* (2003) Relation between changes in intakes of dietary fiber and grain products and changes in weight and development of obesity among middle-aged women. *American Journal of Clinical Nutrition* **78**, 920–927.

Ludwig, D.S., *et al.* (1999) Dietary fiber, weight gain, and cardiovascular disease risk factors in young adults. *Journal of the American Medical Aassociation* **282**, 1539–1546.

Lyly, M., *et al.* (2009) Fibre in beverages can enhance perceived satiety. *European Journal of Nutrition* **48**, 251–258.

Lyly, M., *et al.* (2010) The effect of fibre amount, energy level and viscosity of beverages containing oat fibre supplement on perceived satiety. *Food and Nutrition Research* **54**, 2149. doi: 10.3402/fnr.v54i0.2149.

Maki, K.C., *et al.* (2007) Effects of consuming foods containing oat beta-glucan on blood pressure, carbohydrate metabolism and biomarkers of oxidative stress in men and women with elevated blood pressure. *European Journal of Clinical Nutrition* **61**, 786–795.

Maki, K.C., *et al.* (2010) Whole-grain ready-to-eat oat cereal, as part of a dietary program for weight loss, reduces low-density lipoprotein cholesterol in adults with overweight and obesity more than a dietary program including low-fiber control foods. *Journal of the American Medical Aassociation* **110**, 205–214.

Marciani, L., *et al.* (2000) Gastric response to increased meal viscosity assessed by echo-planar magnetic resonance imaging in humans. *Journal of Nutrtion* **130**, 122–127.

Marciani, L., *et al.* (2001) Effect of meal viscosity and nutrients on satiety, intragastric dilution, and emptying assessed by MRI. *American Journal of Physiology Gastrointestinal and Liver Physiology* **280**, G1227–G1233.

Mattes, R.D. and Rothacker, D. (2001) Beverage viscosity is inversely related to postprandial hunger in humans. *Physiology and Behavior* **74**, 551–557.

Mattes, R.D., *et al.* (2005) Appetite: measurement and manipulation misgivings. *Journal of the American Dietetic Association* **105**, S87–S97.

Menéndez, J.A. and Atrens, D.M. (1991) Insulin and the paraventricular hypothalamus: modulation of energy balance. *Brain Research* **555**, 193–201.

Newby, P.K., *et al.* (2007) Intake of whole grains, refined grains, and cereal fiber measured with 7-d diet records and associations with risk factors for chronic disease. *American Journal of Clinical Nutrition* **86**, 1745–1753.

Peters, H.P., *et al.* (2009) No effect of added beta-glucan or of fructooligosaccharide on appetite or energy intake. *American Journal of Clinical Nutrition* **89**, 58–63.

Reyna-Villasmil, N., *et al.* (2007) Oat-derived beta-glucan significantly improves HDLC and diminishes LDLC and non-HDL cholesterol in overweight individuals with mild hypercholesterolemia. *American Journal of Ttherapeutics* **14**, 203–212.

Robitaille, J., *et al.* (2005) Effect of an oat bran-rich supplement on the metabolic profile of overweight premenopausal women. *Annals of Nutrition and Metabolism* **49**, 141–148.

Rytter, E., *et al.* (1996) Changes in plasma insulin, enterostatin, and lipoprotein levels during an energy-restricted dietary regimen including a new oat-based liquid food. *Annals of Nutrition and Metabolism* **40**, 212–220.

Saltzman, E., *et al.* (2001a) An oat-containing hypocaloric diet reduces systolic blood pressure and improves lipid profile beyond effects of weight loss in men and women. *Journal of Nutrtion* **131**, 1465–1470.

Saltzman, E., *et al.* (2001b) Effects of a cereal rich in soluble fiber on body composition and dietary compliance during consumption of a hypocaloric diet. *Journal of the American College of Nutrition* **20**, 50–57.

Wanders, A.J., *et al.* (2011) Effects of dietary fibre on subjective appetite, energy intake and body weight: a systematic review of randomized controlled trials. *Obesity Reviews* **12**, 724–739.

Wang, Y., *et al.* (2008) Will all Americans become overweight or obese? Estimating the progression and cost of the US obesity epidemic. *Obesity* **16**, 2323–2330.

Weickert, M.O., *et al.* (2006) Wheat-fibre-induced changes of postprandial peptide YY and ghrelin responses are not associated with acute alterations of satiety. *British Journal of Nutrition* **96**, 795–798.

Wen, J., *et al.* (1995) PYY and GLP-1 contribute to feedback inhibition from the canine ileum and colon. *American Journal of Physiology* **269**, G945–G952.

Williams, P.G., *et al.* (2008) Cereal grains, legumes, and weight management: a comprehensive review of the scientific evidence. *Nutrition Reviews* **66**, 171–182.

Wolever, T.M., *et al.* (2010) Physicochemical properties of oat beta-glucan influence its ability to reduce serum LDL cholesterol in humans: a randomized clinical trial. *American Journal of Clinical Nutrition* **92**, 723–732.

Zhou, J., *et al.* (2008) Dietary resistant starch upregulates total GLP-1 and PYY in a sustained day-long manner through fermentation in rodents. *American Journal of Physiology Endocrinology and Metabolism* **295**, E1160–E11666.

第 13 章

燕麦对碳水化合物代谢的影响

Susan M. Tosh
Agriculture and Agri-Food Canada, Guelph, ON, Canada

13.1 引言

燕麦很早以前就已成为欧洲人和北美人饮食的一部分。燕麦片和燕麦粉被广泛地用于早餐谷物、饼干、面包、零食、曲奇以及其他烘焙产品中，可以单独添加或和其他谷物混合使用。现在的科学研究已证明食用燕麦对人体健康的益处，除了可以降低血清胆固醇水平之外，燕麦食品还可以显著降低餐后血糖。

基于强有力的科学证据，欧洲食品安全局（European Food Safety Authority，EFSA）发布了一项指导意见，允许对燕麦及大麦食品做出降低餐后血糖的健康声称（EFSA，2011）。该文件指出："在摄入燕麦及大麦来源的 β- 葡聚糖和餐后血糖反应下降之间已经确立了一种因果关系。为了达到所声称的效果，对于希望降低餐后血糖反应的人群，每进食 30g 有效碳水化合物，应当包含 4g 来源于燕麦或大麦的 β- 葡聚糖。"

已开展许多旨在检测餐后反应的临床试验，结果汇总如下。另外，除了比较特定食物及食品工艺对血糖反应的影响之外，许多研究还对燕麦食品的作用机制进行了探索。

13.2 流行病学

目前，尚未针对进食燕麦和 2 型糖尿病发生风险之间的关系开展专门的流行病学研究。对素食者（进食燕麦产品比普通人群多）进行的一项研究显示，他们的血糖、胰岛素水平以及胰岛素抵抗水平均低于非素食者（Valachovičová 等，2006）。有研究显示，摄食全谷物（包括燕麦全谷物）与 2 型糖尿病的患病风险降低相关（Meyer 等，2000；Montenen 等，2003）。此外，也观察到增加谷物膳食纤维的摄入量可以降低 2 型糖尿病的患病风险（Meyer 等，2000；Montenen 等，2003；Hodge 等，2004；Schulze 等，2004，2007；Krishnan 等，2007；Hopping

等，2010）。还有研究发现，进食低血糖生成指数（glycemic index，GI）食物与 2 型糖尿病的发生风险降低相关（Hodge 等，2004；Schulze 等，2004；Krishnan 等，2007）。这些研究是在包括美国（Meyer 等，2000；Schulze 等，2004；Krishnan 等，2007；Hopping 等，2010）、欧洲（Montenen 等，2003；Schulze 等，2007）以及澳大利亚（Hodge 等，2004）等世界范围内开展的。

13.3　餐后血糖下降机制

一项设计严谨的实验显示，燕麦的活性成分是交联 β- 葡聚糖——β-(1 → 3)(1 → 4)-D- 葡聚糖（Braaten 等，1991）。在进食燕麦麸皮或者小麦麦片糊后，对血糖及胰岛素浓度连续监测 2 小时。结果显示，进食燕麦麸皮麦片后的血糖及胰岛素水平均显著低于小麦麦片。然而，当将纯化的燕麦 β- 葡聚糖以和燕麦麸皮粥中相同的含量水平添加到小麦麦片糊中时，其餐后血糖及胰岛素水平与进食燕麦麸皮粥后所观察到的水平相似。这个结果清楚地表明，燕麦 β- 葡聚糖是餐后血糖下降的原因。另外，已经开展的大量临床试验显示，燕麦食品及 β- 葡聚糖可以通过一系列不同的机制降低血糖水平。

13.3.1　对食物微结构及物理化学特征的影响

在完整谷物和燕麦片中，保持完好的细胞壁可以作为一种物理屏障用于屏蔽将淀粉分解成糖的酶的活性。研究发现，煮熟的燕麦籽粒比蒸制、碾轧后的生燕麦或燕麦粥具有更低的血糖及胰岛素反应（Granfeldt 等，1995）。另外，还发现进食厚燕麦片比进食薄燕麦片具有更低的血糖反应（Granfeldt 等，2000）。在含有燕麦麸皮食品的加工过程中，β- 葡聚糖可以和淀粉竞争水，从而导致淀粉糊化程度降低和消化率变慢（Regand 等，2011）。

13.3.2　对上消化道的作用

食用燕麦食品后，β- 葡聚糖可以通过多种方式影响血糖及胰岛素反应。在胃内，高黏度 β- 葡聚糖可以延缓食物与胃液（包括消化酶）的混合（Marciani 等，2001）。另外，它还可以减慢胃排空的速度（Hlebowicz 等，2007）。研究显示，高黏度燕麦饮料和低黏度饮料相比，可以降低胃排空的速度（Juvonen 等，2009），而胃排空速度的降低则和血糖及胰岛素反应下降有关。燕麦粥的脂肪含量对血糖或者胰岛素反应没有显著影响（Tuomasjukka 等，2007）。

然而，β- 葡聚糖在胃中的黏度与其剂量及特征直接相关。完整的细胞壁作为物理屏障可以阻碍淀粉被消化（Granfeldt 等，2000），同时，溶解的 β- 葡聚糖则可以增加黏度（Wood 等，1990；Panahi 等，2007）。和其他多聚物溶液一样，β- 葡聚糖的黏度随浓度及分子量增加呈指数增加 (Ren 等，2003)。降低 β- 葡聚糖的溶解度可以减少其在加工食品中的有效剂量。进食经过处理以改变 β- 葡聚糖溶解度的燕麦麸皮松饼后的血糖反应，随溶解度的增加而降低 (Lan-Pidhainy 等，2007)。同样，增加 β- 葡聚糖多聚物的长度可以增加在溶液中缠绕的发生率，降低溶液流动及混合的趋势。在液态体系中，发现血糖反应与饮料的黏度相关 (Wood，2000；Panahi 等，2007)。在固态食物中，证实血糖反应和 β- 葡聚糖分子量直接相关。对燕麦麸皮松饼 (Tosh 等，2008)、碾轧麦片 (Brummer 等，2012)、燕麦能量棒 (Regand 等，2011) 以及其他产品 (Regand 等，2009) 的研究也显示，随着分子量降低，摄入含相同剂量 β- 葡聚糖食物的血糖反应升高。另外，β- 葡聚糖剂量的增加可以补偿溶解度 (Lan-Pidhainy 等，2007) 或者分子量的降低 (Tosh 等，2008)。

为了估算进食含燕麦 β- 葡聚糖的固态食物后，β- 葡聚糖在上消化道中黏度的变化过程，开发了一些体外消化模型。其中使用最广泛的方法为简单模拟从人类口腔到小肠的消化过程 (Beer 等，1997)。在一种含唾液淀粉酶的磷酸盐缓冲液 (pH 6.8) 中，将食物粗磨并分散。然后调节 pH 至 2，以模拟胃内的 pH，并加入胃蛋白酶。以低速 (30rpm) 混合 30 分钟后，将 pH 调至 6.8，并加入胰蛋白酶。继续混合 90 分钟，通过离心，去除悬浮液中溶解的 β- 葡聚糖。已经有研究对燕麦粥 (Regand 等，2009)、碾轧早餐麦片 (Brummer 等，2012)、松饼 (Lan-Pidhainy 等，2007；Tosh 等，2008) 以及其他产品的生理提取物中 β- 葡聚糖的浓度及分子量进行了测定 (Mäkeläinen 等，2007；Regand 等，2009，2011)。结果如图 13.1 所示，β- 葡聚糖在溶液中的黏度与人体对测试食物的血糖反应显著相关。最近，开发了一种简化的体外模型，将研磨后的食物和磷酸盐缓冲液、α- 淀粉酶及蛋白酶在一个旋转黏度计中混合 2 小时 (Gamel 等，2012)。最终的黏度和常规模型的结果有良好的相关性。有学者也使用相似的体外模型 (Granfeldt 等，1992；Östman 等，2006)，通过酶水解燕麦中的淀粉及蛋白质从而避免其对黏度的影响，并对其黏度进行测定。

13.3.3 对下消化道的作用

尽管燕麦食品对餐后血糖的急性影响出现在上消化道中 (Batalina 等，2001)，但是它们在结肠中仍继续起作用。燕麦 β- 葡聚糖是一种可以发酵的纤维。因为 β- 葡聚糖能部分溶于食物基质中，所以它容易受到细菌酶类的降解。体外发酵研究显示，与小麦麸皮纤维相比，燕麦麸皮纤维及 β- 葡聚糖更容易被结肠菌群降解，且与菊粉一样被消化 (Wood 等，2002)。和小麦麸皮相比，结肠菌群对燕麦麸皮或 β- 葡聚糖提取物的发酵可以导致乙酸、丙酸以及丁酸产物的增加，并降低 pH。另外一项体外研究 (Queenan 等，2007) 验证了当燕麦 β- 葡聚糖、瓜尔胶及菊粉

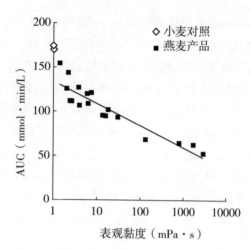

图 13.1 人类受试者的血糖反应（餐后血糖曲线下面积）和以模拟消化的方法提取的 β- 葡聚糖的表观黏度（30/s 时）之间的关系。AUC = -25 log（η）+ 134（$r^2 = 0.85$）（数据来源于以下研究：Lan-Pidhainy 等，2007；Tosh 等，2008，Brummer 等，2012）

被结肠菌群发酵时，会产生乙酸、丙酸以及丁酸。

　　进食燕麦食品不但可以影响本餐的餐后血糖水平，并持续影响接下来几餐的餐后血糖。受试者在晚餐时进食 5.0g 燕麦 β- 葡聚糖后，餐后血糖曲线下面积（AUC）比进食标准的早餐后低 18%（Nilsson 等，2008a）。短链脂肪酸特别是乙酸的血浆浓度在进食早餐后上升，而呼气氢则更低，表明在发酵和血糖反应之间存在联系。

13.4　使用全燕麦产品进行的临床研究

　　有数项研究对燕麦粥（最被认可的全燕麦产品）的血糖反应进行了探索。表13.1 列出了测定 β- 葡聚糖或可溶性纤维含量的全燕麦产品的血糖反应研究。含有4g β- 葡聚糖的燕麦粥（Hätönen 等，2006）显著地降低了餐后血糖反应，而含 3.3g β- 葡聚糖（Granfeldt 等，1994）或者 2.1g β- 葡聚糖（Liljeberg 等，1996）的燕麦粥则没有这种作用。GI 网站（University of Sydney，2013）列出了对碾轧和钢切燕麦粥进行的 18 项 GI 试验的结果。平均 GI 为 57 ± 11，处于中 GI 食物（GI 范围为 55 ~ 70）的下限。速溶燕麦粥的 4 项试验结果的平均 GI 为 79。一种市售全谷物挤压燕麦片的 GI 为 74（Wolever 等，1994）。每份仅含 0.5g β- 葡聚糖的另外一种全燕麦片未能显著地降低餐后血糖水平（Hlebowicz 等，2007）。煮制且完整的燕麦籽粒和燕麦粥相比，可使血糖 AUC 降低得更多（Granfeldt 等，1994），这可能是因为在麸皮层及细胞壁完整时，淀粉的可接触性低。通过完整燕麦发酵制得的一种创新性燕麦丹贝产品（Alminger 和 Eklund-Jonsson，2008）使血糖及胰岛素反应发生了显著性降低。

全燕麦产品受到了籽粒中 β- 葡聚糖含量的限制。在全燕麦研究中，每餐摄入的食物中每份 β- 葡聚糖的含量在 0.5 ～ 4g 范围之间波动。尽管 60% 的研究结果均显示显著降低了血糖反应，但是这些产品均不符合 EFSA 的要求，即每 30g 有效碳水化合物应含 4g β- 葡聚糖。

表13.1　以全燕麦食品进行的临床研究。表中列出了食品形式、β-葡聚糖（βG）的剂量以及有效碳水化合物（AC）的剂量，并给出了餐后血糖曲线下面积（AUC）的变化，以及AUC和餐后胰岛素的变化是否具有显著性

参考文献	食品形式	βG 剂量（g）	AC 剂量（g）	AUC 变化（mmol·min/L）及显著性[a]		胰岛素变化显著性[a]
Alminger 和 Eklund-Jonsson，2008	燕麦丹贝	1.8	25	−79	是	是
Behall 等，2005	含燕麦面粉布丁	3.23[b]	73.7[c]	−62	是	否
	含燕麦片布丁	3.23[b]	73.7[c]	−49	是	否
Granfeldt 等，1995	煮熟的燕麦片	3.3[b]	50	−12	否	否
	煮熟的燕麦仁	3.5[b]	50	−80	是	否
Hätönen 等，2006	燕麦粥	4	50	−29	是	
Hlebowicz 等，2007	全燕麦片	0.5	31.5	−23	否	
Liljeberg 等，1992	含粗煮燕麦的面包	2.1[b]	50	−16	是	是
Liljeberg 等，1996	燕麦粥	2.1[b]	35.5	7	否	否
Nilsson 等，2008b	煮熟的燕麦仁	2.9	50	−40	否	

[a] "是"表示显著性下降被检测到（$P < 0.05$）。
[b] 对可溶性纤维进行了测定。
[c] 1g AC/kg 体重，给出的值为平均值。

13.5　以燕麦麸皮产品开展的临床研究

和全燕麦相比，燕麦麸皮的 β- 葡聚糖含量更高，淀粉含量更低，使其有可能用于配制高纤维食物。针对各种以燕麦麸皮制作的加工食品开展了大量的临床研究。表 13.2 中概括了在正常受试者中进行的、测定了 β- 葡聚糖或可溶性纤维成分含量的 16 项研究的结果。这些研究中每餐摄入 β- 葡聚糖的含量为 3 ~ 12g。燕麦麸皮被煮制成粥（Wood 等，1990；Regand 等，2009）以及碾轧成早餐麦片（Brummer 等，2012）或者木斯里（Granfeldt 等，1994，2008；Hlebowicz 等，2008）。松饼被用于建立剂量反应关系（Lan-Pidhainy 等，2007；Tosh 等，2008）以及探索 β- 葡聚糖的可溶性（Lan-Pidhainy 等，2007）和分子量效应（Tosh 等，2008）。燕麦麸皮也被添加到饮料（Mäkeläinen 等，2007；Ulmius 等，2011）及汤（Biorkland 等，2008）中。一种格兰诺拉产品被用于探索 β- 葡聚糖的分子量及淀粉剂量的效应（Regand 等，2011）。

已知有 7 种获得低分子量 β- 葡聚糖（< 250 000g/mol）的处理方式，其中 5 种没有使血糖反应发生显著降低。似乎即使是在低分子量的情况下，8g β- 葡聚糖也可以产生足够的黏度，从而降低血糖反应。在剩余的 35 种处理方式中，血糖 AUC 的平均下降幅度为 45 ± 22mmol·min/L。鉴于 50g 葡萄糖对照的 AUC 分布范围为 120 ~ 240mmol·min/L（Tosh，2013），提示以上血糖 AUC 的下降幅度还是极为可观的。

针对 2 型糖尿病受试者开展了摄食燕麦麸皮食物的临床试验。含 3g β- 葡聚糖的挤压木斯里餐食使糖尿病受试者餐后血糖浓度显著下降（Kabir 等，2002），而一种相似的产品在血糖反应正常的受试者中则没有观察到显著变化（Granfeldt 等，2008）。每份含有 3.7、6.2 及 7.3g β- 葡聚糖的燕麦麸皮麦片产品，使得血糖 AUC（分别为 14、48 及 57mmol·min/L）随 β- 葡聚糖添加量的增加呈线性下降（$r^2 = 0.989$）（Jenkins 等，2002）。使用分别含有 4、6 及 8.4g β- 葡聚糖的碾轧燕麦麸皮麦片，也观察到了相似的下降趋势（分别为 29、59 及 65 mmol·min/L）（$r^2 = 0.834$）（Tappy 等，1996）。在另外一项研究中，与对照相比，3g 和 9.4g 的 β- 葡聚糖（来自燕麦麸皮粉或者挤压麦片）显示出了对餐后血糖水平的显著降低作用（Tapola 等，2005）。总体来看，含 3 ~ 9.4g 燕麦 β- 葡聚糖的 10 种处理方式中有 9 种使餐后 AUC 发生了显著下降。因此，燕麦食品对血糖的控制作用在 2 型糖尿病患者中似乎比在血糖反应正常的受试者中更加有效。

表13.2　以燕麦麸皮食品开展的临床研究。表中列出了食品形式、β-葡聚糖（βG）的剂量以及有效碳水化合物（AC）的剂量，并给出了餐后血糖曲线下面积（AUC）的变化，以及AUC和餐后胰岛素的变化是否具有显著性

参考文献	食品形式	βG 剂量（g）	AC 剂量（g）	AUC 变化（mmol·min/L）及显著性[a]		胰岛素变化显著性[a]
Biorkland 等，2008	汤（LMW）[b]	4	25.7	0	否	
Brummer 等，2012	燕麦麸皮麦片（HMW）[b]	8.6	31	−56	是	
	燕麦麸皮麦片（LMW）[b]	8.3	31	−46	是	
	燕麦麸皮麦片（MMW）[b]	8.7	31	−64	是	
	燕麦麸皮麦片（MMW）[b]	8.4	31	−65	是	
Granfeldt 等，1995	燕麦麸皮木斯里	3.3[c]	50	−23.6	否	否
Granfeldt 等，2008	燕麦麸皮木斯里	3[c]	50	−16.7	否	否
	燕麦麸皮木斯里	4[c]	50	−29.3	是	是
Hallfrisch 等，2003	含燕麦麸皮（粗）的布丁	3.7[c]	83.9[d]	−71	是	是
Hlebowicz 等，2008	燕麦麸皮木斯里	4	32.7	−15.5	是	
Holm 等，1992	燕麦麸皮意大利面	5.2	54.2	−4.5	是	是
Juntunen 等，2002	含燕麦麸皮的黑麦面包	5.4	50	−48	是	是
Lan-Pidhainy 等，2007	燕麦麸皮松饼	8	50	−79	是	
	冷冻过的燕麦麸皮松饼	8	50	−66	是	
	冷冻过的燕麦麸皮松饼	8	50	−48	是	
	燕麦麸皮松饼	12	50	−73	是	
	冷冻过的燕麦麸皮松饼	12	50	−68	是	
	冷冻过的燕麦麸皮松饼	12	50	−63	是	

表13.2 （续）

参考文献	食品形式	βG 剂量（g）	AC 剂量（g）	AUC 变化（mmol·min/L）及显著性[a]		胰岛素变化显著性[a]
Mäkeläinen 等，2007	燕麦麸皮饮料	2	50	−26.9	n/s	否
	燕麦麸皮饮料	4	50	−68.8	n/s	否
	冷冻过的燕麦麸皮饮料	4	50	−58.9	n/s	否
	燕麦麸皮饮料	6	50	−60.6	n/s	否
Regand 等，2009	燕麦粥（HMW）[b]	4	43	−37	否	
	燕麦脆面包（LMW）[b]	4	64	−11	否	
	燕麦格兰诺拉（HMW）[b]	4	44	−29	否	
	燕麦意大利面（MMW）[b]	4	42	−7	否	
Regand 等，2011	燕麦格兰诺拉产品（HMW）[b]	6.2	38	−35	是	
	燕麦格兰诺拉产品（MMW）[b]	6.2	38	−28	是	
	燕麦格兰诺拉产品（LMW）[b]	6.2	38	2	否	
	燕麦格兰诺拉产品（HMW）[b]	6.3	60	−33	是	
	燕麦格兰诺拉产品（MMW）[b]	6.3	60	0	否	
	燕麦格兰诺拉产品（LMW）[b]	6.3	60	−5	否	
Tosh 等，2008	燕麦麸皮松饼（HMW）[b]	4	50	−50	是	
	燕麦麸皮松饼（MMW）[b]	4	50	−44	是	
	燕麦麸皮松饼（MMW）[b]	4	50	−26	否	
	燕麦麸皮松饼（LMW）[b]	4	50	−15	否	
	燕麦麸皮松饼（HMW）[b]	8	50	−76	是	
	燕麦麸皮松饼（MMW）[b]	8	50	−74	是	
	燕麦麸皮松饼（MMW）[b]	8	50	−49	是	
	燕麦麸皮松饼（LMW）[b]	8	50	−58	是	
Ulmius 等，2011	含燕麦麸皮饮料	5	75	−40	否	是
Wood 等，1990	燕麦麸皮粥	8.8	60	−54	是	

[a] n/s 未指明。
[b] "是"表示显著性下降被检测到（$P < 0.05$）。
[c] HMW= 高分子量，MMW= 中等分子量，LMW= 低分子量。
[d] 对可溶性纤维进行了测定。
[e] 1g AC/kg 体重，给出的值为平均值。

13.6　以燕麦来源的 β- 葡聚糖制品开展的临床研究

研究表明，燕麦 β- 葡聚糖提取物具有和原型食品一样的疗效，其黏度在血糖控制方面也有一定作用。表 13.3 中显示，高浓度 β- 葡聚糖以黏性溶液或者与小麦粥混合的形式进行研究，最初被用于证实食用燕麦食品所观察到的相关效应是单纯由 β- 葡聚糖引起的（Wood 等，1990；Braaten 等，1991）。燕麦提取物被证实和含等量 β- 葡聚糖的燕麦粥在降低 GI 方面有同样的效果（Hallfrisch 等，2003）。剂量反应研究显示，随着剂量从 1.8g 增加到 7.2g，血糖反应出现了下降（Wood 等，1994）。有两项研究（Wood 等，1994；Panahi 等，2007）证实，低分子量 β- 葡聚糖对血糖反应没有影响。除了形成黏性溶液外，燕麦 β- 葡聚糖在被搁置数日后，还可以形成凝胶。低分子量 β- 葡聚糖形成的凝胶比中等分子量 β- 葡聚糖形成的凝胶更具弹性（Lazaridou 等，2003）。低分子量 β- 葡聚糖溶液及凝胶可以导致和葡萄糖溶液相似的血糖反应（Kwong 等，2013）。当凝胶中 50% 或 75% 的低分子量 β- 葡聚糖被高分子量 β- 葡聚糖替代时，将 β- 葡聚糖的总浓度保持在每份 4g，凝胶仍然不会使餐后血糖反应发生显著性降低。

一种燕麦纤维提取物应用于松饼中，以建立剂量反应关系（Behall 等，2006）。向松饼中加入抗性淀粉（高直链玉米淀粉），使餐后血糖反应进一步降低。制作了含 5% 燕麦纤维的发酵面包，发现其 GI 为 54，为低 GI 食物，而白小麦面包则是一种高 GI 食物（De Angelis 等，2007）。

13.7　剂量反应

将表 13.1、13.2 及 13.3 中不同研究的数据进行综合，有可能得出一种剂量反应关系。数据分析按以前描述过的方法进行（Tosh，2013）。排除以低分子量 β- 葡聚糖进行的处理。数据离散度很大，如图 13.2 所示。这可能由多种原因导致，包括血糖反应测试方法学的差异。然而，食物加工方面的差异在很大程度上也导致结果出现差异。在食物加工过程中，热、水和酶的作用以及机械力均可以影响 β- 葡聚糖的溶解度及分子量，以及淀粉和消化酶的可接触性。这些食物基质方面的变化对血糖反应造成了很大的影响（Granfeldt 等，1995；Tosh 等，2008）。除了数据的离散性之外，还发现了一种明确的剂量反应关系（$r^2 = 0.41$，$P < 0.0001$）。数据预测显示，每进食 1g 燕麦 β- 葡聚糖，AUC 将下降 5.5 ± 0.8mmol·min/L。与50g 葡萄糖饮料相比，含纯化 β- 葡聚糖的葡萄糖饮料引起的血糖反应最低（Wood 等，1994；Kwong 等，2013）。

表13.3　以燕麦β-葡聚糖分离物进行的临床研究。表中显示了食品形式、β-葡聚糖（βG）的剂量以及有效碳水化合物（AC）的剂量，并给出了餐后血糖曲线下面积（AUC）的变化，以及AUC和餐后胰岛素的变化是否具有显著性

参考文献	食品形式	βG 剂量（g）	AC 剂量（g）	AUC 变化（mmol·min/L）及显著性[a]	胰岛素变化显著性[a]
Behall 等，2006	燕麦麸皮松饼	0.3[d]	72[c]	3	否	否
	燕麦麸皮松饼	0.9[d]	72[c]	5	否	否
	燕麦麸皮松饼	3.7[d]	72[c]	−26	否	是
Braaten 等，1991	燕麦 β- 葡聚糖分离物（HMW）[d]	11.3	50	−64	是	是
De Angelis 等，2007	含燕麦纤维的发酵面包	3.9	50	−35	是	
Hallfrisch 等，2003	燕麦提取物	3.8	83.9[c]	−44	是	是
Kwong 等，2013	β- 葡聚糖饮料（HMW）[d]	4	50	−94	是	
	β-葡聚糖饮料（LMW）[d]	4	50	−65	否	
	β-葡聚糖凝胶（LMW）[d]	4	50	−14	否	
	β- 葡聚糖凝胶（混合 MW）[d]	4	50	−42	否	
	β- 葡聚糖凝胶（混合 MW）[d]	4	50	−36	否	
Panahi 等，2007	含提取物（HMW）的饮料[d]	6	75	−39	是	
	含提取物（LMW）的饮料[d]	6	75	8	否	
Wood 等，1994	含分离物（HMW）的饮料[d]	1.8	50	−19	否	否
	含分离物（HMW）的饮料[d]	3.6	50	−38	否	否
	含分离物（HMW）的饮料[d]	7.2	50	−42	否	否
	含分离物（LMW）的饮料[d]	7.2	50	1	否	否
	含分离物（MMW）的饮料[d]	7.2	50	−29	否	否
	含分离物（HMW）的饮料[d]	7.2	50	−33	否	是

表13.3　（续）

参考文献	食品形式	βG 剂量（g）	AC 剂量（g）	AUC 变化（mmol·min/L）及显著性[a]	胰岛素变化显著性[a]
Wood 等，1990	含分离物的饮料	8.6	60	–93	是
	含分离物的小麦糊	8.6	60	–57	是

[a] "是"表示显著性下降被检测到（$P < 0.05$）。

[b] 对可溶性纤维进行了测定。

[c] 1g AC/kg 体重，给出的值为平均值。

[d] HMW= 高分子量，MMW= 中等分子量，LMW= 低分子量。

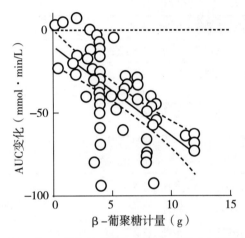

图 13.2　对照组与燕麦干预组中 β- 葡聚糖引起血糖反应（餐后血糖曲线下面积之间的差异）的剂量反应关系。△ AUC = –5.5（βG 剂量）– 9.5（$r^2= 0.41$，$P < 0.0001$）

13.8　长期血糖控制

　　尽管尚未开展以正常受试者为研究对象的长期血糖监测前瞻性研究，但是在一系列持续 3 ～ 12 周的研究中，将空腹血糖作为一种次要结局指标进行了检测。结果如表 13.4 所示。健康男性进食燕麦食品（作为一种低热量饮食的一部分）6 周后，在空腹血糖、空腹胰岛素或者胰岛素抵抗（以胰岛素抵抗的稳态模型评价方法衡量）方面，均未观察到显著性差异（Saltzman 等，2001）。健康男性及女性受试者进食含高分子量（而不是低分子量）燕麦 β- 葡聚糖的燕麦面包 3 周后，与基线相比，其空腹血清胰岛素水平增加而空腹血糖水平下降（Frank 等，2004）。但该研究没有设置对照组。进食燕麦片 12 周的超重男性受试者，在空腹血糖或胰岛素水平、胰岛素敏感性或者对葡萄糖的急性胰岛素反应（通过静脉葡萄糖耐量试验测定）等方面，均未观察到显著性变化（Davy 等，2002）。血压升高的男性及女性受试者连续 4 周每日进食 2.8g β- 葡聚糖后，空腹血糖显著降低（Pins 等，2002）。然而，其他患有轻度高血压的男性及女性受试者在进食燕麦食品后，空腹血糖则没有出现显著性变化（Keenan 等，2002；Maki 等，2007）。血清胆固醇水平轻度升高的受试者在进食燕麦面包 6 周（Queenan 等，2007）或者燕麦麸皮麦片 4 周（Wolever 等，2010）后，没有观察到空腹血糖变化。

表13.4　以燕麦食品开展的长期临床研究。表中显示了食品形式、β-葡聚糖（βG）的剂量以及干预的时间，并指出了空腹血糖、空腹胰岛素以及胰岛素敏感性是否有显著性变化[a]

参考文献	队列	食品形式	βG 剂量 (g/d)	干预时间（周）	空腹血糖	空腹胰岛素	胰岛素敏感性
Beck 等，2010	OW[b] 女性	多种	5 或 8	12	否	否	
Charlton 等，2012	HC[c]，OW[b]	多种	1.5 或 3	6	否	否	否 [d]
Cugnet-Anceau 等，2010	肥胖，T2D[e]	汤	3.5（LMW）[f]	8	否		
Davy 等，2002	OW[b] 男性	麦片	5.5	12	否	否	否 [g]
Frank 等，2004	健康	面包	6（HMW）[f]	3	是 [h]	是 [h]	
			6（LMW）[f]		否	否	
Keenan 等，2002	高 BP[i]	麦片	5.5	6	否	否	
Liatis 等，2009	T2D[e]	面包	3	3	是 [h]	是	是
Maki 等，2007	高 BP[i]	多种	7.7	12	否		
Pins 等，2002	高 BP[i]	麦片	2.8	4	是		
Queenan 等，2007	HC	面包	6	6	否	否	
Reyna-Villasmil 等，2007	超重	面包	6	8	是 [h]		
Saltzman 等，2001	健康	多种	3.7	6	否	否	否 [d]
Tighe 等，2010	健康	多种	12	6	否	否	否 [d]
Wolever 等，2010	HC[c]	麦片	3	4	否		

[a] "是"表示显著性下降被检测到（$P < 0.05$）。
[b] OW = 超重。
[c] HC = 胆固醇轻度升高。
[d] 以稳态胰岛素反应测定（HOMA-IR）。
[e] T2D = 2 型糖尿病。
[f] HMW = 高分子量，LMW = 低分子量。
[g] 以静脉葡萄糖耐量试验测定。
[h] 仅和基线相比有显著性差异。
[i] BP = 血压。

纳入糖尿病受试者后，研究结果出现了一定的差异。对未被控制的 2 型糖尿病受试者进行的研究显示，一种糖尿病调适饮食（包括燕麦片）可以降低受试者对胰岛素的需要量（Lammert 等，2008）。进食燕麦麸皮面包 3 周，糖尿病受试者的空腹血糖、空腹胰岛素以及胰岛素敏感性均有所降低（Liatis 等，2009）。2 型糖尿病受试者连续 8 周每日摄入 3.5g 低分子量 β- 葡聚糖后，糖化血红蛋白以及空腹血糖并未下降（Cugnet-Anceau 等，2010）。

13.9　结论

综上所述，已有充分的证据证明交联 β- 葡聚糖（燕麦的生物活性成分）可以显著降低餐后血糖及胰岛素水平。食物加工方式似乎在一定程度上可以影响燕麦食物的效果。破坏麸皮层及细胞壁，或者使 β- 葡聚糖降解，都会降低效果。反之，通过加热及加湿的方法增加 β- 葡聚糖的溶解度，似乎可以增加效果。尽管已确立了一种剂量反应关系，但燕麦对长期血糖控制的影响尚未研究透彻。以 2 型糖尿病患者为受试者开展的有限研究显示，交联 β- 葡聚糖对空腹血糖及胰岛素水平具有积极作用。在正常受试者中，空腹血糖及胰岛素水平倾向于没有显著性变化。然而，尚不清楚正常受试者是否一定会获益于更低的血糖浓度。

尽管对健康有诸多益处，燕麦并没有被广泛添加到面包及其他主食中。在 2011/2012 年度，燕麦仅占全世界谷物消费的 1%（USDA，2013）。所生产的 2260 万公吨燕麦是所生产的 6.964 亿公吨小麦的约 1/30（USDA，2013）。因此，全世界在谷物消费方面存在着不平衡。将消费模式向着增加燕麦及大麦（它们被观察到可以降低餐后血糖水平）消费的方向转变，有可能降低普通人群 2 型糖尿病的发生风险。

参考文献

Alminger, M. and Eklund-Jonsson, C. (2008) Whole-grain cereal products based on a high-fibre barley or oat genotype lower postprandial glucose and insulin responses in healthy humans. *European Journal of Nutrition* **47**, 294–300.

Battilana, P. *et al.* (2001) Mechanisms of action of β-glucan in postprandial glucose metabolism in healthy men. *European Journal of Clinical Nutrition* **55**, 327–333.

Beck, E.J. *et al.* (2010) Oat β-glucan supplementation does not enhance the effectiveness of an energy-restricted diet in overweight women. *British Journal of Nutrition* **103**, 1212–1222.

Beer, M.U. *et al.* (1997) Effect of cooking and storage on the amount and molecular weight of (1→3)(1→4)-β-D-glucan extracted from oat products by an in vitro digestion system. *Cereal Chemistry* **74**, 705–709.

Behall, K.M. *et al.* (2005) Comparison of hormone and glucose responses of overweight women to barley and oats. *Journal of the American College of Nutrition* **24**, 182–188.

Behall, K.M. *et al.* (2006) Comparison of both resistant starch and β-glucan improves post-prandial plasma glucose and insulin in women. *Diabetes Care* **29**, 976–981.

Biörklund, M. *et al.* (2008) Serum lipids and postprandial glucose and insulin levels in hyperlipidemic subjects after consumption of an oat beta-glucan-containing ready meal. *Annals of Nutrition and Metabolism* **52**, 83–90.

Braaten, J.T. *et al.* (1991) Oat gum, a soluble fiber which lowers glucose and insulin in normal individuals after an oral glucose load: comparison with guar gum. *American Journal of Clinical Nutrition* **53**, 1425–1430.

Brummer, Y. *et al.* (2012) Glycemic response to extruded oat bran cereals processed to vary in molecular weight. *Cereal Chemistry* **89**, 255–261.

Charlton, K.E. *et al.* (2012) Effect of 6 weeks' consumption of β-glucan-rich oat products on cholesterol levels in mildly hypercholesterolaemic overweight adults. *British Journal of Nutrition* **3**, 1–11.

Cugnet-Anceau, C. *et al.* (2010) A controlled study of consumption of beta-glucan-enriched soups for 2 months by type 2 diabetic free-living subjects. *British Journal of Nutrition* **103**, 422–428.

Davy, B.M. *et al.* (2002) High-fiber oat cereal compared with wheat cereal consumption favorably alters LDL-cholesterol subclass and particle numbers in middle-aged and older men. *American Journal of Clinical Nutrition* **76**, 351–358.

De Angelis, M. *et al.* (2007) Use of sourdough lactobacilli and oat fibre to decrease the glycaemic index of white wheat bread. *British Journal of Nutrition* **98**, 1196–1205.

EFSA (European Food Safety Authority) (2011) Scientific opinion on the substantiation of health claims related to beta-glucans from oats and barley and maintenance of normal blood LDL-cholesterol concentrations (ID 1236, 1299), increase in satiety leading to a reduction in energy intake (ID 851, 852), reduction of postprandial glycaemic responses (ID 821, 824), and "digestive function" (ID 850) pursuant to Article 13(1) of Regulation (EC) No 1924/2006 *European Food Safety Authority Journal* **9**, 2207–2228.

Frank, J. *et al.* (2004) Yeast-leavened oat breads with high or low molecular weight β-glucan do not differ in their effects on blood concentrations of lipids, insulin, or glucose in humans. *Journal of Nutrition* **134**, 1384–1388.

Gamel, T.H. *et al.* (2012) Application of the rapid visco analyzer (RVA) as an effective rheological tool for measurement of β-glucan viscosity. *Cereal Chemistry* **89**, 52–58.

Granfeldt, Y.E. *et al.* (1992) An *in vitro* procedure based on chewing to predict metabolic response to starch in cereal and legume product. *European Journal of Clinical Nutrition* **46**, 649–660.

Granfeldt, Y. *et al.* (1994) Glucose and insulin responses to barley products: Influence of food structure and amylose-amylopectin ratio. *American Journal of Clinical Nutrition* **59**, 1075–1082.

Granfeldt, Y. *et al.* (1995) Metabolic responses to starch in oat and wheat products. On the importance of food structure, incomplete gelatinization or presence of viscous dietary fibre. *European Journal of Clinical Nutrition* **49**, 189–199.

Granfeldt, Y.E. *et al.* (2000) An examination of the possibility of lowering the glycemic index of oat and barley flakes by minimal processing. *Journal of Nutrition* **130**, 2207–2214.

Granfeldt, Y. *et al.* (2008) Muesli with 4 g oat β-glucans lowers glucose and insulin responses after a bread meal in healthy subjects. *European Journal of Clinical Nutrition* **62**, 600–607.

Hallfrisch, J. *et al.* (2003) Physiological responses of men and women to barley and oat extracts (Nu-trimX). II. Comparison of glucose and insulin responses. *Cereal Chemistry* **80**, 80–83.

Hätönen, K.A. *et al.* (2006) Methodologic considerations in the measurement of glycemic index: Glycemic response to rye bread, oatmeal porridge, and mashed potato. *American Journal of Clinical Nutrition* **84**, 1055–1061.

Hlebowicz, J. *et al.* (2007) Effect of commercial breakfast fibre cereals compared with corn flakes on postprandial blood glucose, gastric emptying and satiety in healthy subjects: A randomized blinded crossover trial. *Nutrition Journal* **6**, 22.

Hlebowicz, J. *et al.* (2008) Effect of muesli with 4 g oat β-glucan on postprandial blood glucose, gastric emptying and satiety in healthy subjects: A randomized crossover trial. *Journal of the American College of Nutrition* **27**, 470–475.

Hodge, A.M. *et al.* (2004) Glycemic index and dietary fiber and the risk of type 2 diabetes. *Diabetes Care* **27**, 2701–2706.

Holm, J. *et al.* (1992) Influence of sterilization, drying and oat bran enrichment of pasta on glucose and insulin responses in healthy subjects and on the rate and extent of *in vitro* starch digestion. *European Journal of Clinical Nutrition* **46**, 629–640.

Hopping, B.N. *et al.* (2010) Dietary fiber, magnesium, and glycemic load alter risk of type 2 diabetes in a multiethnic cohort in Hawaii. *Journal of Nutrition* **140**, 68–74.

Jenkins, A.L. *et al.* (2002) Depression of the glycemic index by high levels of β-glucan fiber in two functional foods tested in type 2 diabetes. *European Journal of Clinical Nutrition* **56**, 622–628

Juntunen, K.S. *et al.* (2002) Postprandial glucose, insulin, and incretin responses to grain products in healthy subjects. *American Journal of Clinical Nutrition* **75**, 254–262.

Juvonen, K.R. *et al.* (2009) Viscosity of oat bran-enriched beverages influences gastrointestinal hormonal responses in healthy humans. *Journal of Nutrition* **139**, 461–466,

Kabir, M. *et al.* (2002) Four-week low-glycemic index breakfast with a modest amount of soluble fibers in type 2 diabetic men *Metabolism* **51**, 819–826.

Keenan, J.M. *et al.* (2002) Oat ingestion reduces systolic and diastolic blood pressure in patients with milk or borderline hypertension: A pilot trial. *Journal of Family Practice* **51**, 369.

Krishnan, S. *et al.* (2007) Glycemic index, glycemic load, and cereal fiber intake and risk of type 2 diabetes in US black women. *Archives of Internal Medicine* **167**, 2304–2309.

Kwong, M.G.Y. *et al.* (2013) Attenuation of glycemic responses by oat β-glucan solutions and viscoelastic gels is dependent on molecular weight distribution. *Food and Function.* doi: 10.1039/C2FO30202K.

Lammert, A. *et al.* (2008) Clinical benefit of a short term dietary oatmeal intervention in patients with type 2 diabetes and severe insulin resistance: A pilot study. *Experimental and Clinical Endocrinology and Diabetes* **116**, 132–134.

Lan-Pidhainy, X. *et al.* (2007) Reducing beta-glucan solubility in oat bran muffins by freeze-thaw treatment attenuates its hypoglycemic effect. *Cereal Chemistry* **84**, 512–517.

Lazaridou, A. *et al.* (2003) Molecular size effects on rheological properties of oat β-glucans in solution and gels. *Food Hydrocolloids* **17**, 693–712.

Liatis, S. *et al.* (2009) The consumption of bread enriched with betaglucan reduces LDL-cholesterol and improves insulin resistance in patients with type 2 diabetes. *Diabetes and Metabolism* **35**, 115–120.

Liljeberg, H. *et al.* (1992) Metabolic responses to starch in bread containing intact kernels versus milled flour. *European Journal of Clinical Nutrition* **46**, 561–575.

Liljeberg, H.G.M. *et al.* (1996) Products based on a high fiber barley genotype, but not on common barley or oats, lower postprandial glucose and insulin responses in healthy humans. *Journal of Nutrition* **126**, 458–466.

Mäkeläinen, H. *et al.* (2007) The effect of β-glucan on the glycemic and insulin index. *European Journal of Clinical Nutrition* **61**, 779–785.

Maki, K.C. *et al.* (2007) Effects of consuming foods containing oat β-glucan on blood pressure, carbohydrate metabolism and biomarkers of oxidative stress in men and women with elevated blood pressure. *European Journal of Clinical Nutrition* **61**, 786–795.

Marciani, L. *et al.* (2001) Effect of meal viscosity and nutrients on satiety, intragastric dilution, and emptying assessed by MRI *American Journal of Physiology. Gastrointestinal and Liver Physiology* **280**, G1227–G1233.

Meyer, K.A. *et al.* (2000) Carbohydrates, dietary fiber, and incident type 2 diabetes in older women. *American Journal of Clinical Nutrition* **71**, 921–930.

Montonen, J. *et al.* (2003) Whole-grain and fiber intake and the incidence of type 2 diabetes. *American Journal of Clinical Nutrition* **77**, 622–629.

Nilsson, A. *et al.* (2008a) Effects of GI vs content of cereal fibre of the evening meal on glucose tolerance at a subsequent standardized breakfast. *European Journal of Clinical Nutrition* **62**, 712–720.

Nilsson, A.C. *et al.* (2008b) Effect of cereal test breakfasts differing in glycemic index and content of indigestible carbohydrates on daylong glucose tolerance in healthy subjects. *American Journal of Clinical Nutrition* **87**, 645–654.

Östman, E. *et al.* (2006) Glucose and insulin responses in healthy men to barley bread with different levels of $(1\to3;1\to4)$-β-glucans; predictions using fluidity measurements of *in vitro* enzyme digests. *Journal of Cereal Science* **43**, 230–235.

Panahi, S. *et al.* (2007) β-Glucan from two sources of oat concentrates affect postprandial glycemia in relation to the level of viscosity. *Journal of the American College of Nutrition* **26**, 639–644.

Pins, J.J. *et al.* (2002) Do whole-grain oat cereals reduce the need for antihypertensive medications and improve blood pressure control? *Journal of Family Practice* **51**, 353–359.

Queenan, K.M. *et al.* (2007) Concentrated oat β-glucan, a fermentable fiber, lowers serum cholesterol in hypercholesterolemic adults in a randomised controlled trial. *Nutrition Journal* **6**, 6.

Regand, A. *et al.* (2009) Physicochemical properties of glucan in differently processed oat foods influence glycemic response. *Journal of Agricultural and Food Chemistry* **57**, 8831–8838.

Regand, A. *et al.* (2011) The molecular weight, solubility and viscosity of oat beta-glucan affect human glycemic response by modifying starch digestibility. *Food Chemistry* **129**, 297–304.

Ren, Y. *et al.* (2003) Dilute and semi-dilute solution properties of (1-3)(1-4)-β-D-glucan, the endosperm cell wall polysaccharide of oats (*Avena sativa* L.). *Carbohydrate Polymers* **53**, 401–408.

Reyna-Villasmil, N. *et al.* (2007) Oat-derived beta-glucan significantly improves HDLC and diminishes LDLC and non-HDL cholesterol in overweight individuals with mild hypercholesterolemia. *American Journal of Therapeutics.* **14**, 203–212.

Saltzman, E. *et al.* (2001) An oat-containing hypocaloric diet reduces systolic blood pressure and improves lipid profile beyond effects of weight loss in men and women. *Journal of Nutrition* **131**, 1465–1470.

Schulze, M.B. *et al.* (2004) Glycemic index, glycemic load, and dietary fiber intake and incidence of type 2 diabetes in younger and middle-aged women. *American Journal of Clinical Nutrition* **80**, 348–356.

Schulze, M.B. *et al.* (2007) Fiber and magnesium intake and incidence of type 2 diabetes: A prospective study and meta-analysis. *Archives of Internal Medicine* **167**, 956–965.

Tapola, N. *et al.* (2005) Glycemic responses of oat bran products in type 2 diabetic patients. *Nutrition Metabolism and Cardiovascular Diseases* **15**, 255–261.

Tappy, L. *et al.* (1996) Effects of breakfast cereals containing various amounts of beta-glucan fibers on plasma glucose and insulin responses in NIDDM subjects. *Diabetes*

Care **19**, 831–834.

Tighe, P. *et al.* (2010) Effect of increased consumption of whole-grain foods on blood pressure and other cardiovascular risk markers in healthy middle-aged persons: a randomized controlled trial. *American Journal of Clinical Nutrition* **92**, 733–740.

Tosh, S.M. (2013) Review of human studies investigating the postprandial blood glucose lowering ability of oat and barley food products. *European Journal of Clinical Nutrition* **67**, 310–317. doi:10.1038/ejcn.2013.25.

Tosh, S.M. *et al.* (2008) Glycemic response to oat bran muffins treated to vary molecular weight of β-glucan. *Cereal Chemistry* **85**, 211–217.

Tuomasjukka, S. *et al.* (2007) The glycaemic response to rolled oat is not influenced by the fat content. *British Journal of Nutrition* **97**, 744–748.

Ulmius, M. *et al.* (2011) An oat bran meal influences blood insulin levels and related gene sets in peripheral blood mononuclear cells of healthy subjects. *Genes and Nutrition* **6**, 429–439.

University of Sydney. (2013) GI database. http://www.glycemicindex.com/index.php (last accessed 7 May 2013).

USDA (United States Department of Agriculture) (2013) Grain: World Markets and Trade. Foreign Agricultural Service Circular Series FG 12-12. http://www.fas.usda.gov/psdonline/circulars/grain.pdf. Accessed December 27, 2012.

Valachovičová, M. *et al.* (2006) No evidence of insulin resistance in normal weight vegetarians. *European Journal of Nutrition* **45**, 52–54.

Wolever, T.M.S. *et al.* (1994) Glycaemic index of 102 complex carbohydrate foods in patients with diabetes. *Nutrition Research* **14**, 651–669.

Wolever, T.M., *et al.* (2010) Physicochemical properties of oat β-glucan influence its ability to reduce serum LDL cholesterol in humans: a randomized clinical trial. *American Journal of Clinical Nutrition* **92**, 723–732.

Wood, P.J. *et al.* (1990) Comparisons of viscous properties of oat and guar gum and the effects of these and oat bran on glycemic index. *Journal of Agricultural and Food Chemistry* **38**, 753–757.

Wood, P.J. *et al.* (1994) Effect of dose and modification of viscous properties of oat gum on plasma glucose and insulin following an oral glucose load. *British Journal of Nutrition* **72**, 731–743.

Wood, P.J. *et al.* (2000) Evaluation of role of concentration and molecular weight of oat beta-glucan in determining effect of viscosity on plasma glucose and insulin following an oral glucose load. *British Journal of Nutrition* **84**, 19–23.

Wood, P.J. *et al.* (2002) Fermentability of oat and wheat fractions enriched in β-glucan using human fecal inoculation. *Cereal Chemistry* **79**, 445–454.

第 14 章

燕麦及燕麦 β- 葡聚糖对肠道健康的影响

Renee Korczak 和 **Joanne Slavin**
Department of Food Science and Nutrition, University of Minnesota,
St. Paul, MN, USA

14.1 燕麦及燕麦 β- 葡聚糖

普通燕麦 (*Avena sativa* L.) 是栽培燕麦中最重要的品种 (Butt 等, 2008)。燕麦粒的最外层 (即燕麦麸皮) 可以被单独分离出来, 作为一种膳食补充剂食用。燕麦麸皮含有维生素、矿物质、碳水化合物 (68%)、蛋白质 (17%) 以及脂肪 (9%) (Butt 等, 2008)。燕麦麸皮含有 15% ~ 22% 的膳食纤维以及 10.4% 的 β- 葡聚糖, β- 葡聚糖是一种线性的无分支多糖。燕麦 β- 葡聚糖具有高度的黏性, 其黏度依赖于多糖链的长度。在 20 世纪 80 年代, 人们发现了燕麦的特殊健康效应 (即降低血清胆固醇以及减少心血管疾病发生风险的功能) (Anderson 和 Gustafson, 1988)。

14.2 消化系统健康

谷物 (包括燕麦) 被发现可以以多种方式为肠道健康提供支持。例如, 膳食纤维可以增加大便的重量, 促进正常排便 (Grabitske 和 Slavin, 2008)。排便这个词涉及多种胃肠道效应, 包括大便的重量、转运时间、腹胀、排气、便秘以及腹泻; 然而, 便秘及腹泻尚不存在标准化的、得到公认的定义。便秘在西方社会是一种常见但却非常缺乏研究的慢性疾病。它曾被定义为每周排便少于 3 次, 但是大多数人将便秘定义为每天排便少于 1 次。然而, 排便频率仅是判定便秘的一个方面。轻松排便也是正常排便的一种表现。

排便习惯受药物、应激、体力活动、食物体积、食物类型、液体的摄入、激素以及其他环境因素的影响。尽管主观性指标对于评判排便功能很重要, 但是一些客观性指标, 例如大便湿重和干重以及胃肠道转运时间, 也是有用的生物指标。结肠内容物体量、柔软性和柔韧性的增加, 以及肠道运动的增加可以预防便秘。

大便重量随膳食纤维摄入量的增多而增加，从而将排便频率正常化至每日 1 次，将胃肠道转运时间正常化至 2 ～ 4 天。大便重量的增加不仅来源于膳食纤维，还来源于膳食纤维中保留的水分以及肠道菌群对纤维的部分发酵，这种发酵会增加大便中的细菌数量。细菌也可以结合水，因此菌群的量可以使大便重量增加，但是增加程度通常比未被消化的膳食纤维少。

腹泻几乎是所有人都曾经历的一种不愉快的消化问题。食物被摄入后，在大多数消化过程中，一般保持在液体形态。当食物残渣通过大肠时，大多数残留的液体被吸收，形成半固态的大便。在腹泻时，摄入的食物及液体通过肠道太快，或者数量太大（或者二者同时存在）。液体吸收不充分，结果造成水样排便。临床上普遍接受的腹泻标准为：排便量 > 200g/d；水样便，排便难于控制，每天排便 3 次以上（Bliss 等，1992）。膳食纤维的结肠发酵也许可以通过防止细菌在肠道内过度生长而改善胃肠道的耐受性，减少腹泻的发生。尽管一项对随机对照试验进行的 meta 分析没有发现膳食纤维对治疗腹泻有效的证据（Homann 等，1994），但是在肠内营养中添加膳食纤维在临床实践中获得了广泛认同（Klosterbuer 等，2011）。

肠易激综合征（irritable bowel syndrome，IBS）被定义为以慢性或复发性腹部疼痛或不适（通常位于下腹）为特征的一组功能性肠道疾病。不适包括肠道功能紊乱（即腹泻或便秘单独或交替出现）以及腹胀（Drossman 等，2002）。IBS 症状的持续会降低生活质量。据估计，IBS 的患病率在美国和欧洲的成人中为 10% ～ 20%（Drossman 等，1993）；然而，真实的患病率肯定会更高，因为 70% 有症状的成人不会主动就医。女性 IBS 患者更常出现便秘及腹部不适的症状，而男性 IBS 患者更易出现腹泻。患有 IBS 并因其症状而寻求治疗的人与不寻求治疗的人相比，心理障碍（例如焦虑及抑郁）的发生更为常见。这说明心理障碍可能会加重 IBS 症状，并影响求医行为。

评价谷物在 IBS 中所起作用的临床试验结果并不一致。Austin 等报告，在腹泻为主要症状的 IBS 患者中，极低碳水化合物饮食可以改善患者的症状及生活质量（Austin 等，2009）。然而，一项对 IBS 儿童的膳食干预进行系统综述的研究获得了如下结论：在膳食干预对复发性腹部疼痛儿童的有效性方面缺乏高质量的数据，且没有证据表明膳食纤维补充剂、无乳糖饮食或者乳酸菌补充剂对复发性腹部疼痛儿童是有效的（Huertas-Ceballos 等，2009）。Bijkerk 等进行了一项系统综述，旨在确定膳食纤维对整体 IBS 症状、IBS 相关性腹部疼痛以及 IBS 相关性便秘的效应（Bijkerk 等，2004）。在评价不溶性小麦纤维的 6 项试验中，仅 2 项报告了整体症状的改善。碾磨麸皮改善了 IBS 相关性便秘，但是对整体症状的改善并不比安慰剂效果更优。Longstreth 等进行的一项 meta 分析显示，一般膳食纤维补充剂可以减轻整体 IBS 症状，但是不会减轻腹部疼痛，而腹部疼痛则是区分 IBS 和功能性便秘或功能性腹泻的最重要特征（Longstreth 等，2006）。无论是益生菌还是益生元，均未发现可以有效治疗 IBS（Spiller，2008）。

　　尽管谷物纤维在消化系统健康中发挥的重要作用已经为大家所认同（Slavin，2008），但是很少有研究对单一谷物及它们对肠道健康的影响进行评价。另外，大多数研究仅针对患病人群做了膳食纤维效应的评价。

14.3　短链脂肪酸及膳食纤维可发酵性

　　膳食纤维可以被厌氧性肠道细菌发酵产生短链脂肪酸（short chain fatty acids，SCFAs），SCFAs 是结肠黏膜细胞的一种能量来源（Slavin，2008）。所产生的 SCFAs 中浓度最高的是乙酸、丙酸和丁酸（Topping 和 Clifton，2001）。乙酸是骨骼肌和心肌、肾以及脑的一种能源物质。丁酸是结肠上皮（特别是远端结肠和直肠）的最佳能源物质。丙酸在肝中代谢，可能起到降低胆固醇的作用。不同的膳食纤维可以产生不同比例的 SCFAs 单体及不同数量的总 SCFA。另外，未消化碳水化合物发酵所产生的 SCFAs 还和癌症的发生风险降低相关（Topping 和 Clifton，2001）。颗粒大小、溶解度、表面积以及其他因素也会影响发酵的程度以及所产生的 SCFAs 的性质。

　　因为可发酵膳食纤维对健康有益，所以了解每种类型膳食纤维的可发酵性非常重要。膳食纤维的可发酵性难以进行体内研究，因为结肠研究具有侵入性，并且处于动态变化中。发酵可以通过测定所摄入的膳食纤维数量与粪便中剩余的膳食纤维数量的差值来进行估计。然而，这种方案存在着一定的困难，因为细菌的细胞壁会随着膳食纤维一同从粪便中分离出来。目前还找不到容易确定体内膳食纤维发酵度的生物标志物；因此，体外模型被普遍使用。

　　SCFAs 产生后不久即在结肠腔被吸收。因为尚没有开发出精确测定体内 SCFAs 吸收的方法，所以测定粪便中排泄的 SCFAs 是估算 SCFAs 产生量的最佳方法。然而，95% ~ 99% 的 SCFAs 会被吸收；因此，对受试人群粪便中 SCFAs 的数量进行研究仅能提供部分真相。使用一种密闭的实验室系统，可以对膳食纤维的可发酵性进行估计，同时不因结肠吸收而损失 SCFAs。以人类结肠菌群为代表进行体外发酵，是一种经过充分确立的、非创伤性的、具有时效性的估计膳食纤维可发酵性的方法。事实上，根据粪便样本以及发酵瓶中残留的非淀粉多糖，分批发酵已被证实可以将非淀粉多糖降解至和人类结肠发酵相似的程度（Wisker 等，1998）。

14.4　全谷物对大肠的影响

　　全谷物是可发酵碳水化合物（包括抗性淀粉、寡糖及膳食纤维）的丰富来源

（Slavin，2004）。这些不可消化的碳水化合物可以增加粪便的重量（干重及湿重），并加速肠道的转运。不同谷物的膳食纤维含量存在着很大差异，波动范围可从黑麦的 15% 到大米的 4%（Charalampopoulos 等，2002）。从谷皮层到胚乳层，膳食纤维的含量逐渐减少，但阿拉伯木聚糖除外，它也是胚乳细胞壁的一种重要成分。燕麦、黑麦及大麦中的膳食纤维有大约 1/3 是可溶的，其余是不可溶的。可溶性纤维与胆固醇降低和改善血糖应答密切相关，而不可溶性纤维则与排便的改善相关。小麦和大多数谷物相比可溶性纤维含量较低，大米基本上不含可溶性纤维。谷物的加工可以改变其碳水化合物组成。精制谷物总膳食纤维含量低，精制过程去除的不可溶性纤维比可溶性纤维更多。

破坏细胞壁可以增加膳食纤维的可发酵性。另外，和精细磨制的小麦麸皮相比，相同剂量的粗制小麦麸皮具有更大的粪便体积效应（Heaton 等，1988）。粗制麸皮可以延缓胃排空，加速小肠转运。粗制麸皮的效应与惰性塑料颗粒相似，提示全谷物的粗制特征可以发挥一种超出全谷物及精制谷物之间成分差异的生理学效应（McIntyre 等，1997）。

McIntosh 等对超重中年男性受试者进食富含黑麦或小麦的精制或全谷物食物前后的一些肠道健康标志物进行了测定（McIntosh 等，2003）。除了含 14g 膳食纤维的基线饮食之外，精制谷物食物可以提供 5g 膳食纤维，全谷物食物可以提供 18g 膳食纤维。高纤维黑麦及小麦食物使粪便排出量增加了 33% ～ 36%，使粪便 β- 葡萄糖醛酸酶活性降低了 29%。餐后血浆胰岛素降低了 46% ～ 49%，餐后血糖降低了 16% ～ 19%。另外，高纤维黑麦食物还和血浆肠内酯及粪便丁酸的显著增加相关。作者认为和小麦相比，黑麦在改善肠道健康生物标志物方面表现得更加有效。

Chen 等对小麦麸皮及燕麦麸皮增加人体大便重量的机制进行了比较（Chen 等，1998）。结果发现细菌及脂质是燕麦麸皮增加大便重量的主要原因，而未消化植物纤维则占据了食用小麦麸皮后大便重量增加的大部分。这些结果说明，燕麦麸皮增加大便重量的机制是首先在近侧结肠中提供可快速发酵的可溶性纤维以供细菌生长，随后通过不可溶性纤维的发酵维持细菌继续生长直至大便排出。

14.5　不同膳食纤维的发酵

为了对不同膳食纤维的发酵进行比较，采用体外发酵方法对 3 位没有疾病且食用典型低纤维美国膳食的受试者提供的粪便样本进行了研究（Pylkas 等，2005）。将 3 位受试者提供的粪便样本混合在一起，纤维在粪便浆液中发酵。在 0 至 48 小时的不同时间点，检测 SCFAs 的产生情况作为纤维发酵的观察终点。

使用这个评价系统对小麦糊精、菊粉（聚合度大约为 10）以及部分水解的瓜尔胶（partially hydrolyzed guar gum，PHGG）的发酵进行了研究（Stewart 等，2009），并测定了乙酸、丙酸、丁酸以及总 SCFAs 的浓度。以发酵葡萄糖为阳性对照，确保系统的有效发酵，将无纤维样品作为阴性对照。以 8.0 版本 SAS 统计软件（SAS Institute，Cary，NC）进行统计学分析。使用方差分析以及 Tukey 配对比较的方法在不同纤维之间进行比较。结果显示，3 种纤维均可被发酵，但是PHGG 在所有的时间点均仅产生出低水平的 SCFAs。小麦糊精及菊粉在 24 小时内产生出的总 SCFAs 数量相近，显著多于 PHGG 所产生的量（$P = 0.002$）。然而，菊粉发酵所产生的 SCFAs 于第 4 小时达到了高峰，并在第 8 小时减少。相反，小麦糊精发酵所产生的 SCFAs 在整个 24 小时内稳定增加。菊粉的快速发酵表明它可能会造成气体的过度产生。乙酸是这些纤维产生的主要 SCFAs，约占总 SCFAs 产生量的 50%。

　　以燕麦进行的体外发酵研究很少。Kim 和 White（2010）对燕麦来源的高、中及低分子量 β-葡聚糖的发酵情况进行了比较。研究发现在 24 小时后，低分子量β-葡聚糖比高分子量 β-葡聚糖产生了更多 SCFAs。Connolly 等对不同大小燕麦片的发酵表现进行了比较，发现较大的燕麦片和较小的燕麦片相比，产生出了更多的丙酸和丁酸（Connolly 等，2010）。

　　Karppinen 等对黑麦麸皮、小麦麸皮、燕麦麸皮以及菊粉来源的多糖的体外发酵表现进行了比较（Karppinen 等，2000）。对麸皮进行酶法消化去除淀粉及蛋白质后，将麸皮及菊粉与人类粪便接种物混合发酵。菊粉是一种短链的果糖聚合物，被消耗的速度明显快于谷物麸皮中更加复杂的碳水化合物。燕麦麸皮的碳水化合物（富含 β-葡聚糖）比黑麦及小麦麸皮的碳水化合物（富含阿拉伯木聚糖）消耗更快。在所有麸皮中，葡萄糖比其他主要的糖类（阿拉伯糖和木糖）消耗得更快。菊粉形成气体最快、最多。

14.6　益生元

　　益生元被定义为"一种不可消化的食物成分，可以通过选择性刺激结肠中一种或有限数目细菌的生长和（或）活性，对宿主产生有益的影响，从而促进宿主的健康"（Gibson 和 Roberfroid，1995）。这个定义在最近被更新为"一种经过选择性发酵的成分，可以使胃肠道微生物群的组成和（或）活性发生特殊的变化，为宿主的健康带来益处"（Gibson 等，2004）。下列不可消化性低聚糖属于益生元：菊粉、低聚果糖（fructo-oligosaccharides，FOS）、低聚半乳糖、大豆低聚糖、低聚木糖、焦糊精以及低聚异麦芽糖（Macfarlane 等，2006）。

　　尽管到达肠道的所有不可消化性碳水化合物均具有改变肠道菌群的潜能，但是益生元可以选择性地刺激双歧杆菌及乳酸菌的生长，抑制如拟杆菌、梭状芽胞杆菌、真细菌、肠杆菌以及肠球菌等其他细菌的生长。尽管尚不存在定义益生元的标准，但是有证据表明，上面所述的不可消化性低聚糖可以使结肠微生物群发生有益改变。然而，微生物群生长反应在不同健康人类受试者中差异很大，且微生物群的组成受多种因素的影响，包括药物、抗生素、年龄以及整体饮食。

为了评价膳食低聚糖的益生元效应，根据发酵过程中关键细菌菌群的变化，开发出了一种使用益生元指数（prebiotic index，PI）的方法（Palframan 等，2003）。PI 公式中的细菌菌群包括双歧杆菌、乳酸菌、梭状芽胞杆菌以及拟杆菌。这个概念得到了以前发表的研究数据的验证，定量性 PI 评分通常支持从这些研究中得出的定性结论。人们希望可以使用 PI 公式在体外益生元效用试验中筛选益生元碳水化合物。

并不是所有的肠道内可发酵性碳水化合物均是从饮食获得的不可消化性碳水化合物。肠道的黏膜层也可以提供影响细菌生长的可发酵性低聚糖。尽管微生物群组成的大多数研究检测的均是粪便的微生物含量，但是在结肠黏膜附近生长的细菌可能对宿主的免疫功能特别重要。Langlands 等发现，在接受结肠镜检查之前，以 15g/d 的剂量进食一种益生元混合物（7.5g 菊粉和 7.5g FOS）2 周的患者，近端及远端结肠黏膜中的双歧杆菌数目可以增加 10 倍以上（Langlands 等，2004）。

14.6.1　益生元与免疫

免疫系统可以保护机体不受外源性物质的攻击，人体内最大的免疫器官是肠道。在肠道中，这些物质持续暴露于不同的抗原中。肠道免疫系统可以抑制有害病原体的生长，同时促进有益微生物的生长（Hooper，2004）。不可消化性碳水化合物可以影响免疫系统，不仅通过改变肠道微生物群的数目及组成，而且还可以通过影响肠道相关的淋巴组织，这些淋巴组织含有的淋巴细胞大约占人体淋巴细胞总量的 60%（Watzl 等，2005）。

益生元已被证实可以改善急性和慢性疾病（Bruck，2006），但是除了可以改变微生物群组成之外，几乎没有人群研究展示出益生元的其他免疫效应。Bruck（2006）得出了以下结论，即益生元的主要作用是通过增加双歧杆菌及乳酸菌的数目，使肠道 pH 降低到病原体无法竞争的水平，从而使机体对病原体的抵抗力得到改善。益生元的不良反应已经在体外及动物模型中被发现，在为人类使用而开发益生元时，必须对这些不良反应加以考虑。

14.6.2　谷物的益生元潜能

Costabile 等对 31 例志愿者开展了一项双盲、随机、交叉设计研究，以比较全谷物及小麦麸皮的益生元效应（Costabile 等，2008）。和进食小麦麸皮相比，在进食全谷物后，粪便双歧杆菌及乳酸菌的数目显著升高。然而，粪便 SCFA 水平在进食两种谷物后是相似的。

　　尽管没有全面测定所有谷物中 FOS（被认为是一种益生元）的数量，但是已知其在小麦中的含量特别高（新鲜小麦中 FOS 占 0.8% ～ 4.0%）（Vernazza 等，2006）。Biesiekierski 等对大量食物中果聚糖的含量进行了测定，发现每份燕麦含有果聚糖 0.11g，每份黑麦含有果聚糖 0.6g（Biesiekierski 等，2011）。在谷物中至少存在两种类型的低聚糖，即蔗糖的半乳糖基衍生物（水苏糖和棉子糖）以及蔗糖的果糖基衍生物（FOS）（Henry 和 Saini，1989）；然而，这些化合物在谷物中的分布尚没有被完全确定。在小麦麸皮（Yamada 等，1993）以及小麦胚芽（Pomeranz，1988）中检测出了低聚糖，且小麦胚芽的棉子糖低聚糖含量特别高（占干重的 7.2%）（Charalampopoulos 等，2002）。

　　低聚糖可以从谷物中分离及纯化。然而，这个过程是困难的，因为这些化合物具有复杂性，且它们与其他分子相连接。谷物还是抗性淀粉的集中来源。尽管动物研究的结果显示抗性淀粉是一种益生元，但是很少有人体试验就其对肠道微生物群的效应进行评价（Crittenden，2006）。

　　阿拉伯木聚糖及 β- 葡聚糖是由人类胃肠道中的细菌发酵的主要谷物纤维（Crittenden，2006）。在体外，双歧杆菌及乳酸菌无法使谷物 β- 葡聚糖很好地发酵（Crittenden 等，2002），但是可以代谢 β- 葡聚糖部分水解所产生的低聚糖。然而，体外研究的结果显示，长双歧杆菌以及青春双歧杆菌能够酵解谷物来源的阿拉伯木聚糖和阿拉伯木低聚糖（Crittenden 等，2002）。另外，富含阿拉伯木聚糖的黑麦麸皮可以促进小鼠体内双歧杆菌的生长（Oikarinen 等，2003）。相反，一些潜在有害的细菌，例如大肠埃希菌、产气荚膜梭菌或者艰难梭状杆菌，则无法直接酵解这些底物。

　　还有研究就酵母发酵对谷物的益生元效应的影响进行了评价。研究发现酵母发酵的黑麦麸皮生物活性增强（Katina 等，2007）。在酵母发酵的过程中，谷物外层所富集的固有乳酸菌及酶发生变化，变化的程度可以通过改变麸皮分离过程中的碾磨工艺来调控。小麦及黑麦含有蔗果三糖、蔗果四糖以及与菊粉相似的其他FOS（Campbell 等，1997）；然而，在双歧杆菌及乳酸菌对小麦及黑麦多糖的代谢方面，现有的数据很少。面包制作中所使用的旧金山乳酸菌菌株可以产生一种胞外多糖（左聚糖类型的高分子量果聚糖）（Korakli 等，2002）。在酵母发酵过程中，小麦及黑麦的多聚果糖及淀粉被谷物酶类降解，而胞外多糖则被保留在面包的面团中。

　　特定谷物组成部分对肠道微生物群的效应在动物及人体中均已被评价。Matteuzzi 等开展了一项双盲、安慰剂对照研究，在 32 位健康受试者中评价一种小麦胚芽制品的益生元活性（Matteuzzi 等，2004）。在食用 20 天后，大肠菌群及

pH 显著降低，而乳酸菌及双歧杆菌的数目则在基础水平低的受试者中出现了显著升高；其他细菌菌群及总细菌保持不变。一种富含阿拉伯木聚糖的发芽大麦产品也可以促进人类肠道中双歧杆菌的增殖（Kanauchi 等，1999）。比较大麦产品、益生菌及抗生素对大鼠实验性结肠炎的治疗效果，发现益生元（包括发芽大麦纤维）可以改善肠道菌群，这或许可以作为一种有用的治疗溃疡性结肠炎的辅助手段（Fukuda 等，2002）。另外，Bamba 等使用发芽大麦进行的动物实验也支持上述发现（Bamba 等，2002）。

14.7　燕麦肠道功能效应潜在的其他机制

膳食纤维的黏度被认为可以改变肠道的生理学功能。Dikeman 等在体外对不同膳食纤维的黏度进行了评价（Dikeman 等，2006）。瓜尔胶、洋车前子以及燕麦麸皮在整个小肠模拟过程中均显示出了黏性特征，说明可能具有降低葡萄糖及脂质的效应。另外，肠道通过激素与大脑进行沟通，以对饮食习惯进行调控（Badman 和 Flier，2005）；然而，肠道菌群在预防肥胖中的重要性在最近才被重视。Juvonen 等在饮用富含燕麦麸皮饮料的健康人类受试者中就黏性的胃肠道激素反应效应进行了评价（Juvonen 等，2009）。低黏性饮料促进了餐后饱腹感，并使胆囊收缩素、胰高血糖素样肽以及 YY 肽的水平升高。此外，在饮用低黏性饮料后，胃排空加速。这些结果表明，多糖结构在餐后饱腹感的调控方面很重要。

14.8　结论

燕麦可以为膳食添加膳食纤维、抗性淀粉以及低聚糖。由于可溶性纤维含量高，燕麦主要通过增加细菌数量来增加大便的重量。不被小肠消化和吸收并在大肠中发酵的碳水化合物可能作为益生元起作用。另外，燕麦的黏度会影响一些重要的生理学特性，例如调控饱腹感相关的肠道激素。然而，很少有临床试验就燕麦或燕麦麸皮对肠道健康的特殊效应进行评价；因此，需要开展进一步的研究，以更好地了解燕麦在消化系统健康中的作用。

参考文献

Anderson, W.J. and Gustafson, N.J. (1988) Hypocholesterolemic effects of oat and bean products. *American Journal of Clinical Nutrition* **48**, 749–753.

Austin, G.L., *et al.* (2009) A very-low-carbohydrate diet improves symptoms and quality of life in diarrhea-predominant irritable bowel syndrome. *Clinical Gastroenterology and Hepatology* **7**, 706–708.e1.

Badman, M.K. and Flier, J.S. (2005) The gut and energy balance: visceral allies in the obesity wars. *Science* **307**, 1909–1914.

Bamba, T., *et al.* (2002) A new prebiotic from germinated barley for nutraceutical treatment of ulcerative colitis. *Journal of Gastroenterology and Hepatology* **17**, 818–824.

Biesiekierski, J.R., *et al.* (2011) Quantification of fructans, galacto-oligosaccharides and other short-chain carbohydrates in processed grains and cereals. *Journal of Human Nutrition and Dietetics* **24**, 154–176.

Bijkerk, C.J., *et al.* (2004) Systematic review: the role of different types of fibre in the treatment of irritable bowel syndrome. *Alimentary Pharmacology and Therapeutics* **19**, 245–251.

Bliss, D.Z., *et al.* (1992) Defining and reporting diarrhea in tube fed patients: what a mess! *The American Journal of Clinical Nutrition* **55**, 753–759.

Bruck, W.M. (2006) Dietary intervention for improving human health: Acute disorders. In: *Prebiotics: Development and Application* (eds G.R. Gibson and R.A Rastall), pp. 157–79. John Wiley and Sons Ltd, Chichester, UK.

Butt, M.S., *et al.* (2008) Oat: unique among the cereals. *European Journal of Nutrition* **47**, 68–79.

Campbell, J.M., *et al.* (1997) Selected fructooligosaccharide (1-kestose, nystose, and 1-beta-fructofuranosylnystose) composition of foods and feeds. *Journal of Agricultural and Food Chemistry* **45**, 3076–3082.

Charalampopoulos, D., *et al.* (2002) Application of cereals and cereal components in functional foods: a review. *International Journal of Food Microbiology* **79**, 131–141.

Chen, H.L., *et al.* (1998) Mechanisms by which wheat bran and oat bran increase stool weight in humans. *The American Journal of Clinical Nutrition* **68**, 711–719.

Costabile, A., *et al.* (2008) Whole-grain wheat breakfast cereal has a prebiotic effect on the human gut microbiota: a double-blind, placebo-controlled, crossover study. *British Journal of Nutrition* **99**, 110–120.

Crittenden, R. (2006) Emerging prebiotic carbohydrates. In: *Prebiotics: Development and Application* (eds G.R. Gibson and R.A. Rastall), pp. 111–33. John Wiley and Sons Ltd, Chichester, UK.

Crittenden, R., *et al.* (2002) *In vitro* fermentation of cereal dietary fibre carbohydrates by probiotic and intestinal bacteria. *Journal of the Science of Food and Agriculture* **82**, 781–789.

Connolly, M.L., *et al.* (2010) *In vitro* evaluation of the microbiota modulation abilities of different sized whole oat grain flakes. *Anerobe* **16**, 483–488.

Dikeman, C.L., *et al.* (2006) Dietary fibers affect viscosity of solutions and simulated human gastric and small intestinal digesta. *Journal of Nutrition* **136**, 913–919.

Drossman, D.A., *et al.* (1993) US householder survey of functional gastrointestinal disorders: prevalence, sociodemography, and health impact. *Digestive Diseases and Sciences* **38**, 1569–1580.

Drossman, D.A., *et al.* (2002) AGA technical review on irritable bowel syndrome. *Gastroenterology* **123**, 2108–2131.

Fukuda, M., *et al.* (2002) Prebiotic treatment of experimental colitis with germinated barley foodstuff: a comparison with probiotic or antibiotic treatment. *International Journal of Molecular Medicine* **9**, 65–70.

Gibson, G.R. and Roberfroid, M. (1995) Dietary modulation of the human colonic microbiota: introducing the concept of prebiotics. *Journal of Nutrition* **125**, 1401–1412.

Gibson, G.R., *et al.* (2004) Dietary modulation of the human colonic microbiota: updating the concept of prebiotics. *Nutrition Research Reviews* **17**, 259–275.

Grabitske, H.A. and Slavin, J.L. (2008) Laxation and like: Assessing digestive health. *Nutrition Today* **43**, 193–198.

Heaton, K.W., *et al.* (1988) Particle size of wheat, maize, and oat test meals: effects on plasma glucose and insulin responses and on the rate of starch digestion *in vitro*. *The American Journal of Clinical Nutrition* **47**, 675–682.

Henry, R.J. and Saini, H.S. (1989) Characterization of cereal sugars and oligosaccharides. *Cereal Chemistry* **66**, 362–365.

Homann, H.H., *et al.* (1994) Reduction in diarrhea incidence by soluble fiber in patients receiving total or supplemental enteral nutrition. *Journal of Parenteral and Enteral Nutrition* **18**, 486.

Hooper, L.V. (2004) Bacterial contributions to mammalian gut development. *Trends in Microbiology* **12**, 129–134.

Huertas-Ceballos, A.A., *et al.* (2009) Dietary interventions for stomach ache with no identifiable cause in children. *Cochrane Database of Systematic Reviews* 1 (Art. No.: CD003019). doi: 10.1002/14651858.CD003019.pub3.

Juvonen, K.R., *et al.* (2009) Viscosity of oat bran-enriched beverages influences gastrointestinal hormonal responses in healthy humans. *Journal of Nutrition* **139**, 461–466.

Kanauchi, O., *et al.* (1999) Increased growth of Bifidobacterium and Eubacterium by germinated barley food stuff, accompanied by enhanced butyrate production in healthy volunteers. *International Journal of Molecular Medicine* **3**, 175–179.

Katina, K., *et al.* (2007) Bran fermentation as a means to enhance technological properties and bioactivity of rye. *Food Microbiology* **24**, 175–186.

Karppinen, S., *et al.* (2000) *In vitro* fermentation of polysaccharides of rye, wheat and oat brans and inulin by human faecal bacteria. *Journal of the Science of Food and Agriculture* **80**, 1469–1476.

Kim, H.J. and White, P.J. (2010) *In vitro* bile-acid binding and fermentation of high, medium, and low molecular weight beta-glucan. *Journal of Agricultural and Food Chemistry* **58**, 628–634.

Klosterbuer, A., *et al.* (2011) Benefits of dietary fiber in clinical nutrition. *Nutrition in Clinical Practice* **26**, 625–635.

Korakli, M., *et al.* (2002) Metabolism by bifidobacteria and lactic acid bacteria of polysaccharides from wheat and rye, and exopolysaccharides produced by *Lactobacillus sanfranciscensis*. *Journal of Applied Microbiology* **92**, 958–965.

Langlands, S.J., *et al.* (2004) Prebiotic carbohydrates modify the mucosa-associated microflora of the human large bowel. *Gut* **53**, 1610–1616.

Longstreth, G.F., *et al.* (2006) Functional bowel disorders. *Gastroenterology* **130**, 1480–1491.

Macfarlane, S., *et al.* (2006) Review article: prebiotics in the gastrointestinal tract. *Alimentary Pharmacology and Therapeutics* **24**, 701–714.

Matteuzzi, D., *et al.* (2004) Prebiotic effects of a wheat germ preparation in human healthy subjects. *Food Microbiology* **21**, 119–125.

McIntosh, G.H., *et al.* (2003) Whole-grain rye and wheat foods and markers of bowel health in overweight middle-aged men. *The American Journal of Clinical Nutrition* **77**, 967–974.

McIntyre, A., *et al.* (1997) Effect of bran, ispaghula, and inert plastic particles on gastric emptying and small bowel transit in humans: the role of physical factors. *Gut* **40**, 223–227.

Oikarinen, S., *et al.* (2003) Plasma enterolactone or intestinal Bifidobacterium levels do not explain adenoma formation in multiple intestinal neoplasia (Min) mice fed with two different types of rye-bran fractions. *British Journal of Nutrition* **90**, 119–125.

Palframan, R., *et al.* (2003) Development of a quantitative tool for the comparison of the prebiotic effect of dietary oligosaccharides. *Letters in Applied Microbiology* **37**, 218–284.

Pomeranz, Y. (1988) Chemical composition of kernel structures. In: *Wheat: Chemistry and Technology* (ed. Y. Pomeranz), Vol 1, 3rd edn, pp. 91–158. AACC, St. Paul, MN.

Pylkas, A.M., *et al.* (2005) Comparison of different fibers for in vitro production of short chain fatty acids by intestinal microflora. *Journal of Medicinal Food* **8**, 113–116.

Slavin, J.L. (2004) Whole grains and human health. *Nutrition Research Reviews* **17**, 100–112.

Slavin, J.L. (2008) Position of the American Dietetic Association: Health implications of dietary fiber. *Journal of the American Dietetic Association* **108**, 1716–1731.

Spiller, R. (2008) Review article: probiotics and prebiotics in irritable bowel syndrome. *Alimentary Pharmacology and Therapeutics* **28**, 385–397.

Stewart, M.L., *et al.* (2009) Assessment of dietary fiber fermentation: Effect of *Lactobacillus reuteri* and reproducibility of short-chain fatty acids concentrations. *Molecular Nutrition and Food Research* **53**, S114–S120.

Topping, D.L. and Clifton, P.M. (2001) Short-chain fatty acids and human colonic function: Roles of resistant starch and nonstarch polysaccharides. *Physiology Reviews* **81**, 1031–1064.

Vernazza, C.L., *et al.* (2006) Human colonic microbiology and the role of dietary intervention: introduction to prebiotics. In: *Prebiotics: Development and Application.* (eds G.R. Gibson and R.A. Rastall), pp. 1–8. John Wiley and Sons Ltd, Chichester, UK.

Watzl, B., *et al.* (2005) Inulin, oligofructose and immunomodulation. *British Journal of Nutrition* **93** (Suppl 1), S49–S55.

Wisker, E., *et al.* (1998) Fermentation of non-starch polysaccharides in mixed diets and single fibre sources: Comparative studies in human subjects and in vitro. *British Journal of Nutrition* **80**, 253–261.

Yamada, H., *et al.* (1993) Structure and properties of oligosaccharides from wheat bran. *Cereal Foods World* **38**, 490–492.

第 15 章

燕麦与皮肤健康

Joy Makdisi[1]*, Allison Kutner[1]* 和 Adam Friedman[1,2]
[1]*Division of Dermatology, Department of Medicine, Montefiore Medical Center, Bronx, New York, USA*
[2]*Department of Physiology and Biophysics, Albert Einstein College of Medicine, Bronx, New York, USA*
*These authors contributed equally to this chapter.

15.1　胶态燕麦的使用历史

使用全燕麦（*Avena sativa*）治疗内部及外部疾病的历史可以追溯到古埃及和阿拉伯半岛（Dohil，2011），并且在早至罗马时代的医学文献中就已出现。燕麦不仅作为一种营养素起作用，而且其作为局部清洁剂以及多种皮肤病的治疗措施也众所周知（Kurtz 和 Wallo，2007）。

胶态燕麦具有用于治疗特应性皮炎以及其他一些炎症性皮肤疾病的悠久历史（Cerio 等，2010）。例如，在黎巴嫩的传统医学中，燕麦籽粒的浸膏被用来作为一种抗风湿药物（El Beyrouthy 等，2008）。如今，美国南阿巴拉契亚地区的人们仍然在依据医药民俗使用燕麦，相信其局部外用能够缓解水痘、毒藤中毒和其他皮疹的症状（Cavender，2006）。*A. sativa* 又称为普通燕麦，于 17 世纪早期首次引入北美洲。在 19 世纪晚期，燕麦开始用于食品以外的其他产品。已发表文献中描述了含燕麦的沐浴油和面膜的美容益处，且燕麦粉被作为抗氧化剂在市场上销售。另外，燕麦沐浴也被用于缓解多种瘙痒性皮肤疾病（Miller，1979）。然而，这种形式的燕麦溶解性并不理想，所以在 20 世纪 40 年代，从碾磨去壳燕麦制作出了胶态燕麦。胶态燕麦除了保持其保湿性效应，且分散性良好，并可以被掺入乳液和面霜中供外用。到 1945 年，个人已可以购买到胶态燕麦商品；20 世纪 50 年代，它和润肤油一起用作润滑剂。

1989 年，美国食品药品监督管理局（Food and Drug Administration，FDA）批准，胶态燕麦只要其浓度和成分符合标准，便可以作为一种安全及有效的非处方药物使用（Kurtz 和 Wallo，2007）。2003 年，FDA 注意到，胶态燕麦可以缓解一系列皮肤疾病引起的刺激及瘙痒症状，为皮肤提供暂时的保护作用（FDA，

2003）。同年，FDA批准了胶态燕麦作为一种皮肤保护剂，将其定义为"一种可以暂时性保护皮肤或黏膜表面，避免有害或烦扰性刺激导致的暴露或受伤，并有助于提供缓解作用的一种药物产品"（FDA，2003）。事实上，胶态燕麦是少数几种被FDA认为安全的非处方皮肤治疗制剂的天然产品之一（Cerio等，2010）。现在，胶态燕麦可用于面霜、护肤液、润肤露、洗发水、洁肤皂、沐浴露、洗浴护理用品以及剃须啫喱中（FDA，2003；Aries等，2005；Kurtz和Wallo，2007）。

15.2 燕麦的结构和成分

15.2.1 加工

胶态燕麦是在不使用化学溶剂的情况下，通过将燕麦碾磨，然后将其煮沸提取胶体成分而生产的。在收获高蛋白质含量的燕麦籽粒后，将它们清洗，并去除不理想的籽粒及异物成分，例如杂草种子及其他籽粒。然后去除包绕籽粒的外壳，获得燕麦裸粒（Schrickel，1986）。脂肪酶是燕麦中含量最丰富的酶类，是贮存燕麦发生酸败的主要原因，这种酸败可以发生于去壳数小时内（Ekstrand等，1993）。因此，必须通过蒸制的办法将这种酶灭活（Lehtinen等，2003）。然后，可以对燕麦进行滚压处理，并粉碎成精细的粉末（Cerio等，2010）。胶态燕麦中的颗粒直径小于75μm，这使其在溶液中有较好的分散性，并使其在外用时更为有效（Dohil，2011）。细小颗粒能够沉积在皮肤上，形成一种闭合的屏障。胶态燕麦必须在可控温度和湿度的环境中保存。

15.2.2 成分

胶态燕麦含有糖和氨基酸（65%）、蛋白质（15～20%）、脂肪（11%）以及膳食纤维（5%）。它还含有少量的维生素、皂角苷、黄酮类、前列腺素抑制剂、灰分以及非常少量的燕麦生物碱（0.06%）（Brown和Dattner，1998；Kurtz和Wallo，2007；Cerio等，2010）。燕麦的脂肪含量高于其他谷物，其中含量最高的是多不饱和甘油三酯（三酰甘油）（Åman和Hesselman，1984）。为了防止脂质氧化，燕麦还含有多种抗氧化成分（Collins，1986）。抗氧化活性主要来源于一些酚酯类化合物（Collins，1986；Graf，1992），其含量取决于植株种植的阶段。这些化合物包含的酚酯类化合物的主要类别有：苯甲酸和肉桂酸、醌类、黄酮类、黄酮醇、查尔酮、黄烷酮、花色素类以及氨基酚类（Collins，1986）。燕麦中最重要的抗氧化酚类物质是羟基肉桂酸甘油酯、阿魏酸、p-香豆酸和咖啡酸（Emmons和Peterson，1999）。燕麦还含有可以强烈吸收紫外线A辐射（UVA，320～370nm）的黄酮类、酚类物质（Collins，1986）。从燕麦中分离出的其他酚酯类物质还包括燕麦根皂苷，它在结构上属于皂苷类物质。燕麦根皂苷含有一个大的亲脂性区域和一个短的糖链，因此和脂质及非脂质成分均可以相互作用，获得了肥皂样特性。最后，燕麦还含有多种矿物质及维生素（Lockhart 和 Hurt，1986），其中维生素E（α- 生育酚）是最重要及与临床最密切相关的物质（Collins，1986；Emmons 和Peterson，1999）。

燕麦生物碱是燕麦所特有的可溶性酚类代谢产物（Meydani，2009；Wise 2011）。在燕麦生物碱的 25 种结构种类中，有 3 种形式最常见（Peterson 等，2002；Sur 等，2008）。燕麦生物碱是燕麦所特有的取代 N- 肉桂酰邻氨基苯甲酸（亦即生物碱类）（Sur 等，2008）。燕麦生物碱在燕麦中合成的证据包括羟基肉桂酰辅酶 A（即羟基邻氨基苯甲酸 N- 羟基肉桂酰转移酶）的发现，该酶可以催化燕麦叶子及籽粒中燕麦生物碱生物合成的最终步骤（Ishihara 等，1998；Matsukawa 等，2000）。另外，在诱导子的参与下，将标记的 L- 苯丙氨酸及邻氨基苯甲酸介导入燕麦叶子中，结果显示，L- 苯丙氨酸及邻氨基苯甲酸被重新整合入燕麦生物碱中（Ishihara 等，1999）。

燕麦生物碱的含量大约为 0.03%。因此，从化学组成来看，它们被认为是燕麦的微量成分。然而，从生物活性角度来看，燕麦生物碱是燕麦抗氧化及抗炎症特征的主要来源（Kurtz 和 Wallo，2007）。它们通过在角质形成细胞中灭活核因子κB（NF-κB）以及抑制炎症性细胞因子（例如肿瘤坏死因子 α），发挥它们的作用（Pazyar 等，2012）。它们还可以在角质形成细胞中抑制组织胺的释放、前列腺素的生物合成（Sur 等，2008）以及裂解磷脂来源的花生四烯酸（Aries 等，2005）。

15.3　临床特性

鉴于燕麦具有碳水化合物、脂质以及其他基团的多形性结构，胶态燕麦表现出许多不同的功能及在皮肤病学方面的有益特性。燕麦有明确的心脏保护作用，包括抑制动脉粥样硬化以及高血压（Meydani，2009；Wise，2011），并可以作为一种清洁剂、保湿剂及皮肤保护剂起作用。燕麦在外用时还可以表现出抗炎症、抗瘙痒、抗氧化、抗真菌以及缓冲特性（Dimberg 等，1993；Peterson 等，2002；Meydani，2009）（图 15.1）。

15.3.1　抗炎症特性

燕麦的抗炎症特性使其在防治皮肤过敏中被应用了数个世纪。当前的研究也证实了外用燕麦提取物的抗炎症效应（Vie 等，2002）。花生四烯酸及其代谢产物（例如二十烷酸类）不但参与了表皮的生理功能，而且在皮肤的病理状态中也起了重要作用（Aries 等，2005）。炎症性皮肤疾病，包括急性滴状银屑病、慢性斑块

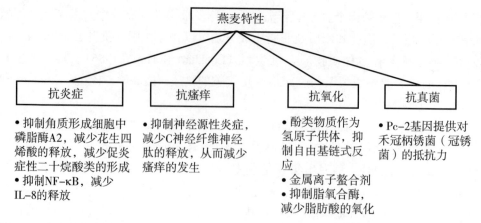

图 15.1 燕麦的临床特性

状银屑病以及特应性皮炎（Ruzicka 等，1986；Fogh 等，1989；Fogh 和 Kragballe，2000），使皮肤中花生四烯酸、二十烷酸类以及磷酯酶 A2 升高，其中磷酯酶 A2 是动员花生四烯酸的酶（Aries 等，2005）。相反，健康人的皮肤以及皮肤病患者非炎症区域的皮肤则含有极低或者甚至无法检测到的花生四烯酸及二十烷酸类白三烯 B4（leukotriene B4，LTB4）。在皮肤炎症区域，例如在特应性皮炎及银屑病斑块病变的疱疹液体中，观察到了相对高水平的 LTB4（Ruzicka 等，1986）。LTB4 作为刺激中性粒细胞脱颗粒以及和内皮相结合并诱导角质形成细胞增殖的一种强效趋化因子，可以促进炎症的发生（Fogh 和 Kragballe，2000；Aries 等，2005）。LTB4 还可能与炎症后色素改变有关，因为研究显示它可以以一种剂量依赖的方式诱导黑色素生成（Morelli 等，1992；Fogh 和 Kragballe，2000）。当包扎疗法应用于正常人皮肤时，LTB4 可以诱导出剂量依赖性的风团和潮红反应（Fogh 和 Kragballe，2000）。

另外一种主要在皮肤内合成的促炎症性二十烷酸类物质——12-羟基-二十碳四烯酸（Woollard，1986；Fogh 和 Kragballe，2000），在银屑病病变中的浓度高于正常对照组（Woollard，1986）。与 LTB4 相似，它是一种中性粒细胞化学诱导剂，并可以诱导角质形成细胞内的 DNA 合成（Fogh 和 Kragballe，2000）。前列腺素 E2 是在皮肤内发现的另一种二十烷酸类物质，它可以表现出促炎症及抗炎症两种特性。在健康皮肤的皮下注射前列腺素 E2 可以诱导出红斑及水肿现象（Crunkhorn 和 Willis，1971；Flower 等，1976），并可以增加血管通透性（Crunkhorn 和 Willis，1971）。皮肤中许多其他二十烷酸类物质也可能引起炎症性皮肤疾病，抑制这些信号分子很可能会减轻皮肤病中出现的炎症反应。

燕麦的一个种属可以剂量依赖性地抑制角质形成细胞中的磷脂酶 A2，从而减少花生四烯酸从磷脂的释放以及随后二十烷酸类物质的形成（Saeed 等，1981；Aries 等，2005）。这种燕麦的提取物在体外可以通过抑制花生四烯酸级联反应而发挥抗炎症作用（Vie 等，2002）。燕麦生物碱也可以抑制角质形成细胞中的 NF-κB 信号通路，从而阻断促炎症性细胞因子白介素（IL）-8 的产生（Sur 等，2008）。这些发现与以下一些研究的结果相一致，即合成燕麦生物碱可以减少内皮细胞中促炎症性细胞因子的产生。这种效应还可以通过抑制 NF-κB 所介导，说明合成燕麦生物碱与从燕麦中分离出的燕麦生物碱作用相近（Guo 等，2008）。总之，这些发现表明，燕麦可以抑制促炎症性花生四烯酸级联反应的进展，并可以减轻多种皮肤病的炎症反应。

外用燕麦生物碱可以减轻神经源性炎症。神经源性炎症是无髓鞘的 C 神经纤维释放神经肽，神经肽随后作用于外周血管及免疫细胞，导致红斑、发热、水肿以及超敏反应的过程（Richardson 和 Vasko，2002）。树胶脂毒素是一种天然存在的、超级强效的辣椒素类似物，可以激活感觉神经元。神经性皮炎通过在皮肤表面应用树胶脂毒素诱导出（Liebel 等，2006）。神经源性炎症反应中水肿的程度以及对治疗的反应均可定量。研究发现，皮肤表面应用燕麦生物碱可以抑制树胶脂毒素诱导的耳部水肿（Liebel 等，2006），这为燕麦生物碱的抗炎症特性提供了额外的证据。

燕麦成分的抗炎症效应在接触性超敏反应的小鼠模型中得到了进一步的研究（Sur 等，2008）。噁唑酮是超敏反应实验中经常使用的一种化学过敏原，在研究中，首先以噁唑酮致敏小鼠（Nakano，2004）。5 天后，将噁唑酮施加于小鼠的左耳，对小鼠进行刺激。在刺激后 1 小时，将燕麦生物碱涂布于左耳，并通过比较燕麦生物碱治疗小鼠和对照小鼠的耳部重量（即水肿的程度），来评价对接触性超敏反应的抑制作用（Sur 等，2008 年）。在燕麦生物碱治疗的小鼠中，水肿出现了 43% ~ 67% 的剂量依赖性下降（$P < 0.05$），证实了这些燕麦成分的抗炎症效应（Sur 等，2008）。鉴于燕麦生物碱可以抑制炎症性细胞因子的释放，研究者得出结论，即这种机制也介导了在接触性超敏反应小鼠模型中观察到的抗炎症效应。

人们还开展了一些研究，以探索燕麦生物碱的抗炎症作用是如何对动脉炎症及其造成的动脉粥样硬化中潜在的细胞及分子过程进行调控的（Meydani，2009）。体外实验结果显示，除了减少单核细胞黏附至人主动脉内皮细胞并表达细胞黏附分子外，燕麦生物碱还可以减少促炎症性细胞因子 IL-6 和 IL-8 的分泌（Liu 等，2004）。IL-6 是 2 型辅助性 T 细胞免疫应答过程的一种强效促进剂，在湿疹性皮肤病中会上调。IL-8 是中性粒细胞的一种重要趋化剂，其过表达在炎症性皮肤病如银屑病的病理机制中起重要作用。这项心血管研究为燕麦生物碱在皮肤疾病中使用的益处提供了有价值的观点。

15.3.2　抗瘙痒特性

瘙痒（发痒）被描述为刺激搔抓欲望的一种不舒服的感觉；因此，可以将搔抓数量作为衡量瘙痒程度的一种指标（Bernhard，1994；Sur 等，2008）。瘙痒是许多皮肤病的特征，其严重程度范围从轻度、急性至难治性瘙痒。可以出现瘙痒 - 搔抓的恶性循环，这种循环会破坏皮肤屏障的完整性，增加重复感染的可能性（Schmelz，2003）。

如上所述，皮肤表面应用燕麦生物碱可以抑制神经源性炎症反应。瘙痒由神经源性炎症反应中 C 神经纤维释放的一些神经肽介导，触发伤害性反应（例如疼痛、瘙痒以及刺痛）。这说明燕麦生物碱可能也具有抗瘙痒作用（Sur 等，2008）。一项研究使用化合物 48/80 对燕麦生物碱的抗瘙痒效应进行了探索（化合物 48/80 是通过甲醛和 N- 甲基 -p- 甲氧基苯乙胺的缩合反应合成的）。化合物 48/80 可以诱导肥大细胞脱颗粒以及组胺释放；因此，将其皮内注射到小鼠体内可以产生一种瘙痒相关性反应（Koibuchi 等，1985）。在这种小鼠瘙痒模型中，和未治疗的对照组相比，燕麦生物碱治疗的动物搔抓数量下降 40.7%（$P < 0.05$）（Sur 等，2008）。因为在多种瘙痒性皮肤疾病中，一些特殊的炎症性细胞因子（特别是 IL-8）会升高（Lippert 等，1998），所以 Sur 等评价了燕麦生物碱对 IL-8 的效应，结果发现燕麦生物碱可以抑制 IL-8 的释放（Sur 等，2008）。

鉴于燕麦生物碱在小鼠模型中可以成功地减少瘙痒（Sur 等，2008）并抑制可以导致瘙痒性皮肤疾病的一些炎症性细胞因子的释放（Lippert 等，1998；Sur 等，2008），人们提出了假设，即胶态燕麦可能能够减轻不同皮肤疾病的瘙痒症状。在一项对烧伤患者进行的研究中，使用一种含 5% 胶态燕麦的沐浴油，与单用石蜡油相比，可以显著地减轻瘙痒症状（Matheson 等，2001；Kurtz 和 Wallo，2007）。在另外一项临床研究中，139 例患有多种瘙痒性皮肤病的患者接受了为期 3 个月的胶态燕麦洗浴以及清洁剂治疗。研究期间，超过 71% 的患者的瘙痒症状完全或者接近完全缓解（Grais，1953）。另外一项临床研究将胶态燕麦洗浴联合润肤油作为一种辅助性疗法，就其对多种瘙痒性皮肤病（包括特应性皮炎、接触性皮炎、鱼鳞病、婴儿湿疹、昆虫咬伤、扁平苔藓、玫瑰糠疹、脂溢性皮炎、银屑病、荨麻疹）的疗效进行了评价。参加研究的所有婴儿及儿童中，每日使用燕麦洗浴的患者症状得到了快速缓解，而没有将每日使用燕麦洗浴作为治疗方案一部分的患者，则出现了复发性瘙痒并需要较长的治疗时间（O'Brasky，1959）。

15.3.3　抗氧化特性

除抗炎症及抗瘙痒特性外，胶态燕麦还具有抗氧化特性。抗氧化剂通过减少活性氧所诱导的细胞内氧化损伤，在慢性疾病的预防及缓解中发挥重要作用

（Hollman，2001；Peterson 等，2002）。因为自由基损伤出现在炎症反应中，所以燕麦抗氧化性可能可以预防炎症的发生（Chawla 等，1987；Saija 等，1999）。

　　酚类物质可以通过多种机制发挥抗氧化活性。有些是氢原子的供体，可以抑制自由基链式反应的级联放大效应（Bratt 等，2003），而其他一些则作为金属离子螯合剂起作用（Bratt 等，2003）。有些酚类物质存在双重作用，可以发挥协同效应。因为酚类化合物燕麦生物碱可以在体外表现抗氧化活性，所以对其在燕麦内的潜在抗氧化活性进行了研究（Dimberg 等，1993；Bratt 等，2003）。Dimberg 等在室温下使用乙醇从多种燕麦样本中提取并分离出了一些酚类化合物（Dimberg 等，1993）。通过检测亚油酸体系氧消耗量的方法，对两种燕麦生物碱的抗氧化活性进行了测定。结果发现燕麦的抗氧化活性主要来源于燕麦生物碱。另外一项由 Bratt 等开展的研究中，对燕麦提取物中发现的 8 种燕麦生物碱进行了合成，并通过测定 1，1- 二苯基 -2- 苦基肼及亚油酸的反应性，对抗氧化活性进行了评价（Bratt 等，2003）。这些方法测定的均是氢原子从一种酚类物质向一种自由基转移的效率（Bratt 等，2003）。燕麦中的燕麦生物碱表现出了抗氧化活性，并显示出了高于其他燕麦酚类化合物的抗氧化活性，这可能归因于酰胺键的共振结构（Bratt 等，2003）。

　　燕麦中的其他酚类物质可以提供一些额外的功能特性。例如，燕麦中的黄酮类物质可以防止 UVA 辐射（Collins，1986），生育酚（维生素 E）可以预防炎症以及光损害反应。维生素 E 是一种天然存在的脂溶性抗氧化剂，它可以保护皮肤不受自由基损伤。许多体外及体内研究均证实了其抑制紫外线诱导的皮肤损害以及前列腺素 E 生物合成的能力（Nachbar 和 Korting，1995）。通过调控前列腺素 E 的生物合成，改变血小板及中性粒细胞的脂氧化酶功能，从而表现出明显的抗炎症效应（Panganamala 和 Cornwell，1982；Hong 和 Chow，1988）。

15.3.4　抗真菌特性

　　燕麦生物碱属于植物合成的植物抗毒素，可以防止一些病原体（包括真菌）的损害。燕麦植株中的 Pc-2 基因可以提供对禾冠柄锈菌（冠锈菌）的抵抗力（Mayama 等，1986）。在燕麦植株中接种这种真菌的孢子可以诱导燕麦生物碱的产生，从而抑制真菌进一步生长（Miyagawa 等，1995）。相反，健康的叶子则不会产生这些代谢产物。尽管有了这些发现，但是尚未有小鼠或者人体的体内研究来确定燕麦具有抗真菌特性。因此，在这个领域还需要开展进一步的研究。

15.3.5　水化保湿

　　水化对于保持皮肤屏障的完整性非常重要。角质层中存在充足的水分与皮肤的正常结构直接相关，而脂质双层的改变或者"天然保湿因子"的减少会降低水分的含量（Fartasch，1997；Rawlings 和 Harding，2004）。保湿不足会阻止细胞桥粒的自然崩解，导致鳞屑积聚，症状恶化，进而导致瘙痒及炎症的发生。

胶态燕麦悬浮液可以将一些小的颗粒沉积到皮肤上，形成一个带黏性的闭合屏障（Grais，1953）。胶态燕麦中高浓度的亲水性多糖是形成这种黏性特性的原因（Boussault 等，2007）。尤其是水胶状 β-D- 葡聚糖在溶液中可以表现出比其他相似生物化合物更大的黏度，并提供润肤特性（Wood 等，1978）。胶态燕麦黏度的增加可以延长其与皮肤的接触时间。这种屏障可以防止外界刺激物质的进入，并将水分保留在角质层中（Grais，1953）。这使得胶态燕麦成为干性皮肤疾病的一种有效的辅助疗法（Nebus 等，2004）。

15.3.6　燕麦与皮肤 pH

皮肤处于一种轻度酸性的微环境中，其 pH 约为 5.5（Grais，1953）。酸性可以增强皮肤的屏障保护功能，防止病原体入侵，并保持浅表角质层的完整性。当皮肤发生炎症时，根据皮肤炎症的程度，pH 会上升。肥皂会增加皮肤的碱性，但是出汗却可以降低皮肤的 pH，使其恢复到酸性基础水平。外用燕麦提取物也可以使皮肤 pH 降至正常（Grais，1953）。这些结果表明，涂抹到炎症皮肤上的胶态燕麦可能起到缓冲作用，从而使皮肤的 pH 恢复至正常（Grais，1953）。

15.4　燕麦的临床应用

15.4.1　特应性皮炎

特应性皮炎，也称为异位性湿疹，是一种常见的慢性皮肤病，好发于儿童。这种疾病的病理机制比较复杂，但是遗传因素似乎是重要的一项。聚丝蛋白基因（它编码一种在表皮的外层含量丰富的蛋白质）的突变是特应性皮炎病因和皮炎表型中较强的遗传决定因素（Henderson 等，2008；Irvine 等，2011）。例如，有研究报告显示，42% 的聚丝蛋白基因突变的杂合子个体出现了特应性皮炎（Irvine 等，2011）。聚丝蛋白是角质层的重要成分。当聚丝蛋白缺乏时，这种保护屏障遭到破坏，其他表皮异常出现（Henderson 等，2008）。特应性皮炎的病损区域以及无病损的皮肤区域均表现出经表皮水分丢失增加、pH 升高以及皮肤水化减少（Berardesca 等，1990；Seidenari 和 Giusti，1995）。皮肤屏障的破坏使刺激物及病原体可以渗入，引起炎症性细胞因子的释放，使角质层脱水的炎症性特征进一步恶化（Denda 等，1998；Elias 等，2008）。这种初始的干燥症可以引发严重瘙痒，触发强烈的瘙痒 - 搔抓循环。这种事件级联反应可以使免疫反应放大，最终导致湿疹性病变的产生，湿疹性病变是特应性皮炎的一种核心表现。

一系列的病理生理事件之后，恢复皮肤屏障、确保角质层充分的水化以及减少炎症，是改善特应性皮炎症状的必要手段。湿化及加强皮肤屏障可以使干燥症的原发炎症以及有害刺激物质的进入减半，同时减轻瘙痒及搔抓表现（Eichenfield 等，2003；Abramovits，2005）。很多共识组织建议将润肤剂作为特应性皮炎的一线治疗方式，以减少激素的使用，减少相关的不良反应（Lodén，2003）。

胶态燕麦已经被 FDA 批准为一种非处方皮肤保护剂。其获得批准的用途之一为"保护及缓解湿疹引起的轻度皮肤刺激及瘙痒"（Kurtz 和 Wallo，2007）。如前文所讨论的，胶态燕麦含有多种皮肤活性化合物，这些化合物具有抗炎症及抗氧化特性，并可以形成一种闭合屏障（Kurtz 和 Wallo，2007；Cerio 等，2010）。高水平的 β- 葡聚糖及淀粉有助于保护性密封层的形成，有助于角质层保留水分。

燕麦提取物似乎可以为特应性皮炎患者提供特殊的益处（Vie 等，2002）。因此，含有燕麦的润肤剂及保湿剂常常被作为常规外用皮质类固醇的辅助疗法。数项近期的研究证实了胶态燕麦的此种疗效（Aries 等，2005）。在一项为期 8 周的研究（Nebus 等，2009）中，入选了 25 例患有轻至中度特应性皮炎（皮炎至少达到体表面积的 5%）的患者。使用全身疗法的患者被排除，因其对湿疹可能存在潜在影响；除此之外的患者可以继续采用他们的方案治疗。治疗包括每天使用两次含有胶态燕麦的面霜，一次以燕麦为基础的沐浴露。研究对体表面积、瘙痒、红斑、抓痕以及生活质量等数项临床要素进行了评价（Hanifin 等，2001）。结果显示，特应性皮炎的患者经过日常使用以燕麦为基础的辅助疗法后，在不同的时间点均有所改善（Nebus 等，2009）。此外，燕麦治疗方案的耐受性良好，且不干扰其他处方疗法（Nebus 等，2009）。

另外一项研究对儿童中（平均年龄为 2.4 岁）轻至中度特应性皮炎的辅助性疗法（胶态燕麦面霜和胶态燕麦清洁剂联合使用）进行了评价（Fowler 等，2012）。患者继续使用他们的外用处方药物，但是停用任何其他清洁剂及保湿霜。之后对其受影响的体表面积、瘙痒和炎症症状以及生活质量等复合结局进行了评价（Fowler 等，2012）。结果显示，含有燕麦的治疗耐受性良好，减轻了瘙痒症状，并逐步改善了受试者的皮肤状况（Fowler 等，2012）。

在一项对年龄为 15～60 岁的特应性皮炎患者开展的临床研究中，对以燕麦为基础的沐浴露及润肤霜进行了评价（Nebus 等，2007；Fowler 等，2012）。胶态燕麦霜还含有甘油、神经酰胺和凡士林，以便保湿和锁水。患者每天使用两次这两种产品，于第 2 周结束时接受评价（Nebus 等，2007）。62% 的患者平均湿疹程度评分有所改善（$P < 0.05$），瘙痒症状减少（$P < 0.05$）（Nebus 等，2007），且辅助疗法的耐受性良好。最后，Grimalt 等对需要应用高强度外用皮质类固醇治疗的重度特应性皮炎的婴儿进行了评价，结果发现接受含燕麦润肤剂辅助疗法的受试

者在 6 周内使用的皮质类固醇减少了 42%，并且临床症状也有显著改善（Grimalt 等，2007）。

　　总之，以上研究证实了胶态燕麦在儿童及成人特应性皮炎治疗方面是一种有效而安全的辅助疗法。每日使用可以显著改善包括瘙痒症状、受影响体表面积以及生活质量等临床结局。在治疗开始的第 1 周，瘙痒就出现了缓解，因而减少了搔抓对皮肤屏障的破坏。随着治疗的持续，可进一步观察到临床症状改善，其中超过 60% 的儿童及 30% 的成人于第 4 周出现了皮肤疾病完全或近乎完全消失（Nebus 等，2007；Fowler 等，2012）。

15.4.2　接触性皮炎

　　过敏性接触性皮炎是一种常见的健康问题，通常病程分为两个阶段。首先，易感宿主首次暴露于一种刺激物造成致敏。之后，再次暴露于同一过敏原可以诱发一种皮肤炎症反应。有时首次暴露并不引发皮肤反应，但是反复暴露则造成致敏，并最终导致对刺激物的反应。这种情况被认为是一种迟发型超敏反应。尽管这种病理生理级联反应是由过敏原激发的，但它还依赖于 T 细胞的活化以及克隆性扩增。可以诱发接触性皮炎的常见过敏原包括镍及其他金属、橡胶及乳胶、芳香剂、纺织品、抗生素、胶粘剂、毒藤、毒橡树以及毒漆藤植物。

　　刺激性接触性皮炎是接触性皮炎的最常见类型。在过去它被定义为对刺激物的一种非特异性、非免疫性的皮肤反应（Slodownik 等，2008）。一种包含免疫成分的更加复杂的病理生理学机制已经被提出，这种机制涉及多种内源性及外源性因素，例如皮肤刺激物、环境因素、年龄、性别以及已有皮肤疾病（Berardesca 和 Distante，1994；Marks 等，2002）。事实上，刺激性损害的病理生理学变化和免疫反应的病理生理学变化之间有重叠。刺激因子及修饰因子可以触发一系列事件的级联反应，导致皮肤屏障受到破坏，表皮细胞受到损伤，并从受损的角质形成细胞中释放出炎症性细胞因子。几乎任何化学物质包括去污剂、肥皂、酸类以及溶剂等均具有触发这种反应的可能。

　　刺激性接触性皮炎的主要治疗方法是避免接触刺激物，并使用保湿霜。偶尔使用外用皮质类固醇。但是近期研究表明，使用皮质类固醇会进一步损害皮肤屏障（Simon 等，2001）。尽管燕麦霜及沐浴露已经被用于治疗儿童及成人的接触性皮炎，但是证实它们疗效的最新研究很少。目前与燕麦在接触性皮炎治疗中的疗效有关的大多数现有文献均引用 20 世纪 50 年代末开展的数项研究。在 Dick（1958）开展的一项被广泛引用的研究中，30 例接触性皮炎患者接受了胶态燕麦沐浴露的治疗。胶态燕麦油剂的舒缓和清洁作用使患者的症状有所改善，且没有出现治疗引起的额外刺激。在 O'Brasky（1959）和 Smith（1958）开展的两项类似研究中，患有多种瘙痒性皮肤病（包括接触性皮炎）的患者接受了胶态燕麦润肤沐浴露的治疗，这种治疗显著减轻了瘙痒及刺激症状。相反，未接受治疗的患者则出现了病程延长以及瘙痒反复发作。近期的一项临床研究使用十二烷基硫酸钠刺激模型对燕麦提取物预防皮肤刺激的能力进行了评价（Vie 等，2002）。在 12 名健康受试者中，以燕麦提取物进行预先治疗减轻了十二烷基硫酸钠引起的炎症反应，保护了皮肤的屏障功能，并预防了十二烷基硫酸钠诱导的皮肤刺激中常见的血流增加（Vie 等，2002）。所有这些针对接触性皮炎进行特异性评价的研究均不是随机对照试验。然而，这些研究以及 Franks（1958）所开展的一项研究，均证实了胶态燕麦作为一种辅助疗法对接触性皮炎的有效性。

15.4.3　伤口愈合

伤口愈合是由多个阶段组成的一种复杂过程，包括炎症、肉芽组织形成、上皮再生以及基质形成。许多研究表明，氧化反应（常常由自由基所诱发）参与了多种炎症性疾病的病理生理机制。近期发现伤口愈合不良与自由基及氧化应激反应相关。燕麦提取物含有多种黄酮类化合物，在燕麦的抗氧化活性中发挥了作用（Chopin，1977）。如前文所讨论的，维生素 E、植酸以及燕麦生物碱也可以为燕麦提供较强的抗氧化特性（Peterson，2001）。氧化损伤和伤口愈合之间的关系表明，燕麦可能也可以促进伤口的愈合。

小鼠伤口切开及切除模型被用于评价燕麦提取物的伤口愈合活性（Akkol 等，2011）。在切开伤口表面应用燕麦提取物，显著地增加了伤口的抗拉强度。另外，燕麦治疗小鼠切除伤口的收缩程度明显高于对照小鼠，且对照小鼠伤口没有明显的收缩。研究对伤口愈合的三个阶段（炎症、增生以及重构）进行评价。燕麦提取物治疗组的重构及上皮形成阶段显著增加。组织病理学结果证实了外用燕麦提取物治疗伤口后，在其收缩及愈合时间方面确有改善（Akkol 等，2011）。

其他数项研究也验证了燕麦对伤口愈合的有益效应。一项研究显示，在一种小鼠体内模型中，燕麦来源的 β- 葡聚糖增加了其对金黄色葡萄球菌和蠕形艾美球虫感染的抵抗力。抗菌剂如 β- 葡聚糖可以增强皮肤对微生物入侵的屏障作用，从而促进伤口的快速愈合（Yun 等，2003）。另外，伤口愈合过程中血管扩张及炎症介质的侵袭会导致红斑及水肿的形成。当使用燕麦提取物治疗被神经介质刺激的人体皮肤时，扩张血管及水肿的平均面积显著减少；这可能归因于燕麦的伤口愈合效应机制（Boisnic 等,2003）。在为燕麦的伤口愈合效应提供进一步证据的同时，这些研究还阐明了另一种机制。除了众所周知的燕麦的抗氧化活性外，含有 β- 葡聚糖的燕麦提取物还可以通过刺激胶原沉积、肉芽组织生成以及表皮再形成，激活免疫细胞并增加巨噬细胞向伤口区域的浸润，以及增加伤口的抗拉强度等机制，促进伤口愈合（Cerci 等，2008）。

15.4.4　晒伤

晒伤是皮肤对过度暴露于紫外线辐射的急性反应，可从形成轻度、无痛性红斑至出现小疱和大疱。紫外线介导的红斑出现于暴露后的 3 ~ 5 小时内，于12 ~ 24 小时达到顶峰，并在随后的 72 小时中消退。晒伤的病理过程可能继发于真皮上部的血管扩张，这种扩张可以导致水肿的形成。一些炎症介质（例如细胞因子、前列腺素、氧自由基、肥大细胞介质以及组胺）似乎也参与了紫外线诱导的红斑形成。尽管穿防晒衣、遮阳以及使用 UVA/UVB 防晒霜可以保护皮肤，但是晒伤仍很常见，特别是对于皮肤白皙的人。事实上，高达 47% 的美国白种人不太可能用上述方法来防止晒伤（Hall 等，1997）。许多研究对使用非甾体消炎药、皮质类固醇、抗氧化剂、抗组胺药以及润肤剂治疗晒伤进行了评价，并发现采用这些治疗没有使症状发生改善或者仅出现了轻微缓解的结果。治疗急性晒伤最有效及实用的方案可能是将重点放在减轻紫外线诱导的症状（红斑、疼痛及瘙痒）上（Han 和 Maibach，2004）。重要的是，胶态燕麦可以缓解晒伤引起的瘙痒及炎症（Saeed 等，1981；Barr，2002；Aburjai 和 Natsheh，2003）。

15.4.5　药疹

胶态燕麦还可以减轻一些药物相关的皮肤不良反应，例如表皮生长因子受体（epidermal growth factor receptor，EGFR）抑制剂以及酪氨酸激酶抑制剂（它们被用于治疗 EGFR 阳性的肿瘤）所致的皮肤反应。尽管这些药物具有一定的疗效，但是在使用这些药物后，有 60% ~ 70% 的患者会出现丘疹脓疱性皮疹。这种皮疹一般出现于治疗的前 2 周内，并可以达到迫使患者中断治疗的严重程度（Alexandrescu 等，2007；Talsania 等，2008）。因此，减轻这种常见不良反应对于避免治疗中断非常重要。在一项以患有 EGFR 抑制剂或酪氨酸激酶抑制剂诱发的皮疹患者为受试对象的研究中，11 例患者接受了一种胶态燕麦乳液治疗，每日3 次，共计 7 天。总缓解率为 100%，其中完全缓解率为 60%（Alexandrescu 等，2007）。近期一篇病例报告描述了厄洛替尼疗法造成的丘疹脓疱疹发作以及顽固性皮肤瘙痒，用多种外用及口服疗法均未得到缓解；胶态燕麦乳霜是唯一对这种不良反应起效的疗法（Talsania 等，2008）。与一些具有强力效果的疗法 [例如类固醇（Talsania 等，2008）、甲硝唑、红霉素、水杨酸和过氧化苯甲酰（Alexandrescu等，2007）] 不同，胶态燕麦安全无毒（Alexandrescu 等，2007；Cerio 等，2010）。然而，尚不清楚含燕麦乳液的有益效应是源于其抗炎特性，还是存在其他机制。

15.5　燕麦相关的不良反应

15.5.1　燕麦诱发的接触性皮炎及接触性荨麻疹

蛋白质和皮肤相接触可以引起蛋白质接触性皮炎（protein contact dermatitis，PCD）及接触性荨麻疹（Amaro 和 Goossens，2008）。PCD 常常表现为慢性或复发性湿疹，而接触性荨麻疹则通常为免疫介导性 [例如免疫介导性接触性荨麻疹（immune-mediated contact urticaria，ICU）]。ICU 的临床表现与抗体剂量及暴露途径相关；因此，这种反应可以局限在接触部位（一处或多处），或者更为广泛（弥漫性荨麻疹）。ICU 还可以表现出呼吸道和（或）胃肠道受累，或者过敏性鼻炎、哮喘以及口腔过敏综合征等症状（Amaro 和 Goossens，2008）。PCD 及 ICU 的病理机制特征相似：致敏个体的特异性蛋白质 IgE 抗体介导的 I 型超敏反应（Amaro 和 Goossens，2008）。斑贴试验评价时，PCD 还可以表现为迟发型超敏反应（Amaro 和 Goossens，2008）。诊断 PCD 及 ICU 的金标准为皮肤点刺试验，用于发现由 IgE 介导的过敏（速发型超敏反应）。开放性试验可能也有助于诊断，但是其结果常常为阴性，除非将刺激性物质施加于湿疹或其他受损皮肤上。血清 IgE 水平可能对 PCD 及 ICU 的诊断也有帮助（Amaro 和 Goossens，2008）。

尽管燕麦可以发挥抗炎症效应，并可以缓解受损皮肤的过敏反应（特别是针对特应性皮炎）（Aries 等，2005），但是仍有一些特应性皮炎患者在暴露于燕麦蛋白质后会出现接触性过敏（Boussault 等，2007；Amaro 和 Goossens，2008）。事实上，燕麦蛋白质是引发 PCD 和 ICU 的病因之一（Amaro 和 Goossens，2008）。完整表皮的角质层可以作为防止致敏性蛋白质穿透的一种物理屏障（Smith Pease 等，2002；Vansina 等，2010），从而减少过敏原经皮致敏的可能性。然而，特应性皮炎患者的表皮表现为角质层屏障功能降低，使其更易于受环境刺激物质的影响（Amaro 和 Goossens，2008；Goujon 等，2009），并增加了过敏原（包括燕麦）经皮致敏的风险。

一例患有特应性皮炎的 3 岁女孩的病例报告详细描述了其在使用一种含燕麦的保湿霜后病情发作的情况。对该患者的进一步研究发现，其燕麦点刺试验及斑贴试验结果均为阳性（Pazzaglia 等，2000）。相似地，一位患有特应性皮炎的 7 岁女孩同样因使用一种含有燕麦的乳液而出现了过敏性接触性荨麻疹。她在使用这种乳液的数分钟内出现荨麻疹病灶，并在 1 小时内消退。之后的研究发现她的燕麦皮肤试验结果呈阳性，并检测出燕麦特异性 IgE 抗体（De Paz Arranz 等，2002）。另外一份关于一例患有特应性皮炎的 33 岁妇女的病例报告记载了，她在使用一种含有燕麦的保湿霜后，立即出现了红斑和瘙痒性皮肤反应，这种反应在数小时后消失。点刺试验以及酶联免疫吸附试验（enzyme-linked immunosorbent assay，ELISA）的结果显示，其对燕麦提取物的反应为阳性，并且患者的燕麦特异性 IgE 抗体的血清水平也相应升高。然而，该患者对一种新型无蛋白质的燕麦提取物未出现免疫反应（Vansina 等，2010）。最后，关于 3 例患有特应性皮炎的儿童的系列病例报告显示，他们长期使用一种以燕麦为基础的沐浴露进行治疗，但是在浴后出现湿疹加重的情况。在中断这种治疗之后，他们的湿疹迅速改善。这 3 位儿童的燕麦放射过敏原吸附试验以及斑贴试验结果均为阳性，且他们都没有进食过燕麦（Riboldi 等，1988）。

为了确定燕麦过敏在特应性皮炎患者中的发生率，Boussault 等检查了 302 例患有特应性皮炎并被转诊接受过敏试验的儿童患者燕麦过敏的发生率（Boussault 等，2007）。特应性斑贴试验及点刺试验结果显示，有 32.5% 的儿童存在燕麦过敏。几乎 75% 有燕麦皮肤过敏的儿童曾使用过含有燕麦的乳霜，并有 16% 的儿童出现了皮肤症状，包括湿疹、瘙痒以及弥漫性红斑。研究认为患有特应性皮炎的儿童燕麦过敏的发病率高于预期，并可能与表皮屏障受损有关。研究还建议，不应使用含有燕麦蛋白质的外用产品治疗患特应性皮炎的婴儿（Boussault 等，2007）。

关于含燕麦的外用制剂对特应性皮炎患者的安全性问题，存在着持续的争议（Vansina 等，2010）。尽管一些作者主张不使用含有燕麦的皮肤产品治疗患特应性皮炎的婴儿（Boussault 等，2007），但是其他学者则认为使用这类产品后会发生燕麦过敏的证据尚不充分（Pigatto 等，1997；Goujon-Henry 等，2008；Goujon 等，2009；Vansina 等，2010）。例如，一项 2009 年的研究报道了对燕麦过敏的特应性皮炎患者在每日使用一种以燕麦为基础的洁肤皂及保湿霜后，没有诱发出皮肤过敏反应。研究者认为，尽管这些含有燕麦的化妆品没有引发燕麦致敏患者的过敏，但是其他含有燕麦的皮肤产品仍有可能引发特应性皮炎患者的过敏反应（Goujon 等，2009）。一项以健康儿童和患有特应性皮炎的儿童为受试对象的随机对照试验，评价了燕麦和大米胶体颗粒悬浮液在外用时引发皮肤过敏反应的发生频率。两组均没有出现荨麻疹或者过敏性皮肤反应；然而，患特应性皮炎的患者中有 12% 对试验材料出现了刺激反应，23% 出现了放射过敏原吸附试验阳性结果。研究者认为，胶态燕麦产品的皮肤外用是一种适用于患特应性皮炎儿童的辅助疗法，因为在该群体中，没有发现出现过敏的证据（Pigatto 等，1997）。

鉴于研究结果之间的不一致性，尚不清楚特应性皮炎患者是否易于出现对燕麦蛋白质或者其他过敏原的皮肤过敏反应。因此，需要开展进一步研究，以评价含燕麦产品对这类患者的安全性。此外，对于无特应性皮炎病史的患者，应用燕麦产品引发接触性皮炎的风险也必须给予考虑。尽管文献中的描述频率较低，但是无特应性皮炎病史的人也曾出现接触性皮炎。一份关于一位无特应性皮炎病史记录的 33 岁女性的病例报告显示，当这位女性在一个园艺店开始工作时，出现了湿疹样皮疹，但一到周末及假日便消退。她的工作范围包括为麸皮、燕麦、鸟食和草种称重。病损在双侧前臂的屈侧最明显，但是也出现在面部、颈部、踝部、腰部以及双手的背侧。斑贴试验结果显示，她对燕麦及麸皮均存在接触性过敏，且一旦她避免接触这些刺激物，皮疹就会消退（Dempster，1981）。

15.5.2　经皮致敏及过敏

患特应性皮炎的患者会对燕麦蛋白质经皮致敏是一种已经明确的现象。Boussault 等对特应性皮炎和燕麦致敏的患者进行了研究，结果显示那些燕麦特应性斑贴试验或者点刺试验结果呈阳性的儿童，有 15.6% 同时对口服燕麦过敏，而这些儿童的家长事先并不知晓（Boussault 等，2007）。燕麦致敏表现为多种症状，包括腹部疼痛、呕吐、腹泻、咳嗽、哮喘发作、面部红斑、瘙痒以及特应性皮炎病损加重（Boussault 等，2007）。另外，一份关于一位患特应性皮炎（且点刺试验显示对燕麦过敏）的 33 岁女性的病例报告显示，这位女性在进食含有燕麦的食物后，在其唇部及躯干部出现了一种荨麻疹反应。进一步检查发现其体内的燕麦特异性 IgE 抗体血清水平升高，并且针对燕麦提取物的 ELISA 试验结果为阳性（Vansina 等，2010）。

这些发现说明，通过皮肤途径和口服途径都会对食物过敏原产生过敏。这种现象在其他抗原中也曾被发现。Hsieh 等的研究首次表明，皮肤过敏原的暴露可以诱发食物过敏。他们将卵清蛋白经皮肤应用于 BALB/c 小鼠，诱导出了高水平的卵清蛋白特异性 IgE；随后进行的口服刺激引发了过敏反应，血浆组胺水平升高，并引起了肺部及小肠的组织学改变（Hsieh 等，2003）。花生也被观察到具有这种效应。一项研究发现，84% 对花生过敏的学龄前儿童在出生后的前 6 个月曾经接触过含花生油乳剂，主要是用于治疗尿布疹、湿疹、皮肤干燥以及其他皮肤炎症问题。这些结果说明，当通过炎症皮肤而暴露于花生抗原时，会出现过敏反应（Lack 等，2003）。

为了更好地了解含燕麦的皮肤产品对患特应性皮炎儿童的作用，应当开展一项随机对照试验，对这些儿童在接受含燕麦或无燕麦润肤剂治疗后的燕麦致敏发生率进行比较（Goujon-Henry 等，2008）。和卵清蛋白以及花生类似，燕麦也可能会通过皮肤途径诱发过敏反应（Boussault 等，2007）。

15.6　结论

燕麦被用于治疗多种皮肤病已有数个世纪，并且当前的研究仍在证明这种谷物在治疗多种皮肤病中的作用。研究及医疗技术的进展提供了一些先进的、靶向性的治疗方法。尽管这些方法是有效的，但是常常伴随不期望出现的不良反应。了解这种天然丰产植物具备的多种功效是非常重要的，例如抗炎症、抗瘙痒以及抗氧化作用，并且它安全无毒。外用含燕麦的产品辅助治疗多种皮肤病或许可以避免长期或反复使用其他会引起非预期不良反应的疗法。尽管含燕麦产品常被作为药妆产品常规使用，但是仍需开展更多研究，以确定其在皮肤病治疗中的疗效。还需要开展一些大规模的研究，以便更好地了解含燕麦产品用于治疗特定皮肤病的益处及潜在不良反应。

参考文献

Abramovits, W. (2005). A clinician's paradigm in the treatment of atopic dermatitis. *Journal of the American Academy of Dermatology* **53**, S70–S77.

Aburjai, T. and Natsheh, F.M. (2003) Plants used in cosmetics. *Phytotherapy Research* **17**, 987–1000.

Akkol, E.K., *et al.* (2011) Assessment of dermal wound healing and in vitro antioxidant properties of *Avena sativa* L. *Journal of Cereal Science* **53**, 285–290.

Alexandrescu, D., *et al.* (2007) Effect of treatment with a colloidal oatmeal lotion on the acneform eruption induced by epidermal growth factor receptor and multiple tyrosine-kinase inhibitors. *Clinical and Experimental Dermatology* **32**, 71–74.

Åman, P. and Hesselman, K. (1984) Analysis of starch and other main constituents of cereal grains. *Swedish Journal of Agricultural Research* **14**, 135–139.

Amaro, C. and Goossens, A. (2008) Immunological occupational contact urticaria and contact dermatitis from proteins: a review. *Contact Dermatitis* **58**, 67–75.

Aries, M., *et al.* (2005) Avena Rhealba inhibits A23187-stimulated arachidonic acid mobilization, eicosanoid release, and cPLA2 expression in human keratinocytes: potential in cutaneous inflammatory disorders. *Biological and Pharmaceutical Bulletin* **28**, 601–606.

Barr, T.L. (2002) Oat protein complex and method of use. US Patent 6416788.

Berardesca, E. and Distante, F. (1994) The modulation of skin irritation. *Contact Dermatitis* **31**, 281–287.

Berardesca, E., *et al.* (1990) *In vivo* hydration and water-retention capacity of stratum corneum in clinically uninvolved skin in atopic and psoriatic patients. *Acta Dermato-Venereologica*, **70**, 400.

Bernhard, J.D. (1994) *Itch: Mechanisms and Management of Pruritus*. McGraw-Hill, New York.

Boisnic, S., *et al.* (2003) Inhibitory effect of oatmeal extract oligomer on vasoactive intestinal peptide-induced inflammation in surviving human skin. *International Journal of Tissue Reactions* **25**, 41–46.

Boussault, P., *et al.* (2007) Oat sensitization in children with atopic dermatitis: prevalence, risks and associated factors. *Allergy* **62**, 1251–1256.

Bratt, K., *et al.* (2003) Avenanthramides in oats (*Avena sativa* L.) and structure-antioxidant activity relationships. *Journal of Agricultural and Food Chemistry* **51**, 594–600.

Brown, D. J. and Dattner, A. M. (1998) Phytotherapeutic approaches to common dermatologic conditions. *Archives of Dermatology* **134**, 1401–1404.

Cavender, A. (2006) Folk medical uses of plant foods in southern Appalachia, United States. *Journal of Ethnopharmacology* **108**, 74–84.

Cerci, C., *et al.* (2008) The effects of topical and systemic beta glucan administration on wound healing impaired by corticosteroids. *Wounds* **20**, 341–346.

Cerio, R., *et al.* (2010) Mechanism of action and clinical benefits of colloidal oatmeal for dermatologic practice. *Journal of Drugs in Dermatology* **9**, 1116–1120

Chawla, A., *et al.* (1987) Anti-inflammatory action of ferulic acid and its esters in carrageenan induced rat paw oedema model. *Indian Journal of Experimental Biology* **25**, 187.

Chopin, J. (1977) C-Glycosylflavones from *Avena sativa*. *Phytochemistry (Oxford)* **16**, 2041–2043.

Collins, F.W. (1986) Oat phenolics: structure, occurrence, and function. In: *Oats: Chemistry and Technology* (ed. F.W. Webster), pp. 227–95. Americal Association of Cereal Chemists, St. Paul, MN.

Crunkhorn, P. and Willis, A.L. (1971) Cutaneous reactions to intradermal prostaglandins. *British Journal of Pharmacology* **41**, 49–56.

De Paz Arranz, S., *et al.* (2002) Allergic contact urticaria to oatmeal. *Allergy* **57**, 1215.

Dempster, J.G. (1981) Contact dermatitis from bran and oats. *Contact Dermatitis* **7**, 122.

Denda, M., *et al.* (1998) Low humidity stimulates epidermal DNA synthesis and amplifies the hyperproliferative response to barrier disruption: implication for seasonal exacerbations of inflammatory dermatoses. *Journal of Investigative Dermatology* **111**, 873–878.

Dick, L.A. (1958) Colliodal emollient baths in pediatric dermatoses. *Archives of Pediatrics* **75**, 506–508.

Dimberg, L., *et al.* (1993) Avenanthramides – a group of phenolic antioxidants in oats. *Cereal Chemistry* **70**, 637–641.

Dohil, M. (2011) Atopic dermatitis and other inflammatory skin disease – Natural ingredients for skin care and treatment. *Journal of Drugs in Dermatology* **10**, S6–S9.

Eichenfield, L.F., *et al.* (2003) Consensus conference on pediatric atopic dermatitis. *Journal of the American Academy of Dermatology* **49**, 1088–1095.

Ekstrand, B., *et al.* (1993) Lipase activity and development of rancidity in oats and oat products related to heat treatment during processing. *Journal of Cereal Science* **17**, 247–254.

El Beyrouthy, M., *et al.* (2008) Plants used as remedies antirheumatic and antineuralgic in the traditional medicine of Lebanon. *Journal of Ethnopharmacology* **120**, 315–334.

Elias, P.M., *et al.* (2008) Basis for the barrier abnormality in atopic dermatitis: outside-inside-outside pathogenic mechanisms. *Journal of Allergy and Clinical Immunology* **121**, 1337–1343.

Emmons, C.L. and Peterson, D.M. (1999) Antioxidant activity and phenolic contents of oat groats and hulls. *Cereal Chemistry* **76**, 902–906.

Fartasch, M. (1997) Epidermal barrier in disorders of the skin. *Microscopy Research and Technique* **38**, 361–372.

FDA (Food and Drug Administration) (2003) Skin protectant drug products for over-the-counter human use; final monograph. *Federal Register* **68**, 33362–33381.

Flower, R.J., *et al.* (1976) Inflammatory effects of prostaglandin D2 in rat and human skin. *British Journal of Pharmacology* **56**, 229–233.

Fogh, K. and Kragballe, K. (2000) Eicosanoids in inflammatory skin diseases. *Prostaglandins and Other Lipid Mediators* **63**, 43–54.

Fogh, K., *et al.* (1989) Eicosanoids in acute and chronic psoriatic lesions: leukotriene B4, but not 12-hydroxy-eicosatetraenoic acid, is present in biologically active amounts in acute guttate lesions. *Journal of Investigative Dermatology* **92**, 837–841.

Fowler, J., *et al.* (2012) Colloidal oatmeal formulations as adjunct treatments in atopic dermatitis. *Journal of Drugs in Dermatology: JDD* **11**, 804–807.

Franks, A. (1958) Dermatologic uses of baths. *American Practitioner and Digest of Treatment* **9**, 1998.

Goujon, C., *et al.* (2009) Tolerance of oat-based topical products in cereal-sensitized adults with atopic dermatitis. *Dermatology* **218**, 327–333.

Goujon-Henry, C., *et al.* (2008) Do we have to recommend not using oat-containing emollients in children with atopic dermatitis? *Allergy* **63**, 781–782.

Graf, E. (1992) Antioxidant potential of ferulic acid. *Free Radical Biology and Medicine* **13**, 435–448.

Grais, M. (1953) Role of colloidal oatmeal in dermatologic treatment of the aged. *AMA Archives of Dermatology and Syphilology* **68**, 402–407.

Grimalt, R., *et al.* (2007) The steroid-sparing effect of an emollient therapy in infants with atopic dermatitis: a randomized controlled study. *Dermatology* **214**, 61–217.

Guo, W., *et al.* (2008) Avenanthramides, polyphenols from oats, inhibit IL-1 [beta]-induced NF-[kappa] B activation in endothelial cells. *Free Radical Biology and Medicine* **44**, 415–429.

Hall, H.I., *et al.* (1997) Sun protection behaviors of the US white population. *Preventive Medicine* **26**, 401–407.

Han, A. and Maibach, H.I. (2004) Management of acute sunburn. *American Journal of Clinical Dermatology* **5**, 39-47.

Hanifin, J., *et al.* (2001) The eczema area and severity index (EASI): assessment of reliability in atopic dermatitis. *Experimental Dermatology* **10**, 11–18.

Henderson, J., *et al.* (2008) The burden of disease associated with filaggrin mutations: a population-based, longitudinal birth cohort study. *Journal of Allergy and Clinical Immunology* **121**, 872–877. e9.

Hollman, P. (2001) Evidence for health benefits of plant phenols: local or systemic effects? *Journal of the Science of Food and Agriculture* **81**, 842–852.

Hong, C. and Chow, C. (1988) Induction of eosinophilic enteritis and eosinophilia in rats by vitamin E and selenium deficiency. *Experimental and Molecular Pathology* **48**, 182–192.

Hsieh, K., *et al.* (2003) Epicutaneous exposure to protein antigen and food allergy. *Clinical and Experimental Allergy* **33**, 1067–1075.

Irvine, A.D., *et al.* (2011) Filaggrin mutations associated with skin and allergic diseases. *New England Journal of Medicine* **365**, 1315–1327.

Ishihara, A., *et al.* (1998) Induction of hydroxyanthranilate hydroxycinnamoyl transferase activity by oligo-N-acetylchitooligosaccharides in oats. *Phytochemistry* **47**, 969–974.

Ishihara, A., *et al.* (1999) Biosynthesis of oat avenanthramide phytoalexins. *Phytochemistry* **50**, 237–242.

Koibuchi, Y., *et al.* (1985) Histamine release induced from mast cells by active components of compound 48/80. *European Journal of Pharmacology* **115**, 163–170.

Kurtz, E.S. and Wallo, W. (2007) Colloidal oatmeal: history, chemistry and clinical properties. *Journal of Drugs in Dermatology* **6**, 167–170.

Lack, G., *et al.* (2003) Factors associated with the development of peanut allergy in childhood. *New England Journal of Medicine* **348**, 977–985.

Lehtinen, P., *et al.* (2003) Effect of heat treatment on lipid stability in processed oats. *Journal of Cereal Science* **37**, 215–221.

Liebel, F., *et al.* (2006) Anti-inflammatory and anti-itch activity of sertaconazole nitrate. *Archives of Dermatological Research* **298**, 191–199.

Lippert, U., *et al.* (1998) Role of antigen-induced cytokine release in atopic pruritus. *International Archives of Allergy and Immunology* **116**, 36–39.

Liu, L., *et al.* (2004) The antiatherogenic potential of oat phenolic compounds. *Atherosclerosis* **175**, 39–49.

Lockhart, H.B. and Hurt, H.D. (1986) Nutrition of oats. In: *Oats: Chemistry and Technology* (ed. F.W. Webster), pp. 297–308. American Association of Cereal Chemists, St.

Paul, MN.

Lodén, M. (2003) Role of topical emollients and moisturizers in the treatment of dry skin barrier disorders. *American Journal of Clinical Dermatology* **4**, 771–788.

Marks, J., *et al.* (2002) Allergic and irritant contact dermatitis. In: *Contact and Occupational Dermatology*, 3rd edn (eds J. Marks, V. Deleo, and P. Elsner), pp. 3–12. Mosby, St. Louis, MO.

Matheson, J., *et al.* (2001) The reduction of itch during burn wound healing. *Journal of Burn Care and Research* **22**, 76.

Matsukawa, T., *et al.* (2000) Occurrence of avenanthramides and hydroxycinnamoyl-CoA: hydroxyanthranilate N-hydroxycinnamoyltransferase activity in oat seeds. *Zeitschrift fur Naturforschung C* **55**, 30–36.

Mayama, S., *et al.* (1986) The purification of victorin and its phytoalexin elicitor. *Physiological and Molecular Plant Pathology* **29**, 1–18.

Meydani, M. (2009) Potential health benefits of avenanthramides of oats. *Nutrition Reviews* **67**, 731–735.

Miller, A. (1979) Oat derivatives in bath products. *Cosmetics and Toiletries* **94**, 72–80.

Miyagawa, H., *et al.* (1995) Induction of avenanthramides in oat leaves inoculated with crown rust fungus, Puccinia coronata f. sp. avenae. *Bioscience, Biotechnology, and Biochemistry* **59**, 2305–2306.

Morelli, J.G., *et al.* (1992) Leukotriene B4-induced human melanocyte pigmentation and leukotriene C4-induced human melanocyte growth are inhibited by different isoquinolinesulfonamides. *Journal of Investigative Dermatology* **98**, 55–58.

Nachbar, F. and Korting, H. (1995) The role of vitamin E in normal and damaged skin. *Journal of Molecular Medicine* **73**, 7–17.

Nakano, Y. (2004) Stress-induced modulation of skin immune function: two types of antigen-presenting cells in the epidermis are differentially regulated by chronic stress. *British Journal of Dermatology* **151**, 50–64.

Nebus, J., *et al.* (2004) Alleviating dry, ashen skin in patients with skin of color. *Journal of the American Academy of Dermatology* **50**, 77.

Nebus, J., *et al.* (2007) Evaluating the safety and tolerance of a body wash and moisturizing regimen in patients with atopic dermatitis. *Journal of the American Academy of Dermatology* **56**, AB71.

Nebus, J., *et al.* (2009) A daily oat-based skin care regimen for atopic skin. *Journal of the American Academy of Dermatology* **60**, AB67.

O'Brasky, L. (1959) Management of extensive dry skin conditions. *Connecticut Medicine* **23**, 20.

Panganamala, R.V. and Cornwell, D.G. (1982) The effects of vitamin E on arachidonic acid metabolism. *Annals of the New York Academy of Sciences* **393**, 376–391.

Pazyar, N., *et al.* (2012) Oatmeal in dermatology: A brief review. *Indian Journal of Dermatology Venereology and Leprology* **78**, 142–145.

Pazzaglia, M., *et al.* (2000) Allergic contact dermatitis due to avena extract. *Contact Dermatitis* **42**, 364.

Peterson, D.M. (2001) Oat antioxidants. *Journal of Cereal Science* **33**, 115–129.

Peterson, D., *et al.* (2002) Oat avenanthramides exhibit antioxidant activities in vitro. *Food Chemistry* **79**, 473–478.

Pigatto, P., *et al.* (1997) An evaluation of the allergic contact dermatitis potential of colloidal grain suspensions. *American Journal of Contact Dermatitis* **8**, 207–209.

Rawlings, A. and Harding, C. (2004) Moisturization and skin barrier function. *Dermatologic Therapy* **17**, 43–48.

Riboldi, A., *et al.* (1988) Contact allergic dermatitis from oatmeal. *Contact Dermatitis* **18**, 316–317.

Richardson, J.D. and Vasko, M.R. (2002) Cellular mechanisms of neurogenic inflammation. *Journal of Pharmacology and Experimental Therapeutics* **302**, 839–845.

Ruzicka, T., *et al.* (1986) Skin levels of arachidonic acid-derived inflammatory mediators and histamine in atopic dermatitis and psoriasis. *Journal of Investigative Dermatology* **86**, 105–108.

Saeed, S., *et al.* (1981) Inhibitor(s) of prostaglandin biosynthesis in extracts of oat (*Avena sativa*) seeds. *Biochemical Society Transactions* **9**, 44.

Saija, A., *et al.* (1999) Ferulic and caffeic acids as potential protective agents against photooxidative skin damage. *Journal of the Science of Food and Agriculture* **79**, 476–480.

Schmelz, M. (2003) Neurophysiologic basis of itch. In: *Itch Basic Mechanisms and Therapy* (eds G. Yosipovitch, M.W. Greaves, A.B. Fleischer, and F. McGlone), pp. 5–12. Marcel Dekker, New York.

Schrickel, D.J. (1986) Oats production, value, and use. In: *Oats: Chemistry and Technology* (ed. F.W. Webster), pp. 1–11. American Association of Cereal Chemists, St. Paul, MN.

Seidenari, S. and Giusti, G. (1995) Objective assessment of the skin of children affected by atopic dermatitis: a study of pH, capacitance and TEWL in eczematous and clinically uninvolved skin. *Acta Dermato-Venereologica* **75**, 429.

Simon, M., *et al.* (2001) Persistence of both peripheral and non-peripheral corneodesmosomes in the upper stratum corneum of winter xerosis skin versus only peripheral in normal skin. *Journal of Investigative Dermatology* **116**, 23–30.

Slodownik, D., *et al.* (2008) Irritant contact dermatitis: a review. *Australasian Journal of Dermatology* **49**, 1–11.

Smith, G. (1958) The treatment of various dermatoses associated with dry skin. *Journal of the South Carolina Medical Association* **54**, 282–283.

Smith Pease, C.K., *et al.* (2002) Skin as a route of exposure to protein allergens. *Clinical and Experimental Dermatology* **27**, 296–300.

Sur, R., *et al.* (2008) Avenanthramides, polyphenols from oats, exhibit anti-inflammatory and anti-itch activity. *Archives of Dermatological Research* **300**, 569–574.

Talsania, N., *et al.* (2008) Colloidal oatmeal lotion is an effective treatment for pruritus caused by erlotinib. *Clinical and Experimental Dermatology* **33**, 108.

Vansina, S., *et al.* (2010) Sensitizing oat extracts in cosmetic creams: is there an alternative? *Contact Dermatitis* **63**, 169–171.

Vie, K., *et al.* (2002) Modulating effects of oatmeal extracts in the sodium lauryl sulfate skin irritancy model. *Skin Pharmacology and Applied Skin Physiology* **15**, 120–124.

Wise, M. (2011) Effect of chemical systemic acquired resistance elicitors on avenanthramide biosynthesis in oat (*Avena sativa*). *Journal of Agricultural Food Chemistry* **59**, 7028–7038.

Wood, P., *et al.* (1978) Extraction of high-viscosity gums from oats. *Cereal Chemistry* **55**, 1038–1049.

Woollard, P.M. (1986) Stereochemical difference between 12-hydroxy-5,8,10,14-eicosatetraenoic acid in platelets and psoriatic lesions. *Biochemical and Biophysical Research Communications* **136**, 169–176.

Yun, C.H., *et al.* (2003) β-Glucan, extracted from oat, enhances disease resistance against bacterial and parasitic infections. *FEMS Immunology and Medical Microbiology* **35**, 67–75.

第 V 部分
燕麦相关公共卫生政策和消费者反应

第 16 章

燕麦产品的健康声称：一种全球性视角

Joanne Storsley[1], Stephanie Jew[2] 和 Nancy Ames[1]
[1] *Agriculture and Agri-Food Canada, Winnipeg, MB, Canada*
[2] *Agriculture and Agri-Food Canada, Ottawa, ON, Canada*

16.1　引言

　　心血管疾病（cardiovascular disease，CVD）是心脏和血管疾病的统称，包括冠心病（coronary heart disease，CHD）。心血管疾病是全球死亡的首要原因（WHO，2012）。CHD 及其相关危险因素导致的死亡率在美国最高，在很多国家同样位列死亡的主要原因；据加拿大统计局报告，2008 年加拿大第二大死因是心血管疾病（68 342 例死亡），紧随首要死因癌症（71 125 例死亡）之后（Statistics Canada，2009）。和 CVD 相关的危险因素包括高水平的总胆固醇、低密度脂蛋白（LDL）胆固醇以及高血压，2 型糖尿病（CVD 的另外一种危险因素）也是造成 CVD 患病率增加的一种主要因素。大约 80% 的 CVD 及 2 型糖尿病可以通过健康的饮食、有规律的身体活动和避免吸烟来预防（Webster 和 Wood，2011）。因此，大多数 CVD 及 2 型糖尿病均是可以预防的，而饮食则可能在它们的预防中发挥重要作用（Health Canada，2010）。世界卫生组织（World Health Organization，WHO）提议需要增加以预防心血管疾病为目标的国家计划的投资（WHO，2012）。通过饮食干预改善危险因素，这为降低 CVD 发病率提供了巨大的潜力。

　　全世界的消费者都对自己的健康有了更好的了解和控制，也越来越关注营养在健康中的重要作用。强调饮食和健康之间关系的大量流行病学研究、临床试验以及现代营养生物化学的研究证据不断被报道，这让人们更加意识到营养的重要性。随着消费者对这个领域的认识不断发展，生产企业已经开始致力于满足人们对健康食品的需求。

　　燕麦是第一种经过政府认证的健康食物（Fitzsimmons，2012），并因为其健康效应而持续获得认可。在过去 30 年间，针对燕麦的健康效应已经开展了大量的研究（Webster 和 Wood，2011），其中大部分研究均集中在其降胆固醇特性上；因此，食用燕麦和低胆固醇血症之间的关系已经得到了很好的确立（Behall 和 Hallfrisch，

2006；Andon 和 Anderson，2008；Anderson 等，2009；Cheickna 和 Hui，2012）。最近的一些燕麦营养研究显示，燕麦的健康效应还包括影响血糖、饱腹感 / 体重以及血压（Swain 等，1990；Pick 等，1996；Howarth 等，2001；Keenan 等，2002；Pins 等，2002；Kim 等，2006；Tosh 等，2008；Regand 等，2011）。燕麦是膳食纤维的良好来源，包括 β- 葡聚糖、阿拉伯木聚糖和纤维素，但是燕麦对胆固醇和血糖反应的积极影响主要归功于 β- 葡聚糖（Tapola 和 Sarkkinen，2009），它是燕麦中主要的可溶性膳食纤维。不同来源（包括燕麦）的可溶性膳食纤维已被证明和 CHD 呈负相关关系（Anderson，1995；Pereira 等，2004）。另外，对全谷物的研究表明，全谷物（包括全燕麦）的摄入量与糖尿病、CHD 及特定类型癌症的风险降低相关（Gordon，2003；Fardet，2010）。

　　有关燕麦健康效应的广泛研究，已经使燕麦产品的健康声称在全世界获得认可。这些声称因国而异，即使在一个国家内，不同目标群体之间也存在着不同，这取决于目标群体的需要以及国家的教育政策 / 框架。论证一项健康声称所需要的数据也因国家或行政区域而异。

　　本章内容定义了营养及健康声称，对按照食品法典指南论证健康声称所需要的科学证据进行了综述，对健康声称的益处进行了讨论，并对目前在加拿大、美国、欧盟（European Union，EU）以及世界上其他国家得到认可的燕麦产品的健康声称进行了分析。另外，还对支持健康声称的临床试验进行了讨论，并重点关注用于试验的食物成分。

16.2　健康声称的定义

　　食物声称一般可以分成两类：①营养声称，②健康声称（表 16.1）。营养声称是描述一种营养素的存在、缺失或者含量的说明，而健康声称则是对一种食物、食物成分或者营养素与某一健康状态相关关系的说明。

16.3　健康声称的论证

　　根据国际食品法典委员会的 Codex 指南（Codex Alimentarius，2011），"健康声称必须以当前相关的科学证据为基础，证据等级必须足以证实所声称效应的类型以及和健康的关系"。国际食品法典委员会的指南进一步指出，健康声称必须由两部分组成："有关营养素的生理学作用或者一种被接受的饮食 - 健康关系的信息，随后是与营养素的生理学作用或者被接受的饮食 - 健康关系相关的产品组成信息，除非这种关系以全食物为基础或者所进行的研究没有和食物的特定成分联系起来。"

表16.1　营养及健康声称的定义及举例[a]

声称类型	定义	举例
营养声称	声明、提示或者暗示某种食物具有某些特殊的营养特性的任何表述，这些特殊的营养特性包括但不限于能量值及蛋白质、脂肪和碳水化合物的含量，以及维生素及矿物质的含量	营养素含量声称以及营养素比较声称，参见下面的定义及更多的举例
营养素含量声称	描述食物内某种营养素含量水平的声称	"高纤维" "低脂肪" "钙来源"
营养素比较声称	比较两种或两种以上食物的营养素含量水平和（或）能量值的声明	"减少" "小于" "少于" "增加" "多于"
健康声称	声明、提示或者暗示在某种食物或该食物的某种成分和健康之间存在着某种关系的说明	营养素功能声称、其他功能声称以及降低疾病风险声称，参见下面的定义及更多的举例
营养素功能声称	描述营养素可以维持人体生长、发育和正常生理功能等作用的声称	营养素 A（命名营养素 A 在维护人体健康以及促进正常生长和发育方面的某种生理学作用）。食物 X 是高含量营养素 A 的来源
其他功能声称	在总膳食背景下，关于摄入食物或者食物成分对人体正常功能或者生物学活动具有特定有益效应的声称；这些声称与对健康的积极贡献或者某种功能的改善或者改变或保持健康相关	物质 A（命名物质 A 对改善或者改变一种生理功能或者与健康相关的生物学活动的效应） 食物 Y 含有 X 克的物质 A
降低疾病风险声称	在总膳食背景下，将某种食物或者食物成分的摄入与某种疾病或者健康相关病情发生风险的降低联系起来的声称	"一种低营养素或者物质 A 的健康饮食可降低疾病 D 的发生风险。食物 X 中营养素或物质 A 的含量低。"
	风险降低意味着某种疾病或者健康相关病情的主要危险因素（一种或多种）显著改变。疾病具有多种危险因素，改变其中一种危险因素可能会或可能不会产生有益效应。风险降低声称的提出必须确保（例如通过使用合适的语言和提及其他危险因素的方式）消费者不会将它们解释为预防声称	"富含营养素或物质 A 的一种健康饮食可降低疾病 D 的发生风险。食物 X 中营养素或物质 A 的含量高。"

[a] 来自法典的定义和示例（Codex Alimentarius，2011）。

来源：联合国粮食及农业组织，经许可后转载。

　　为了帮助政府机构评价健康声称，国际食品法典委员会还发布了关于健康
声称的科学论证的推荐意见（Codex Alimentarius，2011）。因此，世界上有许多
行政区域发布了关于食物健康声称的指南，包括美国（US Department of Health
and Human Services 等，2009）、加拿大（Health Canada，2009）、欧洲（EFSA，
2011a）以及澳大利亚 / 新西兰（Food Standards Australia New Zealand，2013）。尽
管不同的行政区域在规章制度方面存在不同，但是对于食物健康声称的证据有数
种通用的指导原则（表 16.2）。所有的指导文件均强调的一项关键内容为：需要对
所有科学证据进行系统、全面的综述。这种全面的综述对于确保全部证据均得到
分析是必要的；也就是说，应当对所有的相关科学数据进行分析，无论证据对健康
声称支持与否。另外一个共同点是健康声称论证均需要人类研究；一般情况下，动
物和（或）体外研究可以被接受，但是仅作为支持性证据，因为在将这些类型的研
究所得出的结果外推到人类时，存在着科学不确定性。使用动物和（或）体外研究
的一些例子应旨在提供与作用机制（一种或多种）相关的证据或者旨在证明生物学
合理性。关于人类研究的类型，在论证健康声称时，"金标准"一般为随机、对照、
双盲研究，因为这些研究可为食物和健康效应之间的因果关系提供最佳评估。

表16.2　健康声称论证的通用指导原则[1]

· 系统及透明的数据综合评价方法
· 基于证据总体的健康声称论证
· 使用人类研究论证健康声称 [动物和（或）体外研究一般可以作为支持性证据]

根据 EFSA，2011a；US Department of Health and Human Services 等，2009；Health Canada，2009.

16.4　燕麦产品的健康声称及膳食推荐

16.4.1　已批准的可溶性燕麦纤维的健康声称

　　全球多个行政区域均已批准了与燕麦产品相关的健康声称，这些区域包括欧盟
（European Commission，2011，2012）、加拿大（Health Canada，2010）、美国（Electronic
Code of Federal Regulations，2012c）、马来西亚（Malaysia Health，2010）、澳大利亚
及新西兰（Food Standards Australia New Zealand，2013）（表 16.3）。在目前已被批
准的健康声称中，大部分健康声称均将燕麦 β- 葡聚糖与胆固醇降低和（或）心脏
病发作风险降低联系起来；在这些声称中，每一份燕麦中 β- 葡聚糖的最低含量为
0.75 ~ 1 g，其中有些行政区域还要求食物声称应指出有益效应以每天 3g β- 葡聚糖
为基础。燕麦 β- 葡聚糖对餐后血糖的效应在一些行政区域也获得了批准，其中燕麦
β- 葡聚糖的最低量为每 30 g 可利用碳水化合物中含有 4g 燕麦 β- 葡聚糖或每 100 g 食
物含有 6.5 g 燕麦 β- 葡聚糖。欧盟批准了特别针对燕麦纤维的一种健康效应，即对

表16.3 β-葡聚糖在多国获得批准的健康声称汇总表

国家	健康声称	符合条件的食物来源	所需要的 β-葡聚糖数量
			条件
欧盟 (European Commision, 2011, 2012)	"燕麦 β-葡聚糖可降低胆固醇水平，高胆固醇是心脏病发生的主要危险因素之一。"	• 燕麦 β-葡聚糖	• 每份食物中燕麦 β-葡聚糖的含量需至少为 1g，同时必须标示每天摄入 3g 燕麦 β-葡聚糖才能达到该声称中所说的健康效应
	"β-葡聚糖可维持正常胆固醇水平。"	• 燕麦、燕麦麸皮、大麦、大麦麸皮或者这些食物来源的混合物。	• 每份食物中 β-葡聚糖（来源于燕麦、燕麦麸皮、大麦、大麦麸皮）的含量需至少为 1g，同时必须标示每天摄入 3g β-葡聚糖（来源于燕麦、燕麦麸皮、大麦、大麦麸皮及上述四种的混合物）才能达到该声称中所说的健康效应
	"将燕麦或大麦来源的 β-葡聚糖作为膳食的一部分可减少餐后血糖水平的上升。"	• 燕麦或大麦	• 食物中每份含有 30g 的可利用碳水化合物时至少含有 4g 来源于燕麦或大麦的 β-葡聚糖
	"燕麦纤维可增加排便量。"	• 燕麦	• 按照法规附件（EC）编号 1924/2006 所列出的声称"高纤维"中的所述内容，该声称仅可以用于燕麦纤维含量高的食物

（续）

表16.3 （续）

国家	健康声称	符合条件食物来源	条件
			所需要的 β- 葡聚糖数量
加拿大（Health Canada, 2010)	**主要声称：** "［来自营养成分表的每一份量（公制度量单位）［食品度量单位）］［合适的纤维来源名称］可以供应/提供已被证实有助于减少/降低胆固醇的纤维［每日量的 X%］" **附加声称：** "燕麦膳食纤维可降低胆固醇水平。" "高胆固醇是心脏病的主要危险因素之一。" "燕麦膳食纤维可降低胆固醇水平，胆固醇是心脏病的主要危险因素之一。" **举例：** 如果相关膳食纤维来源是食物本身："已证实 1 杯（X g）桂格燕麦提供膳食纤维每日需要量的 X%，可降低胆固醇水平。" 如果相关膳食纤维来源是一种成分（X g）可以提供膳食纤维每日需要量的 X%，可降低胆固醇水平。" 如果相关燕麦麸皮的松饼："已证实 1 块含燕麦麸皮的松饼（X g），可降低胆固醇水平。"	• 燕麦麸皮、燕麦片（也被称为燕麦）和全燕麦（燕麦麸粉，或作为食物本身（燕麦片，或作为食物原料（燕麦麸皮，燕麦片以及全燕麦粉）	• 每份食物中至少含有 0.75 g 燕麦 β- 葡聚糖
			（续）

表16.3　（续）

国家	健康声称	条件	
		符合条件的食物来源	所需要的 β- 葡聚糖数量
美国 (Electronic Code of Federal Regulations, 2012c)	"特定食物来源的可溶性膳食纤维与冠心病的风险。"声称格式： (1) "特定食物来源的可溶性膳食纤维（食物来源见右列）作为低饱和脂肪、低胆固醇饮食的一部分，可降低心脏病的发生风险。一份 [具体食物名称] 每天可以提供 ____ g [右列列出的可溶性膳食纤维的克数] 的可溶性膳食纤维 [右列列出的具体可溶性膳食纤维名称]，才可达到这一效果。" (2) "低饱和脂肪、低胆固醇饮食包含 [____] g 来源于 (右列列出的食物来源) [右列列出的具体可溶性纤维名称]，可降低心脏病的发生风险。一份 [食物名称] 可以提供 ____ g 的可溶性膳食纤维。"	• 以下来源的可溶性膳食纤维 β- 葡聚糖： ○ 燕麦及大麦来源的 β- 葡聚糖：燕麦麸皮、全燕麦粉、干燥碾磨全谷物大麦、大麦 β- 膳食纤维 ○ 车前子壳	• 产品必须含有一种或多种全燕麦或大麦，且每日食用参考量中的全燕麦或大麦至少含有 0.75g 的可溶性纤维[2] ○ 每可食用的参考量中至少含有 0.75g 的可溶性膳食纤维 β- 葡聚糖[2] • 每可食用的参考量中至少含有 β- 葡聚糖，每可食用的参考量中至少含有 1.7g 可溶性膳食纤维[2] • 对于车前子壳，每可食用的参考量中至少含有 1.7g 可溶性膳食纤维[2]
马来西亚 (Malaysia MoH, 2010)	"来自燕麦或大麦的 β- 葡聚糖有助于降低胆固醇。" "当单独食用可溶性纤维（β- 葡聚糖）时，有助于降低血糖升高幅度。"	• 燕麦及大麦 • 燕麦	• 每份产品至少含有 0.75g β- 葡聚糖 • 同时必须在食品标签上提供以下声明："降低胆固醇水平的推荐剂量为 3g/d。" • 每 100 g 产品中至少含有 6.5 g 燕麦 β- 葡聚糖 • 同时必须在食品标签上提供以下声明："有关使用本产品的建议，请咨询您的医学专家。"
澳大利亚 / 新西兰[4] (Food Stantards Australia New Zealand, 2013)	"β- 葡聚糖可降低胆固醇水平。"	• 燕麦麸皮、全谷物燕麦、全谷物大麦	• 每份食物中必须含有至少 1 g 燕麦或大麦来源的 β- 葡聚糖[3]

[1] 声称中所指的"每日量"主要为 3g 燕麦 β- 葡聚糖。

[2] 每日膳食摄入 3g 或更多来源于全燕麦或大麦，或者全燕麦及大麦组合的可溶性膳食纤维 β- 葡聚糖，与冠心病的发生风险降低相关。

[3] 这份声称的饮食背景为每天包含 3g β- 葡聚糖的饮食。

[4] 如表格中所示，澳大利亚新西兰食物标准局 (Food Stantards Australia New Zealand, FSANZ) 批准了一项高水平的声称，他们还批准了一项一般水平的声称，这项一般水平的声称具有相同的条件，但是共用相同为"β- 葡聚糖可以减少膳食胆固醇及胆汁中胆固醇的吸收"。

于燕麦纤维含量高的食物，可做出增加粪便量的健康声称。

16.4.2　全谷物健康声称及膳食推荐

除了燕麦 β- 葡聚糖的健康声称外，燕麦产品和（或）成分还可以使用全谷物相关健康声称。一些国家，包括美国（US FDA，1999，2003；Electronic Code of Federal Regulations，2012a，2012b）和新加坡（Agri-Food & Veterinary Authority of Singapore，2011），有与心脏病和某些癌症风险降低相关的全谷物健康声称（表 16.4）。然而，其他一些行政区域，包括加拿大（Health Canada，2012b）、欧盟（EFSA，2010）以及澳大利亚 / 新西兰（Food Standards Australia New Zealand，2007 年），尚未批准全谷物的健康声称，其原因包括下述方面：现有研究中全谷物的定义存在不一致和模糊现象（Food Standards Australia New Zealand，2007 年）；一些研究测定的是膳食纤维的摄入量，而不是全谷物的摄入量，因此可能包含了从其他非全谷物来源摄入的膳食纤维，因为全谷物的摄入量在许多国家都处于低水平，因此，尚不清楚所得出的结果是否能够归功于全谷物的摄入（Food Standards Australia New Zealand，2013）。临床对照试验中全谷物对总胆固醇和 LDL 胆固醇的效应大部分来自于 β- 葡聚糖纤维含量高的谷物，无法推广到其他谷物例如小麦中，因此，一项全谷物声称在应用于 β- 葡聚糖纤维含量不高的谷物时，可能会出现误导现象（Health Canada，2012b）。

无论全谷物的健康声称是否获得批准，许多国家均通过膳食建议鼓励增加全谷物的摄入，因为全谷物可以提供多种重要的营养素，例如膳食纤维、维生素以及矿物质（表 16.5）（Australian Government，2003；Deutsche Gesellschaft fur Ernahrung e.V.，2005；Health Canada，2007；UK NHS，2011；USDA，2011）。

16.5　健康声称的益处

食品健康声称对所有利益相关者均有益，包括生产方、工业界以及消费者。政府批准的健康声称有助于教育消费者和改善其健康，并有助于促进食品行业产品标签声称管理指南的发展（Ames 和 Rhymer，2008；Ames 等，2011）。健康声称应当为消费者提供关于特殊的功能性食物或者成分（例如可溶性膳食纤维 β- 葡聚糖）健康效应的相关信息，包括目标人群和有效剂量反应关系的详细情况。健康声称还可以作为广告或推销工具服务于食品行业，以增加食品的销量。对于燕麦来说，健康声称可以促进燕麦产品的销售和加工，进而增加燕麦产品的使用和生产。

已证实健康声称可以帮助消费者选择健康的食物或饮食，以及更好地理解饮食和疾病之间的关系（Ippolito 和 Mathios，1991；Kim 等，2001；Webster 和 Wood，2011）。Kim 等研究了食品标签是否能够改善膳食质量（以健康饮食指数衡量）（Kim

表16.4 全谷物在多国获得批准的健康声称汇总表

国家	健康声称	标准
美国 (US FDA, 1999, 2003; Electronic Code of Federal Regulations, 2012a, 2012b)	"含有膳食纤维（特别是可溶性纤维）的水果、蔬菜以及谷物产品与冠心病的发生风险。" 典型健康声称： (1) 饱和脂肪和胆固醇含量低，且富含具有某些类型膳食纤维（特别是可溶性纤维）的水果、蔬菜及谷物产品的膳食，可能减少心脏病的发生风险，心脏病是一种与多种因素有关的疾病。 (2) 心脏病的发生，发展与多种因素有关。采用饱和脂肪和胆固醇含量低，并且富含具有大量膳食纤维的水果、蔬菜及谷物产品的膳食，可能降低胆固醇水平以及减少心脏病的患病风险	• **声称的性质**： ○ 声称低饱和脂肪和低胆固醇以及富含具有大量膳食纤维的水果、蔬菜及谷物产品的膳食 "可能" 或 "或许" 可以减少心脏病的患病风险 ○ 在说明疾病时，声称使用了下列术语："心脏病" 或者 "冠心病" ○ 该声称仅限于那些含有膳食纤维的水果、蔬菜及合物 ○ 在说明膳食纤维时，声称使用了下列术语："纤维" "膳食纤维" 或者 "某些类型膳食纤维" 或者 "某些纤维" 或 "可溶性膳食纤维"。除了这些术语外，还可以使用 "可溶性膳食纤维" 这个术语 ○ 在说明脂肪成分时，声称使用了以下术语："饱和脂肪" 以及 "胆固醇" ○ 声称指出，心脏病的发生，发展取决于许多因素 ○ 声称并没有将冠心病风险的下降归功于低饱和脂肪，低胆固醇，以及富含具有大量纤维的水果、蔬菜和谷物产品的膳食 • **食物的性质**： ○ 食物应当是或者应当含有一种水果、蔬菜或者谷物产品 ○ 食物应当符合 §101.62 中 "低饱和脂肪" "低胆固醇" 和 "低脂肪" 的营养素含量要求 ○ 按照通常食用的参考量，食物（在没有被强化的情况下）至少含有 0.6 g 可溶性膳食纤维 ○ 可溶性膳食纤维的含量应当以符合 §101.9 (c) (6) (i) (A) 中要求的方式在营养素信息表中说明

（续）

表16.4（续）

国家	健康声称	标准
	"含膳食纤维的谷物产品、水果、蔬菜与癌症。" 典型健康声称： （1）富含具有大量膳食纤维的谷物产品、水果以及蔬菜的低脂肪饮食可减少某些类型癌症的发生风险，癌症是一种和许多因素相关的疾病 （2）癌症的发生、发展取决于许多因素。采用一种富含且具有大量膳食纤维的谷物产品、水果以及蔬菜的饮食可减少您患某些癌症的风险	• 声称的性质： 　○ "可能" 或者 "计" 可以减少某些癌症的发生风险 　○ 在说明疾病时，声称使用了下列术语："某些类型的癌症" 或者 "某些癌症" 　○ 声称仅限于含膳食纤维的谷物产品、水果以及蔬菜 　○ 声称指出癌症的发生、发展取决于许多因素 　○ 声称并没有将任何程度的癌症风险降低归因于因子脂肪含量低以及富含具有大量膳食纤维的谷物产品、水果和蔬菜的饮食 　○ 在说明所标贴食物的膳食纤维含量时，声称使用了术语 "纤维" "膳食纤维" 或者 "总膳食纤维" 　○ 声称没有指明可能与癌症发生风险相关的膳食纤维类型 • 食物的性质： 　○ 食物应当是或者含有一种谷物产品，水果或者蔬菜 　○ 食物应当符合 §101.62 中对 "低脂肪" 食物的营养素含量要求 　○ 食物应当（在没有被强化的情况下）符合 §101.54 中对一种膳食纤维 "良好来源" 的营养素含量要求
	"全谷物食品及其他植物性食物含量丰富，并且总脂肪，饱和脂肪以及胆固醇含量低的饮食可有助于减少一些特定癌症的发生风险。"	• "全谷物食品"：按通常食用的参考量，含有 51% 或以上全谷物成分（一种或多种）的食物（以重量计）
	"全谷物食品及其他植物性食物含量丰富，并且饱和脂肪及胆固醇含量低的饮食可有助于减少心脏病的发生风险。"	• "全谷物食品"：按通常食用的参考量，含有 51% 或以上全谷物成分（一种或多种）的食物（以重量计）

（续）

表16.4（续）

国家	健康声称	标准
新加坡（Agri-Food & Veterinary Authority of Singapore, 2011）	"一种富含具有膳食纤维的全谷物、水果及蔬菜的健康饮食可减少心脏病的发生风险。（食物的名称）为低/无脂肪且高膳食纤维的食物。"	•产品中含有这些食物类型——全谷物、水果、蔬菜或者强化膳食纤维的食物 •低脂肪（每100 g不超过3g脂肪，或者每100 ml不超过1.5g脂肪），或者无脂肪（每100 g或100 ml不超过0.15 g脂肪） •高膳食纤维（每100 kcal不低于3g，或者每100 g或100 ml不低于6g） •其中至少25%的膳食纤维为可溶性膳食纤维
	"富含具有纤维的食物例如全谷物、水果及蔬菜的健康饮食可能会减少某些类型癌症的发生风险。（食物的名称）为无/低脂肪且高膳食纤维的食物。"	•产品中含有这些食物类型——全谷物、水果、蔬菜或者强化膳食纤维的食物 •低脂肪（每100 g不超过3g脂肪，或者每100 ml不超过1.5g脂肪），或者无脂肪（每100 g或100 ml不超过0.15 g脂肪） •高膳食纤维（每100 kcal不低于3g，或者每100 g不低于6g） •参考量的食物产品中钠的含量不应当超过其RDA的25%，钠的RDA为2000mg

表16.5　国际上推荐的全谷物膳食举例

国家	膳食建议
澳大利亚： 促进健康的食物——澳大利亚成人膳食指南（Australian Government，2003）	"摄入较多的谷物（包括面包、大米、意大利面食以及面条），最好是全谷物。"
加拿大： 健康饮食与加拿大食物指南（Health Canada，2007）	"每天摄入的谷物至少一半为全谷物。摄入多种全谷物，例如大麦、糙米、燕麦、藜麦以及野大米。摄入全谷物面包、燕麦片或者全小麦面食。"
德国： 德国营养协会（DGE）健康饮食10项指南（Deutsche Gesellschaft fur Ernahrung e.V.，2005年）	"面包、意大利面食、大米、谷物片（最好来自全谷物）以及土豆几乎不含脂肪，但是含有丰富的维生素、矿物质以及膳食纤维和植物化学物。摄入这些食物时最好使用低脂肪配料。建议每天至少摄入30g膳食纤维，特别是来源于全谷物食物的膳食纤维。多摄入以上食物可以降低多种营养相关性疾病的发生风险。"
英国： 膳食平衡餐盘（UK NHS，2011）	"根据膳食平衡餐盘的要求，应当摄入较多的土豆、面包、米饭、意大利面食以及其他淀粉类食物。在任何时候都应尽量多选择全谷物食物。"
美国： 我的餐盘（USDA，2011）	"您所摄入的谷物中应至少一半为全谷物。使用全谷物代替精制谷物面包、百吉饼、食物卷、早餐麦片、脆饼、米饭以及意大利面食。检查产品标签上所列出的成分，观察在谷物成分前面有无'全'或者'全谷物'的字样。选择成分表上第一个列出全谷物名称的食物。"

等，2001）。结果发现，食品标签的内容包括营养成分表、食物份、营养素含量声称、配料表以及健康声称，食品标签上的健康声称对膳食质量的改善作用最大。为了评价消费者对饮食和疾病之间关系的理解，Ippolito和Mathios（1991）对特定时间段进行了研究，在该段时间里，美国的生产企业先被禁止发布有关谷物健康效应的广告，但随后被允许进行健康声称。Ippolito和Mathios（1991）对1978—1984年（亦即健康声称前时间段）和1985—1987年（亦即健康声称获得允许的时间段）进行了调查。结果发现，在1984年，仅有8.5%的成人了解膳食纤维和癌症之间的关系，而在1986年，成人对这种关系的了解急剧增加，比例高达32.0%。此外，允许健康声称后，大部分人群增加了谷物膳食纤维的摄入量。

　　相关特定食物销量的增加也证实了健康声称对行业及生产者的积极影响（Paul等，1999；Marchonie，2009）。Paul及其同事就美国桂格燕麦健康声称获得批准后对产品销量的影响进行了研究，该项声称包括食用燕麦产品与冠心病（CHD）风险之间的关系（Paul等，1999）。在健康声称获得批准之前，燕麦片的销售以每年3%～4%的速度下降。1996年1月，所提议的健康声称被宣布后，在印刷和电子媒体上获得了广泛的报道。1996年1—6月，燕麦片的销售增加了5%。而且，美国食品药品监督管理局（FDA）于 1997 年 1 月宣布批准燕麦健康声称之后，健康声称在 1997 年 3—4 月开始出现在产品的标签上，1997 年 1—6 月燕麦片的销售继续以 4% ~ 5% 的速度增长（Paul 等，1999）。

健康声称的另外一种潜在优势在于提高产品创新。开发具有已知健康效应的新食品，例如可以降低胆固醇的食品，可以促进功能食品加工技术的发展，并为消费者提供可靠的、健康的食物选择。这种情况也在 1985—1987 年期间美国批准膳食纤维与癌症的健康声称时被观察到（Ippolito 和 Mathios，1991）。该期间上市的谷物食品中膳食纤维含量明显高于 1979—1984 年之间新上市的谷物食品。早期新上市的谷物产品每盎司平均含 1.70 g 膳食纤维，而 1985—1987 年期间上市的产品则每盎司平均含 2.59 g 膳食纤维。此外，谷物产品的其他营养健康特性也得到了加强，1985—1987 年期间上市的谷物食品中，钠含量和脂肪含量均有所下降（Ippolito 和 Mathios，1991）。

自从桂格燕麦健康声称在美国获得批准以来，其他行政区域例如欧盟和加拿大也批准了相关的健康声称（EFSA，2011b，c，d，e，f，g，h，i；Health Canada，2010，2012a）。

16.6　营养信息和健康声称：如何确保健康声称清晰而不混乱

健康声称会影响消费者的选择，这是不容置疑的，消费者越来越关注从日常饮食中摄入更多的膳食纤维。然而，一些反对者认为健康声称引起的对膳食纤维关注度的增加未必是好事，因为健康声称可能具有潜在的误导性。例如，最近发表在《消费者事务杂志》（*Journal of Consumer Affairs*）的一项研究中（Zank 和 Kemp，2012），试验组给予产品正面包装上有膳食纤维营养声称的谷物食品，而另一组受试者给予同样包装的谷物食品，但没有营养声称。结果发现，受试者认为包装上有营养声称的产品含有更多的膳食纤维。研究者认为，尽管包装上的营养信息提高了消费者对饮食和疾病风险之间关系的认识，但是许多消费者并不会仔细推敲这些营养信息。

健康声称和营养标签不仅可能通过误导消费者对营养信息的认识而影响他们的消费选择，而且还可能使他们对达到所希望 / 声称的健康效应所需要的用量产生误解。例如，多数有关燕麦 β- 葡聚糖及其胆固醇降低效应的研究均显示，每天进食至少 3g β- 葡聚糖才能达到降低胆固醇的效应；对于许多燕麦产品来说，需要摄取一份以上的食物。如果将每份食物中含 β- 葡聚糖的量表述为达到降低胆固醇效应所需要的每日最低量的百分比，可能有助于人们从饮食中摄入足够的燕麦，以获得相关的健康效应。

消费者可能只有在通过食品标签以及食品企业的广告获得燕麦产品健康效应

的信息之后，才会获得食用燕麦的健康效应。然而，同样显而易见的一点是，健康声称必须受到政府的严格管理。另外，消费者还必须在有关食品标签信息的使用及解读方面获得良好的教育，以做出合理选择；这可能需要以疾病预防为目的的国家计划的支持和（或）实施。如果这些目标能够实现，食品的健康声称就可以达到公共健康目标，同时对生产企业、食品产业和消费者均有意义。

食品标签可为消费者提供有关食物营养特性的信息，从而有利于消费者选择健康的饮食（Hawkes，2004）。在标签上列出营养素也为进行营养声称提供了证据，并鼓励食品生产者改善产品的营养特性。健康声称可以为消费者提供有关特定食物或营养素的营养和健康优势信息。如果得到适当的应用，健康声称将可以帮助消费者选择与营养和健康相关的食物。健康声称对于食品公司来说也是一种有价值的营销方法，因为印在食物包装上的声称比营养标签更明显，也比两种产品之间的差异点更明显。

食品标签在食物选择中的另外一个作用是量化成分说明，列出了特定成分的百分含量（Hawkes，2004）。量化成分说明可以被认为是一种公共健康手段，因为它可以帮助消费者评价食物中存在的健康成分的数量。世界卫生组织和联合国粮食及农业组织（WHO-FAO）发表的饮食、营养与慢性病预防报告显示，营养标签是促进选择和获取营养密度高的食物的一种重要手段。2004 年 5 月由世界卫生大会批准的有关饮食、体力活动与健康的 WHO 全球策略宣称，提供有关食物成分含量的准确、标准化以及全面的信息，有利于消费者做出健康的选择（Hawkes，2004）。

营养标签及健康声称的法规可以部分决定扩充哪些潜在的被证实的健康声称。同时，法规可以要求相关标签何时强制标识及标识方法。实施有关健康声称的法规能够促进使用可靠的健康声称，指导健康声称应用于哪些食品以及应当如何在标签上标识。在美国，为了确保健康声称不出现在"垃圾食品"上，具有健康声称的食品必须含有至少 10% 每日营养摄入量的 6 种营养素之一（在没有进行强化的情况下）：蛋白质、维生素 A、维生素 C、钙、铁或膳食纤维。另外，总脂肪、饱和脂肪、胆固醇或者钠含量高的产品，不允许标识健康声称。

16.7　开展健康声称论证研究的思考

保留食物中 β- 葡聚糖的特性，以维持其有益的生理功能，这是所推荐的健康声称的重要方面。因此，论证健康声称的临床试验必须努力确保受试食物中 β- 葡聚糖的特性和含量得到了适当的控制。许多研究表明，加工技术（例如挤压、烹饪或者高压灭菌等加热 / 湿化处理、提取以及浓缩）可能会影响 β- 葡聚糖的物理化学特性（Ikegami 等，1996；Izydorczyk 等，2000；Tosh 等，2008，2010；Regand 等，2009；Brummer 等，2012），并可能使产品发生正面或负面的生理功能改变。此外，β-葡聚糖暴露于内源性或外源性β-葡聚糖酶后，会随着时间的推移而发生显著的降解。大麦β-葡聚糖在内源性β-葡聚糖酶没有被灭活时，或者在燕麦通心粉中添加含有β-葡聚糖酶的小麦时，均出现了降解。

有关食用不同类型燕麦（如燕麦片和燕麦麸皮）的研究，均得到相对一致的结果，即具有降低胆固醇的作用。最不一致和冲突的结果来自于使用β-葡聚糖提取物进行的临床试验。一些研究显示，β-葡聚糖在混合饮料中或者在有抗坏血酸的情况下会出现解聚现象（Kivelä等，2009a，2009b，2011，2012）。少数研究报道了摄入低分子量β-葡聚糖的降低胆固醇效应（Bae等，2010），对分子量和（或）其黏度在降低胆固醇效应中的影响提出质疑。

β-葡聚糖降低低密度脂蛋白胆固醇的另外一种机制是与胆汁酸结合。近期一项研究对以地衣聚糖酶处理高分子量燕麦β-葡聚糖提取物获得的低、中和高分子量β-葡聚糖进行了观察，结果发现，在体外，低分子量β-葡聚糖和胆汁酸结合的能力最强（Kim和White，2010年）；但还需要开展更多的研究对这个结果进行验证，以及明确低分子量β-葡聚糖在临床试验中是否具有最强的降低低密度脂蛋白胆固醇的效应。另外一项研究观察了浓缩β-葡聚糖提取物对胆固醇水平的影响，结果发现胆固醇水平没有出现明显的下降（Keogh等，2003）。作者推测，在提取及贮存过程中β-葡聚糖的结构可能发生改变。然而，Keenan等发现，受试者进食含浓缩大麦β-葡聚糖提取物的食物可有效地降低胆固醇水平（Keenan等，2002）。最近，Newman和Newman（2008）对目前的文献进行了综述分析，结果显示，目前尚无充分的证据表明加工过程会影响β-葡聚糖提取物对血脂成分的功效。

然而，加工对膳食纤维会产生较大的影响，但是通过选择合适的品种以及合适的加工条件，可能会获得特定的健康效应。

欧盟为健康声称的证明材料列出了一系列的标准，这些标准可为研究人员在设计并开展以支持健康声称为目标的实验时提供指导（Asp和Bryngelsson，2008）。其中第一条标准是，对于具有所声称的健康效应的食物或者食物成分，应当描述其特征。用于研究的试验食品，例如由燕麦加工而成的食品，应该考虑其组成、理化特性，同时考虑加工和储藏等因素的影响。

在解释一项支持健康声称的研究结果时，营养成分（蛋白质、脂肪、淀粉、总膳食纤维、可溶性膳食纤维以及β-葡聚糖含量）通常至关重要。在燕麦及其降低胆固醇效应的研究中，探索β-葡聚糖的剂量反应效应的高质量研究数量有限。需要对配料和最终产品中的β-葡聚糖含量进行检查和确认。美国谷物化学协会方法32-23（AACC，1999）、AOAC方法992.28（American Association of Analytical Chemistry，2000）以及国际谷物科学与技术协会标准方法166（International Association for Cereal Science and Technology，1998）是测定大麦β-葡聚糖含量的优选方法。另外，最好在加工前和加工后、整个贮存期间以及整个研究过程中的某些时间点，对试验食物的 β- 葡聚糖含量进行测定，以确保剂量保持稳定。例如，如果 β- 葡聚糖在加工或贮存过程中发生了解聚现象，被充分地降解（即变成葡萄糖），则 β- 葡聚糖含量将会下降。在试验食物的 β- 葡聚糖含量被确定后，开发 β- 葡聚糖含量不同的试验食物就成为可能。

由于 β- 葡聚糖的理化特性对其健康效应较为重要，所以需要对试验食物中的 β- 葡聚糖特性进行描述。黏度是其中一种物理特性，通常在体外测定。一些研究人员通过加入合适的酶和缓冲液，混合并孵育合适的时间，来模拟人体的消化，以获得含可溶性膳食纤维 β- 葡聚糖的混悬液，用于测定黏度（Beer 等，1997；Tosh 等，2010）。然而，不同的研究往往采用不同的黏度测定方法，这说明需要建议一种标准方法来测定 β- 葡聚糖的黏度，从而为健康声称提供相关证据。另外，决定 β- 葡聚糖黏度的两种主要因素是浓度（溶解度）和分子量，所以测定受试食品中 β- 葡聚糖的溶解度和溶解后 β- 葡聚糖的分子量分布，有助于评估健康效应背后的潜在机制。

Ames 及其同事在为临床试验设计试验食物和为满足健康声称的要求而开展工作时，发现需要描述加工对不同食物基质中 β- 葡聚糖物理化学特性影响的范围，建立标准化的食物加工和制备方法，进而使用明确的、可重复的食物基质制造一系列燕麦产品和配方，并确定达到具有健康效应的分子量和黏度范围（Ames 等，2011）。为了确保为支持健康声称而开展的研究中所使用的试验食物（例如用燕麦制备的试验食物）被全面评估并保持一致，需要付出大量的时间、努力以及开展合作。这对于我们理解食物与健康效应之间的关系具有重要意义。

参考文献

AACC (1999) β-Glucan Content of Barley and Oats – Rapid Enzymatic Procedure, AACC International Method. AACC International, St. Paul, MN.

Agri-Food & Veterinary Authority of Singapore (2011) Food labelling and advertisements [online]; available: http://www.ava.gov.sg/FoodSector/FoodLabelingAdvertisement/ [last accessed 9 May 2013].

American Association of Analytical Chemistry (ed.) (2000) Method 992.28: (1-3)(1-4) Beta-D-Glucans in oat and varley fractions and ready-to-eat cereals. In: *Official Methods of Analysis of AOAC International*, 17th edn. AOAC International, Gaithersburg, MD.

Ames, N. P. and Rhymer, C. R. (2008) Issues surrounding health claims for barley. *The Journal of Nutrition*, **138**(6), 1237S–1243S.

Ames, N., Storsley, J., Gamel, T., and Tosh, S. (2011) Validating the health benefits of barley foods: effect of processing on physicochemical properties of beta-glucan in barley test foods. *Cereal Foods World*, **56**(4), A28.

Anderson, J. W. (1995) Dietary fibre, complex carbohydrate and coronary artery disease. *The Canadian Journal of Cardiology*, **11** (Suppl G), 55G–62G.

Anderson, J. W., Baird, P., Davis Jr, R. H., *et al.* (2009) Health benefits of dietary fiber, *Nutrition Reviews*, **67**(4), 188–205.

Andon, M. B. and Anderson, J. W. (2008) State of the art reviews: the oatmeal-cholesterol connection: 10 years later. *American Journal of Lifestyle Medicine*, **2**(51), 51–57.

Asp, N. G. and Bryngelsson, S. (2008) Health claims in Europe: New legislation and PASS-CLAIM for substantiation. *Journal of Nutrition*, **138**(6), 1210S–1215S.

Australian Government (2003) Food for Health – Dietary Guidelines for Australians [online]; available: http://www.nhmrc.gov.au/guidelines/publications/n29-n30-n31-n32-n33-n34 [last accessed 9 May 2013].

Bae, I. Y., Kim, S. M., Lee, S. and Lee, H. G. (2010) Effect of enzymatic hydrolysis on cholesterol-lowering activity of oat β-glucan. *New Biotechnology*, **27**(1), 85–88.

Beer, M. U., Wood, P. J., Weisz, J. and Fillion, N. (1997) Effect of cooking and storage on the amount and molecular weight of (1→3)(1→4)-β-D-glucan extracted from oat products by an in vitro digestion system. *Cereal Chemistry*, **74**(6), 705–709.

Behall, K. M. and Hallfrisch, J. G. (2006) Effects of barley consumption on CVD risk factors. *Cereal Foods World*, **51**(1), 12–15.

Brummer, Y., Duss, R., Wolever, T. M. S. and Tosh, S. M. (2012) Glycemic response to extruded oat bran cereals processed to vary in molecular weight. *Cereal Chemistry*, **89**(5), 255–261.

Cheickna, D. and Hui, Z. (2012) Oat beta-glucan: its role in health promotion and prevention of diseases. *Comprehensive Reviews in Food Science and Food Safety*, **11**(4), 355–365.

Codex Alimentarius (2011) Guidelines for Use of Nutrition and Health Claims, [online]; available: http://www.codexalimentarius.org/standards/list-of-standards/en/?no_cache=1 [last accessed 9 May 2013].

Deutsche Gesellschaft fur Ernahrung e.V. (2005) 10 guidelines of the German Nutrition Society (DGE) for a wholesome diet [online]; available: http://www.dge.de/modules.php?name=Content&pa=showpage&pid=16 [last accessed 15 May 2013].

EFSA (European Food Safety Authority) (2010) Scientific Opinion on the substantiation of health claims related to whole grain (ID 831, 832, 833, 1126, 1268, 1269, 1270, 1271, 1431) pursuant to Article 13(1) of Regulation (EC) No 1924/20061 [online]; available: http://www.efsa.europa.eu/en/efsajournal/pub/1766.htm [last accessed 9 May 2013].

EFSA (European Food Safety Authority) (2011a) Scientific and technical guidance for the preparation and presentation of an application for authorisation of a health claim (revision 1) [online]; available: http://www.efsa.europa.eu/en/efsajournal/pub/2170.htm [last accessed 9 May 2013].

EFSA (2011b) Scientific Opinion on the re-evaluation of lutein preparations other than lutein with high concentrations of total saponified carotenoids at levels of at least 80%. *EFSA Journal*, **9**(5).

EFSA (2011c) Scientific Opinion on the substantiation of a health claim related to barley beta-glucans and lowering of blood cholesterol and reduced risk of (coronary) heart disease pursuant to Article 14 of Regulation (EC) No 1924/2006. *EFSA Journal*, **9**(12).

EFSA (2011d) Scientific Opinion on the substantiation of health claims related to ara-binoxylan produced from wheat endosperm and reduction of post-prandial glycaemic responses (ID 830) pursuant to Article 13(1) of Regulation (EC) No 1924/2006. *EFSA Journal*, **9**(6).

EFSA (2011e) Scientific Opinion on the substantiation of health claims related to beta-glucans from oats and barley and maintenance of normal blood LDL-cholesterol concentrations (ID 1236, 1299), increase in satiety leading to a reduction in energy intake (ID 851, 852), reduction of post-prandial glycaemic responses (ID 821, 824), and "digestive function" (ID 850) pursuant to Article 13(1) of Regulation (EC) No 1924/2006. *EFSA Journal*, **9**(6).

EFSA (2011f) Scientific Opinion on the substantiation of health claims related to betaine and contribution to normal homocysteine metabolism (ID 4325) pursuant to Article 13(1) of Regulation (EC) No 1924/2006. *EFSA Journal*, **9**(4).

EFSA (2011g) Scientific Opinion on the substantiation of health claims related to lutein and protection of DNA, proteins and lipids from oxidative damage (ID 3427), protection of the skin from UV-induced (including photo-oxidative) damage (ID 1605, 1779) and maintenance of normal vision (ID 1779, 2080) pursuant to Article 13(1) of Regulation (EC) No 1924/2006, *EFSA Journal*, **9**(4).

EFSA (2011h) Scientific Opinion on the substantiation of health claims related to resistant starch and reduction of post-prandial glycaemic responses (ID 681), "digestive health benefits" (ID 682) and "favours a normal colon metabolism" (ID 783) pursuant to Article 13(1) of Regulation (EC) No 1924/2006. *EFSA Journal*, **9**(4).

EFSA (2011i) Scientific Opinion on the substantiation of health claims related to rye fibre and changes in bowel function (ID 825), reduction of post-prandial glycaemic responses (ID 826) and maintenance of normal blood LDL-cholesterol concentrations (ID 827) pursuant to Article 13(1) of Regulation (EC) No 1924/2006. *EFSA Journal*, **9**(6).

Electronic Code of Federal Regulations (2012a) Health claims: fiber-containing grain products, fruits, and vegetables and cancer [online]; available: http://www.ecfr.gov/cgi-bin/text-idx?c=ecfr;sid=502078d8634923edc695b394a357d189;rgn=div8;view=text;node=21%3A2.0.1.1.2.5.1.7;idno=21;cc=ecfr [last accessed 9 May 2013].

Electronic Code of Federal Regulations (2012b) Health claims: fruits, vegetables, and grain products that contain fiber, particularly soluble fiber, and risk of coronary heart disease., [online]; available: http://www.ecfr.gov/cgi-bin/text-idx?c=ecfr;sid=502078d8634923edc695b394a357d189;rgn=div8;view=text;node=21%3A2.0.1.1.2.5.1.8;idno=21;cc=ecfr [last accessed 9 May 2013].

Electronic Code of Federal Regulations (2012c) Health Claims: Soluble fiber from certain foods and risk of coronary heart disease (CHD)., [online]; available: http://ecfr.gpoaccess.gov/cgi/t/text/text-idx?c=ecfr;sid=502078d8634923edc695b394a357d189;rgn=div8;view=text;node=21%3A2.0.1.1.2.5.1.12;idno=21;cc=ecfr [last accessed 9 May 2013].

European Commission (2011) Commission Regulation (EU) No 1160/2011 of 14 November 2011 on the authorisation and refusal of authorisation of certain health claims made on foods and referring to the reduction of disease risk Text with EEA relevance [online]; available: http://eur-lex.europa.eu/LexUriServ/LexUriServ.do?uri=CELEX:32011R1160:EN:NOT [last accessed 9 May 2013].

European Commission (2012) Commission Regulation (EU) No 432/2012 of 16 May 2012 establishing a list of permitted health claims made on foods, other than those referring to the reduction of disease risk and to children's development and health Text with EEA relevance, [online]; available: http://eur-lex.europa.eu/LexUriServ/LexUriServ.do?uri=CELEX:32012R0432:EN:NOT [last accessed 9 May 2013].

Fardet, A. (2010) New hypotheses for the health-protective mechanisms of whole-grain cereals: what is beyond fibre? *Nutrition Research Reviews*, **23**(01), 65–134.

Fitzsimmons, R. (2012) Oh, what those oats can do. Quaker Oats, the Food and Drug Administration, and the market value of scientific evidence 1984 to 2010. *Comprehensive Reviews in Food Science and Food Safety*, **11**(1), 56–99.

Food Standards Australia New Zealand (2013) Wholegrains and coronary heart disease – FSANZ consideration of a commissioned review [online]; available: http://www.foodstandards.gov.au/consumerinformation/nutritionhealthandrelatedclaims/reviewsforhighlevelc3090.cfm [last accessed 9 May 2013].

Food Standards Australia New Zealand (2007) Preliminary Final Assessment Report – Proposal P293, Nutrition, Health and Related Claims – Attachment 5: Techni-

cal Report: Diet-disease relationships [online]; available: http://www.foodstandards.
gov.au/foodstandards/proposals/proposalp293nutritionhealthandrelatedclaims/p293pre
liminaryfinal3502.cfm [last accessed 9 May 2013].

Food Standards Australia New Zealand (2013) Standard 1.2.7 – Nutrition, Health and
Related Claims [online]; available: http://www.comlaw.gov.au/Series/F2013L00054.

Gordon, D. T. (2003) Strengths and limitations of the U.S. whole-grain foods health claim.
Cereal Foods World, **48**(4), 210–214.

Hawkes, C. (2004) *Nutrition Labels and Health Claims: the global regulatory environment.*
World Health Organization, Geneva, Switzerland.

Health Canada (2007) Eating Well with Canada's Food Guide [online]; available:
http://www.hc-sc.gc.ca/fn-an/food-guide-aliment/index-eng.php [last accessed 9 May
2013].

Health Canada (2009) Guidance Document for Preparing a Submission for Food Health
Claims [online]; available: http://www.hc-sc.gc.ca/fn-an/legislation/guide-ld/health-
claims_guidance-orientation_allegations-sante-eng.php [last accessed 9 May 2013].

Health Canada (2010) Oat Products and Blood Cholesterol Lowering-Summary of
Assessment of a Health Claim about Oat Products and Blood Cholesterol Lower-
ing [online]; available: http://www.hc-sc.gc.ca/fn-an/label-etiquet/claims-reclam/assess-
evalu/oat-avoine-eng.php [last accessed 9 May 2013].

Health Canada (2012a) *Summary of Health Canada's Assessment of a Health Claim about
Barley Products and Blood Cholesterol Lowering.* Health Canada, Ottawa, ON.

Health Canada (2012b) *Summary of Health Canada's Assessment of a Health Claim about
Whole Grains and Coronary Heart Disease.* Health Canada, Ottawa, ON.

Howarth, N. C., Saltzman, E. and Roberts, S. B. (2001) Dietary fiber and weight regula-
tion. *Nutrition Reviews*, **59**(5), 129–139.

Ikegami, S., Tomita, M., Honda, S., *et al.* (1996) Effect of boiled barley-rice-feeding in
hypercholesterolemic and normolipemic subjects. *Plant Foods for Human Nutrition*,
49(4), 317–328.

International Association for Cereal Science and Technology (ed.) (1998) *Method 166:
Determination of beta-glucan in barley, oat and rye.* International Association for Cereal
Science and Technology, Vienna, Austria.

Ippolito, P. M. and Mathios, A. D. (1991) Health claims in food marketing: Evidence on
knowledge and behavior in the cereal market. *Journal of Public Policy and Marketing*,
10(1), 15–32.

Izydorczyk, M. S., Storsley, J., Labossiere, D., *et al.* (2000) Variation in total and soluble
β-glucan content in hulless barley: Effects of thermal, physical, and enzymic treatments.
Journal of Agricultural and Food Chemistry, **48**(4), 982–989.

Keenan, J. M., Pins, J. J., Frazel, C., *et al.* (2002) Oat ingestion reduces systolic and dias-
tolic blood pressure in patients with mild or borderline hypertension: a pilot trial. *The
Journal of family practice*, **51**(4), 369.

Keogh, G. F., Cooper, G. J. S., Mulvey, T. B., *et al.* (2003) Randomized controlled
crossover study of the effect of a highly β-glucan-enriched barley on cardiovascular
disease risk factors in mildly hypercholesterolemic men. *American Journal of Clinical
Nutrition*, **78**(4), 711–718.

Kim, H. J. and White, P. J. (2010) *In vitro* bile-acid binding and fermentation of high,
medium, and low molecular weight β-glucan. *Journal of Agricultural and Food Chem-
istry*, **58**(1), 628–634.

Kim, S.-Y., Nayga, R.M. Jr., and Capps, O. Jr. (2001) Food label use, self-selectivity and
diet quality. *The Journal of Consumer Affairs*, **35**(2), 346–363.

Kim, H., Behall, K. M., Vinyard, B. and Conway, J. M. (2006) Short-term satiety and
glycemic response after consumption of whole grains with various amounts of β-glucan.

Cereal Foods World, **51**(1), 29–33.

Kivelä, R., Gates, F. and Sontag-Strohm, T. (2009a) Degradation of cereal beta-glucan by ascorbic acid induced oxygen radicals. *Journal of Cereal Science*, **49**(1), 1–3.

Kivelä, R., Nyström, L., Salovaara, H. and Sontag-Strohm, T. (2009b) Role of oxidative cleavage and acid hydrolysis of oat beta-glucan in modelled beverage conditions. *Journal of Cereal Science*, **50**(2), 190–197.

Kivelä, R., Sontag-Strohm, T., Loponen, J., *et al.* (2011) Oxidative and radical mediated cleavage of β-glucan in thermal treatments. *Carbohydrate Polymers*, **85**(3), 645–652.

Kivelä, R., Henniges, U., Sontag-Strohm, T. and Potthast, A. (2012) Oxidation of oat β-glucan in aqueous solutions during processing. *Carbohydrate Polymers*, **87**(1), 589–597.

Malaysia MoH (2010) Guide to Nutrition Labelling and Claims [online]; available: http://fsq.moh.gov.my/v3/images/filepicker_users/5ec35272cb-78/Perundangan/Garispanduan/Pelabelan/GuideNutritionLabel.pdf [last accessed 9 May 2013].

Marchonie, M. (2009) Fat in fiber's clothing? Nutrient-spiked foods top shopping list. *USA Today, 20* August 2009.

Newman, R. K. and Newman, C. W., ed. (2008) *Barley for Food and Health: Science, Technology, and Products*. John Wiley and Sons, Inc., Hoboken, NJ.

Paul, G. L., Ink, S. L. and Geiger, C. J. (1999) The quaker oats health claim: A case study. *Journal of Nutraceuticals, Functional and Medical Foods*, **1**(4), 5–32.

Pereira, M. A., O'Reilly, E., Augustsson, K. and Brown, M. M. (2004) Dietary fiber and risk of coronary heart disease. *Evidence-Based Eye Care*, **5**(4), 226–227.

Pick, M. E., Hawrysh, Z. J., Gee, M. I., *et al.* (1996) Oat bran concentrate bread products improve long-term control of diabetes: a pilot study. *Journal of the American Dietetic Association*, **96**(12), 1254–1261.

Pins, J. J., Geleva, D., Keenan, J. M., *et al.* (2002) Do whole-grain oat cereals reduce the need for antihypertensive medications and improve blood pressure control? *The Journal of Family Practice*, **51**(4), 353–359.

Regand, A., Tosh, S. M., Wolever, T. M. S. and Wood, P. J. (2009) Physicochemical properties of Beta-glucan in differently processed oat foods influence glycemic response. *Journal of Agricultural and Food Chemistry*, **57**(19), 8831–8838.

Regand, A., Chowdhury, Z., Tosh, S. M., *et al.* (2011) The molecular weight, solubility and viscosity of oat beta-glucan affect human glycemic response by modifying starch digestibility. *Food Chemistry*, **129**(2), 297–304.

Statistics Canada (2009) Mortality, Summary List of Causes [online]; available: http://www5.statcan.gc.ca/access_acces/alternative_alternatif.action?l=engandloc=http://www.statcan.gc.ca/pub/84f0209x/84f0209×2009000-eng.pdfandt=Mortality,%20Summary%20List%20of%20Causes [last accessed 9 May 2013].

Swain, J. F., Rouse, I. L., Curley, C. B. and Sacks, F. M. (1990) Comparison of the effects of oat bran and low-fiber wheat on serum lipoprotein levels and blood pressure. *The New England Journal of Medicine*, **322**(3), 147–152.

Tapola, N., and Sarkkinen, E. (eds) (2009) *Oat Beta-Glucan.* CRC Press, Boca Raton, FL.

Tosh, S. M., Brummer, Y., Wolever, T. M. S. and Wood, P. J. (2008) Glycemic response to oat bran muffins treated to vary molecular weight of β-glucan. *Cereal Chemistry*, **85**(2), 211–217.

Tosh, S. M., Brummer, Y., Miller, S. S., *et al.* (2010) Processing affects the physicochemical properties of β-glucan in oat bran cereal. *Journal of Agricultural and Food Chemistry*, **58**(13), 7723–7730.

UK NHS (2011) The Eatwell Plate [online]; available: http://www.nhs.uk/livewell/goodfood/pages/eatwell-plate.aspx [last accessed 9 May 2013].

USDA (US Department of Agriculture) (2011) My Plate [online]; available: http://www.

choosemyplate.gov/food-groups/ [last accessed 9 May 2013].

US Department of Health and Human Services/Food and Drug Administration and Nutrition/Center for Food Safety and Applied Nutrition (2009) Guidance for Industry: Evidence-Based Review System for the Scientific Evaluation of Health Claims – Final [online]; available: http://www.fda.gov/Food/GuidanceRegulation/ GuidanceDocumentsRegulatoryInformation/LabelingNutrition/ucm073332.htm [last accessed 15 May 2013].

US FDA (Food and Drug Administration) (1999) Health Claim Notification for Whole Grain Foods [online]; available: http://www.fda.gov/Food/Ingredients PackagingLabeling/LabelingNutrition/ucm073639.htm [last accessed 15 May 2013].

US FDA (Food and Drug Administration) (2003) Health Claim Notification for Whole Grain Foods with Moderate Fat Content [online]; available: http://www.fda.gov/Food/ LabelingNutrition/LabelClaims/FDAModernizationActFDAMAClaims/ucm073634. htm [last accessed 15 May 2013].

Webster, F. H. and Wood, P. J. (eds) (2011) *Oats: Chemistry and Technology,* 2nd edn. AACC International Press, St, Paul, MN.

WHO (2012) Cardiovascular Diseases [online]; available: http://www.who.int/ mediacentre/factsheets/fs317/en/index.html [last accessed 9 May 2013].

Zank, G. M. and Kemp, E. (2012) Examining consumers' perceptions of the health benefits of products with fiber claims. *Journal of Consumer Affairs*, **46**(2), 333–344.

第Ⅵ部分
对未来的建议

第 17 章

概述：燕麦与健康的现状及未来展望

Robert Fitzsimmons

Harvard College, Cambridge, MA, USA

17.1 章节总结

我们已经了解了燕麦营养成分的特点，也充分理解 β- 葡聚糖、淀粉以及多种抗氧化物的种类和含量。燕麦 β- 葡聚糖占燕麦可溶性膳食纤维的大部分（按干重计，在燕麦麸皮中的占比为 10%），与来自其他谷物的 β- 葡聚糖相比具有独特的功能特性（如可溶性、分子量和胶凝特性）。燕麦的 β- 葡聚糖含量随栽培品种的不同而有所差异，主要受环境以及分离、净化和检测方法的影响。燕麦淀粉是一种慢消化性抗性淀粉。按重量计，淀粉主要存在于胚乳中，占去皮燕麦的40% ~ 65%。已经发现燕麦含有多种植物化学物质。燕麦中的木脂素主要是丁香脂素——哺乳动物木脂素的前体。近期受到关注的主要是燕麦生物碱，它是燕麦独有的可溶性酚代谢物。燕麦生物碱具有较高的抗氧化活性，受栽培品种和加工条件的影响，其含量变化幅度可达 2 倍以上（0.03% ~ 0.06%）。燕麦生物碱的含量非常低，但却是燕麦抗氧化和抗炎性能的主要来源。燕麦中还有各种维生素、矿物质，以及少量皂苷、黄酮类和前列腺素抑制剂。

即使部分燕麦生物碱的热稳定性较高，但热加工多多少少都会导致燕麦生物碱含量降低。燕麦中的其他重要木脂素还有松脂醇（194 μg/100 g）和落叶松脂醇（183 μg/100 g）。燕麦的总木脂素含量高于小麦、大麦和小米，但低于亚麻仁、黑麦和荞麦。研究结果显示，5 种不同春燕麦品种的总木脂素含量存在明显差异（即820 ~ 2550 μg/100g）。燕麦中的植物甾醇包括 β- 谷甾醇、二氢谷甾醇、菜油甾醇、菜油甾烷醇等。此外，燕麦还含有酚类物质、类胡萝卜素和维生素 E。阿魏酸是燕麦粉中最主要的酚酸，约占燕麦粉酚酸总量的 76%。燕麦片（全谷物）的酚酸含量（472mg/kg）低于燕麦麸皮（651mg/kg）。在燕麦中发现的黄酮类包括芹黄素、木犀草素、麦黄酮、山奈酚和槲皮素。综上所述，燕麦含有多种营养物质和生物活性化合物，它们组成方式和含量的不同反映了品种、生长条件和加工条件的差异。不管是目前还是未来，应用跨学科的方法将对燕麦营养素和生物活性化合物谱的优化,以及确定和开发兼具营养学和商业价值的燕麦化合物最佳分离工艺具有重要意义。

流行病学研究和临床研究均表明,燕麦针对心血管病、糖尿病、肥胖等重大慢性疾病有诸多益处。此外,燕麦对免疫功能、肠道健康和皮肤健康也有好处。流行病学协会提出,燕麦的成分可降低某些癌症的发病风险。例如,在不同人群中开展的研究显示,膳食纤维与乳腺癌、前列腺癌和结直肠癌均呈负相关关系。燕麦与各种慢性疾病风险相关联的证据权重存在差异,其中最可靠的是其与心血管疾病的关联证据。

许多研究对燕麦及其不同生物活性化合物产生健康效应的潜在机制进行了评估。通常情况下,这可以促进我们对燕麦及其营养成分健康效应的理解,但同时也会带来许多与这些化合物特定生理学作用有关的问题:是生物活性物质家族里的什么分子种类参与了对慢性疾病危险因素的调节作用?如何通过调节燕麦研磨和加工过程来影响这些作用?

在"护士健康研究"(Liu等,1999)中,每周食用2～4份煮熟的燕麦粥可使冠心病发病风险降低30%左右。全谷粒燕麦对心血管病危险因素[包括总胆固醇(TC)水平、低密度脂蛋白胆固醇(LDL-C)和血压(BP)]的作用得到了广泛的研究。meta分析证明,每天食用1g来自燕麦(≥3g/d)的可溶性纤维β-葡聚糖,可使TC和LDL-C水平降低1.3%～1.8%,其中高胆固醇血症患者的降幅更大。此外,研究结果还显示,高分子量β-葡聚糖比低分子量β-葡聚糖降低LDL-C水平的幅度更大。植物甾醇是燕麦的另一种生物活性成分,可通过抑制胆固醇吸收而使TC和LDL-C水平降低。

几项前瞻性队列研究报道了血压与饮食摄入全谷物和(或)纤维之间的负相关关系。在"医师健康研究"中,纳入13 368名男性受试者(Kochar等,2012),每周摄入7份以上全谷物能使高血压的相对危险度降低19%和20%[体质指数(body mass index,BMI)分别为小于25 kg/m^{2}或大于25 kg/m^2]。对24或25项随机对照试验开展的两次meta分析结果显示,平均每天补充摄入7.2～18.9g纤维可使收缩压(SBP)降低1.1～1.2 mmHg,舒张压(DBP)降低1.3～1.7 mmHg。可溶性纤维对SBP(-1.3 mmHg)和DBP(-0.8 mmHg)的作用大于不可溶性纤维(分别为-0.2 mmHg和-0.6 mmHg)。尽管有部分证据显示燕麦具有降压效果,尤其是在高血压人群中,但并非所有与燕麦有关的临床对照研究都出现降压效果。同样,评估燕麦麸皮和β-葡聚糖对血压的作用的临床研究报道结果也有一定差异。

前瞻性流行病学研究表明,习惯性食用全谷物与BMI和体重增加呈负相关关系。有证据证明,食用发酵性膳食纤维对抑制食欲的胃肠(GI)激素具有促分泌作用,继而减少能量摄入,BMI降低,体重增长减少。以评估燕麦或燕麦纤维(主

要为 β- 葡聚糖）功效为目的的临床研究结果显示，燕麦对食欲、食物摄入和减重的作用不尽相同。

食用全谷物（包括全燕麦）与减少 2 型糖尿病发病风险有关。在"护士健康研究"（Liu 等，2000）中，每周食用 5 ~ 6 次煮熟的燕麦粥可使 2 型糖尿病发病风险下降 39%。有研究显示，以大片燕麦片、燕麦麸皮、豆类、坚果、干小麦碎和其他低血糖生成指数食物为主的饮食对糖化血红蛋白 A1c（HbA1c）具有明显改善作用（HbA1c 是长期血糖水平的评估指标）。低血糖生成指数饮食组的 HbA1c 下降 0.50%（Thomas 和 Elliot，2009）。在对 15 项研究开展的 meta 分析中，增加膳食纤维摄入量可使 2 型糖尿病参与者的 HbA1c 降低 0.26%、空腹血糖水平下降 0.85 mmol/L（Post 等，2012）。然而，有关燕麦产品对糖尿病人群长期血糖控制效果的临床试验，结果却不尽相同。

与长期临床研究结果相反，短期研究一致表明，燕麦麸皮对餐后血糖水平具有改善作用（Sadiq Butt 等，2008）。该综述发现，燕麦麸皮可降低餐后血糖和胰岛素水平，并且这种作用来源于 β- 葡聚糖（β- 葡聚糖可影响血糖和胰岛素反应）。燕麦 β- 葡聚糖有较高黏性，能减缓淀粉消化速度和胃排空速率，这些功效是在上消化道实现的。另外，β- 葡聚糖是一种可转化为乙酸盐、丙酸盐和丁酸盐的发酵性纤维，因此，结肠内也会产生一些与燕麦 β- 葡聚糖有关的功效。

燕麦中所含的膳食纤维、抗性淀粉和低聚糖，都是影响肠道健康的物质。燕麦中的纤维可能有助于降低胃排空速率，促进饱腹感。燕麦的黏性具有重要的生理学性能，包括调节与饱腹感有关的肠道激素。燕麦纤维在小肠内输送时基本是完整的。燕麦中的总纤维和可溶性纤维增加了粪便重量。未被消化和未被吸收的碳水化合物在大肠内发酵，并起到益生元的作用。燕麦中的不消化碳水化合物（膳食纤维和抗性淀粉）可改变肠道菌群的数量和组成，影响肠道相关淋巴组织，从而给肠道免疫系统带来积极影响。关于益生元的免疫作用我们知之甚少，但有一点是明确的——它们能够影响肠道的微生物组成，双歧杆菌和乳酸菌数量增加，从而提高人体对病原体的抵抗力（这两种菌可降低肠道 pH，给病原体带来不利影响）。这是一个新兴的科学领域。关于燕麦和燕麦麸皮对肠道健康的具体作用，仍有许多有待探索的方面。

燕麦的营养组成比其他全谷物（如玉米、小麦和大米）更"完整"。每食用100g 燕麦，可获得多种营养物质：硫胺素、叶酸、铁、镁、铜、锌和钾。燕麦的钠钾比也较低。从氨基酸来看，燕麦的亮氨酸、赖氨酸和苯丙氨酸含量高于全谷物（第 4 章）。

燕麦被用于治疗各种皮肤病。燕麦生物碱是燕麦独有的代谢产物，具有抗炎、止痒、抗氧化和抗菌性能，这些性能有益于特应性皮炎、接触性皮炎、瘙痒性皮肤病、晒伤、药物性皮炎和其他皮肤疾病的治疗。胶态燕麦可用于保护皮肤和缓解湿疹造成的轻微皮肤刺激及瘙痒。此外，它还有许多有益于皮肤的特性和功能，如作为清洁剂、保湿剂和皮肤保护剂的功能。燕麦中的黄酮类可防御长波紫外线的辐射，生育酚可对抗炎症和光损伤。有组织病理学证据显示，局部涂抹燕麦提取物能改善伤口愈合能力。

尽管并没有专门讨论燕麦与癌症的章节，但有流行病学研究对燕麦成分及其抗癌性能进行了讨论。例如，具有预防胃肠道肿瘤功效的燕麦成分包括肠内酯和木脂素。迄今为止，已完成的研究仅提供了提示性的信息，说明燕麦生物活性成分针对某些胃肠道肿瘤具有保护作用。因此，需要开展进一步研究，以更好地理解燕麦是否具有预防胃肠道肿瘤的作用。

本书的最后一部分讨论了营养和食品健康声称。健康声称具有重要意义，因为它们告诉消费者合理的食物选择能够改善他们的健康。此外，针对食品行业如何恰当使用产品标签上的声明还提供了监管指导。按照食品法典委员会指南的要求，全世界范围内（加拿大、美国、欧盟等）批准的燕麦产品健康声称都是建立在大量人群研究的基础上的。各国的声称有所差异，证据也各不相同。

17.2　与营养和饮食团体以及医疗界的关联

本书中描述了众多燕麦的健康效应，从事营养和饮食的社会团体以及其他健康学者，可以将这些信息传递给消费者。营养、饮食和医学实践标准是以广泛的证据基础为指导，为专业组织如营养和饮食学会、美国心脏协会（AHA）、美国糖尿病协会等编写饮食建议提供依据。此外，联邦机构也会发布饮食建议。涉及所有这些组织有关燕麦的饮食建议均是鼓励人们食用富含纤维的全谷物（一半或一半以上的所有谷物消费量应当来自全谷物）以促进健康（与 2010 年 USDA/DHHS 的推荐一致）和预防主要慢性疾病（Bantle 等，2008；Lloyd-Jones 等，2010）。

医疗保健行业的人员非常清楚哪些是影响全世界人口的主要慢性疾病。到 2010 年为止，缺血性心脏病（排名第一）和脑卒中（排名第三）仍是前 12 项全球健康问题中的两项，而进食燕麦则可以对它们产生有利的影响（Cohen，2012；Lim 等，2012）。近期全球疾病负担研究强调：燕麦可影响的重要危险因素包括高血压、高 BMI、高空腹血糖水平（Cohen，2012；Lim 等，2012），以及 AHA 提到的高 LDL-C 水平（Roger 等，2012）。

许多已经发布的膳食指南，其推动力主要是基于人们对促进健康和幸福、减少慢性病风险的重要作用的认识。近期对包括 11 085 名患者的 23 项随机研究开展的 meta 分析显示，生活方式调整计划可降低全因死亡率、心脏性死亡率、心脏事件再入院率和非致命再梗阻率（Janssen 等，2012）。生活方式调整计划（包括健康饮食和身体活动计划）的实施对许多心脏病相关危险因素产生了有益作用。大量的研究表明，健康饮食（包括全谷物和燕麦）对全球首要健康问题的益处必须与一些计划有效结合起来，才能改变消费者的健康行为，从而减轻疾病负担。从生产健康食品到确定鼓励消费者采用健康饮食和生活方式的有效策略，需要付出大量努力。这需要农业和食品加工行业以及各个健康专业团队的不懈努力。为了在全球范围有效实行这一点，必须由联邦、州、地方机构和各卫生组织协调。

17.3　未来需求和建议

贯穿本书的一个共同主题是"需要更多研究和创新"，通过生产最优的燕麦和燕麦产品，获得最佳健康结局，从而实现全谷粒燕麦和燕麦产品在全球的广泛使用和消费。为满足上述需求，必须优先思考和规划未来的行动。

（i）促进燕麦的种植，逆转将燕麦作为"孤儿"作物的趋势：必须制订计划，鼓励农民增加燕麦的种植量。这可能需要创新和长期的公私战略合作，以提高北美地区燕麦的可持续和可盈利生产与产量。

（ii）探索新工具，识别能够增加产量的特定燕麦品种："组学"技术，包括代谢组学和基因组测序（Rasmussen 等，2012），是目前以及将来用于开发最佳燕麦品种的关键工具。为了开发新燕麦品种（最有利于燕麦产量和人类健康的品种），需要对繁殖种群进行大规模基因分型和表型进行测定，而这些技术就是无价的工具。这种方法使得农民能够种植有经济效益的品种，为他们提供了合理的动机来增加产量。

（iii）确定对健康有益的燕麦生物活性成分并描述它们的特征：显而易见，燕麦的不同成分对许多主要疾病有明显的改善作用。问题在于，燕麦中的哪些特定生物活性成分（包括亚型）带来了所观察到的健康效应。近年来，燕麦生物碱是燕麦独有的一类可溶性酚代谢物，受到了重点关注。必须确定这些特性，以便在未来"设计"出具备预期效用的燕麦品种。

（iv）理解加工对燕麦营养和功能益处的影响：未来需要研究加工过程如何影响燕麦化学成分和生物活性功能，尤其是对健康结果的影响。

（v）探索新工具，描绘燕麦的作用方式和定制饮食：营养基因组学这门学科提供了许多有前景的、令人激动的新突破，帮助人们理解饮食、饮食方式、营养物质和生物活性化合物对营养相关疾病的作用机制。营养基因组学为理解营养物质如何与基因相互作用以及基因如何影响代谢提供了详细信息（Zeisel，2011）。如果我们可以更好地理解造成营养物质 / 生物活性代谢变异的单核苷酸多态性，便能更好地通过饮食进行调节。就燕麦而言，可以对其营养物质 / 生物活性物质进行调节，使其为人群带来最大益处，降低慢性疾病风险。此外，还可以定制燕麦的组成，从而为特殊疾病带来益处。因此，营养基因组学可用于指导开发对特殊人群和个体最有益的"强化食品"。

（vi）探索未来关于燕麦和特殊健康领域的研究：

胃肠肿瘤：未来需要开展进一步研究，以更好地理解燕麦针对人类胃肠肿瘤（包括上消化道和下消化道）是否具有保护性作用。

儿童和女性：需要开展更多研究，以理解长期在儿童和女性的饮食中加入／增加全燕麦的益处。

食物摄入：更好地理解饱食和有饱腹感时燕麦与常量营养元素（如蛋白质、脂肪）的相互作用，这对评估燕麦对不同年龄和不同性别人群（包括幼儿、青少年和老年人）热量和体重控制方面长期的潜在益处有重要意义。

皮肤健康：进一步调查和研究，以更好地理解燕麦和燕麦成分对皮肤健康的效应，如修复干燥皮肤和水合作用。

血压：需要开展更多研究，以更好地定义全燕麦、β-葡聚糖和其他燕麦成分对血压的作用。尽管一些前瞻性队列研究已经报道了全谷物和纤维摄入与血压之间的负相关关系，但采用全燕麦或浓缩β-葡聚糖（3.0～7.7 g/d β-葡聚糖）的干预试验显示，除高血压和（或）肥胖者外，并非所有人群都能实现血压下降。

（vii）增加燕麦消费：尽管全燕麦和燕麦产品有益健康，但与其他谷类食物相比，燕麦的全球消耗量仍然较低。2011—2012年间，燕麦仅占全球全谷物消耗量的1%，低于玉米、小麦、大米和大麦。燕麦产量为2260万吨，明显低于小麦的6.964亿吨产量（USDA，2013）。许多因素导致了燕麦产量的下降，包括北美地区农民种植燕麦所获得的利润率低于其他全谷物。另一个原因在于面包和饼干等主要产品中燕麦的使用率较低。为提高燕麦产量，可利用前文第（iii）项描述的一些新工具。为增加消费者每日的全燕麦摄入量，应当生产具有熟悉感、较高感官吸引力、较高可购性、口感好、便于携带、随时可用、易获得的全燕麦产品。应当优先提供针对儿童和青少年的教育，用重复、简单的信息说明全燕麦产品对营养和健康的益处。应当进一步开发与食品标签相关的创新教育课程。Paul及其同事记录了食品标签对消费者食物选择的有效影响（Paul等，1999）。必须探索与燕麦和（或）燕麦生物活性成分及慢性疾病危险因素（不止是降低胆固醇）有关的新健康声称。

（viii）以智能化、可持续的沟通和教育为重点：必须长期、持续地在多层面传达燕麦的营养和健康效应。科学家、专业医疗保健人士、监管者和公众都应当为此付出努力。尽早教育消费者将帮助他们终生理解如何在饮食中使用燕麦。

（ix）临床试验合作：未来所面临的一个主要挑战在于，增加对符合社会需求的研究团体的支持。燕麦显然有许多健康效应，但需要开展更多研究以帮助实现下列目标：开发最优的燕麦和燕麦产品，发布关于燕麦食用的特定饮食建议，制定增加消费量、有益于健康的相关策略。需要开展大量长期试验，从而理解燕麦产品对慢性疾病转归或症状缓解的长期作用。这样的试验通常需要较高花费，因此，应当考虑创新性、战略性的公私伙伴关系与合作。

　　燕麦是一种具有独特化学性质和营养成分的谷物，在降低众多慢性疾病风险以及改善皮肤、肠道和免疫系统健康中起着关键作用。1997 年，它是美国食品药品监督管理局批准的第一种有健康声称的食品。将燕麦作为健康饮食的一部分可降低胆固醇水平。如今，关于燕麦与胆固醇水平降低的健康声称还获得了欧洲食品安全委员会和加拿大卫生部的批准。尽管如此，燕麦的消费量仍然远低于其他全谷物，如小麦、玉米和大豆。北美地区燕麦产量的下滑使得燕麦成为"孤儿"作物，这是增加燕麦摄入量并将其作为饮食中一个主要部分的重大挑战。若要应对上述挑战，需要有创新性的长期计划，以及与利益相关者的多方战略性合作，还需要长期的资金支持，用于鼓励开展关于燕麦和健康的研究。

参考文献

Bantle, J.P. *et al.* (2008) Nutrition recommendations and interventions for diabetes: A position statement of the American Diabetes Association. *Diabetes Care* **31**, S61–S78.

Cohen, J. (2012) A controversial close-up of humanity's health. *Science* **338**, 1414–1416.

Janssen, V. *et al.* (2012) Lifestyle modification programmes for patients with coronary heart disease: A systematic review and meta-analysis of randomized controlled trials. *European Journal of Preventive Cardiology* 28 September [Epub ahead of print]. doi: 10.1177/2047487312462824.

Kochar, J. *et al.* (2012) Breakfast cereals and risk of hypertension in the Physicians' Health Study I. *Clinical Nutrition* **31**, 89–92.

Lim, S. *et al.* (2012) A comparative risk assessment of burden of disease and injury attributable to 67 risk factors and risk factor clusters in 21 regions, 1990–2010: A systematic analysis for the Global Burden of Disease Study 2010. *Lancet* **330**, 2224–2260.

Liu, S. *et al.* (1999) Whole-grain consumption and risk of coronary heart disease: results from the Nurses' Health Study. *American Journal of Clinical Nutrition* **70**, 412–419.

Liu, S. *et al.* (2000) A prospective study of whole-grain intake and risk of type 2 diabetes mellitus in US women. *American Journal of Public Health* **90**, 1409–1415.

Lloyd-Jones, D.M. *et al.* (2010) Defining and setting national goals for cardiovascular health promotion and disease reduction: the American Heart Association's strategic Impact Goal through 2020 and beyond. *Circulation* **121**, 586–613.

Paul, G.L. *et al.* (1999) The Quaker Oats health claim: A case study. *Journal of Nutraceuticals, Functional and Medical Foods* **1**, 5–32.

Post, R.E. *et al.* (2012) Dietary fiber for the treatment of type 2 diabetes mellitus: a meta-analysis. *Journal of the American Board of Family Medicine* **25**, 16–23.

Rasmussen, S. *et al.* (2012) Metabolomics of forage plants: a review. *Annals of Botany* **110**, 1281–1290.

Roger, V.L. *et al.* (2012) Executive summary: Heart disease and stroke statistics – 2012 update: A report from the American Heart Association. *Circulation* **125**, 188–197.

Sadiq Butt, M. *et al.* (2008) Oat: unique among the cereals. *European Journal of Nutrition* **47**, 68–79.

Thomas, D. and Elliott, E. J. (2009) Low glycaemic index, or low glycaemic load, diets for diabetes mellitus. *Cochrane Database of Systematic Reviews* 1 (Art. No. CD006296). doi: 10.1002/14651858.CD006296.pub2.

USDA (US Department of Agriculture) (2013) Grain: World Markets and Trade. Foreign Agricultural Service Circular Series FG 05-13. http://www.fas.usda.gov/psdonline/circulars/grain.pdf (last accessed 16 May 2013)

USDA (US Department of Agriculture)/DHSS (Department of Health and Human Services) (2010) *Dietary Guidelines for Americans*, 7th edn. US Government Printing Office, Washington DC.

Zeisel, S.H. (2011) Nutritional genomics: Defining the dietary requirement and effects of choline. *Journal of Nutrition* **141**, 531–534.